实用口腔疾病诊疗学

主编◎ 程传花 等

吉林科学技术出版社

图书在版编目（CIP）数据

实用口腔疾病诊疗学 / 程传花等主编. -- 长春：
吉林科学技术出版社，2021.7
ISBN 978-7-5578-8473-4

Ⅰ. ①实… Ⅱ. ①程… Ⅲ. ①口腔疾病-诊疗 Ⅳ.
①R78

中国版本图书馆CIP数据核字(2021)第157128号

实用口腔疾病诊疗学

主　　编　程传花　等
出 版 人　宛　霞
责任编辑　李　征　李红梅
排　　版　山东道克图文快印有限公司
封面设计　山东道克图文快印有限公司
开　　本　185mm×260mm　1/16
字　　数　615千字
印　　张　26
印　　数　1-1500册
版　　次　2021年7月第1版
印　　次　2022年5月第2次印刷

出　　版　吉林科学技术出版社
发　　行　吉林科学技术出版社
地　　址　长春市净月区福祉大路5788号
邮　　编　130118
发行部电话/传真　0431-81629529　81629530　81629531
　　　　　　　　　81629532　81629533　81629534
储运部电话 0431-86059116
编辑部电话 0431-81629518
印　　刷　保定市铭泰达印刷有限公司

书　　号　ISBN 978-7-5578-8473-4
定　　价　98.00元

《实用口腔疾病诊疗学》
编委会

前　言

　　口腔颌面部疾病是人类的常见病、多发病。大部分口腔疾病在初始阶段并不引起人们的十分关注，然而处理不当亦会引起较为严重的后果。因此，对于此类疾病的早期防治非常重要。随着国家经济建设的迅速发展和人们生活水平的提高，人们对口腔保健的需求进一步增加，从而为口腔疾病的发展提供了机遇。同时，口腔医疗力能与发展的日新月异，也要求临床医生不断巩固和提高临床医疗水平。因此，特组织从事于口腔科一线的医务工作者编写了此书，旨在总结口腔科常见疾病的最新临床诊疗经验和方法，以便更好地为广大患者服务。

　　本书内容涵盖了临床常见口腔疾病的诊断与治疗，对书中涉及的口腔疾病，进行了详细介绍，主要从疾病的病因病理、症状表现、检查诊断方法、鉴别诊断、治疗方法等方面展开论述。本书具有较高的临床价值及实用性，内容丰富，贴近临床实践，可为口腔科的医务人员提供相关参考与帮助。

　　在编写过程中，虽力求做到写作方式和文笔风格的一致，但由于作者较多，再加上时间篇幅有限，因此难免有一些疏漏和缺点错误，期望读者见谅，并予以批评指正，以更好地总结经验。

编　者

目 录

第一章　牙体牙髓病

第一节　龋病

一、概述

龋病是在以细菌为主的多种因素作用下,牙体硬组织发生慢性进行性破坏的一种疾病。致龋的多种因素主要包括细菌和牙菌斑、食物、牙所处的环境及细菌分泌物作用的时间,牙体硬组织基本变化是无机物脱矿和有机物分解。

龋病是人类的常见病、多发病之一,在各种疾病的发病率中,龋病位居前列,龋病的发展可以引起一系列的并发症,严重影响全身健康。

二、诊断

(一)体格检查

1.视诊

观察牙面有无黑褐色改变或失去光泽的白垩色斑点,有无腔洞形成,牙的边缘嵴有无变暗的黑晕。

2.探诊

利用尖头探针探测龋损部位有无粗糙、勾拉或插入的感觉。探测洞底或牙颈部的龋洞是否变软、酸痛或过敏,有无剧烈探痛。

(二)辅助检查

1.温度试验

对冷、热或酸甜刺激发生敏感甚至难忍的酸痛的牙齿进行冷热测试;亦可用电活力测定,看其活力是否正常。

2.X 线检查

X 线检查可以发现不易用探针查出的邻面龋、继发龋或隐匿龋等。

3.透照

用光导纤维装置进行,可直接看见龋损的部位、病变深度和范围,对前牙邻面龋很有效。

(三)临床表现

仔细观察牙面的色泽变化,有无白垩色的斑点,有无腔洞形成。对邻面的病损要仔细探查,探针探测洞底有无酸痛或过敏,有无剧痛。

(四)辅助检查

温度试验、X 线检查、透照光检查等为诊断邻面断、继发龋或隐匿龋,提供依据。

(五)临床类型

临床上按龋病的病变程度分类分为浅龋、中龋和深龋。

1.浅龋

浅龋位于牙冠部的浅龋均为釉质龋,发生在牙颈部的则是牙骨质龋或(和)牙本质龋。

牙冠浅龋可分为窝沟龋和平滑面龋。

窝沟龋:发生在牙冠的窝、沟、点隙中,早期表现为龋损部位色泽变黑褐,其下方呈白垩色。探针检查有钩住探针的感觉或粗糙感。

平滑面龋:发生于牙冠的平滑牙面上,早期一般呈白垩色斑点,随着时间延长变为黄褐色斑点。邻面的平滑面龋早期不易察觉,用探针或牙线仔细检查,配合 X 线片做出早期诊断。浅龋位于釉质内,患者一般无主观症状,受冷、热、酸、甜刺激亦无明显反应。

可借助荧光显示法,显微放射摄影法、氩离子激光照射法帮助诊断。

2.中龋

中龋发生在牙本质的龋损牙齿可发现龋洞,患者对酸甜饮食敏感,过冷、过热饮食也能产生酸痛感觉,冷刺激尤为明显,但刺激去除后症状立即消失。龋洞中有软化的牙本质、食物残渣等。

由于个体反应不同,有的患者可完全没有主观症状;牙颈部的中龋因近牙髓症状较为明显。

3.深龋

深龋发生在牙本质深层的龋为深龋,临床上可见很深的龋洞,易于探查到。位于邻面的深龋洞及隐匿性龋洞,外观仅略有色泽的改变,洞口很小,临床很难发现,应仔细探查,可借助 X 线照片,必要时可除去无基釉进行检查。

深龋洞洞口开放时,常有食物嵌入洞中,食物压迫增加了牙髓腔内部的压力,患者有疼痛的感觉。遇冷、热和化学刺激时,产生的疼痛较中龋剧烈。

(六)鉴别诊断

1.浅龋与釉质钙化不全、釉质发育不全和氟牙症的鉴别

(1)釉质钙化不全:亦表现为白垩状损害,但其表面光洁,同时白垩状损害可出现在牙面的任何部位,而浅龋有一定的好发部位。

(2)釉质发育不全:是牙发育过程中,成釉器的某一部分受到损害,造成釉质表现不同程度的实质性缺损,甚至牙冠缺损。探诊时损害局部硬而光滑;病变发生在同一时期发育的牙,并具对称性;这些均有别于浅龋。

(3)氟牙症:受损牙面呈白垩色至深褐色,患牙对称性分布,而地区流行情况是与浅龋相鉴别的重要参考因素。

2.深龋与可复性牙髓炎和慢性闭锁性牙髓炎的鉴别

(1)可复性牙髓炎:患者主诉对温度刺激一过性敏感,无自发痛的病史,可找到引起牙髓病变的牙体病损或牙周组织损害,如深龋、深楔状缺损,深的牙周袋、牙隐裂、咬𬌗创伤。对温度试验呈一过性敏感,反应迅速,尤其对冷测试反应较强烈。与深龋对食物嵌入深龋洞引起疼痛不同。

(2)慢性闭锁性牙髓炎:可无自发痛病史或曾有过剧烈自发痛,有长期的冷、热刺激痛病史。洞内探诊患牙感觉较为迟钝,去腐后无肉眼可见的穿髓孔。对温度试验与电活力测验反

应迟钝或迟缓性反应。患牙多有叩痛。

三、治疗

(一)治疗原则

龋病治疗的目的在于终止病变的发展,保护牙髓,恢复牙的形态、功能及美观,并维持与邻近软硬组织的正常生理解剖关系。

龋病的治疗原则是针对不同程度的龋损,采用不同的治疗方法。对于早期釉质龋采用保守治疗,有组织缺损时用修复性方法治疗。深龋时先采用保护牙髓的措施,再进行修复治疗。

(二)治疗计划

根据龋损的程度不同,制订不同的治疗计划。对于牙釉质龋可以用保守疗法,如化学疗法、再矿化法、窝沟封闭等;对于有龋损的患牙进行充填修复治疗;对深的龋洞先抚髓,如氢氧化钙糊剂衬垫,再修复治疗。

(三)治疗方案

1.保守疗法

(1)化学疗法:用化学药物处理龋损,使病变终止或消除的方法。该方法主要用于:①恒牙早期釉质龋、尚未形成龋洞者;②乳前牙邻面浅龋及乳牙𬌗面广泛性浅龋,1年内将替换者;③静止龋。常用的化学疗法的药物为氟化物(75%氟化钠甘油糊剂、8%氟化亚锡溶液、酸性磷酸氟化钠溶液、含氟凝胶及含氟涂料)、硝酸银(10%硝酸银和氨硝酸银)。

操作方法:①用牙钻磨去牙表面的浅龋,暴露病变部位,大面积碟状龋损可磨除边缘脆弱釉质;②清洁牙面,去除牙石和菌斑;③隔湿,吹干牙面;④涂布药物,氟化物,将氟制剂涂于患区,用橡皮杯或棉球反复涂擦牙面1~2min。硝酸银,用棉球蘸药涂布患牙区,热空气吹干后,再涂还原剂,重复几次,直至出现黑色或灰白色沉淀。

注意事项:①氟化物有毒勿吞入;②硝酸银腐蚀性大,使用时严格隔湿,防止与软组织接触。

(2)再矿化疗法:用人工的方法使已经脱矿、变软的釉质发生再矿化,恢复硬度,使早期釉质龋终止或消除的方法称再矿化治疗。主要用于光滑面早期釉质龋和龋易感者的防龋。再矿化液主要由钙、磷和氟组成,应用方法主要为含漱法和局部涂擦法。

(3)窝沟封闭:用封闭剂使窝沟与口腔环境隔绝,阻止细菌、食物残渣及其酸性产物等进入窝沟,达到防龋的效果。主要用于窝沟可凝龋和无龋的深沟裂。窝沟封闭剂的主要成分为树脂—双酚A甲基丙烯酸缩水甘油酯,操作与复合树脂修复相同。

2.修复性治疗

除早期釉质龋可用保守方法治疗外,一般说来,龋病都要用修复的方法治疗,即用手术的方法去除龋坏的组织,制成一定的洞形,然后用适宜的修复材料修复缺损部分,恢复牙的形态和功能。

(1)窝洞预备:用牙体外科手术的方法去除龋坏组织,并按要求备成一定的形状的洞形,以容纳和支持修复材料。

窝洞预备必须遵守以下基本原则。

1)去净龋坏组织:龋坏组织即腐质和感染牙本质,其中含有很多的细菌及其代谢物,必须去净。"去净"一般根据牙本质的硬度和着色两个标准来判断。

硬度标准:即术者用挖器、探针及钻针磨时感觉牙本质的硬度。

着色标准:龋病发展过程中,最早的改变是脱矿,其后是着色,最后是细菌侵入。所以,临床上不必去除所有着色牙本质。如牙本质着色,但质硬,应予保留。急性龋很难判断是否去净龋坏组织,可用染色法来识别。如用1‰酸性复红丙二醇溶液染色,龋坏组织被染色成红色,正常牙本质不被染色。

2)保护牙髓组织:备洞过程中应尽量减少对牙髓的刺激,以避免产生不可复发性牙髓炎。应做到清楚了解牙体组织结构,髓腔解剖形态及其增龄变化,磨除龋损组织时用间断操作,用锋利器械,用水冷却,不向髓腔方向加压。

3)尽可能保存健康的牙体组织:保存的健康牙体组织不仅对修复固位很重要,而且使剩余牙体组织有足够的强度,承担咀嚼功能。因此洞形预备必须做到以下几点:①做最低程度的扩展,特别是颊舌径和牙髓方向;②龈壁只扩到健康的牙体组织;③不做预防性扩展。

4)预备抗力形和固位形:为防止修复材料的松动、脱落和修复体及牙的折裂,备洞时应按机械力学和生物力学的原理预备固位形和抗力形。

窝洞的主要抗力形有以下几种。

1)洞深:一般洞深要求在釉牙本质界下0.2~0.5mm。不同部位洞深要求不一。𬌗面洞,承受咬𬌗力大,洞深应为1.5~2mm;邻面洞,承受咬𬌗力小,洞深1~1.5mm,不同修复材料要求洞深也不同,抗压强度小的要求洞的深度要深一些。

2)盒状洞形:盒状洞形是最基本的抗力形,其特征是底平、壁直、点线角圆钝。

3)阶梯的预备:双面洞的𬌗面洞底与邻面洞的轴壁形成阶梯,髓壁与轴壁相交形成的轴髓线角应圆钝。邻面的龈壁应与牙长轴垂直,深度不得小于1mm。

4)窝洞的外形:窝洞的外形呈圆缓曲线,避开承受咬𬌗力的尖、嵴。

5)去除无基釉和避免形成无基釉:无基釉没牙本质的支持,受力易拆裂,应去除。侧壁应与釉柱方向一致,防止无基釉形成。

6)薄壁弱失的处理:降低薄壁弱尖的高度,减少𬌗力。如外形扩展超过颊舌尖间距的1/2则需要降低牙尖高度,并做牙尖覆盖。窝洞的基本固位形有以下几种。

1)侧壁固位:要求窝洞有足够的深度,呈底平壁直的盒形。侧壁相互平行,且有一定的深度,使充填材料与侧壁之间的摩擦力产生固位作用,防止充填物翘动、脱落。

2)倒凹固位:在侧髓线角或点角处平洞底向侧壁牙本质做出的潜入小凹,也有沿线角做固位沟。倒凹应做到釉牙本质界下,不超过0.5mm,深度一般为0.2mm,避开髓角的位置。

3)鸠尾固位:多于双面洞,如后牙邻𬌗面洞,在𬌗面做鸠尾,前牙邻面洞在舌面做鸠尾,此固位形的外形似斑鸠的尾部,由鸠尾峡和膨大的尾部组成,峡部有扣锁作用,防止充填物侧向脱位。

鸠尾的预备须遵循以下原则:鸠尾大小与缺损大小相匹配;鸠尾要有一定深度;鸠尾应顺𬌗面的窝沟扩展,避开牙尖、嵴和髓角,鸠尾峡的宽度在后牙为颊舌尖间距的1/4~1/3,前牙为舌方宽度的1/3~1/2;鸠尾峡的位置应在轴髓线角内侧,𬌗面洞底的𬌗方。

4)梯形固位:邻𬌗洞的邻面预备成龈方大于𬌗方的梯形。

(2)术区隔离:窝洞预备好后,为了防止唾液进入窝洞,必须将准备修复的牙与口腔环境隔离。

常用方法有以下几种:

1)简易隔离法:①棉卷隔离,用消毒棉卷隔离患牙,将棉卷放置于唾液腺导管口处;②吸唾器,利用负压,吸出口腔内的唾液,吸唾器常与棉卷隔湿配合使用。

2)橡皮障隔离法:利用橡皮的弹性紧箍牙颈部,使牙与口腔完全隔开。

3)选择性辅助隔离法:①退缩绳,对于接近龈缘和深达龈下的牙颈部龋损,可以用浸有非腐蚀性吸敛剂的退缩绳塞入龈沟内,使龈缘向侧方和根方退缩,龈沟开放,龈液减少,术区干燥,视野清楚,便于手术操作;②开口器,用开口器撑开口腔,以维持恒定的张口度,减轻患者张口肌的疲劳,方便术者操作;③药物,必要时可用药物,如阿托品使唾液分泌减少。

(3)窝洞消毒:在修复前,选用适宜的药物进行窝洞的消毒。常用的消毒药有25%麝香草酚乙醇溶液、樟脑酚及75%酒精。

(4)窝洞的封闭、衬洞及垫底:为了隔绝外界的刺激,保护牙髓,并垫平洞底,形成充填洞形,对深浅不一的窝洞做适当处理。

1)窝洞封闭:是在窝洞的洞壁涂一层封闭剂,以封闭牙本质小管,阻止细菌侵入,隔绝来自修复材料的化学刺激,增加修复材料与洞壁之间的密合性,减少微渗漏,常用的封闭剂有两种:①洞漆,是一类溶于有机溶剂的天然树脂(松香或岩树脂)或合成树脂(硝酸纤维或聚苯乙烯)。涂洞壁2次可封闭80%～85%的洞壁表面,洞漆不能用于复合树脂修复体充填的洞壁,因为洞漆与复合树脂之间起化学反应,影响复合树脂修复体的黏结作用;②树脂黏接剂,能有效封闭牙本质小管,且不溶解,减少微渗漏的效果好,有取代传统洞漆的趋势。

2)衬洞:在洞底衬一层能隔绝化学和一定温度刺激且有治疗作用的洞衬剂,其厚度一般小于0.5mm。常用的洞衬剂有氢氧化钙制剂、玻璃离子粘固剂和氧化锌丁香油酚粘固剂。

3)垫底:在洞底垫一层足够厚度(>0.5mm)的材料,隔绝外界物理、化学刺激。常用的垫底材料有氧化锌丁香油酚粘固剂、磷酸锌粘固剂、聚羧酸锌粘固剂及玻璃离子粘固剂。

(5)充填

1)选择适当的修复材料,填入预备好的窝洞,恢复牙的外形和功能。

根据牙龋损的部位,承受咬力的情况,患者的美观要求及患牙在口内保存的时间,选择不同的修复材料。①前牙主要考虑美观,选用与牙颜色一致的牙色充填材料,如复合树脂、玻璃离子粘固剂。后牙主要考虑其机械强度和耐磨性,可选用银汞合金或后牙复合树脂;②后牙:面洞和邻𬌗面洞承受的咬力大,可选用银汞合金,前牙Ⅳ类洞选用复合树脂。牙颈部Ⅴ类洞可选用玻璃离子粘固剂或复合树脂;③根据患者的要求选用不同的材料;④患牙在口腔保留时间短的选用暂时修复材料,对𬌗牙有金属嵌体或冠的不用银汞合金,而且复合树脂。

2)恢复牙的形态和功能:选择好修复材料,按要求调制,选用适合的充填器材料充填人预备好的窝洞,使材料与洞壁密合,在规定的时间内雕刻外形、调𬌗、打磨、抛光。

(6)银汞合金修复术

1)适应证:①Ⅰ、Ⅱ类洞;②后牙Ⅴ类洞,特别是可摘局部义齿的基牙;③对美观要求不高患者的尖牙适中邻面洞,龋损未累及唇面者;④大面积龋损配合附加固位钉的修复;⑤冠修复前的牙体充填。

2)窝洞预备的要求:①窝洞必须有一定的深度和宽度;②要求窝洞为典型的盒状洞形,必要时增加辅助固位体;③洞面角成直角。

3)银汞合金的调制:按一定的比例调制银汞合金;调制的方法有手工研磨法和电动研磨法。

4)充填:①护髓:在充填银汞合金前,应用洞漆或树脂黏接剂做窝洞封闭,中等深度以上的窝洞,要衬洞或(和)垫底;②放置成形片和楔子:双面洞在充填前要安放成形片,以便于充填材料的加压,邻面生理外形的成形,建立与邻牙接触关系。在成形片颈部外侧的牙间隙中安放木制或塑料楔子。以便成形片与牙颈部贴紧;③填充材料:用银汞合金输送器将调制好的充填材料小量,分次送入准备好的窝洞内,用小的银汞合金充填器将点、线角、倒凹和固位沟处压紧,再换较大的充填器向洞底和侧壁层层加压、使银汞合金与洞壁密合,随时剔除余汞,充填的银汞合金略高于洞缘,用较大的充填器与洞缘的表面平行加压,以保证洞缘合金的强度。双面洞一般先充填邻面洞部分,再充填𬌗面洞;④雕刻成形:填充完成后,先用雕刻器除去𬌗面及边缘嵴多余银汞合金,取出楔子,松开成形片夹,取下成形夹,用镊子或手将成形片紧贴邻牙,从一侧邻间隙小心拉出成形片,取下成形片后,即行外形雕刻,雕刻𬌗面时,雕刻器的尖端置于裂沟处,刀刃总值发放在牙布,部分放在充填物上,紧贴牙面,沿牙尖斜度,从牙面向充填体雕刻。邻面洞,则从边缘嵴向𬌗面中份雕刻。邻面牙颈部需用探针检查有无悬突,如有应及时去除;⑤调整咬𬌗:让患者轻轻咬𬌗,做正中及侧向咬𬌗运动,检查有无高点。如有高点,用雕刻器除去;⑥打磨抛光:银汞合金充填后24h完全硬固后方可以打磨抛光。用细石尖或磨光钻从牙面向修复体方向打磨,邻面用磨光条磨光,最后用橡皮尖抛光。

5)银汞合金黏接修复术:是近年来发展起来的一种窝洞充填方法,是黏接技术在银汞合金修复的应用。①黏接机理:新鲜调制的银汞合金压入尚未固化的黏接剂时,两者可相互掺和,固化后形成相互扣锁的混合层;黏接剂与牙之间黏接机制与复合树脂相同;②黏接剂:常用的有 Amalgambond、All-Bond2、Panavia Ex、Scotchbond、Multipurpose 及 Super-bond 等;③黏接剂对银汞合金充填体的影响:黏接剂能增强银汞合金充填体的固位力和抗折力,改善充填体与洞壁的密合性,减少微渗漏;④适应证:牙体大面积缺损,不愿做冠修复者;龋坏至龈下,不宜做复合树脂修复的牙;牙冠的𬌗龈距离短,不宜做冠修复的牙;银汞合金充填体部分脱落病例;⑤临床操作:去除龋坏组织及薄壁弱尖,牙体缺损大者仍需做机械固位形;酸蚀、冲洗、干燥;涂布底胶和黏接剂;在黏接剂尚未聚合前,充填银汞合金,雕刻外形。

(7)复合树脂修复术

1)复合树脂特点:①美观、颜色与牙匹配;②与牙体有机械和化学黏结;③洞形预备简单,磨除的牙体组织少;④聚合收缩,耐磨性差。

2)适应证:①未到达龈下的所用龋损;②形态或色泽异常的牙的美容修复;③冠修复前的牙体充填;④大面积缺损的修复,必要时加附加固位钉或(和)沟槽。

3)窝洞预备特点:①点、线角圆钝,倒凹呈圆弧形,有利于材料进入;②不直接受力的部位可适当保留无基釉;③龋损范围小者,不必制作固位形,减少牙体组织的磨除;④Ⅰ、Ⅱ类洞应尽量避免置洞缘于咬𬌗接触处;⑤洞缘釉质壁制成斜面。

4)黏接系统:牙釉质与牙本质的结构,成分不同其黏接系统也不同,分为牙釉质黏接系统、牙本质黏接系统。

5)黏接修复的操作步骤:①牙体预备;②色度选择。根据邻牙的颜色,选用合适色度的复合树脂;③清洗窝洞、隔湿;④护髓。中等深度以上的窝洞应衬洞(或)和垫底,一般垫一层玻璃离子粘固剂,深窝洞在近髓处衬一薄层氢氧化钙;⑤牙面处理。用小棉球或小刷子蘸30%～50%磷酸涂布洞缘釉质壁、釉质短斜面及垫底表面,酸蚀1min,然后用牙本质处理剂处理牙本质表面,处理完后,用水彻底冲洗。吹干牙面,可见牙面呈白垩色,否则再酸蚀一次;⑥涂布底胶和黏接剂。用小棉球或小刷子蘸底胶涂布整个洞壁,用气枪轻吹,让其溶剂和水分挥发。而后涂布黏接剂,光固化20s;⑦充填复合树脂。放置成形片和楔子前牙一般用聚酸薄膜成形片,放置两牙间,用楔子固定;后牙用不锈钢成形片,用片夹固定。填充材料:化学固化复合树脂,一次取足调好的材料,从窗洞的一侧送入窝洞,用充填器快速送压就位、成形;光固化复合树脂,将材料分次填入窝洞,分层固化,每次光照40～60s;⑧修整外形;⑨调整咬殆;①打磨抛光。

(8)后牙复合树脂嵌体修复术。直接法的主要步骤如下:

1)预备洞形:与嵌体洞形预备相同。

2)垫底:用玻璃离子粘固剂垫底,近髓处先用氢氧化钙盖髓。

3)洞壁涂分离剂。

4)充填复合树脂,光照固化。

5)取出嵌体,修整轴壁和窝缘,再放回窝洞,检查洞缘和邻接面。

6)取出嵌体,用分离剂包埋。

7)将嵌体置入光热烤箱中行二期光热处理,放7～7.5min,100～120℃。

8)9.5%氢氟酸处理嵌体表现1min,冲洗、干燥。

9)0～50%磷酸处理洞壁冲洗、干燥。

10)黏接剂黏接嵌体于窝洞内,调、打磨。

(9)玻璃离子粘固剂修复术

1)适应证:①牙体缺损的修复。主要是Ⅲ、Ⅴ类洞和后牙邻面单面洞及乳牙各类洞的修复;②根面龋的修复;③衬洞和垫底材料;④牙科粘接剂。粘固固定修复体,正畸附件及固位桩、钉等;⑤窝沟封闭;⑥其他如外伤牙折后,暴露牙本质的覆盖,松动牙的固定及暂时性充填。

2)窝洞预备特点:①不必作倒凹、鸠尾等固位形,只需去除龋坏牙本质,不作扩展;②窝洞的、线角应圆钝;③洞缘釉质不作斜面。

3)调制方法临用时,按粉、液以3∶1的比例(重量比),用塑料调刀于涂塑调拌纸或玻板上调拌,应在1min内完成。

4)修复操作步骤:①牙体预备;②牙面处理。用橡皮杯蘸浮石粉清洁窝洞,近髓处用氢氧化钙衬洞,用配套的处理液或乙醇处理牙面;③涂布底胶和(或)黏接剂;④充填材料。从一侧道入材料、压紧;⑤涂隔水剂;⑥修整外形及打磨。

(10)深龋的治疗

1)治疗原则及注意事项:①停止龋病的发展,促进牙髓的防御性反应。去除龋坏组织,消除感染源。原则上应去净龋坏组织,而不穿透牙髓。对近髓的少量软化牙本质不必去净,可以用氢氧化钙做间接盖髓术;②术中必须保护牙髓,减少对牙髓的刺激。去软龋时,用挖器从软龋边缘开始水平于洞底用力,或用较大的球钻间断、慢速磨除,切勿向髓腔加压,用探针检查时,沿洞底轻轻滑动,勿施压力。双层垫底,隔绝外界及充填材料的刺激;③正确判断牙髓状况。通过详细询问病史,结合临床检查,温度试验,牙髓电活力测验及 X 线检查,排除早期牙髓炎、慢性闭锁性牙髓炎、牙髓坏死等情况。

2)治疗方法:①垫底充填一次完成:适用于无自发痛、激发痛不严重、无延缓痛、能去净龋坏牙本质的患牙。按窝洞预备的原则制备洞形,因深龋洞底近牙髓,所以此处的软化牙本质必须用挖器或球钻去除;窝洞预备完成后,一般需垫两层底后再充填。如果聚羧酸锌粘固剂或玻璃离子粘固剂可只垫一层底,如需作倒凹固位形,垫底后作;最后选择适宜的充填材料充填,恢复牙的外形和功能;②安抚治疗:对于无自发痛而有明显激发痛的患牙,先进行安抚治疗,待症状消除后再做充填。具体的作法是窝洞干燥后,放丁香油酚棉球或抗生素棉球于窝洞内,用氧化锌丁香油酚粘固剂封闭窝洞口,观察 1~2 周。复诊时如一切正常,则可垫底充填。如有症状则做牙髓治疗。对于能去净软化牙本质的窝洞,可直接用氧化锌丁香油酚粘固剂封洞,观察两周到一个月,第二次复诊时,如一切正常,则可去除部分氧化锌丁香油酚粘固剂,再垫底充填;③间接盖髓术:对于不能一次去净软化牙本质,无明显主观症状的深龋,可以用间接盖髓术进行治疗。常用的盖髓剂有氢氧化钙制剂。具体方法是对急性龋,窝洞预备完成后,干燥,在洞底盖一薄层氢氧化钙制剂,然后垫底充,如一次完成治疗把握不大,可以在盖髓后,垫底封洞,观察 1~3 个月,复诊如一切正常可去除部分暂时充填材料,垫底充填。对于慢性龋可在洞底盖一层氢氧化钙制后,封洞,观察 3~6 个月。复诊如一切正常,可去除全部的封物,去净软化牙本质,再盖髓、垫底、充填。如有症状,则做牙髓治疗。

四、并发症及处理

(一)意外穿髓

1.造成意外穿髓的原因

(1)对牙髓腔的解剖结构不熟悉:对每个牙的髓角的位置不清楚,心中无数,对乳牙、年轻恒牙的髓腔特点没有掌握。

(2)髓腔解剖结构的变异,如个别牙的髓角特别高;如第一磨牙的近颊髓角。

(3)操作不当:去软龋时,操作粗糙,使用器械不当。扩展洞形时,只考虑底平,没有注意到髓角的位置,造成髓角穿通,打固位钉时没有掌握好方向和深度,有可能穿髓腔。

2.处理

乳牙、年轻恒牙可行直接盖髓术,或活髓切断术;成年人如果穿髓孔小的可行直接盖髓术,穿孔大的就做根管治疗。

(二)充填后疼痛

1.激发痛

充填后出现冷、热刺激痛,但持续时间短。常见原因有:①备洞过程中对牙髓的物理刺激,如连续钻磨产热或钻牙的负压均激弱牙髓,致牙髓充血;②未垫底或垫底材料选择不当。如中、深龋未垫底直接银汞合金充填,或复合树脂直接充填,或深龋用磷酸锌粘固剂单层垫底,使牙髓受材料的刺激,要充血。

处理:症状轻的,可观察1～2周,如症状逐渐缓解可不处理,如症状未缓解,甚至加重则应去除充填物,安抚治疗后再充填。

2.接触痛

患者对颌牙接触时牙疼痛,分开时疼痛消失,是由于对颌牙为不同种金属,产生微电流作用引起。

处理:去除银汞合金,用引导体类材料充填或作用类材料的嵌体。

3.自发痛

(1)充填后出现阵发性、自发性疼痛、不能定位,温度刺激诱发或加重疼痛考虑牙髓炎的可能。

处理:去除充填物,开髓引流,按牙髓炎治疗。

(2)充填后出现持续性自发痛,可定位,与温度刺激无关,咀嚼时加重,可能是术中器械伤及牙龈、牙周膜引起牙龈炎;可能是充填物在龈缘形成悬突刺激牙龈引起炎症,也可能是接触点不良,食物嵌塞引起龈乳头炎。

处理:牙龈炎可冲洗、上碘甘油,有悬突的要去除悬突,不良接触点的要重新充填,或做嵌体,或固定修复,以恢复正常的接触关系。

(三)充填物折断、脱落

造成充填物的折断、脱落有以下方面的原因:

1.洞形预备方面

洞的深度不够或垫底太厚,使充填材料过薄;邻𬌗洞的鸠尾峡过宽、洞口大于洞底;或鸠尾峡过窄、轴髓线角锐利、洞底不平、邻面洞龈壁深度不够,或龈壁与轴髓壁之角大于90°,使充填物易折裂。

2.充填材料性能下降

由于调制比例不当;材料被唾液或血污染及调制时间过长,引起性能降低,造成折裂、脱落。

3.充填方法不当

没有严格隔湿、充填压力不够,材料未填入倒凹或有气泡。

4.过早承担咬𬌗力

在材料完全固化前,受到咬𬌗力的作用易折裂。

处理:去除原残存充填物,寻找原因,有针对性的改进。如修改洞形、增加固位装置、按正规操作调制材料和完成窝洞充填,告诉患者不要过早咬𬌗该牙。

(四)牙折裂

1.原因

主要由于牙体组织本身的抗力不足所致,常见原因如下:

(1)制洞时未去除无基釉,脆弱牙尖未降低咬𬌗。

(2)过多磨除牙体组织。

(3)窝洞的点、线角太锐,应力集中。

(4)充填体过高、过陡,引起骀创伤。

(5)充填材料过度膨胀。

2.处理

(1)部分折裂者可去除部分充填物,修整洞形,重新充填。如抗力和固位不够,可行黏接修复术,附加固位钉修复术、嵌体或冠修复。

(2)完成折裂至髓底者,根据具体情况考虑去、留。

(五)继发龋

充填后,在洞缘、洞底或邻面牙颈部发生龋坏,主要原因如下:

(1)备洞时未去净龋坏组织。

(2)洞壁有无基釉,破碎后洞缘留下缝隙。

(3)洞的边缘在滞留区内或在深的窝沟处。

(4)充填材料与洞壁间有微渗漏。

(5)羽毛状边缘和承受咬骀力部位洞缘短斜面上的充填体受力破碎,出现缝隙。

处理:去除原充填物及继发龋,修整洞形,重新充填。可用洞漆和黏接剂降代微渗漏。

(程传花)

第二节　牙体慢性损伤

一、磨损

单纯的机械摩擦作用造成牙体硬组织缓慢、渐进性地丧失称为磨损。在正常咀嚼过程中,随年龄的增长,牙齿颌面和邻面由于咬合而发生的均衡的磨耗称为生理性磨损,牙齿组织磨耗的程度与年龄是相称的。临床上,常由某种因素引起个别牙或一组牙,甚至全口牙齿的磨损不均或过度磨损,称为病理性磨损。

(一)病因

(1)牙齿硬组织结构不完善,发育和矿化不良的釉质与牙本质易出现磨损。

(2)骀关系不良,骀力负担过重无骀关系的牙齿不发生磨损,甚至没有磨耗;深覆骀或有骀干扰的牙齿磨损重。缺失牙齿过多或牙齿排列紊乱可造成个别牙或一组牙负担过重而发生磨损。

(3)硬食习惯多吃粗糙、坚硬食物的人,如一些少数民族,全口牙齿磨损较重。

(4)不良习惯工作时咬紧牙或以牙咬物等习惯可造成局部或全口牙齿的严重磨损或牙齿特定部位的过度磨损。

(5)全身性疾病如胃肠功能紊乱、神经官能症或内分泌紊乱等,导致的咀嚼肌功能失调而造成牙齿磨损过度;唾液内黏蛋白含量减少,降低了其对牙面的润滑作用而使牙齿磨损增加。

(二)病理

因磨损而暴露的牙本质小管内成牙本质细胞突逐渐变性,形成死区或透明层,相应部位近髓端有修复性牙本质形成,牙髓发生营养不良性变化。修复性牙本质形成的量,依牙本质暴露的面积、时间和牙髓的反应而定。

(三)临床表现及其并发症

1.磨损指数测定

牙齿磨损指数已提出多种,其中较完善和适合临床应用的是 SmithB-GN 和 Knight JK 提出的,包括牙齿的𬌗、颊(唇)、舌面、切缘及牙颈部的磨损程度在内的牙齿磨损指数(5 度)。

0 釉面特点未丧失,牙颈部外形无改变。

1 釉面特点丧失,牙颈部外形丧失极少量。

2 釉质丧失,牙本质暴露少于表面积的 1/3,切缘釉质丧失,刚暴露牙本质,牙颈部缺损深度在 1mm 以内。

3 釉质丧失,牙本质暴露多于牙面的 1/3,切缘釉质和牙本质丧失,但尚未暴露牙髓和继发牙本质,牙颈部缺损深达 1~2mm。

4 釉质完全丧失,牙髓暴露或继发牙本质暴露,切缘的牙髓或继发牙本质暴露,牙颈部缺损深度>2mm。

2.临床表现和并发症

随着磨损程度的增加,可出现不同的症状。

(1)釉质部分磨损:露出黄色牙本质或出现小凹面。一些磨损快、牙本质暴露迅速的病例可出现牙本质过敏症。

(2)当釉质全部磨损后:𬌗面除了周围环以半透明的釉质外,均为黄色光亮的牙本质。牙髓可因长期受刺激而发生渐进性坏死或髓腔闭锁;亦可因磨损不均而形成锐利的釉质边缘和高陡牙尖,如上颌磨牙颊尖和下颌磨牙舌尖,使牙齿在咀嚼时受到过大的侧方𬌗力产生𬌗创伤;或因充填式牙尖造成食物嵌塞,发生龈乳头炎,甚至牙周炎;过锐的牙尖和边缘还可能刺激颊、舌黏膜,形成黏膜白斑或压疮性溃疡。

(3)牙本质继续迅速磨损,可使髓腔暴露,引起牙髓病和根尖周病。

(4)全口牙齿磨损严重,牙冠明显变短,颌间距离过短可导致颞下颌关节病变和关节后压迫症状。

(四)防治原则

(1)去除病因:如改正不良习惯、调𬌗、修复缺失牙及治疗引起磨损的全身疾病等。

(2)对症治疗:磨损引起的牙本质过敏症可行脱敏治疗。

(3)个别牙齿重度磨损与对𬌗牙之间有空隙的,深的小凹面用充填法治疗;牙齿组织缺损严重者可在牙髓治疗后用高嵌体或全冠修复。

(4)多个牙齿重度磨损可用𬌗垫适当抬高颌间距离。

二、磨牙症

睡眠时有习惯性磨牙或清醒时有无意识的磨牙习惯称为磨牙症。

(一)病因

磨牙症的病因虽然至今尚未明确,但与下列因素有关。

1.精神因素

口腔具有表示紧张情绪的功能。患者的惧怕、愤怒、敌对、抵触等情绪,若因某种原因难以表现出来,这些精神因素,特别是焦虑、压抑、情绪不稳等可能是磨牙症病因的重要因素之一。

2.拾因素

神经紧张的个体中,任何拾干扰均可能是磨牙症的触发因素。磨牙症患者的拾因素多为正中拾早接触,即牙尖交错位拾干扰,以及侧方拾时非工作侧的早接触。临床上用调拾的方法也能成功地治愈部分磨牙症。拾因素是口腔健康的重要因素,但是否为引起磨牙症的媒介尚有争议。

3.中枢神经机制

目前有趋势认为磨牙与梦游、遗尿、噩梦一样,是睡眠中大脑部分唤醒的症状,是一种与白天情绪有关的中枢源性的睡眠紊乱,由内部或外部的、心理或生理的睡眠干扰刺激所触发。

4.全身其他因素

与寄生虫有关的胃肠功能紊乱、儿童营养缺乏、血糖血钙浓度、内分泌紊乱、变态反应等都可能成为磨牙症的发病因素。有些病例表现有遗传因素。

5.职业因素

汽车驾驶员、运动员,要求精确性较高的工作,如钟表工,均有发生磨牙症的倾向。

(二)临床表现

患者在睡眠时或清醒时下意识地做典型的磨牙动作,可伴有嘎嘎响声。磨牙症可引起牙齿拾面和邻面的严重磨损,可出现牙磨损并发的各种病症。顽固性磨牙症会导致牙周组织破坏、牙齿松动或移位、牙龈退缩、牙槽骨丧失。磨牙症还能引起颞下颌关节功能紊乱症、颌骨或咀嚼肌的疲劳或疼痛、面痛、头痛并向耳部、颈部放散。疼痛为压迫性和钝性,早晨起床时尤为显著。

(三)治疗原则

1.除去致病因素

心理治疗,调拾,治疗与磨牙症发病有关的全身疾病等。

2.对症治疗

治疗因磨损引起的并发症。

3.对顽固性病例

应制作拾垫,定期复查。

三、楔状缺损

牙齿的唇、颊或舌面牙颈部的硬组织在某些因素长期作用下逐渐丧失,形成的两个光滑斜面组成楔状缺损。

(一)病因

楔状缺损的发生和发展与下列因素有关。

1.不恰当的刷牙方法

唇(颊)侧牙面的横刷法是导致楔状缺损的主要因素之一。其根据为:①此病不见于动物;②少发生在牙的舌面;③不刷牙者很少发生楔状缺损;④离体实验横刷牙颈部可以制造典型的楔状缺损,且为旋转法刷牙所造成牙体组织磨损量的 2 倍以上。

2.牙颈部结构

牙颈部釉牙骨质交界处是整个牙齿中釉质和牙骨质覆盖量最少或无覆盖的部位,为牙体结构的薄弱环节,加之牙龈在该处易发生炎症和萎缩,故该部位耐磨损力最低。

3.酸的作用

龈沟内的酸性环境可使牙颈部硬组织脱矿,受摩擦后易缺损。唾液腺的酸性分泌物、喜吃酸食、唾液 pH 值的变化、胃病反酸等均与缺损的发生有关。

4.应力疲劳

牙齿萌出至建立咬合关系后,即开始承受咀嚼压力。根据断裂力学理论,牙齿硬组织中长期应力集中的部位可以产生应力疲劳微裂,导致硬组织的损伤甚至断裂。已有生物力学研究证实,当给牙齿与牙长轴呈 $45°$ 方向的载荷时,颊侧颈部应力集中系数最大;模拟咬合力疲劳的人牙离体实验已证明在实验牙颊舌向纵剖面的颊半侧颈部牙本质中,用扫描电镜见到多条方向一致的细微裂纹,而其他处无类似发现;该实验还表明横刷牙、酸蚀和殆力疲劳三因素作用的积累与协同导致了实验性楔状缺损的发生,其中殆力因素对楔形缺损的形成和加深起了重要的作用。临床研究结果证实楔状缺损的患病与咬合力的增加和积累关系密切,与患牙承受水平殆力和创伤殆力关系密切。

(二)临床表现

(1)多见于中年以上患者的前磨牙区,其次是第一磨牙和尖牙。有时范围涉及第二恒磨牙以前的全部牙齿,常见邻近数个牙齿,且缺损程度可不相同。偶见年轻患者单个牙齿的楔状缺损,均伴有该患牙的殆干扰。中老年人中,该病的发病率可达 $60\%\sim90\%$。

(2)缺损多发生在颊、唇侧,少见于舌侧。调查资料表明老年人中,舌侧缺损的患病率达 15.2%,好发牙位是第一、第二磨牙。

(3)楔状缺损由浅凹形逐渐加深,表面光滑、边缘整齐,为牙齿本色。

(4)楔状缺损达牙本质后,可出现牙本质过敏症;深及牙髓时可引起牙髓和根尖周病。缺损过多可导致牙冠折断。

(三)防治原则

1.消除病因

检查殆干扰并行调整,改正刷牙方法。

2.纠正口腔内的酸性环境

改变饮食习惯,治疗胃病,用弱碱性含漱液漱口,如 2% 小苏打溶液。

3.修复缺损

患牙出现缺损必须进行修复,黏结修复效果好。

4.对症治疗

出现其他病症应进行相应的治疗。

四、酸蚀症

酸蚀症是牙齿受酸侵蚀,硬组织发生进行性丧失的一种疾病。20 世纪,酸蚀症主要指长期与酸雾或酸酐接触的工作人员的一种职业病。随着社会进步和劳动条件的改善,这种职业病明显减少。近十几年来,饮食习惯导致的酸蚀症上升,由饮食酸引起的青少年患病率增高已引起了人们的重视。反酸的胃病患者,牙齿亦可发生类似损害。

(一)病因

酸蚀症的致病因素主要是酸性物质对牙组织的脱矿作用,而宿主的因素可以影响酸性物质导致酸蚀症的作用。有发病情况的调查研究发现无论饮食结构如何,酸蚀症仅发生于易感人群。

1.酸性物质

(1)饮食酸:酸性饮料(如果汁和碳酸饮料)的频繁食用,尤其青少年饮用软饮料日趋增加。饮食酸包括果酸、柠檬酸、碳酸、乳酸、醋酸、抗坏血酸和磷酸等弱酸。酸性饮料 pH 值常低于5.5,由于饮用频繁,牙面与酸性物质直接接触时间增加导致酸蚀症。

(2)职业相关酸性物质:工业性酸蚀症曾经发生在某些工厂,如化工、电池、电镀、化肥等工厂空气中的酸雾或酸酐浓度超过规定标准,致使酸与工人牙面直接接触导致职业性酸蚀症。盐酸、硫酸和硝酸是对牙齿危害最大的三类酸。其他酸,如磷酸、醋酸、柠檬酸等,酸蚀作用较弱,主要集聚在唇侧龈缘下釉牙骨质交界处或牙骨质上。接触的时间愈长,牙齿破坏愈严重。与职业相关的酸蚀症,如游泳运动员在氯气处理的游泳池中游泳,因为 Cl_2 遇水产生 $HClO_2$ 和 HCl;可发生牙酸蚀症,还如职业品酒员因频繁接触葡萄酒(pH 值 3～3.5)发生酸蚀症等。

(3)酸性药物:口服药物,如补铁药、口嚼维生素 C、口嚼型阿司匹林及患胃酸缺乏症的患者用的替代性盐酸等的长期服用均可造成酸蚀症。某种防牙石的漱口液(含 EDTA)也可能使牙釉质表面发生酸蚀。

(4)胃酸:消化期胃液含 0.4% 盐酸。胃病长期反酸、呕吐及慢性酒精中毒者的胃炎和反胃均可形成后牙舌面和腭面的酸蚀症,有时呈小点状凹陷。

2.宿主因素

(1)唾液因素:口腔环境中,正常分泌的唾液和流量对牙表面的酸性物质有缓冲和冲刷作用。如果这种作用能够阻止牙表面 pH 值下降到 5.5 以下,可以阻止牙酸蚀症发生。如果唾液流率和缓冲能力降低,如头颈部放疗、唾液腺功能异常或长期服用镇静药、抗组胺药等,则牙面接触酸性物质发生酸蚀症的可能性就更大。

(2)生活方式的改变:酸性饮食增多的生活习惯,尤其在儿童时期就建立的习惯,或临睡前喝酸性饮料的习惯是酸蚀症发生的主要危险因素。剧烈的体育运动导致脱水和唾液流率下降,加上饮用酸性饮料可对牙造成双重损害。

(3)刷牙因素:刷牙的机械摩擦作用加速了牙面因酸脱矿的牙硬组织缺损,是酸蚀症形成的因素之一。对口腔卫生的过分关注,如频繁刷牙,尤其是饭后立即刷牙,可能加速酸蚀症的进展。

(4)其他因素:咬硬物习惯或夜磨牙等与酸性物质同时作用,可加重酸蚀症。

(二)临床表现

(1)前牙唇面釉质的病变缺损(以酸性饮料引起的酸蚀症为例)可分为 5 度。

1 度:仅牙釉质受累。唇、腭面釉质表面横纹消失,牙面异样平滑、呈熔融状、吹干后色泽晦暗;切端釉质外表熔融状、咬合面牙尖圆钝、外表熔融状、无明显实质缺失。

2 度:仅牙釉质丧失。唇、腭面牙釉质丧失,牙表面凹陷,凹陷宽度明显大于深度;切端沟槽样病损;咬合面牙尖或沟窝的杯口状病损。

3度:牙釉质和牙本质丧失,牙本质丧失面积小于牙表面积的1/2。唇、腭面牙釉质牙本质丧失,切端沟槽样病损明显,唇面观切端透明;咬合面牙尖或沟窝的杯口状病损明显或呈弹坑状病损。

4度:牙釉质和牙本质丧失,牙本质丧失面积大于牙表面积的1/2。各牙面的表现同"3"度所描述,范围扩大加深,但尚未暴露继发牙本质和牙髓。

5度:釉质大部丧失,牙本质丧失至继发牙本质暴露或牙髓暴露,牙髓受累。

(2)酸蚀患牙对冷、热和酸刺激敏感。

(3)酸蚀3~4度已近髓腔或牙髓暴露,可继发牙髓炎和根尖周病。

(4)与职业有关的严重患者,牙感觉发木、发酸,并可伴有其他口腔症状,如牙龈出血、牙齿咀嚼无力、味觉减退以及出现全身症状,如结膜充血、流泪、畏光、皮炎、呼吸道炎症、嗅觉减退、食欲缺乏、消化障碍。

(三)防治原则

(1)对因治疗改变不良的生活习惯、改善劳动条件、治疗有关的全身疾病。

(2)个人防护与职业有关的患者使用防酸口罩,定期用3%的小苏打溶液漱口,用防酸牙膏刷牙。

(3)对症治疗对牙齿敏感症、牙髓炎和根尖周病的治疗。

(4)牙体缺损可用复合树脂修复或桩冠修复。

五、牙微裂

未经治疗的牙齿硬组织由于物理因素的长期作用而出现的临床不易发现的细微裂纹,称为牙微裂,习惯上称牙隐裂。牙微裂是导致成年人牙齿劈裂,继而牙齿丧失的一种主要疾病。

(一)病因

1.牙齿结构的薄弱环节

正常人牙齿结构中的窝沟和釉板均为牙齿发育遗留的缺陷区,不仅本身的抗裂强度最低,而且是牙齿承受正常殆力时应力集中的部位,因此是牙微裂发生的内在条件。

2.牙尖斜面

牙齿在正常情况下,即使受到应力值最小的0°轴向力时,由于牙尖斜面的存在,在窝沟底部同时受到两个方向相反的水平分力作用,即劈裂力的作用。牙尖斜度愈大,所产生的水平分力愈大。因此,承受力部位的牙尖斜面是微裂发生的易感因素。

3.创伤性殆力

随着年龄的增长,可由于牙齿磨损不均出现高陡牙尖,正常的咀嚼力则变为创伤性殆力。原来就存在的窝沟底部劈裂力量明显增大,致使窝沟底部的釉板可向牙本质方向加深加宽,这是微裂纹的开始。在殆力的继续作用下,裂纹逐渐向牙髓方向加深。创伤性殆力是牙微裂发生的重要致裂因素。

4.温度作用

釉质和牙本质的膨胀系数不同,在长期的冷热温度循环下,可使釉质出现裂纹。这点可解释与咬合力关系较小的牙面上微裂的发生。

（二）病理

微裂起自窝沟底或其下方的釉板,随㖞力作用逐渐加深。牙本质中微裂壁呈底朝㖞面的三角形,其上牙本质小管呈多向性折断,有外来色素与荧光物质沉积。该陈旧断面在微裂牙完全劈裂后的裂面上,可与周围的新鲜断面明显区分。断面及其周边常可见牙本质暴露和并发龋损。

（三）临床表现

（1）牙微裂好发于中老年患者的磨牙㖞面,以上颌第一磨牙最多见。

（2）最常见的主诉较长时间的咀嚼不适或咬合痛,病史长达数月甚至数年。有时咬在某一特殊部位可引起剧烈疼痛。

（3）微裂的位置磨牙和前磨牙㖞面细微微裂与窝沟重叠,如磨牙和前磨牙的中央窝沟,上颌磨牙的舌沟,向一侧或两侧延伸,越过边缘嵴。微裂方向多为㖞面的近远中走行,或沿一主要承受㖞力的牙尖,如上颌磨牙近中舌尖附近的窝沟走行。偶见颊舌向微裂纹。

（4）检查所见患牙多有明显磨损和高陡牙尖,与对㖞牙咬合紧密,叩诊不适,侧向叩诊反应明显。不松动但功能动度大。

（5）并发疾病微裂纹达牙本质并逐渐加深的过程,可延续数年,并出现牙本质过敏症、根周膜炎、牙髓炎和根尖周病。微裂达根分歧部或牙根尖部时,还可引起牙髓—牙周联合症,最终可导致牙齿完全劈裂。

（6）患者全口㖞力分布不均,患牙长期㖞力负担过重,即其他部位有缺失牙、未治疗的患牙或不良修复体等。

（7）X线片可见到某部位的牙周膜间隙增宽,相应的硬骨板增宽或牙槽骨出现X线透射区,也可以无任何异常表现。

（四）诊断

（1）病史和早期症状较长期的咬合不适和咬在某一特殊部位时的剧烈疼痛。

（2）叩诊分别各个牙尖和各个方向的叩诊可以帮助患牙定位,叩痛显著处则为微裂所在位置。

（3）温度试验患牙对冷敏感时,以微裂纹处最显著。

（4）裂纹的染色检查2‰～5‰碘酊或其他染料类药物可使已有的裂纹清晰可见。

（5）咬楔法将韧性物,如棉签或小橡皮轮,放在可疑微裂处作咀嚼运动时,可以引起疼痛。

（五）防治原则

1.对因治疗

调整创伤性㖞力,调磨过陡的牙尖。注意全口的㖞力分布,要尽早治疗和处理其他部位的问题,如修复缺失牙等。

2.早期微裂的处理

微裂仅限于釉质或继发龋齿时,如牙髓尚未波及,应作间接盖髓后复合树脂充填,调㖞并定期观察。

3.对症治疗

牙髓病、根尖周病应作相应处理。

4.防止劈裂

在做牙髓治疗的同时,应该大量调磨牙尖斜面,永久充填体选用复合树脂为宜。如果微裂为近远中贯通型,应同时做钢丝结扎或戴环冠,防止牙髓治疗过程中牙冠劈裂。多数微裂牙单用调𬌗不能消除劈裂性的力量,所以在对症治疗之后,必须及时做全冠保护。

六、牙根纵裂

牙根纵裂系指未经牙髓治疗的牙齿根部硬组织在某些因素作用下发生与牙长轴方向一致的、沟通牙髓腔和牙周膜间隙的纵向裂缝,该病首先由我国报告。

(一)病因

本病病因尚不完全清楚,其发病与以下因素密切相关。

1.创伤性𬌗力及应力疲劳

临床资料表明,患牙均有长期负担过重史,大多数根纵裂患者的牙齿磨损程度较正常人群严重,𬌗面多有深凹存在。加上邻牙或对侧牙缺失,使患牙较长时期受到创伤性𬌗力的作用;根纵裂患者光𬌗分析结果证实,患牙在正中𬌗时承受的接触合力明显大于其他牙;含根管系统的下颌第一磨牙三维有限元应力分析表明,牙齿受偏离生理中心的力作用时,其近中根尖处产生较大的拉应力,且集中于近中根管壁的颊舌面中线处。长期应力集中部位的牙本质可以发生应力疲劳微裂,临床根纵裂最多发生的部位正是下颌第一磨牙拉应力集中的这个特殊部位。

2.牙根部发育缺陷及解剖因素

临床有 25%～30% 的患者根纵裂发生在双侧同名牙的对称部位,仅有程度的不同。提示了有某种发育上的因素。上颌第一磨牙近中颊根和下颌第一磨牙近中根均为磨牙承担𬌗力较重而牙根解剖结构又相对薄弱的部位,故为根纵裂的好发牙根。

3.牙周组织局部的慢性炎症

临床资料表明,牙根纵裂患者多患成人牙周炎,虽然患者牙周炎程度与患牙根纵裂程度无相关关系,但患牙牙周组织破坏最重处正是根纵裂所在的位点。大多数纵裂根一侧有深及根尖部的狭窄牙周袋,表明患牙牙周组织长期存在的炎症对根纵裂的发生、发展及并发牙髓和根尖周的炎症可能有关系。长期的颌创伤和慢性炎症均可使根尖部的牙周膜和牙髓组织变为充血的肉芽组织,使根部的硬组织—牙本质和牙骨质发生吸收。而且受损的牙根在创伤性𬌗力持续作用下,在根尖部应力集中的部位,沿结构薄弱部位可以发生微裂,产生根纵裂。

(二)病理

裂隙由根尖部向冠方延伸,常通过根管。在根尖部,牙根完全裂开,近牙颈部则多为不全裂或无裂隙。根尖部裂隙附近的根管壁前期牙本质消失,牙本质和牙骨质面上均可见不规则的吸收陷窝,偶见牙骨质沉积或菌斑形成。牙髓表现为慢性炎症、有化脓灶或坏死。裂隙附近的根周膜变为炎症性肉芽组织,长入并充满裂隙内。裂隙的冠端常见到嗜伊红物质充满在裂隙内。

(三)临床表现

(1)牙根纵裂多发生于中、老年人的磨牙,其中以下第一磨牙的近中根最多见。其次为上磨牙的近中颊根。可单发或双侧对称发生,少数病例有 2 个以上的患牙。

(2)患牙有较长期的咬合不适或疼痛,就诊时也可有牙髓病或(和)牙周炎的自觉症状。

(3)患牙牙冠完整,无牙体疾患,颌面磨损 3 度以上,可有高陡牙尖和颌面深凹,叩诊根裂侧为浊音,对温度诊的反应视并发的牙髓疾病不同而变化。

(4)患牙与根裂相应处的牙龈可有红肿扪痛,可探到深达根尖部的细窄牙周袋,早期可无深袋;常有根分歧暴露和牙龈退缩,牙齿松动度视牙周炎和颌创伤的程度而不同。

(5)患者全口牙𬌗力分布不均,多有磨牙缺失,长期未修复。患牙在症状发生前曾是承担𬌗力的主要牙齿。

(四)X 线片表现

1.纵裂根的根管影像均匀增宽,增宽部分无论多长均起自根尖部。有四种表现:①根管影像仅在根尖 1/3 处增宽;②根管影像近 1/2~2/3 增宽;③根管影像全长增宽;④纵裂片横断分离。

(1)患根的根管影像仅在根尖 1/3 处增宽。

(2)患根根管影像近 1/2~2/3 增宽。

(3)患根根管影像全长增宽。

(4)患根纵裂片横断分离,增宽部分无论多长均起自根尖部。

2.牙周组织表现:可有患根周围局部性骨质致密,牙周膜间隙增宽,根分歧部骨质丧失及患根周围的牙槽骨垂直吸收或水平吸收。

(五)诊断

(1)中老年人牙冠完整的磨牙,有长期咬合痛,并出现牙髓、牙周炎症状,应考虑除外根纵裂。

(2)磨牙一侧有叩痛,叩诊浊音,有深及根尖的细窄牙周袋。

(3)患牙根髓腔特有的 X 线片表现是诊断牙根纵裂的主要依据。如 X 线片上根髓腔不清可改变投照角度。

(4)注意对照同名牙的检查与诊断。

(六)鉴别诊断

(1)牙根纵裂发生于未经牙髓治疗的活髓牙齿,可与根管治疗后发生的牙根纵裂鉴别。

(2)牙根纵裂 X 线片显示起自根尖部的呈窄条增宽的根管影像可与因牙髓肉芽性变造成的内吸收相鉴别,后者 X 线片表现为髓室或根管某部位呈圆形、卵圆形或不规则膨大的透射区。

(3)牙根纵裂患牙牙冠完整无任何裂损,可与牙冠劈裂导致的冠根纵劈裂相区别。

(七)治疗原则

(1)解除颌干扰,修复牙体形态,充填颌面深凹。

(2)对症治疗并发牙髓根尖周病、牙周炎时,做相应的牙髓、牙周治疗。

(3)如健根牙周组织正常,可行患根的截根术或半切除术,除去纵裂患根,尽量保留部分患牙。

(4)全口牙列的检查,设计治疗,使全口𬌗力负担均衡。

(程传花)

第三节 牙齿外伤

牙齿外伤指牙齿受到各种机械力作用所发生的急剧损伤,常见于上前牙。牙齿受急剧外伤后,可以引起牙体硬组织、牙周组织、牙髓组织的损伤,临床常见几种损伤同时发生。牙齿外伤多为急诊,处理时应首先注意患者的全身情况,查明有无颅脑损伤和其他部位的骨折等重大问题。牙齿外伤也常伴有牙龈撕裂和牙槽突的折断,均应及时诊断处理。常见的牙齿外伤有牙震荡、牙折、牙脱位和牙脱臼,其中牙折包括牙不全冠折、冠折、根折和冠根折。突然加到牙齿上的各种机械外力,其性质、大小、作用方向不同,造成了各种不同类型的损伤。直接外力,如工具打在牙上、摔倒时前牙碰地,多造成前牙外伤;间接外力,如外力撞击颏部时,下牙猛烈撞击上牙,通常造成前磨牙和磨牙的外伤;高速度的外力,易致牙冠折断,低速度强度大的外力易致牙周组织损伤。

下面分别叙述各类牙齿外伤的病理、临床表现和防治原则。

一、不全冠折

牙面釉质不全折断,牙体组织无缺损。临床常见,但易被忽略,又称为裂纹。

(一)病理

从牙釉质表面开始与釉柱方向平行的折断线可止于釉质内,也可到达釉牙本质界。裂纹常可在釉板的基础上加重。

(二)临床表现

在牙齿的唇(颊)面有与牙长轴平行、垂直或呈放射状的细微裂纹。可无任何症状或有对冷刺激一过性敏感的症状。

(三)治疗原则

(1)无症状者可不处理。

(2)年轻恒牙有症状者可作带环冠,用氧化锌丁香油糊剂黏着6~8周,以待修复性牙本质形成。

(3)少量调殆。

二、冠折

(一)临床表现

冠折有两种情况如下。

1.冠折未露髓

仅限于冠部釉质或釉质和牙本质折断,多见于上中切牙近中切角或切缘水平折断,偶见折断面涉及大部分唇面或舌面。牙本质折断者可出现牙本质过敏症,有时可见近髓处透红、敏感。

2.冠折露髓

折断面上有微小或明显露髓孔,探诊和冷热刺激时敏感。如未及时处理,露髓处可出现增生的牙髓组织或发生牙髓炎。

（二）病理

牙本质暴露后，成牙本质细胞突发生变性或坏死，形成透明牙本质、修复性牙本质或死区。牙髓如果暴露，其创面很快便有一层纤维蛋白膜覆盖，下方有多形核白细胞浸润；牙髓内组织细胞增多，以后这些炎症浸润向深部蔓延。

（三）治疗原则

1. 少量釉质折断

无症状者调磨锐利边缘，追踪观察牙髓情况。

2. 少量釉质、牙本质折断者

断面用对牙髓刺激小的水门汀覆盖，6～8 周后若无症状，用复合树脂修复。

3. 牙本质折断

近髓者年轻恒牙应间接盖髓，6～8 周后或待根尖形成后用复合树脂或嵌体修复。成人牙可酌情做间接盖髓或根管治疗。

4. 冠折露髓

者成年人可作根管治疗后修复牙冠；年轻恒牙应做直接盖髓或活髓切断术，待根尖形成后再做根管治疗或直接做牙冠修复。

三、根折

（一）病理

根折后，折断线处牙髓组织和牙周膜出血，然后发生凝血，牙髓和牙周膜充血。近牙髓端成牙本质细胞和牙髓细胞增生，部分进入折断线；近牙周膜端，牙周结缔组织增生，并进入折断线。

（二）临床表现

1. 多发生在成年人。根折的部位不同，表现的松动度和叩痛不一。根折发生在根尖 1/3 处，无或轻度叩痛，有轻度松动或不松动；如果中 1/3 或近龈 1/3 根折，则叩痛明显，叩诊浊音，2～3 度松动；患牙对𬌗前伸时，用手指放在唇侧龈可扪及异常的松动度。有时可见患牙轻微变长。

2. 牙髓活力测定结果不一牙齿外伤后，当时牙髓活力测验无反应，不一定说明牙髓坏死，不必立即作牙髓治疗，应定期观察。

3. X 线片表现牙根不同部位有 X 线透射的折断线。如果颊舌面折断部位不在同一水平面上（斜行根折）或根部不止一处折断时，X 线片上可显示不止一条折断线。

（三）诊断

主要依靠 X 线片表现。根折后近期 X 线检查折断线显示不清时，应换不同角度投照，或待 2 周后再拍 X 线片，可清楚显示折断线。

（四）治疗原则

（1）测定并记录牙髓活力情况。活力尚存的患牙应定期复查，若日后发生牙髓坏死，再做根管治疗。

（2）根尖 1/3 处根折的患牙，如牙髓状况良好，可调后观察。

（3）其余部位的根折，如未与龈沟相通者需复位、固定。一般固定 3 个月。

(4)折断线与口腔相通者,一般应拔除。如残留断根有一定长度,可摘除断端冠,作根管治疗,然后做龈切除术;必要时做翻瓣术,并修整牙槽嵴的位置,以延长临床牙冠,或用正畸方法牵引牙根,再以桩冠修复。

(五)根折的愈合

动物实验观察到的根折后修复过程与骨折愈合过程类似,但断根处血液供应差,修复过程缓慢,易受口腔内多种因素的影响。如牙齿动度、感染、断端分离的程度和固定条件等。

根折的愈合有四种情况。

1.硬组织愈合

患牙无不适、临床检查无叩痛、不松动、牙龈正常、功能良好。牙髓活力正常或略迟钝,根管治疗后X线片上原折断线消失,是牙齿根折的理想愈合。修复的硬组织近髓端有牙本质、骨样牙本质,外周端为牙骨质。

2.结缔组织愈合

临床表现同上,但X线片上原折断线仍清晰可见。临床该类愈合并不少见,常在复位、固定不当时出现。

3.骨和结缔组织愈合

临床表现同上,X线片见断片分离、有骨组织长入、断裂处围绕两断端的是正常的牙周组织。根折发生于牙槽突生长发育完成之前,即成年之前的病例可出现该类型愈合。

4.折断线感染不能愈合

牙齿松动、有叩痛、牙髓坏死、牙龈有瘘管,可并发急、慢性根尖周炎。X线片见折断线增宽,周围牙槽骨出现X线透射区。发生该种情况,则应该做折断根尖摘除手术或拔除。

四、冠根折

(一)临床表现

折断线累及牙冠和根部,均与口腔相通,牙髓往往暴露。患牙断片动度大,触痛明显。

(二)治疗原则

多数患牙需拔除。少数情况下,折断线距龈缘近或剩余牙根较长则可摘除断冠后,做根管治疗,再行牙冠延长术、正畸牵引或外科拔出方法。暴露残冠后,桩冠修复。

五、牙震荡

牙震荡是牙周膜的轻度损伤,又称为牙挫伤或外伤性根周膜炎。

(一)病理

根尖周围的牙周膜充血、渗出,甚至轻微出血。常伴有牙髓充血和水肿。

(二)临床表现

牙齿轻微酸痛感,垂直向或水平向叩痛(+)~(++),不松动,无移位。可有对冷刺激一过性敏感症状。X线片表现正常或根尖牙周膜增宽。

(三)治疗原则

少量调𬌗,测定并记录牙髓活力情况。定期观察直至恢复正常。

五、牙震荡

牙震荡是牙周膜的轻度损伤,又称为牙挫伤或外伤性根周膜炎。

（一）病理

根尖周围的牙周膜充血、渗出，甚至轻微出血。常伴有牙髓充血和水肿。

（二）临床表现

牙齿轻微酸痛感，垂直向或水平向叩痛（＋）～（＋＋），不松动，无移位。可有对冷刺激一过性敏感症状。X线片表现正常或根尖牙周膜增宽。

（三）治疗原则

少量调𬌗，测定并记录牙髓活力情况。定期观察直至恢复正常。

六、牙脱位

（一）病理

牙脱位时，部分牙周膜撕裂，血管神经断裂，使牙齿的相应部分与牙槽骨脱离，并常有部分牙槽骨骨折。

（二）临床表现

临床有3种脱位情况：突出性脱位、侧向脱位、挫入性脱位。

1.挫入性脱位

患牙牙冠明显短于正常邻牙，牙根嵌入牙槽窝中，有牙槽骨壁的折断。X线片见患牙根尖的牙周膜间隙消失。常见于乳牙或年轻患者的恒牙。

2.突出性脱位

患牙松动3度，较邻牙长出，有时2～3个牙齿同时发生。X线片见根尖部牙周膜间隙明显增宽。

3.侧向脱位

患牙向唇、舌或远中方向移位，常伴有牙槽窝侧壁的折断和牙龈裂伤。X线片有时可见一侧根尖周膜间隙增宽。

（三）治疗原则

(1)测定并记录牙髓活力情况，定期观察，发生牙髓坏死后，行根管治疗。

(2)嵌入性脱位，年轻恒牙不必强行拉出，日后可自行萌出；成年人应用正畸方法牵引出患牙，或在局麻下复位、固定。

(3)其他脱位牙齿应局麻下复位、固定。治疗愈早，预后愈好。

七、牙脱臼

（一）病理

牙脱臼时，牙周膜完全断裂，牙齿与牙槽骨完全分离。

（二）临床表现

患牙从牙槽窝中脱出，常见患者手拿牙齿就诊，有些患者则将患牙遗弃。

（三）治疗原则

(1)尽快作再植术，在脱臼后30min内再植，成功率可达90%以上；最好在脱臼后2h内再植，尚可有效地防止日后牙根吸收的发生；牙齿在口外停留1d以内再植，也有成功的可能。

(2)再植术后1周，作根管治疗，根管内封氢氧化钙制剂3～6个月，在此期间可更换氢氧化钙制剂1～3次。然后行根管充填。

(3)向患者宣教,脱臼的牙齿应立即冲洗后放入原位,或保存在生理盐水、口腔内舌下或牛奶内,并尽快就医。

八、牙齿外伤的并发症

(一)牙髓充血

牙齿外伤无论伤势轻重均引起程度不等的牙髓充血,其恢复情况与患者的年龄关系密切,应定期观察其恢复情况。

(二)牙髓出血

牙冠呈现粉红色,可于外伤后当时出现,也可经一定时间后才出现。年轻恒牙微量出血有可能恢复正常,成年人牙不易恢复,日久变成深浅不等的黄色。患牙如无其他症状,不一定作根管治疗。

(三)牙髓暂时失去感觉

牙齿外伤后,牙髓可能失去感觉,对活力测验无反应。经过一段时间(1～13 个月)以后,牙髓活力可能缓慢地恢复正常。这种情况多发生于年轻恒牙。因此牙齿外伤后当时,牙髓活力测验无反应不一定说明牙髓坏死,不必立即做牙髓治疗,应定期观察,诊断明确后再处理。

(四)牙髓坏死

脱位、根折、牙齿震荡和处理不当的冠折患牙均可发生牙髓坏死,其中嵌入性脱位的牙髓坏死发生率高达 96％。牙根发育完全的外伤牙牙髓坏死发生率明显增高。发生牙髓坏死后,应立即做根管治疗。

(五)牙髓钙变

牙髓钙变多见于年轻恒牙的脱位损伤之后,患牙牙冠颜色可略变暗,牙髓活力迟钝或无反应。X 线片表现牙髓腔和根管影像消失。如无症状可不处理。

(六)牙根吸收

脱位和根折的外伤牙后期可出现牙根外吸收和牙内吸收。根管治疗时,在根管内封入氢氧化钙可以预防和停止牙根吸收的发生和进行。牙根外吸收患牙偶伴有骨性愈合。

(程传花)

第四节 牙髓病

一、病因

(一)微生物感染

微生物尤其是细菌感染是使牙髓病发生发展的主要因素。能够引发牙髓组织感染的细菌毒力因子相当广泛和复杂,目前被研究得较多的包括胞壁成分、可溶性因子以及毒素等。

1.脂多糖(LPS)

LPS 的生物活性相当广泛,它所引起的细胞信号级联反应多样而复杂,有关 LPS 的研究已经持续了数十年,但仍在被广泛研究。目前所知,LPS 的信号转导首先通过与其受体(如

CD14、巨噬细胞清道夫受体、β整合素等)结合,将信号转导致细胞内。LPS结合蛋白(LPS)参与LPS与受体的结合及其在细胞膜的分子锚定,BPI(杀菌性/渗透性增加蛋白)、RSLA(降解脱酰的 R.shpaeroides Lipid A)则调节着LPS信号的细胞内转导。在细胞内,LPS不仅调节着多个细胞因子(ILs、TNFst 等)的生物学活性,也通过激活细胞内重要的转录因子(NF-kB、Cbf-α 等)参与广泛的细胞活动。

2.细菌胞外膜泡(ECV)

ECA是细菌外膜向外膨出呈芽状,在形成独立成分游离进入周围微环境的一种泡状膜结构,它是许多革兰阴性菌的一种适应性或功能生物学特征。ECA作为毒力成分的载体,有完整的膜结构,在毒理学和免疫学特征上与细菌本身相似,所以在某程度上具有细胞样特性。然而它体积小(30~300nm),可透过微小间隙、解剖屏障,故又具有大分子样作用,它在形成过程中包容并浓缩了许多细菌固有的成分,游离出来以后,扩展了细菌毒力作用的范围和强度,如PgECA能到达深层组织造成远层破坏作用。

3.细菌及其毒力因子的感染途径。

(1)经牙体缺损处感染:①深龋:近髓或已达牙髓的龋洞是最常见的途径。根据研究,当覆盖牙髓的牙本质厚度小于0.2mm时,髓腔内就可能找到细菌,有时细菌未进入髓腔,但其细菌毒素可通过牙本质小管进入髓腔引起牙髓炎症。正常的牙髓对龋病的反应是在相应的髓腔壁上沉积修复性牙本质,以阻止病变波及牙髓,但当龋病进展快于修复性牙本质沉积速度时,易致露髓,细菌可直接感染牙髓;②近髓或已达到牙髓的楔状缺损,多发生在尖牙或前磨牙;③畸形中央尖折断或被磨损露髓,多发生在下颌前磨牙;④畸形舌侧沟和畸形舌侧窝;⑤隐裂深达髓腔;⑥重度磨损已近髓或露髓;⑦外伤性牙折露髓和钻磨牙体时意外露髓。

(2)通过牙周袋:微生物及其毒素可通过根分叉处和根旁侧的侧根管、根尖孔管处,侵入牙髓,这种感染,临床上常称为逆行性感染,因其牙髓病变一般从根髓开始,继而上升至冠髓及至整个牙髓组织。

(3)血源感染:经过血液而侵入牙髓,但这种途径十分罕见。在其他脏器患急病性感染时,可产生菌血症或败血病,微生物及其毒素有可能经过血液侵入牙髓,引起牙髓炎症,这种感染称为血源性牙髓炎。临床发现健康人血液循环中有菌血症的占10%。牙体、牙龋手术及其他手术如拔牙等占百分率更高,所以,相当多的人带有短暂的菌血症。

(二)化学刺激

1.药物刺激

在进行牙体修复时,如果选用的消毒物不当,可以对牙髓组织造成严重损伤。硝酸银、酚类、醛类药物对牙髓组织都有很强的刺激性。

2.修复性刺激

如深洞直接用磷酸锌水门汀热垫底;残留牙本质较薄的洞形和复合树脂修复;酸蚀剂使用不当等。

(三)物理刺激

1.温度刺激

制洞时如使用气涡轮机必须喷水降温,否则导致牙髓充血引起炎症。

2.电流刺激

口腔内如有两种不同金属的修复物接触,通过唾液可产生电位差,对牙髓有一定刺激。

3.气压变化的影响

在高空飞行或深水潜泳时,气压变化可导致牙髓病变急性发作。

4.创伤

创伤包括咬殆创伤、外伤等。

5.全身因素

有报道糖尿病等可引起牙髓退变,但血源性感染引起的牙髓病极少见。

二、分类与转归

(一)组织病理学分类

牙髓在组织学上变异很大,所谓"正常牙髓"和各种不同类型的"病变牙髓"常存在着移行阶段和重叠现象。因此,即使采用组织病理学的方法,要将牙髓状况的各阶段准确地进行分类有时也是困难的。临床医师可以根据患者提供的症状及各种临床检查结果来推测患牙牙髓的病理损伤特点。从临床治疗的角度来看,对于那些需做摘除牙髓的病理学表现的诊断实际上只对选择治疗方法起一个参考作用,因而无需准确做出牙髓疾病的组织学诊断。而对那些需要保存活髓的患牙,却需对牙髓的病理状态及恢复能力做出正确的估计。

在组织病理学上,一般将牙髓分为正常牙髓和病变牙髓两种。对于病变牙髓一直沿用如下分类:

1.牙髓充血

生理性牙髓充血,病理性牙髓充血。

2.急性牙髓炎

(1)急性浆液性牙髓炎:急性局部性浆液性牙髓炎,急性全部性浆液性牙髓炎。

(2)急性化脓性牙髓炎:急性局部性化脓性牙髓炎,急性全部性化脓性牙髓炎。

3.慢性牙髓炎

(1)慢性闭锁型牙髓炎。

(2)慢性溃疡型牙髓炎。

(3)慢性增生型牙髓炎。

4.牙髓坏死与坏疽

5.牙髓退变

空泡性变、纤维变性、网状萎缩、钙化。

6.牙内吸收

但是,Seltzer从人牙组织学连续切片检查结果中发现,不可能将所见到的牙髓病变按上述分类法划分。他提出如下的分类:①完整无炎症牙髓;②萎缩性牙髓(包括各种退行性变);③完整牙髓,但有散在的慢性炎症细胞(称为移行阶段);④慢性局部性牙髓炎(包括部分液化性坏死或部分凝固性坏死);⑤慢性全部性牙髓炎(包括局部液化性坏死或局部凝固性坏死);⑥全部牙髓坏死。无炎症牙髓出现的萎缩性变化可能与既往的治疗或龋病史有关。对临床医师来说,重要的是需要判断患牙的牙髓是否可通过实施一些临床保护措施而得以保留其生活状态且不出现临床症状。因此,在临床上需要一套更为实用的分类和诊断标准。

(二)临床分类

根据牙髓病的临床表现和治疗预后可分为以下几类:

(1)可复性牙髓炎。

(2)不可复性牙髓炎:①急性牙髓炎(包括慢性牙髓炎急性发作);②慢性牙髓炎(包括残髓炎);③逆行性牙髓炎。

(3)牙髓坏死。

(4)牙髓钙化:①髓石;②弥散性钙化。

(5)牙内吸收。

(三)转归

牙髓为疏松结缔组织,被包裹在四周皆为坚硬的牙本质壁内,一旦发生炎症,其组织解剖特点决定了髓腔内的炎性渗出物无法得到彻底引流,局部组织压增高,使感染容易很快扩散到全部牙髓,并压迫神经产生剧烈疼痛。因为牙髓与机体的联系主要是借助于狭窄的根尖孔与根尖周围组织相通连,所以,在发生炎症时组织几乎不能建立侧支循环,严重地限制了其恢复能力,使其易于走向坏死。牙髓炎病变过程随着外界刺激物及机体抵抗力的变化,可有3种趋向:①当外界刺激因素被消除后,牙髓的炎症受到控制,机体修复能力得以充分发挥,牙髓组织逐渐恢复正常。此种情况多见于患牙根尖孔较为粗大,牙髓炎症较轻微,全身健康状况良好时;②当外界刺激长期存在,刺激强度并不很强或刺激减弱,或牙髓炎症渗出物得到某种程度的引流时,牙髓病变则呈现慢性炎症表现,或成为局限性化脓灶;③外界刺激较强且持续存在,致使牙髓的炎症进一步发展,局部组织发生严重缺氧、化脓、坏死,以至全部牙髓均失去生活能力。

三、临床表现及诊断

(一)可复性牙髓炎

可复性牙髓炎(reversible pulpitis)是牙髓组织以血管扩张、充血为主要病理变化的初期炎症表现,它相当于牙髓病的组织病理学分类中的"牙髓充血"。由于"充血"是炎症全过程中自始至终的一种病理表现,因而,严格地讲"牙髓充血"既不能构成一种组织学诊断,也更谈不上作为临床诊断用语了。在临床实际工作中,若能彻底去除作用于患牙上的病源刺激因素,同时给予患牙适当的治疗,患牙牙髓是可以恢复到原有的状态。基于这一临床特点,将其称为"可复性牙髓炎"更符合实际。但若外界刺激持续存在,则牙髓的炎症继续发展,患牙转成不可复性牙髓炎。

1.临床表现

(1)症状:当患牙受到冷、热温度刺激或甜、酸化学刺激时,立即出现瞬间的疼痛反应,尤其对冷刺激更敏感,刺激一去除,疼痛随即消失。无自发性疼痛。

(2)检查:①患牙常见有接近髓腔的牙体硬组织病损,如深龋、深楔状缺损,或可查及患牙有深牙周袋,也可受累于咬𬌗创伤;②患牙对温度测验表现为一过性敏感,且反应迅速,尤其对冷测反应较强烈。当去除刺激后,症状仅持续数秒即缓解。进行牙髓活力电测验时,患牙亦呈一过性敏感反应;③叩诊反应同正常对照牙,即为阴性。

2.诊断要点

(1)主诉对温度刺激一过性敏感,但无自发痛的病史。

(2)可找到能引起牙髓病变的牙体病损或牙周组织损害等病因。

(3)对牙髓活力测验的反应阈值降低,相同的刺激,患牙常可出现一过性敏感。

3.鉴别诊断

(1)深龋:患有深龋的患牙对温度刺激也敏感,但往往是当冷、热刺激进入深龋洞内才出现疼痛反应,且其刺激去除后症状并不持续。在实际临床检查时,深龋与可复性牙髓炎有时很难区别,此时可按可复性牙髓炎的治疗进行处理。

(2)不可复性牙髓炎:可复性牙髓炎与不可复性牙髓炎的区别关键在于前者绝无自发痛病史,后者一般有自发痛史,且温度刺激去除后,不可复性牙髓炎的疼痛反应持续时间较长久,有时可出现轻度叩痛。在临床上,若可复性牙髓炎与无典型自发痛症状的慢性牙髓炎一时难以区分时,可先采用诊断性治疗的方法即用氧化锌丁香油酚粘固剂进行安抚治疗,在观察期内视是否出现自发痛症状再明确诊断。

(3)牙本质过敏症:牙本质过敏症患有牙本质过敏症的患牙往往对探、触等机械刺激和酸、甜等化学刺激更敏感。而可复性牙髓炎主要是对冷、热温度刺激一过性敏感。

(二)不可复性牙髓炎

不可复性牙髓炎(irreversible pulpitis)是一类病变较为严重的牙髓炎症,可发生于牙髓的某一局部,也可能涉及全部牙髓,甚至在炎症中心部位已发生不同程度的坏死。上述发生在牙髓组织中的炎症的范围和性质在临床上很难得以准确区分,而且此类牙髓炎症自然发展的最终结局均为全部牙髓坏死,几乎没有恢复正常的可能,临床治疗上只能选择摘除牙髓以去除病变的方法。所以,将这一类牙髓炎、症统称为不可复性牙髓炎。但按其临床发病和病程经过的特点,又可分为急性牙髓炎(包括慢性牙髓炎急性发作)、慢性牙髓炎、残髓炎和逆行性牙髓炎。

1.急性牙髓炎

急性牙髓炎(acute pulpitis)的临床特点是发病急、疼痛剧烈。临床上绝大多数属于慢性牙髓炎急性发作的表现,龋源性者尤为显著。无慢性过程的急性牙髓炎多出现在牙髓受到急性的物理损伤、化学刺激以及感染等情况下,如手术切割牙体组织等导致的过度产热、充填材料的化学刺激等。

必须加以说明的是应该对临床上表现出来的急性症状与组织病理学上的急性炎症区分开来。真正意义上的急性牙髓炎很少引起疼痛,因为从组织病理学的角度来看,所谓的急性炎症过程是短暂的,很快就会转为慢性炎症或因得到引流而使急性炎症消退。但是,由炎症引起的急性症状却可持续较长时间,给患者造成巨大痛苦。出现疼痛的牙髓炎症多数为慢性炎症,而且炎症常已存在了相当长的时间。如在深龋的进展过程中,牙髓早已有了慢性炎症,而此时,在临床上可能还未出现典型的急性症状。疼痛症状的出现常与作为渗出物引流通道的冠部开口被堵塞有关。因此,在临床诊断时,可将有急性疼痛症状出现者视为慢性炎症的急性发作。

(1)临床表现

1)症状:急性牙髓炎(包括慢性牙髓炎急性发作)的主要症状是剧烈疼痛,疼痛性质具有下列特点。

自发性阵发性痛。在未受到任何外界刺激的情况下，突然发生剧烈的自发性尖锐疼痛，疼痛可分为持续过程和缓解过程，即所谓的阵发性发作或阵发性加重。在炎症的早期，疼痛持续的时间较短，而缓解的时间较长，可能在一天之内发作二、三次，每次持续数分钟。到炎症晚期，则疼痛的持续时间延长，可持续数小时甚至一整天，而缓解时间缩短或根本就没有疼痛间歇期。炎症牙髓出现化脓时，患者可主诉患牙有搏动性跳痛。

夜间痛。疼痛往往在夜间发作，或夜间疼痛较白天剧烈。患者常因牙痛而难以入眠或从睡眠中痛醒。

温度刺激加剧疼痛。冷、热刺激可激发患牙的剧烈疼痛。若患牙正处于疼痛发作期内，温度刺激可使疼痛更为加剧。如果牙髓已有化脓或部分坏死，则患牙可表现为所谓的"热痛冷缓解"。这可能是因为牙髓的病变产物中有气体，受热后使其膨胀，致使髓腔内压力进一步增高，遂产生剧痛。反之，冷空气或凉水可使气体体积收缩，减小压力而缓解疼痛。临床上常见到患者携带凉水瓶就诊，随时含漱冷水进行暂时止痛。

疼痛不能自行定位。疼痛发作时，患者大多不能明确指出患牙。疼痛呈放散性或牵涉性，常常是沿三叉神经第二支或第三支分布区域放射至患牙同侧的上、下颌牙或头、颞、面部。但这种放散痛绝不会放散到患牙的对侧区域。

2)检查

患牙可查及极近髓腔的深龋或其他牙体硬组织疾患，有时也可见牙冠有充填体存在或可查到患牙有深牙周袋。

探诊常可引起剧烈疼痛，有时可探及微小穿髓孔，并可见有少许脓血自穿髓孔流出。

温度测验时，患牙的反应极其敏感或表现为激发痛。刺激去除后，疼痛症状要持续一段时间。也可表现为热测激发痛、冷测则缓解。进行牙髓活力电测验时，患牙的牙髓若处于早期炎症阶段，其反应性增强；若处于晚期炎症，则表现为迟钝。

牙髓的炎症处于早期阶段时，患牙对叩诊无明显不适；处于晚期炎症的患牙，因牙髓炎症的外围区已波及根尖部的牙周膜，因此可出现垂直方向的轻度叩痛。

(2)诊断要点

1)典型的疼痛症状。自发痛、夜间痛、冷热激发痛、放散痛。

2)患牙可被查到有引起牙髓病变的牙体损害或其他病因。

3)牙髓活力测验，尤其温度测验结果以及叩诊反应可帮助定位患牙。对患牙的确定是诊断急性牙髓炎的关键。

(3)鉴别诊断

急性牙髓炎的主要症状为剧烈的牙痛。因此，在临床上遇到因牙痛主诉就诊的患者，应注意与那些可引起牙痛症状的其他疾病进行鉴别。

1)三叉神经痛：三叉神经痛的发作一般有疼痛"扳机点"，患者每触及该点即诱发疼痛。患者在诉说病史时，往往忽略此点，应特别加以详细询问。再者三叉神经痛很少在夜间发作，且冷、热温度刺激并不引发疼痛。

2)龈乳头炎：龈乳头炎也可出现剧烈的自发性疼痛，但疼痛性质为持续性胀痛，对温度测验的反应为敏感，一般不会导致激发痛，患者对疼痛多可定位。检查时可发现患者所指示的部位龈乳头有充血、水肿现象,触痛极为明显。患处两邻牙间可见有食物嵌塞的痕迹或可问及食物嵌塞史。一般不能查及可引起牙髓炎的牙体硬组织损害及其他疾患。

3)急性上颌窦炎:患有急性上颌窦炎时,患侧的上颌后牙可出现类似牙髓炎的疼痛症状。这是因为上颌后牙根尖区的解剖部位恰与上颌窦底相邻接,且分布于该区域牙髓的神经是先经过上颌窦侧壁或窦底后再进入根尖孔内的。因此,上颌窦内的急性炎症可牵涉到相应上颌后牙的牙髓神经而引发"牙痛",此时疼痛也可放散至头面部而易被误诊。但通过仔细检查,可发现在急性上颌窦炎时所出现的疼痛为持续性胀痛,患侧的上颌前磨牙和磨牙可同时受累而致二、三颗牙均有叩痛,但无引起牙髓炎的牙体组织疾患。上颌窦前壁可出现压痛,同时,患者还可能伴有头痛、鼻塞、脓涕等上呼吸道感染的症状。

2.慢性牙髓炎

慢性牙髓炎(chronic pulpitis)是临床上最为常见的一型牙髓炎,有时临床症状很不典型,容易误诊而延误治疗。

(1)临床表现。

慢性牙髓炎一般不发生剧烈的自发性疼痛,但有时可出现不甚明显的阵发性隐痛或者每日出现定时钝痛。慢性牙髓炎的病程较长,患者可诉有长期的冷、热刺激痛病史。因此,炎症容易波及全部牙髓及根尖部的牙周膜,致使患牙常表现有咬𬌗不适或轻度的叩痛。患者一般多可定位患牙。

根据组织病理学的检查结果,视髓腔是否已被穿通而将慢性牙髓炎分为慢性闭锁型牙髓炎和慢性开放型牙髓炎。前者患牙的牙髓尚未暴露,而后者髓腔已与外界相通。由于牙髓的血液供应等条件的不同,髓腔呈暴露状的牙髓所表现出来的组织反应也不同,因而又有了溃疡型和增生型之分。在临床上,这3型慢性牙髓炎除了具有慢性牙髓炎共同的表现之外,无论是患者主诉的症状还是临床检查的体征又各自有其特点,现分述如下:

1)慢性闭锁型牙髓炎

症状:无明显的自发痛。但曾有过急性发作的病例或由急性牙髓炎转化而来的病例则可诉及有剧烈自发痛的病史,也有无自发痛症状者。几乎所有患者都有长期的冷、热刺激痛病史。

检查:①查及深龋洞、冠部充填体或其他近髓的牙体硬组织疾患;②洞内探诊患牙感觉较为迟钝,去净腐质后无肉眼可见的露髓孔;③患牙对温度测验和电测验的反应多为迟缓性反应,或表现为迟钝;④多有轻度叩痛(+)或叩诊不适感(-)。

2)慢性溃疡型牙髓炎

症状:多无自发痛,但患者常诉有当食物嵌入患牙洞内即出现剧烈的疼痛。另一典型症状是当冷、热刺激激惹患牙时,会产生剧痛。

检查:①查及深龋洞或其他近髓的牙体损害。患者由于怕痛而长期废用患牙,以至可见患牙有大量软垢、牙石堆积,洞内食物残渣嵌入较多;②去除腐质,可见有穿髓孔。用尖锐探针探查穿髓孔时,浅探不痛,深探剧痛且见有少量暗色血液渗出;③温度测验表现为敏感;④一般没有叩痛,或仅有极轻微的叩诊不适。

3)慢性增生性牙髓炎:此型牙髓炎的发生条件是患牙根尖孔粗大,血运丰富以及穿髓孔较大,足以允许炎症牙髓增生呈息肉状并自髓腔突出。因此,慢性增生性牙髓炎多见于青少年患者。

症状:一般无自发痛,有时可有患者诉说进食时患牙疼痛或有进食出血现象。因此长期不敢用患侧咀嚼食物。

检查:患牙大而深的龋洞中有红色的肉芽组织,即牙髓息肉,它可充满整个龋洞内并达𬌗面,探之无痛但极易出血。由于长期的废用,常可见患牙及其邻牙有大量牙石堆积。

当查及患牙深洞处有息肉时,临床上要注意与牙龈息肉和牙周膜息肉相鉴别。牙龈息肉多是在患牙邻𬌗面出现龋洞时,由于食物长期嵌塞加之患牙龋损处粗糙边缘的刺激,牙龈乳头向龋洞增生所形成的息肉样物体。牙周膜息肉是于多根牙的龋损发展过程中,不但髓腔被穿通,而且髓室底亦遭到破坏,外界刺激使根分叉处的牙周膜反应性增生,息肉状肉芽组织穿过髓底穿孔处进入髓室,外观极像牙髓息肉。在临床上进行鉴别时,可用探针探查息肉的蒂部以判断息肉的来源。当怀疑为牙龈息肉时,还可自蒂部将其切除,见出血部位位于患牙邻面龋洞龈壁外侧的龈乳头位置即可证实判断。对牙髓息肉和牙周膜息肉进行鉴别时,应仔细探查髓室底的完整性,摄 X 线片可辅助诊断。

(2)诊断要点

1)可以定位患牙,有长期冷、热刺激痛病史和(或)自发痛史。

2)可查到引起牙髓炎的牙体硬组织疾患或其他病因。

3)患牙对温度测验的异常表现。

4)叩诊反应可作为很重要的参考指标。

在临床上诊断慢性牙髓炎可以不再细分为闭锁型、溃疡型及增生型。这是因为临床对洞底是否与髓腔穿通的检查结果与实际的组织学表现常有出入,再者从治疗方法的选择上这 3 种类型也无区别。因此,临床仅对患牙明确诊断出"慢性牙髓炎"即可。还有一点需要注意的是当无典型临床表现的深龋患牙,在去净腐质时发现有露髓孔,甚或在去腐未净时已经露髓,亦即诊断为"慢性牙髓炎"。

(3)鉴别诊断

1)深龋:无典型自发痛症状的慢性牙髓炎有时与深龋不易鉴别。可参考温度测验结果进行判断。深龋患牙往往是当温度刺激进入洞内才出现敏感症状,刺激去除后症状立即消失;而慢性牙髓炎对温度刺激引起的疼痛反应会持续较长时间。另外,慢性牙髓炎可出现轻叩痛,而深龋患者对叩诊的反应与正常对照牙相同,即为阴性。

2)可复性牙髓炎:见本节可复性牙髓炎鉴别诊断。

3)干槽症:患侧近期有拔牙史。检查可见牙槽窝空虚、骨面暴露、出现臭味。拔牙窝邻牙虽也可有冷、热刺激敏感及叩痛,但无明确的牙髓疾患指征。

3.残髓炎

残髓炎(residual pulpitist)属于慢性牙髓炎,因其发生在经牙髓治疗后由于残留了少量炎症根髓或多根牙遗漏了未做处理的根管,所以命名为残髓炎。由于残髓炎在临床表现及诊断上有一定特点,所以将它单列叙述。

(1)临床表现

1)症状:残髓炎的临床症状与慢性牙髓炎的疼痛特点相似,常表现为自发性钝痛、放散性痛、温度刺激痛。因炎症发生于近根尖孔处的根髓组织,所以患牙多有咬𬌗不适感或轻微咬𬌗痛。患牙均有牙髓治疗的病史。

2)检查:①患牙牙冠有作过牙髓治疗的充填体;②对患牙施以强冷或强热刺激进行温度测验,其反应可为迟缓性痛或稍有感觉;③叩诊轻度疼痛(＋)或不适感(±);④去除患牙充填物,用根管器械探查病患根管深部时有感觉或疼痛。

(2)诊断要点

1)有牙髓治疗史。

2)有牙髓炎症状表现。

3)强温度刺激患牙有迟缓性痛以及叩诊疼痛。

4)探查根管有疼痛感觉即可确诊。

4.逆行性牙髓炎

逆行性牙髓炎(retrograde pulpitis)的感染来源于患牙牙周病所致的深牙周袋。袋内的细菌及毒素通过根尖孔或侧、副根管逆行进入牙髓,引起根部牙髓的慢性炎症,也可由局限的慢性牙髓炎急性发作。因为此型牙髓炎的感染走向与通常由冠部牙髓开始、逐渐向根部牙髓进展的牙髓炎方向相反,故名逆行性牙髓炎。感染通过近牙颈部和根分叉部侧支根管引起的牙髓发炎多为局限性牙髓炎,疼痛并不非常剧烈。而由根尖方向引起的逆行性牙髓炎对牙髓血运影响极大,临床上可以急性牙髓炎表现出来。逆行性牙髓炎是牙周牙髓联合征的一型。

(1)临床表现

1)症状:患牙可表现为自发痛,阵发痛,冷、热刺激痛,放散痛,夜间痛等典型的急性牙髓炎症状。也可呈现为慢性牙髓炎的表现,即冷、热刺激敏感或激发痛以及不典型的自发钝痛或胀痛。患牙均有长时间的牙周炎病史,可诉有口臭、牙齿松动、咬𬌗无力或咬𬌗疼痛等不适症状。

2)检查:①患牙有深达根尖区的牙周袋或较为严重的根分叉病变。牙龈水肿、充血、牙周袋溢脓。牙可有不同程度的松动;②无引发牙髓炎的深龋或其他牙体硬组织疾病;③对多根患牙牙冠的不同部位进行温度测验,其反应可为激发痛、迟钝或无反应。这是由于同一牙不同根管内的牙髓病理状态不同所致;④患牙对叩诊的反应为轻度疼痛(＋)至中度疼痛(＋＋);⑤X线片显示患牙有广泛的牙周组织破坏或根分叉病变。

(2)诊断要点

1)患者有长期的牙周炎病史。

2)近期出现牙髓炎症状。

3)患牙未查及引发牙髓病变的牙体硬组织疾病。

4)患牙有严重的牙周炎表现。

5.牙髓坏死

牙髓坏死(pulp necrosis)常由各型牙髓炎发展而来,也可因外伤打击,正畸矫治所施加的过度创伤力,修复治疗对牙体组织进行预备时的过度手术切割产热以及使用某些修复材料(如硅酸盐粘固剂、复合树脂)所致的化学刺激或微渗漏而引起。当牙髓组织发生严重的营养不良及退行性变性时,由于血液供应的严重不足,最终可发展为牙髓坏死,又称为渐进性坏死,多见于老年人。坏死的牙髓组织有利于细菌的定植,即所谓的引菌作用,因此,它比健康的牙髓更易于被细菌所感染。牙髓坏死如不及时进行治疗,病变可向根尖周组织发展,导致根尖周炎。

(1)临床表现

1)症状:患牙一般没有自觉症状,也可见有以牙冠变色为主诉前来就诊者。变色的原因是牙髓组织坏死后红细胞破裂致使血红蛋白分解产物进入牙本质小管。常可追问出自发痛史、外伤史、正畸治疗史或充填、修复史等。

2)检查:①牙冠可存在深龋洞或其他牙体硬组织疾患,或是有充填体深牙周袋等。也可见有完整牙冠者;②牙冠变色,呈暗黄色或灰色,失去光泽;③牙髓活力测验无反应;④叩诊阴性(一)或不适感(+);⑤牙龈无根尖来源的窦道;⑥X线片显示患牙根尖周影像无明显异常。

(2)诊断要点

1)无自觉症状。

2)牙冠变色、牙髓活力测验结果和X线片的表现。

3)牙冠完整情况及病史可作为参考。

(3)鉴别诊断

慢性根尖周炎:患有慢性根尖周炎的病牙也可无明显的临床自觉症状。有瘘管的慢性根尖周炎在进行临床检查时,可发现牙龈上有由患牙根尖来源的瘘管口。拍照X线片,若发现有根尖周骨质影像密度减低或根周膜影像模糊、增宽,即可以此做出鉴别诊断。

6.牙髓钙化

当牙髓的血液循环发生障碍时,会造成牙髓组织营养不良,出现细胞变性,钙盐沉积,形成微小或大块的钙化物质。牙髓钙化(pulp calcification)有两种形式,一种是结节性钙化,又称作髓石,髓石或是游离于牙髓组织中或是附着在髓腔壁上。另一种是弥散性钙化,甚至可造成整个髓腔闭锁。后者多发生在外伤后的患牙,也可见于经氢氧化钙盖髓治疗或活髓切断术后的病例。

(1)临床表现

1)症状:髓石一般并不引起临床症状。个别情况出现与体位有关的自发痛,也可沿三叉神经分布区域放散,一般与温度刺激无关。

2)检查:①患牙对牙髓活力测验的反应可异常,表现为迟钝或敏感;②X线片显示髓腔内有阻射的钙化物(髓石)或呈弥散性阻射影像而致使原髓腔处的透射区消失。

(2)诊断要点

1)X线检查结果作为重要的诊断依据。

2)需排除由其他原因引起的自发性放散痛的疾病后,且经过牙髓治疗后疼痛症状得以消除,方能确诊。

3)有外伤或氢氧化钙治疗史者可作为参考。

当临床检查结果表明患牙是以其他可引起较严重临床症状的牙髓疾病(如牙髓炎、根尖周炎等)为主,同时合并牙髓钙化性病变时,则以引起牙髓症状的牙髓疾病作为临床诊断。

(3)鉴别诊断:三叉神经痛髓石引起的疼痛虽然也可沿三叉神经分布区域放散,但无扳机点。主要与体位有关。用X线检查的结果可作为鉴别诊断的参考,而经诊断性治疗(牙髓治疗)后,视疼痛是否消失得以鉴别。

(三)牙内吸收

牙内吸收(internal resorption)是指正常的牙髓组织变为肉芽组织,其中的破牙本质细胞从髓腔内部开始吸收牙体硬组织,使髓腔壁变薄,严重者可造成病理性牙折。牙内吸收的原因尚不明了,但多发生于受过外伤的牙、再植牙及做过活髓切断术或盖髓术的牙。

1.临床表现

(1)症状:一般无自觉症状,多在 X 线片检查时偶然发现。少数病例可出现自发性阵发痛、放散痛和温度刺激痛等牙髓炎症状。

(2)检查:①内吸收发生在髓室时,肉芽组织的颜色可透过已被吸收成很薄的牙体硬组织层而使牙冠呈现为粉红色。有时可见牙冠出现小范围的暗黑色区域。内吸收发生在根管内时,牙冠的颜色没有改变;②患牙对牙髓测验的反应可正常,也可表现为迟钝;③叩诊阴性(一)或出现不适感(+);④X 线片显示髓腔内有局限性不规则的膨大透影区域,严重者可见内吸收处的髓腔壁被穿通,甚至出现牙根折断线。

2.诊断要点

(1)X 线片的表现作为主要依据。

(2)病史和临床表现作为参考。

(程传花)

第五节　其他牙体病症

一、牙本质过敏症

牙本质过敏症是指牙齿上暴露的牙本质部分受到机械、化学或温度刺激时,产生一种特殊的酸、"软"、疼痛的症状。牙本质过敏症不是一种独立的疾病,而是多种牙体疾病共有的一种症状。因许多患者以该症为主诉而就诊,其发病机制和治疗均有特殊之处,故在此单独叙述。

(一)病因与机制

1.牙本质的迅速暴露

因磨损、酸蚀、楔状缺损、牙周刮治及外伤等原因导致牙本质迅速暴露,而修复性牙本质尚未形成。此时,由于牙髓神经末梢穿过前期牙本质层分布在牙本质中,直达釉牙本质界;牙本质内的造牙本质的细胞突亦从牙髓直达釉牙本质界,并可延伸到釉质内部,形成釉梭;当牙本质暴露后,外界刺激经由神经传导或牙本质小管内的流体动力传导,可立即引起疼痛症状,故牙齿出现对机械、化学、温度刺激后的特殊敏感症状。牙本质过敏症状可自行缓解。

2.全身应激性增高

当患者身体处于特殊状况时,如神经官能症患者、妇女的月经期和妊娠后期或抵抗力降低时,神经末梢的敏感性增高,使原来一些不足以引起疼痛的刺激亦引起牙齿过敏症;当身体情况恢复正常之后,敏感症状消失。

(二)临床表现

主要表现为激发痛,刺激除去后,疼痛立即消失,其中以机械刺激最为显著。诊断时可用探针尖在牙面上寻找 1 个或数个敏感点或敏感区,引起患者特殊的酸、"软"、痛症状。敏感点可发现在 1 个牙或多个牙上。在𬌗面牙本质界或牙颈部釉牙骨质界处最多见。牙本质敏感指数,根据机械探测和冷刺激敏感部位的疼痛程度分为 4 度:0°,无痛;1°,轻微痛;2°,可忍受的痛;3°,难以忍受的痛。

(三)治疗原则

(1)治疗相应的牙体疾病,覆盖暴露的牙本质。

(2)调磨过高的牙尖。

(3)敏感部位的脱敏治疗

1)𬌗面个别敏感点用麝香草酚熨热脱敏。

2)颌面多个敏感点或区,用碘化银、氨硝酸银或酚醛树脂脱敏。

3)牙颈部敏感区用含氟糊剂,如 75%氟化钠甘油糊剂涂擦脱敏。

4)全口多个牙𬌗面或牙颈部敏感,可用氟离子和钙离子导入法脱敏。也可嘱患者自行咀嚼茶叶、生核桃仁或大蒜,前两者中含大量鞣酸,可使牙本质小管中的蛋白质凝固,从而起脱敏作用。或用含氟牙膏涂擦,均可收到一定脱敏效果。近年来,激光脱敏也已取得一定疗效。

(4)全身应激性增高引起的牙灰质过敏症,除局部处理外,可用耳穴刺激疗法。选用喉、牙、肾、神门、交感、心、皮质下等穴位。

二、牙根外吸收

牙根吸收通常分为牙根外吸收和牙内吸收。牙根表面发生的进行性的病理性吸收称为牙根外吸收。

(一)病因

1.牙齿外伤

创伤和牙周组织的炎症是引起外吸收最常见的原因。

2.牙根周局部的压迫作用

如颌骨内囊肿、肿瘤或阻生、埋伏牙等的压迫作用常引起根尖区的外吸收,使牙根变短。

3.某些口腔科的治疗过程

如无髓牙用高浓度过氧化氢漂白治疗,可引起牙颈部外吸收;根管治疗、根尖手术、正畸治疗以及自体牙移植或再植后引起的外吸收亦不少见。

4.全身性疾病

某些造成体内钙代谢紊乱的系统病,如甲状旁腺功能减退或亢进,钙质性痛风、Gaucher病、Paget 病等,也与外吸收发生有关。

5.还有一种少见的原因不明的特发性外吸收

表现为多个牙、广泛的、进展迅速的外吸收。

(二)病理

牙根表面类牙骨质层消失,牙骨质出现蚕食状小凹陷,逐渐进行到牙本质。凹陷内可见破骨细胞,根据病理特征可分为以下几类。

1.表面吸收

牙骨质局部而浅表吸收,损伤因素除去后,可由造牙骨质细胞修复。

2.炎症性吸收

如炎症持续存在,则吸收过程继续进行。

3.置换性吸收

骨组织置换了被吸收的牙根,进展缓慢,根吸收与骨性愈合同时存在。

(三)临床表现

一般患牙可长期无任何症状,仅于外吸收发生相当量后在 X 线片上显示牙根表面深浅不等的虫蚀状缺损。炎症性吸收时,周围有 X 线透射区。置换性吸收时,牙周膜间隙消失,牙槽骨直接与根面附着。严重的进行性根外吸收,牙根全部吸收导致牙冠脱落。

(四)防治原则

(1)正确及时地处理:外伤牙齿和变色牙漂白脱色的正确操作,可以防止外吸收的发生。

(2)根管治疗和根管内封置氢氧化钙制剂,可以防止牙根外吸收的发生和发展。

(3)除去压迫因素,如调𬌗、拔除埋伏牙、肿瘤摘除等可以停止外吸收的进行。

(4)牙颈部的外吸收,可在相应牙周或牙髓治疗后,充填修复。

三、牙齿外源性着色

牙颜色的改变指由各种外因和内因造成的牙齿颜色的改变,即牙齿外源性着色和牙齿变色。进入口腔的外来色素或口腔中细菌产生的色素、沉积在牙面称为牙齿外源性着色。

(一)病因及临床表现

1.饮食中的色素

如长期喝茶、吸烟或嚼槟榔的人,牙齿表面,特别是舌面有褐色或黑褐色着色,刷牙不能除去。牙齿的窝沟和表面粗糙处也易有着色。

2.口腔卫生不良

外来色素首先沉着于牙面的黏液膜和菌斑中。口腔卫生不良者,菌斑滞留处易有色素沉着,如近龈缘处、邻接面是经常着色的部位。随着菌斑下方牙面的脱矿,色素也可渗入牙体组织内。

3.药物长期用

氯己定或高锰酸钾溶液漱口或用药物牙膏,如氯己定牙膏,可在牙面形成浅褐或深褐色着色;牙齿局部氨硝酸银浸镀治疗后,相应部位变成黑色。

4.职业性接触

某些矿物质如铁、硫等,牙齿可着褐色;接触铜、镍、铬等,牙面易出现绿色沉着物。

5.其他因素

唾液的黏稠度、酸碱度及口腔内产色素细菌的生长,均与外来色素沉积有关。

(二)防治原则

(1)保持口腔卫生,每日早晚两次正确刷牙,注意要刷净各个牙面。

(2)已有色素沉积的牙面用洁治术清除,注意术后的磨光。

四、牙齿变色

正常牙齿为有光泽的黄白色,因身体和(或)牙齿内发生改变所致的颜色或色泽的变化称为牙齿变色,又称为内源性牙齿着色。牙齿变色包括局部因素造成的个别牙齿变色和全身因素引起的多数牙或全口牙齿的变色,如四环素牙、氟斑牙等。

(一)病因、病理和临床表现

1.牙髓出血

牙齿外伤或使用砷剂失活牙髓时牙髓血管破裂,或因拔髓时出血过多,血液渗入牙本质小管,血红蛋白分解为有色化合物使牙齿变色。血液渗入牙本质小管的深度和血红蛋白分解的程度直接影响牙齿变色的程度。外伤牙髓出血近期,牙冠呈现粉红色,随血红蛋白分解逐渐变成棕黄色;如果血液仅渗入髓腔壁牙本质浅层,日后牙冠呈现浅灰色;若已渗人牙本质的外层,则牙冠呈浅棕或灰棕色。

2.牙髓组织分解

这是牙齿变色最常见的原因。坏死牙髓产生硫化氢,与血红蛋白作用形成黑色的硫化铁。黑色素也可来自产色素的病原菌。黑色物质缓慢渗入牙本质小管,牙齿呈灰黑色或黑色。

3.食物

食物在髓腔内堆积和(或)在产色素细菌作用下,产生有色物质进入牙本质使牙齿变色。

4.窝洞和根管内用的药物和充填材料

如碘化物、金霉素,可使牙齿变为浅黄色、浅褐色或灰褐色;银汞合金和铜汞合金可使充填体周围的牙齿变黑色;酚醛树脂使牙齿呈红棕色等。

5.牙本质脱水

无髓牙失去来自牙髓的营养,牙本质脱水致使牙齿表面失去原有的半透明光泽而呈现晦暗灰色。

(二)鉴别诊断

(1)潜行龋患牙冠部可呈墨浸状,看似牙齿变色,但去净龋坏腐质后,牙齿组织色泽正常。

(2)严重牙内吸收患牙的牙冠呈粉红色,并非牙齿变色,而是因髓腔扩大,硬组织被吸收变薄,透出牙髓组织颜色所致。

(三)防治原则

1.牙体牙髓病

治疗过程中预防牙齿变色除净牙髓,尤其是髓角处的牙髓;前牙禁用失活剂失活牙髓;牙髓治疗时,在拔髓后彻底清洗髓腔,尽快封闭髓腔,选用不使牙齿变色的药物和材料等。

2.已治疗的无髓牙变色

用30%过氧化氢溶液从髓腔内漂白脱色。

3.脱色效果不佳者

用复合树脂直接贴面或作桩冠修复。

(程传花)

第二章　牙周病

第一节　慢性牙周炎

本病为最常见的一类牙周炎,约占牙周炎患者的95%。顾名思义,慢性牙周炎(chronic periodontitis,CP)的起病和发展是一个非常缓慢的过程。由于牙周炎都是由慢性牙龈炎发展而来的,患者往往不能明确说出它的起病时间,其早期症状也常常易被忽视。本病可发生于任何年龄,但大多数患者为成人(35岁以上),随着年龄增长,患病率和疾病的严重程度也增加,这也可能是由于多年病情积累加重,1999年以前称此类牙周炎为成人牙周炎。实际上慢性牙周炎也偶可发生于青少年和儿童,整个病情进展较平缓,因此学者们主张将其更名为慢性牙周炎。本病可累及不同数目的牙齿,进展程度可不同。本病若得不到治疗,病情会缓慢地加重,也可有一部分病例在某些条件下出现短期的快速破坏(活动期),病情迅速加重。

一、临床表现

本病起病缓慢,早期主要表现为牙龈的慢性炎症。患者可有刷牙或进食时的牙龈出血或口内异味,但一般无明显不适,不受重视。实际上此时已有牙周袋形成(探诊深度超过3mm),且能探到釉牙骨质界,即已有附着丧失,X线片上可见牙槽嵴顶高度降低,有水平或垂直骨吸收。

牙龈的炎症可表现为鲜红或暗红色,在牙石堆积处有不同程度的炎性肿胀甚至增生,探诊易出血,甚至流脓。少数患者病程较长或曾经接受过不彻底的治疗,其牙龈可能相对致密,颜色较浅,但用探针探入袋内可引发出血,这是因为牙周袋内壁常有上皮溃疡和结缔组织的炎症。探诊时还能发现有附着丧失,因此即使探诊深度<3mm,但根据附着丧失已能说明该牙已患有牙周炎。

牙周附着丧失和牙槽骨吸收发展到一定程度,在多根牙可累及根分叉区,并出现牙松动、病理性移位,甚至发生急性牙周脓肿等。

牙周炎一般同时侵犯口腔内多个牙,且有一定的对称性。各部位的牙齿患病概率和进展速度也不一致。磨牙和下前牙以及邻面因为菌斑牙石易堆积,较易发病,且病情较重。因此说牙周炎具有牙位特异性(tooth-pecifcity)和位点特异性(site-secifcity)。

根据附着丧失和骨吸收波及的范围(患牙数,extent)可将慢性牙周炎分为局限型和广泛型。全口牙中有附着丧失和骨吸收的位点(site)数≤30%者为局限型,若>30%的位点受累,则为广泛型。也可根据牙周袋深度、结缔组织附着丧失和骨吸收的程度(severity)来分为轻、中、重度。上述指标中以附着丧失为重点,它与炎症的程度大多一致,但也可不一致。一般随病程延长、年龄增长而使病情累积、加重。

(一)轻度

牙龈有炎症和探诊出血,牙周袋≤4mm,附着丧失 1~2mm,X 线片显示牙槽骨吸收不超过根长的 1/3。可有或无口臭。

(二)中度

牙周袋≤6mm,附着丧失 3~4mm,X 线片显示牙槽骨水平型或角型吸收超过根长的1/3,但不超过根长的 1/2。牙齿可能有轻度松动,多根牙的根分叉区可能有轻度病变,牙龈有炎症和探诊出血,也可有脓。

(三)重度

牙周袋>6mm,附着丧失≥5mm,X 片显示牙槽骨吸收超过根长的 1/2 甚至达根长的 2/3,多根牙有根分叉病变,牙多有松动。炎症较明显或可发生牙周脓肿。

慢性牙周炎患者除有上述主要特征(牙周袋形成、牙龈炎症、牙周附着丧失、牙槽骨吸收)外,晚期常可出现其他伴发病变和症状,如:①牙移位;②由于牙松动、移位和龈乳头退缩,造成食物嵌塞;③由于牙周支持组织减少,造成继发性𬌗创伤;④牙龈退缩使牙根暴露,对温度刺激敏感,甚至发生根面龋;⑤深牙周袋内脓液引流不畅时,或身体抵抗力降低时,可发生急性牙周脓肿;⑥深牙周袋接近根尖时,可引起逆行性牙髓炎;⑦牙周袋溢脓和牙间隙内食物嵌塞,可引起口臭。从我国人口的流行病学调查结果来看,轻、中度牙周炎普遍存在,而重度牙周炎则主要集中在少数人和少数牙,因此,早期诊断和早期治疗牙周炎就显得特别重要和有意义。

中度以上的牙周炎诊断并不困难,但早期牙周炎与牙龈炎的区别不甚明显,须通过仔细检查而及时诊断,以免贻误治疗。

二、治疗

(一)治疗原则

在确诊为慢性牙周炎后,还应根据病情确定其全口和每个患牙的严重程度、目前是否为活动期等;还要通过问诊、仔细的口腔和全身检查以及必要的实验室检测手段等,尽量找出与牙周病或全身病有关的易感因素(predisposing factors),如吸烟、代谢综合征、不良生活习惯、解剖因素等,以利制订治疗计划和判断预后。

慢性牙周炎的治疗目标应是彻底清除菌斑、牙石等病原刺激物,消除牙龈的炎症,使牙周袋变浅和改善牙周附着水平,并争取适当的牙周组织再生,而且要使这些疗效能长期稳定地保持。针对近年来关于牙周炎可能成为某些全身疾病/状况的易感因素的观点,对可能的高危患者更应注重强化治疗,并把消除易感因素列入治疗计划中。牙周病的治疗追求的是长期的功能、舒适和美观,而不仅着眼于治疗期间能保留多少牙数。为达到上述目标,需要采取一系列按部就班的综合治疗。由于口腔内各个牙的患病程度、解剖条件、局部刺激因子的多少各异,因此须针对各个患牙的具体情况,制订适合于总体病情及个别牙的治疗计划。而且在治疗过程中,根据患者的反应及时对治疗计划进行调整和补充。

(二)清除局部致病因素

1.控制菌斑

菌斑在牙面上不断快速地形成着,在清洁过的牙面上数秒钟内即可有新的细菌黏附,若停止刷牙 8h 后细菌数即可达到 $10^3 \sim 10^4/mm^2$,24h 后可增加 100~1000 倍。因此不能单靠医师的治疗,必须向患者仔细讲明菌斑的危害,如何发现和清除之,并使其充分理解坚持不懈地清除菌斑的重要性。此种健康教育应贯穿于治疗的全过程。患者每次就诊时,医师应检查和记录其菌斑控制的程度,并反馈给患者。尽量使有菌斑的牙面只占全部牙面的20%以下。

2.彻底清除牙石、平整根面

牙周炎患者不论其类型、病情轻重、有无全身疾病和宿主背景,均需清除牙面的细菌生物膜和牙石,这是控制牙周感染的第一步治疗。实施了数百年的机械方法清除牙石和菌斑仍是目前最有效的基础治疗手段。

龈上牙石的清除称为洁治术,龈下牙石的清除称为龈下刮治术或深部刮治术,除了刮除龈下牙石外,还须将暴露在牙周袋内的含有内毒素的病变牙骨质刮除,使根面符合生物学要求,有利于牙周支持组织重新附着于根面,称为根面平整术(rootplaning)。近年来有些学者主张根面平整时不可过度刮削根面牙骨质,以免发生牙齿敏感。龈下刮治的主要目的是尽量清除微生物和搅乱菌斑生物膜,防止或延缓龈下菌斑的重新形成。

经过彻底的洁治、刮治和根面平整后,临床上可见牙龈的炎症和肿胀消退,出血和溢脓停止,牙周袋变浅、变紧,这是由于牙龈退缩以及袋壁结缔组织中胶原纤维的新生使牙龈变得致密,探针不再穿透结合上皮进入结缔组织内,也可能有新的结缔组织或长结合上皮附着于根面。洁治术和刮治术是牙周病的基础治疗,任何其他治疗手段只应作为基础治疗的补充手段。

3.牙周袋及根面的局部药物治疗

大多数患者在根面平整后,组织能顺利愈合,不需抗菌药物处理。对一些炎症严重、肉芽组织增生的深牙周袋,在刮治后必要时可用复方碘液,它有较强的消炎、收敛作用,应注意避免烧灼邻近的黏膜。

有些慢性牙周炎患者对基础治疗反应不佳,或有个别深牙周袋及器械不易到达的解剖部位,刮治难以彻底,残留的炎症不易控制。近年来,牙周袋内局部放置抗菌药物取得较好的临床效果。尤其是采用缓释剂型,使药物能长时间释放到牙周袋内,消灭或减少袋内的致病菌。可选用的药物如甲硝唑、四环素及其同族药物如米诺环素(minocycline)、多西环素(强力霉素,doxyeycline),以及氯己定等。但牙周袋内的药物治疗只能作为机械清除牙石的辅助治疗,一般只在龈下刮治后视需要才用药,抗菌药物绝不能取代除石治疗,因为只有刮治方可最大限度地清除致病菌,并搅乱龈下生物膜的微生态,使药物得以接触微生物并杀灭之。

(三)牙周手术

基础治疗后6~8周时,应复查疗效,若仍有5mm以上的牙周袋,且探诊仍有出血,或有些部位的牙石难以彻底清除,则可视情况决定再次刮治或需行牙周手术。手术可在直视下彻底刮除根面或根分叉处的牙石及不健康的肉芽组织,还可修整牙龈和牙槽骨的外形、植骨或截除病情严重的患根等,通过手术改正牙周软硬组织的外形,形成一种有利于患者控制菌斑的生理外形。

近年来,通过牙周组织引导性再生手术能使病变区牙根面形成新的牙骨质、牙周膜和牙槽骨的正常附着。利用组织工程学原理,进行了大量研究来促进牙周组织的再生,使牙周炎的治疗达到了一个更高的层次。

(四)建立平衡的殆关系

可通过松动牙的结扎固定、各种夹板、调殆等治疗使患牙消除继发性或原发性咬合创伤而减少动度,改善咀嚼功能。有些病例在治疗后数月时,X线片可见牙槽骨硬板致密。但夹板的设计和制作必须不妨碍菌斑控制。在有缺失牙需要修复的患者,可利用固定式或可摘式修复上的附加装置,使松动牙得到固定。有些患者还可通过正畸治疗矫正错殆或病理移位的牙,以建立合理的咬合关系。过去多数学者不太重视调殆在牙周炎的预防和治疗中的意义。

近年来有学者报道表明基线时无咬合创伤或虽有咬合创伤但已经调殆治疗的牙周炎患者,其日后发生病情加重的概率仅为有创伤而未加调殆者的 60%。因此,在治疗计划中应注意对咬合创伤的干预。

(五)全身治疗

大多数轻、中度慢性牙周炎患者对洁治和刮治有较好的反应,除非是重症患者、对常规治疗反应不佳,或出现急性症状,一般不需使用抗菌药物。但对些炎症和整体病情较重的患者可以在龈上洁治后,先全身给予抗菌药物,在炎症减轻的情况下,随即进行龈下刮治,这有利于较彻底地实施龈下刮治。对于一些有全身疾病的牙周炎患者,如重度心血管疾病、未控制的糖尿病等,在牙周治疗过程中也需要给予特殊处理,如在进行牙周全面检查和治疗(尤其是手术)前后需给予抗生素,以预防和控制全身和局部的感染,一般使用全身给药。同时应积极治疗并控制全身病,以利牙周组织愈合。

吸烟者对牙周治疗的反应较差,应劝患者戒烟。在戒烟的初期,牙龈的炎症可能有一过性的"加重",探诊后出血有所增加。这是由于烟草使小血管收缩、使牙龈角化加重的作用被消除的结果。经过戒烟和彻底的牙周治疗后,将出现良好的疗效。

(六)拔除患牙

对于有深牙周袋、过于松动的严重患牙,如确已无保留价值者,应尽早拔除,这样可以有以下好处。

1.消除微生物聚集部位。

2.有利于邻牙的彻底治疗。

3.避免牙槽骨的继续吸收,保留牙槽嵴的高度和宽度,以利义齿修复。

4.避免反复发作牙周脓肿。

5.避免因患牙松动而使患者只用另一侧咀嚼。有条件时,最好在第1阶段治疗结束、第3阶段永久修复之前,制作暂时性修复体,以达到改善咀嚼功能、松牙固定和美观的要求。

(七)维护期的牙周支持疗法

大多数慢性牙周炎在经过恰当的治疗后,炎症消退,病情得到控制。但若不坚持维护期治疗,则很容易复发或加重。预防病情的复发有赖于患者持之以恒的日常菌斑控制,以及定期的复查、监测和必要的后续治疗。复查的间隔期可根据病情和患者控制菌斑的程度来裁定。复查内容包括口腔卫生情况、牙周袋探诊深度、牙龈炎症及探诊后出血、根分叉病变、牙槽骨情况、修复体情况等,并对残存的病情进行相应的、必要的治疗。定期的复查和维护期支持治疗是牙周治疗疗效能长期保持的关键条件之一,应在基础治疗一结束时,即进入维护期。

(程传花)

第二节　侵袭性牙周炎

　　侵袭性牙周炎(agressive periodontitis，AgP)是一组在临床表现和实验室检查(包括微生物学检查)均与慢性牙周炎有明显区别的牙周炎，发生于全身健康者，具有家庭聚集性，疾病进行迅速。它包含了旧分类中的 3 个类型，即青少年牙周炎(juvenile periodontitis，JP)、快速进展性牙周炎(rapidly progressive periontitis，RPP)和青春前期牙周炎(prepubertal periodontitis，PPP)，一度曾将这 3 个类型合称为早发性牙周炎(early onset periodontitis，EOP)。旧的命名过分强调发病年龄及疾病进展速度，实际上这类牙周炎虽多发于年轻人，但也可见于成人。本病一般来说发展较迅猛，但也可转为间歇性的静止期，因此在 1999 年的国际研讨会上建议更名为侵袭性牙周炎。

　　侵袭性牙周炎按其患牙的分布可分为局限型(localized)和广泛型(generalized)。局限型侵袭性牙周炎(LAgP)相当于过去的局限型青少年牙周炎(LJP)；广泛型侵袭性牙周炎(GAgP)相当于过去的广泛型青少年牙周炎(GJP)；和快速进展性牙周炎(RPP)。但两者并不是直接对应的转变，例如：有些过去被诊断为 GJP 的患者，在新分类法中，可能被诊断为慢性牙周炎或 GAgP。那些原先被归入 RPP 的患者，则可依据患者的其他临床特征被归入 GAgP 或慢性牙周炎。对于有牙周组织破坏而不伴有全身疾病的青春前期儿童，则可按其特征诊断为慢性牙周炎或 AgP，而对那些伴有全身疾病的患者，则归为反映全身疾病的牙周炎(periodontitis as a manifestation of systemic diseases)。

　　LAgP 和 GAgP 可具有一些共同的临床表现：①菌斑堆积量与牙周组织破坏的严重程度不相符；②伴放线杆菌比例升高，在一些人群中牙龈卟啉单胞菌比例可能升高；③吞噬细胞异常；④巨噬细胞过度反应，包括 PGE_2 和 IL-1β 水平升高；⑤附着丧失和牙槽骨吸收有自限性。然而，诊断 AgP 并非具备所有的特征，可根据临床、X 线表现、病史等资料，实验室检查虽有帮助，但不是诊断所必需的。

一、局限型侵袭性牙周炎

　　Gottlieb 于 1923 年首次报道 1 例死于流感的年轻男性患者，其牙周组织有严重的变性及牙槽骨吸收。有学者认为这是不同于单纯性牙周炎的一种疾病，将其命名为弥散性牙槽萎缩(diffuse atrophy of the alveolar bone)，1928 年又提出牙骨质的先天发育不良可能为本病的病因。W annenmacher 于 1938 年描述本病的特点为切牙和第一磨牙受累。Orban 和 Weinmann 于 1942 年提出牙周变性的命名，并根据 1 例尸体解剖的结果，提出该病首先发生于牙周膜主纤维的变性，导致牙骨质停止新生和牙槽骨吸收，然后才是结合上皮增生和炎症的发生。此后一段时期内普遍认为本病是由于某种全身因素引起的牙周组织变性，而炎症是继发的。但大量的临床观察和动物实验未能找到变性的证据。1966 年世界牙周病专题讨论会提出摒弃牙周变性的名词，但指出的确在青少年中存在着一种与成人型不同的牙周炎。1969 年 Butler 引用 Chaput 等在 1967 年提出的法文名称，将本病命名为青少年牙周炎。Baer 在 1971 年提出本病的定义为"发生于全身健康的青少年，有 1 个以上恒牙的牙槽骨快速破坏。

牙周破坏的程度与局部刺激物的量不一致"。1989年世界牙周病研讨会将其定名为局限型青少年牙周炎,并归入早发性牙周炎,1999年的国际新分类则进一步明确了局限型侵袭性牙周炎的定义,"牙周病变局限于切牙和第一恒磨牙,至少2颗恒牙有邻面附着丧失,其中1颗是第一磨牙,非第一磨牙和切牙不超过2个"。

(一)病因

耶山侵袭性牙周炎的病因虽未完全明了,但某些特定微生物的感染以及机体防御能力的缺陷可能是引起本病的2个主要因素。

1.微生物

大量的研究表明伴放线杆菌(Actinobacillus actinomycetemcomitans,Aa)是侵袭性牙周炎的主要致病菌,其主要依据如下。

(1)从侵袭性牙周炎患者的龈下菌斑中可分离出Aa,阳性率可高达90%～100%,而同一患者口中的健康牙或健康人则检出率明显得低(<20%),慢性牙周炎的检出率也低于局限型青少年牙周炎。经过有效地牙周治疗后,Aa消失或极度减少;当病变复发时,该菌又复出现,但也有些学者报告未能检出Aa,而分离出牙龈卟啉单胞菌、具核梭杆菌、腐蚀艾肯菌、中间普氏菌等。可能由于深牙周袋改变了微生态环境,使一些严格厌氧菌成为优势菌,而Aa不再占主导。

(2)伴放线杆菌对牙周组织有毒性和破坏作用。

1)产生一种叫白细胞毒素的外毒素,可杀伤白细胞使其产生溶酶体酶,对牙周组织造成损伤。

2)抑制中性多形核白细胞(PMN)的趋化。

3)产生内毒素。

4)产生胶原酶,破坏结缔组织和骨的胶原纤维。

5)产生成纤维细胞抑制因子、破骨细胞激活因子等。Aa的表面可形成膜泡,内含毒素,膜泡的脱落可使毒素播散。

(3)引发宿主的免疫反应:局限型侵袭性牙周炎(LAgP)患者的血清中有明显升高的抗Aa抗体,牙龈局部也产生大量的特异抗体,并进入牙周袋内,使龈沟液内抗体水平高于血清的水平。研究还表明与Aa的糖类抗原发生反应的主要是IgG2亚类,起保护作用。近年还有学者报道中性粒细胞和单核/吞噬细胞对细菌过度反应,产生过量的细胞因子、炎症介质,可能导致严重的牙周炎症和破坏。

尽管Aa是AgP的龈下优势菌已成为共识,但是亚洲地区(包括中国)的许多研究表明,Aa在中国、日本和韩国AgP患者中的检出率明显低于欧美国家,且检出的Aa多为低毒性株,而Pg在这些患者中相对较多见,因而新分类明确提出AgP在一些人群(亚洲)中表现为Pg比例升高。此外,AgP的龈下优势菌还有福赛坦菌(Tannerella forsythia)、牙垢密螺旋体(Treponema denticola)等牙周其他致病微生物。

2.全身背景

已有一些研究证明本病患者有周缘血的中性粒细胞和(或)单核细胞的趋化功能降低,有的学者报道吞噬功能也有障碍,这种缺陷带有家族性,患者的同胞中有的也可患LAgP,或虽未患牙周炎,却也有白细胞功能缺陷。吞噬细胞的趋化反应异常主要集中在非裔美国 LJP 患者。英国学者对欧洲白种人患者的研究未发现白细胞趋化异常。国内较大样本的研究亦未发现外周血中性粒细胞和单核细胞趋化功能的异常,进一步分析趋化因子 N-甲酰肽的受体基因(N-formylpeptide receptor gene,FPR)与 LAgP 的关系,则未发现 FPR 基因单核苷酸多态性与疾病的易感性明显相关,从基因水平上提示我国侵袭性牙周炎患者可能不存在吞噬细胞趋化缺陷的遗传基础。由此可见,不同的地区和人种可能具有吞噬细胞功能的差异。AgP 存在家聚集性,有家系研究显示,IAgP 先证者的家属中患 AgP 的概率明显增高。一些研究报道 FeγRⅡ基因多态性、维生素 D 受体多态性等可能为本病的易感因素。LAgP 可能有种族易感性的差异,如黑种人中患局限型青少年牙周炎的概率远高于白种人和亚洲人。然而,AgP 是多因素的复杂疾病,不可能用某一危险因素概括所有 AgP 的病例,而每一个病例可能是不同的危险因素共同作用的结果。宿主自身的易感因素可降低宿主对致病菌的防御力和组织修复力,也可加重牙周组织的炎症反应和破坏。

Gottlieb 早在 1928 年曾提出本病的原因是牙骨质的不断形成受到抑制,妨碍了牙周膜纤维附着于牙体。此后有少量报道发现局限型青少年牙周炎患者的牙根尖而细,牙骨质发育不良,甚至无牙骨质,不仅已暴露于牙周袋内的牙根如此,在其根方尚未发生病变处的牙骨质也有发育不良,说明这种缺陷不是疾病的结果,而是发育中的问题。国内最近的研究显示,AgP 患者有较多的牙根形态异常牙(如锥形根、弯曲根、冠根比过大和融合根),且牙根形态异常的牙牙槽骨吸收程度重,牙根形态异常牙数与重度骨吸收牙数呈正相关。

(二)病理

局限型侵袭性牙周炎的组织学变化与慢性牙周炎无明显区别,均以慢性炎症为主。免疫组织化学研究发现本病牙龈结缔组织内仍为浆细胞浸润为主,但其中产生 IgA 的细胞少于慢性牙周炎者,游走到袋上皮内的中性粒细胞数目也较少,这两种现象可能是细菌易于入侵的原因之一。电镜观察到袋壁上皮、牙龈结缔组织甚至牙槽骨的表面可有细菌入侵,主要为革兰阴性菌及螺旋体。

(三)临床特点

能够按照严格定义诊断的局限型侵袭性牙周炎患者在我国很少见。近年来,国内相关口腔医学院牙周科收集了来自全国各地近 300 例侵袭性牙周炎患者的临床资料,其中仅有数例被诊断为 LAgP,但病变以切、磨牙为重的广泛型侵袭性牙周炎相对较多,约占 AgP 患者的 25%。

1.年龄与性别

发病可始于青春期前后,因早期无明显症状,患者就诊时常已 20 岁左右。女性多于男性,但也有学者报道性别无差异。

2.口腔卫生情况

本病一个突出的表现是早期患者的菌斑、牙石量很少,牙龈表面的炎症轻微,但却已有深牙周袋,牙周组织破坏程度与局部刺激物的量不成比例。牙龈表面虽然无明显炎症,实际上在深袋部位是有龈下菌斑的,而且袋壁也有炎症和探诊后出血,晚期还可以发生牙周脓肿。

3.好发牙位

1999年新分类法规定,局限型侵袭性牙周炎的特征是"局限于第一恒磨牙或切牙的邻面有附着丧失,至少波及2个恒牙,其中1个为第一磨牙。其他患牙(非第一磨牙和切牙)不超过2个"。简言之,典型的患牙局限于第一恒磨牙和上、下切牙,多为左右对称,但早期的患者不一定波及所有的切牙和第一磨牙。

4.X线片所见

第一磨牙的邻面有垂直型骨吸收,若近远中均有垂直型骨吸收则形成典型的"弧形吸收",在切牙区多为水平型骨吸收。有的文献报道还可见牙周膜间隙增宽、硬骨板模糊、骨小梁疏松等。

5.病程进展快

顾名思义,本病发展很快,有学者估计本型患者的牙周破坏速度比慢性牙周炎快3~4倍,在4~5年内,牙周附着破坏可达50%~70%,患者常在20岁左右即已需拔牙或牙自行脱落。

6.早期出现牙松动和移位

在炎症不明显的情况下,切牙和第一恒磨牙可出现松动,自觉咀嚼无力。切牙可向唇侧远中移位,出现牙间隙,多见于上切牙,由于力的影响致呈扇形散开排列。后牙移位较少见,可出现不同程度的食物嵌塞。

7.家庭聚集性

家族中常有多人患本病,患者的同胞有50%患病概率。其遗传背景可能与白细胞功能缺陷有关,也有学者认为是X连锁性遗传或常染色体显性遗传隐性遗传等。另有一些学者认为是由于牙周致病菌在家族中的传播所致。

二、广泛型侵袭性牙周炎

即平广泛型侵袭性牙周炎(generalized aggressive periodontitis,GAgP)主要发生于30岁以下的年轻人,但也可见于35岁以上者。其受累的患牙广泛,新分类法规定其特征为"广泛的邻面附着丧失,侵犯第一磨牙和切牙以外的牙数在3颗以上"。广泛型和局限型究竟是2个独立的类型,抑或前者是局限型侵袭性牙周炎发展和加重的结果,尚不肯定,但有不少研究结果支持两者为同一疾病不同阶段的观点。例如:①年幼者以局限型较多,而年长者患牙数目增多,以广泛型为多;②局限型患者血清中的抗Aa特异抗体水平明显地高于广泛型患者,起保护作用的IgG2亚类水平也高于广泛型。可能机体对致病菌所产生的免疫反应使感染局限,而广泛型患者的抗体反应较弱;③有些广泛型侵袭性牙周炎患者的第一磨牙和切牙病情较重,且有典型的"弧形吸收",提示这些患者可能由局限型病变发展而来。然而,"对病原菌的血清抗体反应较弱"这一GAgP的特异性表现在国内的数项研究中尚未得到证实。国内近期的研究显示,切磨牙型AgP患者抗Aa血清C型抗体滴度与非切磨牙型AgP患者无显著性差异。

(一)临床特点

1.通常发生于30岁以下者,但也可见于年龄更大者。

2.广泛的邻面附着丧失,累及除切牙和第一磨牙以外的恒牙至少3颗。

3.有严重而快速的附着丧失和牙槽骨破坏,呈明显的阵发性。

4.在活动期,牙龈有明显的炎症,呈鲜红色,并可伴有龈缘区肉芽性增生,易出血,可有溢脓。但有些病变虽有深牙周袋,牙龈表面炎症却不明显。可能处于静止期。

5.菌斑牙石的沉积量因人而异,多数患者有大量的菌斑和牙石,也可很少。

6.部分患者具有中性粒细胞及(或)单核细胞的功能缺陷。

7.患者有时伴有全身症状,包括体重减轻,抑郁及全身不适等。

8.一般患者对常规治疗如刮治和全身药物治疗有明显的疗效,但也有少数患者经任何治疗都效果不佳,病情迅速加重直至牙丧失。

临床上常以年龄(35 岁以下)和全口大多数牙的重度牙周破坏,作为诊断广泛型侵袭性牙周炎的标准,也就是说牙周破坏程度与年龄不相称。但必须明确的是,并非所有年轻患者的重度牙周炎均可诊断为本病,应先排除一些明显的局部和全身因素。如:①是否有严重的错𬌗导致咬合创伤,加速了牙周炎的病程;②是否曾接受过不正规的正畸治疗,或在正畸治疗前未认真治疗已存在的牙周病;③有无食物嵌塞、邻面龋、牙髓及根尖周病、不良修复体等局部促进因素,加重了菌斑堆积和牙龈的炎症;④有无伴随的全身疾病,如 1 型糖尿病、白细胞黏附缺陷、HIV 感染等。上述①~③的存在可以加速慢性牙周炎的牙槽骨吸收和附着丧失;如有④则应列入反映全身疾病的牙周炎中,其治疗也不仅限于口腔科。如有条件检测患者周缘血的中性粒细胞和单核细胞的趋化、吞噬功能,血清 IgG2 水平,或微生物学检测,则有助于诊断。有时阳性家族史也有助于诊断本病。

最近有学者提出在有的年轻人和青少年,有个别牙齿出现附着丧失(牙数不多),但其他方面不符合早发性牙周炎者,可称之为偶发性附着丧失(incidental attachment loss),例如个别牙因咬合创伤或错𬌗所致的牙龈退缩、拔除智齿后第二磨牙的附着丧失等,这些个体可能为侵袭性牙周炎或慢性牙周炎的易感者。

(二)诊断

侵袭性牙周炎应抓住早期诊断这一环,因初起时无明显症状,待就诊时多已为晚期。如果年轻患者的牙石等刺激物不多,炎症不明显,但发现有少数牙松动、移位或邻面深袋,局部刺激因子与病变程度不一致等,则应引起重视。重点检查切牙及第一磨牙邻面,并摄 X 线片或(和)咬合翼片有助于发现早期病变。有条件时,可做微生物学检查发现伴放线杆菌,或检查中性粒细胞有趋化和吞噬功能的异常,有助于本病的诊断。早期诊断及治疗对保留患牙极为重要。对于侵袭性牙周炎患者的同胞进行牙周检查,有助于早期发现其他病例。

(三)治疗原则

1.早期治疗、防止复发

本病常导致患者早年拔牙,因此特别强调早期、彻底的治疗,主要是彻底消除感染、治疗基本同慢性牙周炎,洁治、刮治和根面平整等基础治疗是必不可少的。多数患者有较好的疗效,病变转入静止期,但因为伴放线杆菌可入侵牙周组织,单靠机械刮治不易彻底消除入侵细菌,有的患者还需用翻瓣手术清除入侵组织的微生物。本病治疗后较易复发(国外报道复发率约为 25%),因此应加强定期的复查和必要的后续治疗。根据每位患者菌斑和炎症的控制情况,确定复查的间隔期。开始时为每 1~2 个月 1 次,6 个月后若病情稳定可逐渐延长。

2.抗菌药物的应用

由于 AgP 存在与菌斑堆积情况不相符的牙周破坏,AgP 的病原微生物的控制,不只减少菌斑的数量,更重要的是改变龈下菌斑的组成。不少学者报道,单纯用刮治术不能消除入侵牙龈中的伴放线杆菌,残存的微生物容易重新在牙面定植,使病变复发。因此,主张全身服用抗生素作为洁治和刮治的辅助疗法。四环素在国外使用较多,0.25g,每日 4 次,共服 2~3 周。但在我国,由于 20 世纪四环素的滥用导致耐药菌株,四环素对国内患者效果不理想。也可用小剂量多西环素,50mg 每日 2 次。该两药除有抑菌作用外,还有抑制胶原酶的作用,可减少牙周组织的破坏。近年来的研究和临床实践证明,甲硝唑和阿莫西林配伍使用可有效抑制 Aa 和厌氧致病菌,对于一些单纯洁治和刮治甚至手术效果不佳的病例也有效。考虑到菌斑生物膜对细菌的保护作用,局部或全身用药应作为机械治疗的辅助,建议在机械治疗或手术治疗后立即口服甲硝唑和阿莫西林,此时龈下菌斑的数量最少且生物膜也被破坏,能发挥药物的最大疗效。理想的情况下,应先检查龈下菌斑中的微生物,有针对性地选用药物,在治疗后 1~3 个月时再复查龈下微生物,以判断疗效。在根面平整后的深牙周袋内放置缓释的抗菌制剂如甲硝唑、米诺环素、氯己定等也有良好疗效,文献报道可减少龈下菌斑的重新定植,减少病变的复发。

3.调整机体防御功能

宿主对细菌感染的防御反应在侵袭性牙周炎的发生、发展方面起重要的作用,近年来人们试图通过调节机体的免疫和炎症反应过程来减轻或治疗牙周炎。例如,多西环素可抑制胶原酶,非甾体类抗炎药可抑制花生四烯酸产生前列腺素,抑制骨吸收,这些均有良好的前景。中医学强调全身调理,国内有些学者报道用六味地黄丸为基础的固齿丸(膏),在牙周基础治疗后服用数月,可明显减少复发率。服药后,患者的白细胞趋化和吞噬功能及免疫功能也有所改善。吸烟是牙周炎的危险因素,应劝患者戒烟。还应努力发现有无其他全身因素及宿主防御反应方面的缺陷。

4.牙移位的矫正治疗

病情不太重而有牙移位的患者,可在炎症控制后,用正畸方法将移位的牙复位排齐,但正畸过程中务必加强菌斑控制和牙周病情的监控,加力也宜轻缓。据 Baer 等介绍,青少年牙周炎患者如果第一磨牙破坏严重,而第三磨牙尚未萌出,X 线片显示其牙根已形成 1/3~2/3,则可将患病的第一磨牙拔除,而将发育中的第三磨牙移植于第一磨牙的拔牙窝内,可期望获得移植牙的牙根继续形成的效果,避免了用义齿修复第一磨牙。

5.疗效维护

在牙周炎症控制后,长期疗效由患者的依从性和维护治疗的措施所决定。对于 AgP 患者维护期中的菌斑控制尤为重要,应采用各种必要的手段,而且医师在维护期所采取的措施应更积极,适时而详尽的再评价可为及时采取有效治疗提供依据。

(程传花)

第三节　牙周-牙髓联合病变

牙周炎和牙髓根尖周病的发病因素和病理过程虽不完全相同,但牙周袋内和感染的牙髓内都存在以厌氧菌为主的混合感染,它们所引起的炎症和免疫反应有许多相似之处,两者的感染和病变可以互相扩散和影响,导致联合病变的发生。1999 年国际牙周病分类研讨会上对牙周－牙髓联合病变(combined periodontal endodontic lesions)的界定为:"同一个牙并存着牙周病和牙髓病变,且互相融合连通(coalescent)。感染可源于牙髓,也可源于牙周,或两者独立发生,然而是相通的。"它们不同于单纯的牙槽脓肿,也不同于牙周脓肿。了解两者的相互关系和疾病的相互影响,对临床诊断和治疗设计有重要意义。

一、临床类型

(一)牙髓根尖周病对牙周组织的影响

生活的牙髓即使有炎症,一般也不引起明显的牙周破坏,可能仅引起根尖周围的牙周膜增宽或局限的阴影。有少数的牙髓坏死是无菌性的,它们一般不会引起明显的牙周病变。但大多数死髓牙均为感染性的,其中的细菌毒素及代谢产物可通过根尖孔或根管侧支引起根尖周围组织的病变或根分叉病变,这些病变可以急性发作形成牙槽脓肿(alveolar labscess)。

1.脓液

牙槽脓肿若得不到及时的根管引流,脓液可沿阻力较小的途径排出。

(1)多数情况下根尖部的脓液穿破根尖附近的骨膜到黏膜下,破溃排脓,形成相应处黏膜的瘘管(fistula)或窦道,不涉及牙周组织。

(2)少部分病例(多见于年轻恒牙和乳磨牙)脓液可沿阻力较小的途径向牙周组织排出。脓液向牙周引流的途径有二。

1)沿牙周膜间隙向龈沟(袋)排脓,迅速形成单个的、窄而深达根尖的牙周袋。多根牙也可在根分叉处形成窄而深的牙周袋,类似Ⅲ度根分叉病变。

2)脓液由根尖周组织穿透附近的皮质骨到达骨膜下,掀起软组织向龈沟排出,形成较宽而深的牙周袋,但不能探到根尖。此种情况多见于颊侧。此时临床上见到的"牙周探诊深达根尖"实际是探到了根尖周的脓腔里,并非病理性牙周袋,而牙松动、牙槽骨密度降低等临床表现均是急性炎症所致的一过性表现。通过及时彻底的牙髓治疗,牙周组织即可迅速愈合,牙不松动,不遗留牙周病变。

(3)牙槽脓肿反复发作且多次从牙周排脓而未得治疗,在炎症长期存在的情况下,终使牙周病变成立(有深牙周袋、骨吸收、牙可松动也可不松),此为真正的联合病变,有学者称此为逆行性牙周炎。治疗必须双管齐下。因此,不应将这种情况简单地诊断为牙槽脓肿。

上述第 2、3 种情况在临床上易被诊断为牙周脓肿或单纯的牙槽脓肿,但仔细检查可发现如下特点:患牙无明显的牙槽嵴吸收,或虽有广泛的根尖周围骨密度降低,但在有些 X 线片上还能隐约见到牙槽嵴顶的影像,此为急性炎症所造成的骨密度降低;邻牙一般也无严重的牙周炎。

上述第 2 种情况,若患牙能在急性期及时得到牙髓治疗,除去感染源,则牙周病损能很快愈合,因为它只是一个排脓通道。但第 3 种情况因病情反复急性发作,牙周排脓处有牙龈上皮向根方增生形成袋上皮,并有菌斑长入龈下,则牙周炎病变成立,表现为深牙周袋、出血溢脓、牙槽骨吸收、牙松动,可有黏膜瘘管、叩诊不适等,典型病例的 X 线片表现为根尖区阴影与牙槽嵴的吸收相连,形成典型的"烧瓶形"或"日晕圈"状病变,即阴影围绕根尖区并向牙槽嵴顶处逐渐变窄。临床上见到有牙髓病变或不完善的牙髓治疗及修复体的牙,若有根尖区或根分叉区阴影及牙周袋,而其他部位无明显牙周病变者,也提示有牙髓源性的牙周—牙髓联合病变的可能性。

2.牙髓治疗过程中或治疗后造成的牙周病变

如根管壁侧穿或髓室底穿通、髓腔或根管内封入烈性药(砷制剂、戊二醛、塑化液、干髓剂等),均可通过根分叉区或根管侧支伤及牙周组织。

3.根管治疗后的牙

有的可发生牙根纵裂,文献报道平均发生在根管治疗后 3.25 年(3 天至 14 年)。其原因多由于过度扩大根管、修复体的桩核不当、过大的殆力、死髓牙的牙体发脆等。还有不少发生于活髓牙的牙根纵裂,也可伴发局限的深牙周袋和牙槽骨吸收。临床表现患牙有钝痛、咬合痛(尤其是局限于某一个牙尖的咬合痛)合窄而深的牙周袋。X 线片在早期可能仅见围绕牙根一侧或全长的牙周膜增宽,或窄的“日晕”状根尖阴影。活髓牙的根纵裂还可见到典型的根尖部根管影像变宽。根裂的患牙可反复发生牙周脓肿,出现窦道。本类型的共同特点如下。

(1)牙髓无活力,或活力异常。

(2)牙周袋和根分叉区病变局限于个别牙或牙的局限部位,邻牙的牙周基本正常或病变轻微。

(3)与根尖病变相连的牙周骨质破坏,呈烧瓶形。

(二)牙周病变对牙髓的影响

1.逆行性牙髓炎(retrograde pulpitis)

逆行性牙髓炎是临床较常见的。由于深牙周袋内的细菌、毒素通过根尖孔或根尖 1/3 处的根管侧支进入牙髓,先引起根尖 1/3 处的牙髓充血和发炎,以后,局限的慢性牙髓炎可急性发作,表现为典型的急性牙髓炎。临床检查时可见患牙有深达根尖区的牙周袋或严重的牙龈退缩,牙一般松动达Ⅱ度以上。牙髓有明显的激发痛等,诊断并不困难。

2.长期存在的牙周病变

袋内的毒素可通过牙本质小管或根管侧支对牙髓造成慢性、小量的刺激,轻者引起修复性牙本质形成,重者或持久后可引起牙髓的慢性炎症、变性、钙化甚至坏死。国内有学者报道因牙周炎拔除的无龋牙中,64%有牙髓的炎症或坏死,牙髓病变程度及发生率与牙周袋的深度成正比,其中临床表现牙髓活力迟钝的牙,80.6%已有牙髓的炎症或坏死,这些牙可能一时尚未表现出牙髓症状,但实际已发生病变。

3.牙周治疗对牙髓也可产生一定影响

根面刮治和平整时,将牙根表面的牙骨质刮去,常使牙本质暴露,造成根面敏感和牙髓的反应性改变。牙周袋内或根面的用药,如复方碘液、碘酚、枸橼酸等均可通过根管侧支或牙本质小管刺激牙髓,但一般情况下,牙髓的反应常较局限且为慢性,临床无明显症状。

(三)牙周病变与牙髓病变并存

这是指发生于同一个牙上各自独立的牙髓和牙周病变。当病变发展到严重阶段时,例如牙髓病变扩延到一个原已存在的牙周袋,使两者互相融合和影响,可将这种情况称为“真正的联合病变(truecombined lesion)”。

二、治疗原则

有牙周－牙髓联合病变时,应尽量找出原发病变,积极地处理牙周、牙髓两方面的病灶,彻底消除感染源。牙髓根尖周的病损经彻底、正规的根管治疗后大多预后较好;而牙周病损疗效的预测性则不如牙髓病。因此,牙周-牙髓联合病变的预后在很大程度上取决于牙周病损的预后。只要牙周破坏不太严重,牙不是太松动,治疗并保留患牙的机会还是不错的。

1.由牙髓根尖病变引起牙周病变的患牙,牙髓多已坏死或大部坏死,应尽早进行根管治疗。病程短者,单纯进行根管治疗后,牙周病变即可完全愈合。若病程长久,牙周袋已存在多时,则应在拔髓和根管内封药后,同时或尽快开始常规的牙周治疗,消除袋内的感染,促使牙周组织愈合。较合理的顺序是:清除作为感染源的牙髓→清除牙周袋内的感染→完善的根管充填。应强调对此种患牙的牙髓治疗务求彻底消除感染源,并严密封闭根管系统,做完善的根管充填。

在上述双重治疗后,可观察 3～6 个月,以待根尖和牙周骨质修复。若数月后骨质仍无修复,或牙周袋仍深且炎症不能控制,可再行进一步的牙周治疗如翻瓣术等。本型的预后一般较好,根尖和牙周病变常能在数月内愈合。

2.有的患牙在就诊时已有深牙周袋,而牙髓尚有较好的活力,则也可先行牙周治疗,消除袋内感染,必要时进行牙周翻瓣手术和调𬌗,以待牙周病变愈合。但对一些病程长且反复急性发作、袋很深、根分叉区受累的患牙,或虽经彻底的牙周治疗仍效果不佳者,应采用多种手段检测牙髓的活力,以确定是否进行牙髓治疗。然而,应指出的是,牙髓活力测验的结果仅能作为参考依据,因为"活力测验"的结果实际上只反映牙髓对温度、电流等刺激的反应能力,而不一定反映其生活力。尤其在多根牙,可能某一根髓已坏死,而其他根髓仍生活,此时该牙对活力测验可能仍有反应;有些牙髓存在慢性炎症或变性,甚至局部发生坏死,但仍可对温度或电流有反应性。因此对牙周袋较深而牙髓活力虽尚存但已迟钝的牙齿,不宜过于保守,应同时做牙髓治疗,这有利于牙周病变的愈合。然而,这方面的观点有分歧,有的学者认为在前牙有 X 线片显示垂直吸收达根尖周者,决定治疗方案的唯一依据是牙髓活力测验,若牙髓有活力,则只需做牙周治疗,包括翻瓣手术。

3.逆行性牙髓炎的患牙能否保留,主要取决于该牙牙周病变的程度和牙周治疗的预后。如果牙周袋能消除或变浅,病变能得到控制,则可先做牙髓治疗,同时开始牙周炎的一系列治疗。如果多根牙只有 1 个牙根有深牙周袋引起的牙髓炎,且患牙不太松动,则可在根管治疗和牙周炎症控制后,将患根截除,保留患牙。如牙周病变已十分严重,不易彻底控制炎症,或患牙过于松动,则可直接拔牙止痛。

总之,应尽量查清病源,以确定治疗的主次。在不能确定的情况下,死髓牙先做根管治疗,配合牙周治疗;活髓牙则先做系统的牙周治疗和调𬌗,若疗效不佳,再视情况行牙髓治疗。

（程传花）

第三章　牙龈病

第一节　菌斑性龈炎

菌斑性龈炎在1999年的牙周病国际新分类中归属牙龈病中的菌斑性龈病（dentalplaque-induced gingival disease）类，本病在过去称为慢性龈炎、慢性龈缘炎、单纯性龈炎。炎症主要局限于游离龈和龈乳头，是牙龈病中最常见的疾病，简称牙龈炎。世界各地区、各种族、各年龄段的人都可以发生。在我国儿童和青少年的患病率在70%～90%左右，成人的患病率达70%以上。几乎每个人在其一生中的某个时间段都可发生不同程度和范围的龈炎。该病的诊断和治疗相对简单，且预后良好，但因其患病率高，治愈后仍可复发，且相当一部分的牙龈炎患者可发展成为牙周炎，因此预防其发生和复发尤为重要。

一、病因

菌斑性龈炎是慢性感染性疾病，主要感染源为堆积在牙颈部及龈沟内的菌斑微生物。菌斑微生物及其产物长期作用于牙龈，导致牙龈的炎症反应和机体的免疫应答反应。因此，菌斑是最重要的始动因子，其他局部因素如牙石、不良修复体、食物嵌塞、牙错位拥挤、口呼吸等可加重菌斑的堆积，加重牙龈炎症。

患牙龈炎时，龈缘附近一般有较多的菌斑堆积，菌斑中细菌的量也较健康牙周时为多，种类也较复杂。此时菌斑中的 G^+ 球、杆菌的比例较健康时下降，而 G^- 厌氧菌明显增多，牙龈卟啉单胞菌、中间普氏菌、具核梭形杆菌和螺旋体比例增高，但仍低于深牙周袋中此类细菌的比例。

二、临床病理

牙龈炎是一种慢性疾病，早期轻度龈炎的组织学表现与健康牙龈无明显界限，因为即使临床上表现健康的牙龈，其沟内上皮下方的结缔组织中也有少量的炎症细胞浸润。显微镜下所见的牙龈组织学变化不一。最轻度的炎症在临床可无表现，只是在龈沟下结缔组织中存在很少量的中性粒细胞、巨噬细胞、淋巴细胞和极少量的浆细胞，局部区域尤其是在沟上皮下方有结缔组织纤维的溶解。慢性重症牙龈炎时沟内上皮表面可有糜烂或溃疡，上皮内中性粒细胞增多，沟内上皮下方的炎性结缔组织明显增大，内有大量的炎症细胞浸润，以浆细胞浸润为主，病变严重区胶原纤维消失。

三、临床表现

牙龈炎症一般局限于游离龈和龈乳头，严重时也可波及附着龈，炎症状况一般与菌斑及牙石量有关。一般以前牙区为多见，尤其是下前牙区最为显著。

（一）患者的自觉症状

刷牙或咬硬物时牙龈出血常为牙龈炎患者就医的主诉症状，但一般无自发性出血，这有助于与血液系统疾病及其他原因引起的牙龈出血鉴别。有些患者可感到牙龈局部痒、胀、不适、口臭等症状。近年来,随着社会交往的不断增加和对口腔卫生的逐渐重视,口腔异味(口臭)也是患者就诊的重要原因和较常见的主诉症状。

(二)牙龈色、形、质的变化

1.色泽

康牙龈色粉红,某些人可见附着龈上有黑色素。患牙龈炎时,由于牙龈组织内血管增生、充血,导致游离龈和龈乳头呈鲜红或暗红,病变严重时,炎症充血范围可波及附着龈。

2.外形

健康牙龈的龈缘菲薄呈扇贝状紧贴于牙颈部,龈乳头充满牙间隙,附着龈有点彩。患龈炎时,由于组织水肿,牙龈冠向和颊舌向肿胀,龈缘变厚失去扇贝状且不再紧贴牙面。龈乳头圆钝肥大。附着龈水肿时,点彩也可消失,表面光滑发亮。少数患者的牙龈炎症严重时,可出现龈缘糜烂或肉芽增生。

3.质地

健康牙龈的质地致密坚韧。患龈炎时,由于结缔组织水肿和胶原的破坏,牙龈质地松软、脆弱、缺乏弹性,施压时易引起压痕。当炎症较轻且局限于龈沟壁一侧时,牙龈表面仍可保持一定的致密度,点彩仍可存在。

(三)龈沟深度和探诊出血

1.龈沟深度

健康的龈沟探诊深度一般不超过2～3mm。当牙龈存在炎症时,探诊会出血,或刺激后出血。由于牙龈的炎性肿胀,龈沟深度可超过3mm,但龈沟底仍在釉牙骨质界处或其冠方,无结缔组织附着丧失,X线片示无牙槽骨吸收。

2.探诊出血

在探测龈沟深度时,还应考虑到炎症的影响。组织学研究证明,用钝头的牙周探针探测健康的龈沟时,探针并不终止于结合上皮的最冠方(即组织学的龈沟底位置),而是进入到结合上皮内1/3～1/2处。当探测有炎症的牙龈时,探针尖端会穿透结合上皮而进入有炎症的结缔组织内,终止于炎症区下方的正常结缔组织纤维的冠方。这是因为在炎症时,结缔组织中胶原纤维破坏消失,组织对机械力的抵抗减弱,易被探针穿通。消炎后,组织的致密度增加,探针不再穿透到结缔组织中,使探诊深度减小。因此,在炎症明显的部位,牙周探诊的深度常大于组织学上的龈沟(袋)深度。有些患牙的牙龈炎症局限于龈沟(袋)壁上皮的一侧,牙龈表面红肿不明显,然而探诊后却有出血,这对牙龈炎的诊断和判断牙周炎症的存在有很重要的意义。

1999年,牙周病国际新分类提出的龈炎标准中包括了经过彻底的治疗后炎症消退、牙龈退缩、牙周支持组织的高度降低的原牙周炎患者。此时若发生由菌斑引起的边缘龈的炎症,但不发生进一步的附着丧失,亦可诊断为龈炎,其治疗原则及转归与单纯的慢性龈缘炎一样。然而,应明确原发的牙龈炎是指发生在没有附着丧失的牙龈组织的慢性炎症。

(四)龈沟液量

健康牙龈的龈沟内存在极少量的龈沟液。牙龈有炎症时,龈沟液量较健康牙龈增多,其中的炎症细胞、免疫成分也明显增多,炎症介质增多,有些患者还可出现龈沟溢脓。龈沟液量的增加是评估牙龈炎症的一个客观指标。也有人报告牙龈炎时龈沟内的温度升高,但此变化尚未用作临床指标。

在去除菌斑、牙石和刺激因素后,上述症状可消失,牙龈组织恢复正常。故牙龈炎是一种可逆性的牙周疾病。

四、诊断

菌斑性龈炎的诊断主要根据临床表现,即牙龈的色、形、质的改变,但无牙周袋、无新的附着丧失、无牙槽骨吸收,龈缘附近牙面有明显的菌斑、牙石堆积及存在其他菌斑滞留因素等即可诊断。

五、鉴别诊断

(一)早期牙周炎

应仔细检查磨牙及切牙的邻面有无附着丧失,可拍殆翼片看有无早期的牙槽嵴顶吸收。牙龈炎应无附着丧失,牙槽嵴顶的骨硬板完整连续。

(二)血液病引起的牙龈出血

白血病、血小板减少性紫癜、血友病、再生障碍性贫血等血液系统疾病均可引起牙龈出血,且易自发出血,出血量较多,不易止住。对以牙龈出血为主诉且有牙龈炎症的患者,应详细询问病史,注意与上述血液系统疾病相鉴别。血液学检查有助于排除上述疾病。

(三)坏死性溃疡性龈炎

坏死性溃疡性龈炎的临床表现以牙龈坏死为特点,除了具有牙龈自发性出血外,还有龈乳头和边缘龈坏死等特征性损害,可有口臭和假膜形成,疼痛症状也较明显,而菌斑性龈炎无自发痛和自发性出血。

(四)HIV 相关性龈炎

HIV 相关性龈炎在 HIV 感染者中较早出现,临床可见游离龈缘呈明显的线状红色充血带,称为牙龈线形红斑。目前认为它与白色念珠菌感染有关,附着龈可有点状红斑,患者可有刷牙后出血或自发性出血。在去除局部刺激因素后,牙龈的充血仍不易消退。艾滋病患者的口腔内还可出现毛状白斑、Kaposi 肉瘤等,血清学检测有助于确诊。

六、治疗原则

(一)去除病因

牙菌斑是引起菌斑性龈炎的直接病因。通过洁治术彻底清除菌斑、牙石,去除造成菌斑滞留和刺激牙龈的因素,牙龈的炎症可在一周左右消退,牙龈的色、形、质可完全恢复正常。对于牙龈炎症较重的患者,可配合局部药物治疗。常用的局部药物有 1% 过氧化氢溶液、0.12%~0.2% 氯己定及碘制剂,一般不应全身使用抗生素。

(二)防止复发

菌斑性龈炎是可逆的,其疗效较理想,但也容易复发。在去除病因的同时,应对患者进行椅旁口腔卫生指导,教会患者控制菌斑的方法,使之能够持之以恒地保持良好的口腔卫生状况,并定期(间隔 6~12 个月)进行复查和治疗,才能保持疗效,防止复发。如果患者不能有效地控制菌斑和定期复查,导致菌斑再次大量堆积,菌斑性牙龈炎是很容易复发的(约在一至数月内)。

七、预防

牙龈炎的预防应从儿童时期做起,从小养成良好的口腔卫生习惯,并定期接受口腔检查,及早发现和治疗。目前,我国公众普遍缺乏口腔卫生知识和定期的口腔保健,口腔医务工作者的迫切任务是广泛开展和普及口腔健康教育,牙周病的预防关键在于一生中坚持每天彻底地清除菌斑。

(牟翠玲)

第二节　青春期龈炎

青春期龈炎是一种发生在牙龈的炎症性疾病,细菌感染和患者全身性激素水平的变化是患病的主要原因。该病发生于青春期,临床表现为牙龈红肿、肥大、易出血。患者牙龈的颜色、形态和质地等的改变与单纯细菌感染导致的牙龈炎症相似,但牙龈炎症和肿胀的程度较重,往往超过局部刺激的程度,且易于复发。若及时进行治疗,青春期龈炎通常是可逆的,即牙龈可恢复健康,但如果不及时进行有效治疗,可进一步发展为牙周炎。

一、病因

青春期龈炎与牙菌斑和内分泌明显有关。青春期牙龈对局部刺激的反应往往加重,可能由于激素(最重要的是雌激素和睾丸激素)水平高使得龈组织对菌斑介导的反应加重。不过这种激素作用是短暂的,通过采取口腔卫生措施可逆转。这一年龄段的人群由于乳牙与恒牙的更替、牙齿排列不齐、口呼吸及戴矫治器等,造成牙齿不易清洁。加之该年龄段患者一般不注意保持良好的口腔卫生习惯,如刷牙、用牙线等,易造成菌斑的滞留,引起牙龈炎,而牙石一般较少。

成人后,即使局部刺激因素存在,牙龈的反应程度也会减轻。但要完全恢复正常必须去除这些刺激物。此外,口呼吸、不恰当的正畸治疗、牙排列不齐等也是儿童发生青春期龈炎的促进因素。青春期牙龈病的发生率和程度均增加,保持良好的口腔卫生能够预防牙龈炎的发生。

二、临床表现

青春期发病,牙龈的变化为非特异性的炎症,边缘龈和龈乳头均可发生炎症,好发于前牙唇侧的牙间乳头和龈缘。其明显的特征是:牙龈色红、水肿、肥大,轻刺激易出血,龈乳头肥大常呈球状突起。牙龈肥大发炎的程度超过局部刺激的程度,且易于复发。

三、诊断

主要依据以下几点做出诊断。

1.青春期前后的患者。

2.牙龈肥大发炎的程度超过局部刺激的程度。

3.可有牙龈增生的临床表现。

4.口腔卫生情况一般较差,可有错牙合、正畸矫治器、不良习惯等因素存在。

四、治疗原则

1.以自我控制菌斑为目的的口腔卫生指导。

2.洁治,除去龈上牙石、菌斑和假性袋中的牙石。

3.纠正不良习惯。

4.改正不良修复体或不良矫治器。

5.经上述治疗后仍有牙龈外形不良、呈纤维性增生者可行龈切除术和龈成形术。

6.完成治疗后应定期复查,教会患者正确刷牙和控制菌斑的方法,养成良好的口腔卫生习惯以防止复发。对于准备接受正畸治疗的青少年,应先治愈原有的牙龈炎,并教会他们掌握正确的控制菌斑的方法。在正畸治疗过程中定期进行牙周检查和预防性洁治,对于牙龈炎症较重无法控制者应及时中止正畸治疗,待炎症消除、菌斑控制后继续治疗,避免造成对深部牙周组织的损伤和刺激。

(牟翠玲)

第三节　妊娠期龈炎

妊娠期龈炎是指妇女在妊娠期间,由于女性激素水平升高,原有的牙龈炎症加重,牙龈肿胀或形成龈瘤样的改变(实质并非肿瘤)。分娩后病损可自行减轻或消退。妊娠期龈炎的发生率报告不一,在 30％～100％之间。国内对上海 700 名孕妇的问卷调查及临床检查的研究结果显示,妊娠期龈炎的患病率为 73.57％,随着妊娠时间的延长,妊娠期龈炎的患病率也提高。有文献报告孕期妇女的龈炎发生率及程度均高于产后,虽然孕期及产后的菌斑指数均无变化。

一、病因

妊娠期龈炎与牙菌斑和患者的黄体酮水平升高有关。妊娠本身不会引起龈炎,只是由于妊娠时性激素水平的改变使原有的慢性炎症加重。因此妊娠期龈炎的直接病因仍然是牙菌斑,此外与全身内分泌改变即体内性激素水平的变化有关。

研究表明,牙龈是雌性激素的靶器官,妊娠时雌激素水平增高,龈沟液中的雌激素水平也增高,牙龈毛细血管扩张、淤血,炎症细胞和液体渗出增多。有文献报告,雌激素和黄体酮参与调节牙龈中花生四烯酸的代谢,这两种激素刺激前列腺素的合成。妊娠时雌激素和黄体酮水平的增高影响龈上皮的角化,导致上皮屏障的有效作用降低,改变结缔组织基质,并能抑制对菌斑的免疫反应,使原有的龈炎临床症状加重。

有学者发现妊娠期龈炎患者的牙菌斑内中间普氏菌的比率增高,并与血浆中雌激素和黄体酮水平的增高有关。因此,在妊娠期炎症的加重可能是由于菌斑成分的改变而不只是菌斑量的增加。分娩后中间普氏菌的数量降至妊娠前水平,临床症状也随之减轻或消失。有学者认为黄体酮在牙龈局部的增多为中间普氏菌的生长提供了营养物质。在口腔卫生良好且无局部刺激因素的孕妇,妊娠期龈炎的发生率和严重程度均较低。

二、病理

组织学表现为非特异性、多血管、大量炎细胞浸润的炎症性肉芽组织。牙龈上皮增生、上皮钉突伸长,表面可有溃疡,基底细胞可表现为细胞内和细胞间水肿。结缔组织内有大量的新生毛细血管,血管扩张充血,血管周的纤维间质水肿并伴有慢性炎症细胞浸润。有的牙间乳头可呈瘤样生长,称妊娠期龈瘤,实际并非真性肿瘤,而是发生在妊娠期的炎性血管性肉芽肿。病理特征为明显的毛细血管增生,血管间的纤维组织可有水肿及黏液性变,炎症细胞浸润,其毛细血管增生的程度超过了一般牙龈对慢性刺激的反应,致使牙龈乳头炎性增长而呈瘤样表现。

三、临床表现

(一)妊娠期龈炎

患者一般在妊娠前即有不同程度的牙龈炎,从妊娠2~3个月后开始出现明显症状,至8个月时达到高峰,且与血中黄体酮水平相一致。分娩约2个月后,龈炎可减轻至妊娠前水平。

妊娠期龈炎可发生于个别牙或全口牙龈,以前牙区为重。龈缘和龈乳头呈鲜红或暗红色,质地松软、光亮,呈显著的炎性肿胀,轻触牙龈极易出血,出血常为就诊时的主诉症状。一般无疼痛,严重时龈缘可有溃疡和假膜形成,有轻度疼痛。

(二)妊娠期龈瘤

妊娠期龈瘤亦称孕瘤。国内学者报告妊娠期龈瘤患病率约为0.43%,而国外学者报告妊娠期龈瘤在妊娠妇女中发生率约为1.8%~5%,多发生于个别牙列不齐的牙间乳头区,前牙尤其是下前牙唇侧乳头较多见。通常在妊娠第3个月,牙间乳头出现局限性无痛性增生物,有蒂或无蒂、生长快、色鲜红、质松软、易出血。有的病例在肥大的龈缘处呈小分叶状,或出现溃疡和纤维素性渗出,也称为化脓性肉芽肿。严重病例可因巨大的妊娠瘤妨碍进食,但一般直径不超过2CM。妊娠期龈瘤的本质不是肿瘤,不具有肿瘤的生物学特性。分娩后妊娠瘤大多能逐渐自行缩小,但必须除去局部刺激物才能使病变完全消失。

妊娠妇女的菌斑指数可保持相对无改变,临床变化常见于妊娠期4~9个月时,有效地控制菌斑可使病变逆转。

四、诊断

依据以下几点可做出诊断。

1.孕妇,在妊娠期间牙龈炎症明显加重且易出血。

2.临床表现为牙龈鲜红、松软、易出血,并有菌斑等刺激物的存在。

3.妊娠瘤易发生在孕期的4~9个月时。

五、鉴别诊断

妊娠期龈炎需与以下疾病鉴别。

(1)有些长期服用避孕药的育龄妇女也可有妊娠期龈炎的临床表现,一般通过询问病史可鉴别。

(2)妊娠期龈瘤应与牙龈瘤鉴别:牙龈瘤的临床表现与妊娠期龈瘤十分相似,可发生于非妊娠的妇女和男性患者。临床表现为个别牙间乳头的无痛性肿胀、突起的瘤样物、有蒂或无蒂、表面光滑、牙龈颜色鲜红或暗红、质地松软极易出血,有些病变表面有溃疡和脓性渗出物。一般多可找到局部刺激因素,如残根、牙石、不良修复体等。

六、治疗原则

1.细致认真的口腔卫生指导。

2.控制菌斑(洁治),除去一切局部刺激因素(如牙石、不良修复体等),操作手法要轻柔。

3.一般认为分娩后病变可退缩。妊娠瘤若在分娩以后仍不消退则需手术切除,对一些体积较大妨碍进食的妊娠瘤可在妊娠 4～6 个月时切除。手术时注意止血。

4.在妊娠前或早孕期治疗牙龈炎和牙周炎并接受口腔卫生指导是预防妊娠期龈炎的重要举措。

虽然受性激素影响的龈炎是可逆的,但有些患者未经治疗或病情不稳定可引发牙周附着丧失。

(牟翠玲)

第四节　药物性牙龈肥大

药物性牙龈肥大亦称药物性牙龈增生,是指与长期服用某些药物有关的牙龈肥大。在我国 20 世纪 80 年代以前,药物性牙龈增生主要是由抗癫痫药苯妥英钠((又称大仑丁)引起,据报告称长期服用苯妥英钠治疗癫痫者约有 40%～50% 发生牙龈纤维性增生,年轻人多于老年人。

近年来,临床上经常发现因高血压和心脑血管疾病患者服用钙通道阻滞剂以及用于器官移植患者的免疫抑制剂—环孢素等引起的药物性牙龈肥大,而苯安英钠引起的龈肥大相对少见。目前我国高血压患者已达 2.54 亿,心脑血管疾病亦随着我国社会的老龄化进个步增加,最近这些疾病又出现低龄化的趋势。依据中国高血压协会的统计,目前我国高血压患者接受药物治疗者中约有 50% 使用钙通道阻滞剂,其中约 80% 的高血压患者服用硝苯地平,由此可见钙通道阻滞剂诱导的药物性牙龈增生在口腔临床工作中会越来越多见。药物性龈肥大的存在不仅影响到牙面的清洁作用,妨碍咀嚼、发音等功能,有时还会造成心理上的障碍。

一、病因

与牙龈增生有关的常用药物有三类:①抗惊厥药,如苯妥英钠;②钙通道拮抗剂,如硝苯地平;③免疫抑制剂,如环孢素。长期服用这些药物的患者易发生药物性龈增生,其增生程度与年龄、服药时间、剂量有关,并与菌斑、牙石有关。

(一)药物的作用

上述药物引起牙龈增生的真正机制目前尚不十分清楚。细胞培养表明苯安英钠能刺激成纤维细胞的分裂活动,使合成蛋白质和胶原的能力增强,同时细胞分泌的胶原溶解酶缺乏活性。

由于合成大于降解,致使结缔组织增生。有人报告药物性龈增生患者的成纤维细胞对苯妥英钠的敏感性增高,易产生增生性变化,此可能为基因背景。钙通道阻断剂有多种,其中最常用也是最易引起牙龈增生的首推硝苯地平,约有 20% 的服药者发生牙龈增生。环孢素为免疫抑制剂,常用于器官移植或某些自身免疫性疾病患者。1983 年,有学者报告环孢素引起的牙龈肥大,服用此药者有 30%～50% 发生牙龈纤维性增生,另有研究发现服药量>500MG/D 会诱导牙龈增生。器官移植患者常需联合应用环孢素和钙通道阻滞剂,会进一步增加牙龈增生的发生率和严重程度。这两种药引起牙龈增生的原因尚不十分清楚,有人报告两种药物以不同的方式降低了胶原酶活性或影响了胶原酶的合成。也有人认为牙龈成纤维细胞可能是钙通道阻断剂的靶细胞,硝苯地平可通过改变其细胞膜上的钙离子流动而影响细胞的功能,使胶原的合成大于分解,从而使胶原聚集而引起牙龈增生。

(二)菌斑的作用

菌斑引起的牙龈炎症可能促进药物性牙龈增生的发生。长期服用苯妥英钠,可使原来已有炎症的牙龈发生纤维性增生。有研究表明,牙龈增生的程度与原有的炎症程度和口腔卫生状况有明显关系。人类和动物实验也证实,若无明显的菌斑微生物、局部刺激物及牙龈的炎症,或对服药者施以严格的菌斑控制,则药物性牙龈增生可以减轻或避免。但也有人报告,增生可发生于无局部刺激物的牙龈。可以认为局部刺激因素虽不是药物性牙龈增生的原发因素,但菌斑、牙石、食物嵌塞等引起的牙龈炎症能加速和加重药物性牙龈增生的发展。

二、病理

不同药物引起的龈肥大不仅临床表现相似,组织病理学表现也相同。上皮和结缔组织有显著的非炎症性增生。上皮棘层增厚,钉突伸长到结缔组织深部。结缔组织内有致密的胶原纤维束,成纤维细胞和新生血管均增多。炎症常局限于龈沟附近,为继发或伴发。

三、临床表现

药物性龈增生好发于前牙(特别是下颌),初起为龈乳头增大,继之扩展至唇颊龈,也可发生于舌、腭侧牙龈,大多累及全口龈。增生龈可覆盖牙面1/3或更多。病损开始时,点彩增加并出现颗粒状和疣状突起,继之表面呈结节状、球状、分叶状,色红或粉红,质地坚韧。口腔卫生不良、龋齿、不良充填体和矫治器等均能加重病情。增生严重者可波及附着龈并向冠方增大,以致妨碍咀嚼。无牙区不发生本病损。由于牙龈肥大、龈沟加深,易使菌斑、软垢堆积,大多数患者并发有牙龈炎症。此时增生的牙龈可呈深红或暗红色,松软易出血。增生的牙龈还可挤压牙齿致移位,以上、下前牙区较多见,本病一般不引起附着丧失。

苯妥英钠引起的牙龈增生一般在停药后数月之内增生的组织可自行消退。切除增生牙龈后若继续服药,病变仍可复发。

四、诊断

诊断要点如下。

1.患者患有癫痫、高血压、心脏病或接受过器官移植,并有苯妥英钠、环孢素、硝苯地平或维拉帕米(原名异搏定)等的服药史。一般在用药后的三个月后即可发病。

2.增生起始于牙间乳头,随后波及龈缘,表面呈小球状、分叶状或桑葚状,质地坚实、略有弹性。牙龈色泽多为淡粉色。

3.若并发感染则有龈炎的临床表现.存在局部刺激因素。

五、鉴别诊断

药物性龈增生主要应与伴有龈增生的菌斑性龈炎和龈纤维瘤病相鉴别。

(一)伴有牙龈增生的菌斑性龈炎

伴有牙龈增生的菌斑性龈炎又称为增生性龈炎,是慢性炎症性肥大,有明显的局部刺激因素,多因长期接触菌斑所引起。增生性龈炎是牙龈肿大的常见疾病,好发于青少年。龈增生一般进展缓慢,无痛。通常发生于唇颊侧,偶见舌腭侧,主要局限在龈乳头和边缘龈,可限于局部或广泛,牙龈的炎症程度较药物性龈增生和遗传性牙龈纤维瘤病明显。口呼吸患者的龈增生位于上颌前牙区,病变区牙龈与邻近未暴露的正常黏膜有明显的界限。牙龈增生大多覆盖牙面的 $1/3 \sim 2/3$。一般分为以下两型。

1.炎症型(肉芽型)

炎症型表现为牙龈深红或暗红,松软,光滑,易出血,龈缘肥厚,龈乳头呈圆球状增大。

2.纤维型

纤维型表现为牙龈实质性肥大,较硬而有弹性,颜色接近正常。临床上炎症型和纤维型常混合存在,病程短者多为炎症型,病程长者多转变为纤维型。

(二)龈纤维瘤病

该病可有家族史而无服药史。龈增生较广泛,大多覆盖牙面的 2/3 以上,以纤维性增生为主,详见遗传性牙龈纤维瘤病。

六、治疗原则

1.停止使用或更换引起牙龈增生的药物:停药是最根本的治疗,然而大多数患者的病情并不允许停药。因此必须与相关的专科医师协商,考虑更换使用其他药物或与其他药物交替使用,以减轻不良反应。国内的临床研究发现,药物性牙龈肥大者经彻底的牙周基础治疗后即便不停药也能获得良好的效果。

2.去除局部刺激因素:通过洁治、刮治去除菌斑、牙石,消除其他一切导致菌斑滞留的因素,并指导患者切实掌握菌斑控制的方法。治疗后多数患者的牙龈增生可明显好转甚至消退。

3.手术治疗:对于虽经上述治疗但增生的牙龈仍不能完全消退者,可进行牙龈切除并成形的手术治疗;对于重度增生的患者为避免角化龈切除过多可采用翻瓣加龈切术的方法。术后若不停药和忽略口腔卫生,则易复发。

4.指导患者严格控制菌斑,以减轻服药期间的牙龈增生程度,减少和避免手术后的复发。

对于需长期服用苯妥英钠、硝苯地平、环孢素等药物的患者,应在开始用药前先治疗原有的慢性牙龈炎。

(牟翠玲)

第五节　遗传性牙龈纤维瘤病

本病又名先天性家族性牙龈纤维瘤病或特发性龈纤维瘤病,是一种比较罕见的以全口牙龈广泛性、渐进性增生为特征的良性病变。属于经典的孟德尔单基因遗传性疾病,也可能与某些罕见的综合征和其他疾病相伴随。国外文献报告患病率为 1/750 000,国内尚无确切的报告。

一、病因

本病有明显的遗传倾向,通常为常染色体显性遗传,也可有常染色体隐性遗传,但也有非家族性的病例,称为特发性龈纤维瘤病。有关常染色体显性遗传性牙龈纤维瘤病的基因定位与克隆已有研究报告,目前国内外的研究主要定位在 2P2－P22 区域。

二、病理

组织学所见为龈上皮增生,表面角化或不全角化,钉突明显。牙龈固有层的结缔组织显著增生,胶原纤维增生明显呈束状、排列紧密,血管相对少见,偶有幼稚的成纤维细胞。纤维束间炎症细胞少。

三、临床表现

一般在恒牙萌出后,牙龈即普遍地逐渐增大,可波及全口牙龈的附着龈直达膜龈联合处。也有少数患儿在乳牙期即发病。唇舌侧牙龈均可发生增生,严重者常覆盖牙面 2/3 以上,以至影响咀嚼,妨碍恒牙萌出。增生龈表面呈结节状、球状、颗粒状,牙龈色粉红,质地坚韧,无明显刺激因素。在增生的基础上若有大量菌斑堆积,亦可伴有牙龈的炎症。增生的牙龈组织在牙脱落后可缩小或消退。患者发育和智力无异常。

本病可作为巨颌症、眶距增宽症、多发性毛细血管扩张、多毛综合征等全身性综合征的一个表征,但临床病例大多表现为单纯牙龈增生的非综合征型。

四、诊断

1.发生于萌牙以后,可波及全口牙龈。多见于儿童,但也可见于成人。

2.牙龈颜色正常,坚实,表面光滑或结节状,点彩明显(结缔组织中充满粗大的胶原纤维束和大量的成纤维细胞)。

3.替牙期儿童可有萌牙困难。

4.可有家族史。

五、鉴别诊断

本病应与药物性龈增生、青春期或妊娠期有关的龈增生鉴别。无家族史的龈纤维瘤病需排除上述病变后方可诊断为特发性龈纤维瘤病。增生性龈炎大多发生于前牙部,炎症明显,一般有明显的局部刺激因素,增生程度相对较轻,无长期服药史和家族史。药物性龈增生有长期服药史,主要累及牙间乳头及龈缘,增生程度相对居中。龈纤维瘤病-多毛综合征的特征除牙龈进行性过长外,还伴有明显的多毛,患者智力减退、颅变形,偶有男子出现女性型乳房。

六、治疗原则

1.控制菌斑,消除炎症。

2.手术切除肥大的牙龈:可采用内斜切口式的翻瓣术作牙龈切除,以保留附着龈并缩短愈合过程。若龈增生过厚过大可先作水平龈切除再采用内斜切口。本病术后易复发,复发率与口腔卫生情况有关。本病为良性增生,复发后仍可手术治疗,故一般不考虑拔牙。一部分患者在青春期后可缓解,故手术最好在青春期后进行,但是如果增生的牙龈妨碍了咀嚼和发音,则宜早期手术。

(牟翠玲)

第六节 白血病的龈病损

白血病是造血系统的恶性肿瘤,各型白血病均可出现口腔表征,其中以急性非淋巴细胞白血病(或称急性髓样白血病)最常见。牙龈是最易受侵犯的组织之一,不少病例是以牙龈的肿胀和出血为首发症状,因此早期诊断往往是由口腔科医师所做出,应引起高度重视。

一、病因

白血病的确切病因虽然至今不明,但许多因素被认为和白血病的发病有关,病毒可能是主要的因素。此外,尚有遗传因素、放射线、化学毒物或药物等因素。白血病本身不会引起牙龈炎,而是由于白血病患者的末梢血中存在大量不成熟的无功能的白细胞,这些白细胞在牙龈组织内大量浸润积聚,使牙龈肿大,并非结缔组织本身的增生。患者由于全身衰弱和局部牙龈的肿胀、出血,使菌斑大量堆积,更加重了继发的炎症。引起牙龈过度增生的大多为急性或亚急性白血病,单核细胞性白血病较多见,慢性白血病一般无明显的牙周表现。

二、病理

组织学所见为牙龈上皮和结缔组织内充满密集的不成熟白细胞,偶见正常中性白细胞、淋巴细胞和浆细胞。结缔组织高度水肿变性,胶原纤维被幼稚白细胞所代替。血管腔内可见白血病细胞形成栓塞,并常见坏死和假膜。细胞性质取决于白血病的类型。

三、临床表现

急性白血病患者多数存在口腔症状。患者常因牙龈肿胀、出血不止而首先到口腔科就诊。白血病的主要口腔表现有以下几种。

1.大多为儿童及青年患者。起病较急,表现为乏力,不同程度的发热,热型不定,有贫血及显著的口腔和皮下、黏膜自发出血现象,局部淋巴结肿大等。

2.口腔表现多为牙龈明显肿大,波及牙间乳头、边缘龈和附着龈,外形不规则呈结节状,颜色暗红或苍白(为病变白细胞大量浸润所致,并非牙龈结缔组织本身的增生)。

3.有的牙龈发生坏死、溃疡,有自发痛、口臭、牙齿松动。

4.牙龈和黏膜自发性出血,且不易止住。

5.由于牙龈肿胀、出血,口内自洁作用差,使菌斑大量堆积,加重牙龈炎症。

四、诊断

据上述典型的临床表现,及时做血细胞分析及血涂片检查,发现白细胞数目异常(多数病例显著增高,个别病例减少)及形态的异常(如血涂片检查见大量幼稚细胞),便可做出初步诊断。骨髓检查可明确诊断。对于可疑患者还应注意其他部位,如皮肤、黏膜是否存在出血和瘀斑等。

五、鉴别诊断

表现为牙龈肿大的龈病损应注意与牙龈的炎症性增生、药物性龈增生和龈纤维瘤病鉴别;以牙龈出血为主要表现的龈病损应与菌斑性龈炎和血液系统其他疾病鉴别。

六、治疗原则

1.及时转诊至内科确诊,并与血液科医师密切配合治疗。

2.切忌牙龈手术和活体组织检查。

3.牙龈出血以保守治疗为主,压迫止血。局部可用止血药,如用含有肾上腺素的小棉球压迫止血,牙周塞治剂、云南白药等都可暂时止血。

4.在全身情况允许时可进行简单的洁治术以减轻牙龈炎症,但应避免组织创伤。给含漱药,如 0.12%氯己定、1%～3%过氧化氢液等,并指导含漱。

5.伴有脓肿时,在脓肿初期禁忌切开,待脓液形成时,尽可能不切开引流,以避免病情复杂化(感染扩散、出血不止、伤口不愈)。为减轻症状,可局部穿刺、抽吸脓液(仅脓液多时切开)时,避免过度挤压、切口过大。

6.口腔卫生指导,加强口腔护理。应指导患者使用软毛牙刷、正确地刷牙和使用牙线等,保持口腔清洁,减轻牙龈的炎症。每天 2 次使用 0.12%～0.2%氯己定溶液漱口有助于减少菌斑,消除炎症。

(牟翠玲)

第七节　物坏死性溃疡性龈炎

坏死性溃疡性龈炎是局限于牙龈的坏死性炎症,多为急性发作,又称急性坏死性溃疡性龈炎

(ANUG)。最早由 VINCENT 于 1898 年报告,故称"奋森龈炎"。因在本病患者的病变处发现大量的梭形杆菌和螺旋体,故又被称为"梭杆菌螺旋体性龈炎"。第一次世界大战时,在前线战士中流行本病,故又名"战壕口"。

本病病变累及牙龈组织,无牙周附着丧失。如果病变导致附着丧失则应称"坏死性溃疡性牙周炎(NUP)";病变超过膜龈联合则应称"坏死性口炎"。如在疾病的急性期时未得到适当治疗或反复发作,组织破坏速度变缓,坏死组织不能彻底愈合,则转为慢性坏死性病变。在1999 年的分类中"坏死性溃疡性龈炎"和"坏死性溃疡性牙周炎"被合并称为"坏死性牙周病"。因为尚不能确定 NUG 和 NUP 是同一种感染的不同阶段,抑或为不同的疾病。坏死性溃疡性龈炎主要发生在青壮年、较贫困地区和国家的营养不良或患传染病(如麻疹、疟疾、水痘)的儿童口腔中。目前,在经济发达的国家中,此病已很鲜见;在我国也已明显减少,如今 NUG 和NUP 的发生往往是全身病如 HIV 感染的口腔局部表现。

一、病因

通常认为本病的发生是由于机体在某些条件下,对于口腔内原有的致病菌(梭形杆菌和螺旋体)的抵抗力降低所致,是一种机会性感染。在病变部位的涂片中可见大量梭形杆菌和螺旋体,并可侵入牙龈组织。但人工接种该两种微生物于健康人中并不能引起本病,而且它们广泛地存在于慢性牙龈炎和牙周炎的菌斑中。近年来普遍认为下列因素与本病的发生有关。

1.原已存在的龈炎或牙周炎是急性坏死性溃疡性龈炎发生的重要条件,这已为流行病学调查所证实。由于某些原因,使原已存在的上述两种微生物大量增加和入侵组织,直接或间接地造成组织的损害和坏死。近来还发现患 ANUG 时,中间普氏菌数目增多,患者血清中对该菌的抗体水平比正常人高 8～10 倍。大量菌斑及牙周组织慢性炎症的存在可能是主要的发病条件。

2.身心因素与本病有密切关系:本病常发生于考试期的学生及工作繁忙休息不足者,或有精神刺激、情绪紧张者。有人报告患者伴有皮质激素分泌增多,可能通过内分泌和自主神经系

统的影响改变了牙龈的血液循环、结缔组织代谢及唾液流量等,导致局部抵抗力降低。

3.绝大部分急性坏死性溃疡性龈炎患者吸烟,且量大。可能吸烟使小血管收缩,吸烟者口腔的白细胞的趋化和吞噬功能低于非吸烟者。但吸烟与本病不一定是因果关系,也可能同为精神紧张的结果。

4.某些全身性易感因素,如营养不良、消耗性疾病等。临床上观察到患者常有维生素 C 摄入不足或缺乏,动物实验表明 B 族维生素和维生素 C 缺乏可加重由梭形杆菌和螺旋体引起的感染。一些消耗性疾病,如癌瘤、血液病、射线病等患者易发生本病。

5.艾滋病毒(HIV)感染和艾滋病患者由于辅助性 T 细胞(CD4$^+$)的急剧减少,使局部抵抗力降低,易发生坏死性龈炎或坏死性牙周炎。此种患者对常规牙周治疗反应不佳。

二、病理

本病的组织相为牙龈上皮及结缔组织浅层的非特异性急性坏死性炎症。病变由表及里可分为如下几层。

1.坏死区上皮坏死,代之以由纤维素、坏死的白细胞和上皮细胞、细菌等构成的"假膜"。在坏死区的深部与生活组织之间可见大量的螺旋体和梭形杆菌。

2.坏死区下方的结缔组织中血管大量增生、扩张充血,并有大量中性多形核白细胞浸润,此区相当于临床所见坏死区下方的红色窄边。

3.距坏死区更远处的结缔组织内有慢性炎症细胞浸润,主要为浆细胞和单核细胞。电镜观察表明螺旋体可侵入结缔组织内,深达约 0.25mm 处,主要为大型和中型螺旋体。

三、临床表现

本病起病急,疼痛明显。牙龈重度疼痛往往是患者求医的主要原因,但是在病损初期阶段坏死区少而小,中等疼痛。牙龈自发出血及轻微接触即出血、腐败性口臭等也是该病的主要症状。重度患者可发生下颌下淋巴结肿大和触痛,唾液增多,下颌淋巴结肿大,低热等。

(一)临床检查

病损早期可局限于牙间乳头,其后扩延至边缘龈的唇舌侧。最初病损常见于下前牙的龈乳头区,乳头肿胀、圆钝、色红,个别牙间乳头的顶端发生坏死,使牙间乳头中央凹陷如火山口状,上覆灰白色污秽的坏死物。检查时须将表面的坏死假膜去除,才能见到乳头顶端的破坏。轻症者牙间乳头红肿,外形尚完整,易与龈缘炎混淆。若病变迅速扩展至邻近乳头及边缘龈,则龈缘呈虫蚀状,表面覆坏死假膜,易于擦去,暴露下方鲜红触痛的溃疡面,一般不波及附着龈。在坏死区和病变相对未累及的牙龈区常有一窄的红边为界。

艾滋病患者由于细胞免疫和体液免疫功能低下,常由各种细菌引起机会性感染,可并发坏死性溃疡性龈炎和坏死性溃疡性牙周炎,后者大多见于艾滋病患者。病损发展较快,并向深部牙周组织发展,破坏牙周膜和牙槽骨,形成坏死性溃疡性牙周炎,甚至可形成死骨。患者易发生白色念珠菌或疱疹病毒的感染,口腔内较典型的病损还包括毛状白斑、KAPOSI 肉瘤等。对发展迅速而广泛、常规治疗反应不佳者,应进行血清学检查以排除 HIV 感染。

(二)细菌学检查

病变区坏死物涂片经瑞氏染色可见大量的梭形杆菌和螺旋体。

急性期如未能及时治疗且患者抵抗力低时,坏死还可波及与牙龈病损相对应的唇、颊黏膜,成为"坏死性龈口炎"。若疾病进展迅速,治疗不及时还可导致小块或大块牙槽骨坏死,这种状况尤其见于免疫缺陷患者(包括艾滋病患者)。机体抵抗力极度低下者还可并发感染产气荚膜杆菌,使面颊部组织迅速坏死,甚至穿孔,称为"走马牙疳",以形容病变发展之快,此时患者有全身中毒症状甚至导致死亡。目前,"走马牙疳"在我国已经基本绝迹。

坏死性溃疡性龈炎若在急性期治疗不彻底或反复发作,可转为慢性坏死性龈炎。其主要临床表现为牙间乳头严重破坏甚至消失,乳头处的龈高度低于龈缘高度,呈反波浪状,牙间乳头处颊舌侧牙龈分离,甚至可从牙面翻开,其下的牙面上有牙石和软垢,牙龈一般无坏死物。

四、诊断

本病以牙龈的急性坏死为特点,表现为龈乳头顶端"火山口"状破坏,并伴有牙龈自发出血、疼痛。次要的诊断要点有腐败性口臭和假膜形成。

1.好发于精神紧张者和吸烟者,青壮年多见。

2.起病较急,病变发展迅速,常在发病数天至一周时就诊,龈乳头顶端中央和龈缘呈现虫蚀状坏死。

3.牙龈自发痛、触痛。

4.牙龈自发出血。

5.腐败性口臭明显。

6.其他:唾液黏稠,淋巴结肿大,低热,疲乏等。

7.坏死组织涂片瑞氏染色可见大量的梭形杆菌和螺旋体。

慢性期的诊断主要根据反复发作的牙龈坏死、疼痛和出血,牙龈乳头消失,口臭等,细菌涂片检查无特殊细菌。

五、鉴别诊断

(一)菌斑性龈炎或牙周炎

两病均可表现为牙龈的红肿、易出血,口臭等。但一般无疼痛,病程长久,一般无自发性出血,而是在刷牙或进食等时出血,口臭也非腐败性的。牙龈无坏死,但在怀疑有轻度急性坏死性溃疡性龈炎可能性时,应仔细检查牙间乳头的顶端部分有无坏死。

(二)疱疹性龈口炎

疱疹性龈口炎为病毒感染,多发生于幼儿。起病急,但一般有38℃以上的高热。牙龈充血一般波及全部牙龈而不局限于牙间乳头和边缘龈,还常侵犯口腔黏膜其他部位或唇周皮肤。典型病变为多个小疱成簇,破溃后形成小溃疡,但无坏死。龈缘可有纤维素性渗出膜,不易擦去。口臭程度轻。有的患者由于全身疾病而致抵抗力降低,可同时存在 ANUG 和疱疹性口炎。

(三)急性白血病

白血病本身不会引起急性坏死性溃疡性龈炎,但可由于抵抗力的降低而伴发 ANUG,两者并存。当检查患者见其龈乳头和边缘龈处有坏死物,同时附着龈又有广泛的炎症和肥大时,应考虑并发有其他隐匿性疾病的可能性。血常规检查有助于诊断。

六、治疗原则

1.急性期初步洁治,轻轻去除大块牙结石,用 3% 过氧化氢液擦洗及含漱,清除坏死组织。

当过氧化氢遇到组织和坏死物中的过氧化氢酶时,能释放出大量的新生态氧,杀灭或抑制厌氧菌。重症者口服甲硝唑或替硝唑等抗厌氧菌药物,甲硝唑每天三次,每次 0.2G,连续服用三天一般可控制病情。若治疗及时得当,病损较快愈合,不留后遗症。

全身还可给予维生素 C 等支持治疗,要充分休息。进行口腔卫生指导也非常重要。更换牙刷,保持口腔清洁,指导患者建立良好的口腔卫生习惯,以防复发。应劝告患者戒烟。

2.急性期过后的治疗原则同菌斑性牙龈炎。

(牟翠玲)

第八节　龈乳头炎

龈乳头炎是伴有局部促进因素的菌斑性龈炎,局限于个别牙间乳头的急性或慢性非特异性炎症,亦称牙间乳头炎。

一、病因

主要为牙间隙处的机械和化学刺激,其中最常见的为食物嵌塞、不恰当的剔牙方式、硬食物刺伤、邻面龋等。另一个重要原因是不良修复体,如充填体悬突、义齿卡环尖的刺激等。

临床表现和诊断局部龈乳头发红肿胀,探触和吸吮时易出血,可有自发胀痛和探触痛。有的女性患者在月经期时胀痛感加重。患急性牙间乳头炎时,有时可有明显的自发痛和中等程度的遇冷热刺激痛,易与牙髓炎混淆,尤其在小儿较常见。检查可见龈乳头鲜红肿胀,探触痛明显,有轻度叩痛,这是因为乳头下方的牙周膜纤维有炎症。

三、治疗原则

1.除去各种局部刺激物,如修改不良修复体、充填邻面龋洞等。

2.用 3％过氧化氢液、0.12％氯己定等局部冲洗,局部涂敷复方碘液。

3.止痛,必要时局部封闭。

4.急性炎症控制后,治疗原有的龈炎。在口腔科治疗中应注意防止对龈乳头的刺激和损伤。

(牟翠玲)

第九节　浆细胞龈炎

本病又名牙龈浆细胞增多症、浆细胞性肉芽肿。

一、病因

不明确,可能是一种过敏反应性疾患。其过敏原多种多样,如牙膏、口香糖等,其中某些成分可诱发牙龈组织发生变态反应,一旦除去及停止与过敏原的接触,则病变可逐渐恢复、自愈。

二、病理

显微镜下可见上皮不全角化,基底层及深部棘层细胞有超微结构损害。结缔组织内有密集浸润的正常形态的浆细胞,呈片状聚集,也可表现为肉芽肿,即有大量血管和其他炎症细胞。本病为良性病变,牙龈组织内浸润的浆细胞均为正常细胞,末梢血液检查及清蛋白/球蛋白比等均正常,可与真性浆细胞瘤及骨髓瘤区别。

三、临床表现

本病主要发生于牙龈,也可发生于鼻腔或口腔黏膜。可侵犯多个牙齿或上下颌同时受累。牙龈鲜红、肿大、松软易破,表面似半透明状,有时如肉芽组织状,表面呈结节状或分叶状。极易出血。常并发不同程度的感染,有溢脓、口臭。病变范围常包括附着龈,有人报告多数病例可波及牙槽骨,牙槽骨吸收可有牙齿移位、松动。

四、治疗原则

1. 口腔卫生指导、去除可疑的过敏原。

2. 进行彻底的牙周洁治术,必要时行刮治术。消除局部刺激因素后,牙龈的炎症和肿胀能减轻或明显消退,鲜红的肉芽样组织能消失或好转。

3. 实质性肿大部分需行手术切除,但常易复发。保持良好的口腔卫生及定期进行洁治术是减少、减缓复发的重要条件。

(牟翠玲)

第十节　牙龈瘤

牙龈瘤为牙龈上生长的局限性反应性增生物,是较常见的瘤样病损(具有肿瘤样外形,但不具备肿瘤的生物学特性)。肉芽肿性牙龈瘤又称化脓性肉芽肿。

一、病因

一般认为由残根、牙石、不良修复体等局部因素引起,与机械性刺激和慢性炎症有关。有人认为其细胞来源于牙周膜或牙龈的结缔组织。

二、病理

牙龈瘤根据病理变化可分为以下三型。

(一)肉芽肿性

似炎性肉芽组织,有许多新生的毛细血管及成纤维细胞,有许多炎症细胞浸润,主要是淋巴细胞和浆细胞,纤维成分少,龈黏膜上皮往往呈假上皮瘤样增生。

(二)纤维性

肉芽组织发生纤维化,细胞及血管成分减少,而纤维组织增多。粗大的胶原纤维束间有少量的慢性炎症细胞浸润。纤维束内可有钙化或骨化发生。

(三)血管性

血管多,似血管瘤。血管间的纤维组织可有水肿及黏液性变,并有炎症细胞浸润。

三、临床表现和诊断

牙龈瘤多见于中、青年,病变发展缓慢。好发于龈乳头,多发生于前磨牙区牙间乳头的颊侧,舌、腭侧较少。通常呈圆形、椭圆形,有时呈分叶状。大小不一,从数毫米至1～2厘米。带蒂者,如息肉状,无蒂者,基底宽广。血管性和肉芽肿性龈瘤质软、色红;纤维性龈瘤质地较硬而韧,色粉红,一般无痛,肿物表面发生溃疡时可自觉疼痛。长期存在的较大牙龈瘤可压迫牙槽骨使之吸收,X线片示局部牙周膜增宽。

四、鉴别诊断

1.牙龈瘤应特别注意与牙龈鳞状细胞癌鉴别:这两种病损临床上有时不易区别,尤其当牙龈鳞癌呈结节状生长,或牙龈瘤表面有溃疡时,常易混淆。鳞状细胞癌大多表现为菜花状、结节状或溃疡状。溃疡表面凹凸不平,边缘外翻似肉芽,可有恶臭。牙松动或脱落,或已拔除。X线片可见牙槽骨破坏。局部淋巴结肿大。鳞癌好发于后牙区,龈瘤好发于前牙及前磨牙区。

2.周缘性巨细胞肉芽肿发生于牙间乳头或龈缘,体积一般较大,可覆盖数个牙。表面光滑或呈多叶状,有时松软呈暗红色,但也可呈粉红坚实。确切诊断须根据组织学检查,可见牙龈结缔组织内有大量多核巨细胞呈灶性聚集,有散在慢性炎症。

3.妊娠性牙龈瘤在妇女怀孕期间易发生(第四个月到第九个月),分娩后可退缩。

五、治疗原则

去除刺激因素,如菌斑、牙石和不良修复体,在消除继发的炎症后,手术切除。切口应在瘤体及蒂周围,凿去瘤体相应处的少量牙槽骨,并刮除该处的牙周膜,以免复发。由于其术后易复发的特点,有学者主张将患牙拔除。复发率约为 15%。

(牟翠玲)

第十一节　重金属引起的牙龈着色

一、病因

由于使用含重金属的药物(如铋)或职业性接触(如铅、汞等),可使吸收入体内的金属盐沉积于牙龈或口腔黏膜,导致牙龈颜色改变。

二、病理

重金属在牙龈的沉积虽然一般多见于职业性中毒者,但不一定是全身性中毒的结果。它只发生于牙龈有较重炎症者,由于牙龈局部的炎症,使上皮下结缔组织中的血管通透性增加,进入体内的金属可在该处血管周围沉积,其硫化物呈黑色,故使牙龈改变颜色。若口腔黏膜其他处有咬破或损伤时,也可发生此种色素改变。

三、临床表现

铋、汞、砷可形成龈缘的黑色沉积线,称为铋线或汞线。也可在游离龈、牙间乳头和附着龈处表现为黑色的斑块状。铅中毒者常有龈缘的蓝黑色或蓝红色铅线。银的吸收可形成蓝紫色的龈缘沉积,口腔黏膜亦可呈弥散的蓝灰色。在银汞充填体附近的牙龈上,有时可见到蓝黑色的银颗粒沉积,类似"文身"的作用。

四、治疗原则

主要是除去龈缘处的局部刺激因素,使炎症消退,色素即可消失,停服含金属的药物并非是必需的。局部用高浓度的过氧化氢涂布,可暂时使深色的硫化铅等颗粒氧化而脱色,但只是暂时的效果。

（牟翠玲）

第十二节 剥脱性龈病损

剥脱性龈病损是临床较常见的牙龈组织疾病,其临床特征为游离龈和附着龈呈鲜红色和表皮剥脱性改变。1932 年,PRINZ 将严重龈上皮剥脱的病例首次命名为"慢性弥散性剥脱性龈炎"。之后,陆续有关于剥脱性龈病损的报告,使用名称有慢性剥脱性龈炎、剥脱性龈口炎、龈变性或龈症等。1960 年,MCCARTHY 复习了有关剥脱性龈炎的文献,并根据 40 例特征为边缘龈和附着龈发红和剥脱的龈炎病例分析,提出剥脱性龈炎是多种系统病在牙龈的表现,从而引起了关于该病损性质的争论。近年来许多研究表明,所谓剥脱性龈炎是一些皮肤黏膜疾病如类天疱疮、扁平苔藓和其他疱性疾病及牛皮癣等病在牙龈的表现,因此多数学者认为剥脱性龈炎是一种临床症状,不是独立疾病,因此建议用"剥脱性龈病损来概括发生于牙龈以上皮剥脱为主的病损。真正的或特发性剥脱性龈炎者为数甚少,仅指那些不能诊断为其他疾病的剥脱性龈病损而言。

一、病因

MCCARTHY 等分析了 216 例剥脱性龈病损中,98 例是黏膜类天疱疮,100 例是扁平苔藓,6 例是寻常性天疱疮,可能由内分泌紊乱引起的龈病损 7 例,其中 5 例是更年期妇女,2 例是子宫和卵巢切除后的青年妇女,病因不明 5 例,虽有龈剥脱、鲜红的多年病史,然而组织病理学检查无特异性,内分泌功能正常且排除了其他黏膜病损的可能性,故称为特发性剥脱性龈病损。国内学者对 86 例临床表现为剥脱性龈病损的病例进行了组织病理学分析,其中以良性黏膜类天疱疮最多,37 例(43%);其次是扁平苔藓,30 例(34.9%);其他为寻常型天疱疮、红斑狼疮等。

二、病理

上皮缺乏角化,棘层变薄,可见水样变性,固有层水肿,有炎性细胞浸润。通常可分为疱型和苔藓型。疱型:上皮与结缔组织交界处水肿,形成基底下疱,上皮与下方组织分离,结缔组织内有明显的炎症,与良性黏膜类天疱疮相似;苔藓型:上皮萎缩,基底细胞水肿,常见胶样小体,病变与疱性或萎缩性扁平苔藓相似;然而剥脱区只显示非特异性炎症浸润。

免疫荧光有助于明确诊断皮肤黏膜病伴发的剥脱性龈病损,如类天疱疮、天疱疮、扁平苔藓和牛皮癣均有特异性免疫荧光现象。

三、临床表现

剥脱性龈病损多见于女性。临床特征是牙龈鲜红、光亮或表皮剥脱糜烂,也可出现水疱、水肿或胀、龈溃疡、创面易出血等症状和体征,有的患者伴刺激性疼痛。病损常出现在唇、颊侧牙龈,较少见于舌侧龈,半数以上累及全口牙龈。也有的患者同时伴有其他部位的典型皮肤黏膜病损特征。天疱疮、扁平苔藓和类天疱疮等可伴有口腔黏膜和其他部位黏膜(如眼结膜)以及全身其他部位的病损。常见的剥脱性龈病损主要有以下几类:

1.良性黏膜类天疱疮。

2.扁平苔藓。

3.寻常性天疱疮。

4.慢性盘状红斑狼疮。

5.特发性剥脱性龈炎。

剥脱性龈病损的病变进展缓慢,时有加剧,常可自行缓解,有的病损经数月乃至数年自然愈合。同一患者口腔内不同部位、不同时期的病损可有不同表现。上皮与结缔组织分离或上皮下方形成水疱可使龈表面呈灰白色,或亮红与灰白相互间杂。若上皮完全脱落,牙龈表面粗糙,呈鲜红色。此时,患者有烧灼感,对温度刺激敏感。

四、诊断

剥脱性龈病损的诊断方法应包括如下。

1.临床检查(口腔内外的所有病损)。

2.光镜检查牙龈活检标本(包括病损周围组织)。

3.直接免疫荧光法(检查病损及周围的正常组织)。

4.间接免疫荧光法(检查患者血清中是否存在与类天疱疮或天疱疮有关的抗体)。

此外要注意随访,诊断明确的剥脱性龈病损患者可能在口腔其他部位或者皮肤发生新的病损,而特发性剥脱性龈炎在随访时有可能发现新的疾病征兆,如发展成典型的类天疱疮或扁平苔藓。

五、鉴别诊断

临床上类天疱疮最易与扁平苔藓混淆。因此,鉴别诊断首先应是这两者。其次应与天疱疮、慢性盘状红斑狼疮和龈变性区别。此外,还应与结核、牛皮癣和浆细胞增多症鉴别。

有些长期使用氯己定液含漱的患者,在牙龈上可出现鲜红的表皮剥脱,对饮食敏感或轻微疼痛。停药后即可自愈。

六、治疗原则

(一)消除局部

刺激因素无论哪种疾病相关的龈剥脱病损都要注意消除局部刺激因素,如牙石、菌斑、尖锐牙尖、龋洞、不良修复体及银汞合金充填材料等。若怀疑损害的发生与患者长期服用某种药物有关,可建议换用其他药物。

(二)扁平苔藓

损害局限且无症状者可不用药,仅观察随访;损害局限但有症状者以局部用药为主;损害较严重者应采用局部和全身联合用药,全身用药以免疫调节治疗为主。还需加强对患者的心理疏导,缓解精神压力,调整精神状态、睡眠、月经状况、消化道情况等,局部可使用肾上腺皮质激素软膏、药膜、喷雾剂等制剂。伴有口腔其他部位病损或皮肤病损者应到口腔黏膜科或皮科就诊。

(三)类天疱疮

病损局部可用2.5%泼尼松龙混悬液加1%普鲁卡因局部注射。含漱剂则以消炎、防痛、止痛为主。除病情严重者外,应尽量减少或避免全身大剂量使用皮质激素,尤其是仅有口腔病损者。

(四) 天疱疮

肾上腺皮质激素为治疗该病的首选药物,长期应用激素应注意加用抗生素以防止并发感染,激素和抗生素联合使用时要防止念珠菌感染。局部用药:口内糜烂疼痛者,在进食前可用 $1\%\sim2\%$ 丁卡因液涂搽,用 0.25% 四环素或金霉素含漱有助于保持口腔卫生。局部使用皮质激素软膏制剂,可促使口腔糜烂面的愈合。伴有口腔其他部位病损或皮肤病损者应到口腔黏膜科或皮科就诊。

(五) 慢性盘状红斑狼疮

尽量避免或减少日光照射,外出或户外工作时戴遮阳帽外涂遮光剂。积极治疗感染病灶,调整身心健康,饮食清淡。局部可使用糖皮质激素制剂,充血糜烂处可考虑局部麻醉药物与糖皮质激素混合,行病损局灶封闭。

(牟翠玲)

第四章　牙齿颜色异常

牙齿颜色异常可分为变色牙和着色牙。发病原因与机制、临床表现及治疗方法，这两类颜色异常牙有明显的差别。

变色牙是牙发育期间或萌出后受到内在或全身因素的影响，牙体组织结构发生改变而产生的永久性颜色变化。如服用大量四环素族药物而产生的四环素牙，饮水或食物中氟含量过高而产生的氟斑牙，遗传性因素引起的牙本质发育不全（又称乳光牙），牙髓坏死后牙冠变色以及牙齿增龄性变化出现相应的颜色改变等。

着色牙是由外部因素或口腔局部环境变化引起牙表面覆盖异常的颜色。如烟、茶、饮料、食物及药物中的色素沉积附着在牙体表面，遮盖了牙齿的正常颜色。外源性着色一般不会对牙体硬组织结构产生影响。

消除着色牙的色素一般通过较简单方法即可解决，如超声波洁牙或手工洁治、化学方法清洗表面即可消除，但需经常进行处理才能保持牙齿干净洁白。处理变色牙的方法则相对较难，如用漂白剂脱色、复合树脂遮盖或戴烤瓷冠等。随着经济和文化生活的改善，人们的审美意识不断提高，要求治疗变色牙和着色牙的人越来越多。这一方面给我们提供了大量的临床机会，另一方面也给我们的技术水平提出了更高的要求。作为口腔专业医生应当不断提高牙齿美容技艺，完善治疗变色牙和着色牙的方法，让牙齿颜色异常患者恢复一口自然美观的牙齿，拥有自信的微笑。

第一节　四环素牙

四环素牙是儿童在牙齿发育矿化阶段服用了大量四环素族药物引起牙齿永久性变色。早在 20 世纪 50 年代初期，国外已有关于四环素牙的报道。在我国直到 70 年代中期，四环素牙才引起人们的广泛重视。

四环素牙患者在我国十分普遍，其发患者群主要集中在一个特定的年龄阶段。即 20 世纪 60～70 年代末 10 余年间出生的人，曾较普遍服用过四环素族药物，使现在 30～50 岁不到的年龄阶段呈高发人群。据国内许多文献报道，该年龄阶段四环素牙的发病率高达 30%～70% 左右。城市出生的人群发病率远高于农村出生的人。根据发病率估算，我国仅这 10 余年间出生的人群中，四环素牙患者可高达数千万之多。

临床上四环素牙的颜色以黄色为主，也可呈现灰、褐、棕色等色调。各种颜色在同一病例中也可相互混杂共存，呈深浅不一表现。严重的四环素牙还可伴有釉质发育不全。目前对四环素牙还没有统一的临床分类，笔者提出以下分类：

Ⅰ度：牙冠颜色比正常牙明显偏黄色，或浅灰色。

Ⅱ度：牙冠颜色呈显著黄色，或出现灰、褐、棕色，可伴有轻度釉质发育不全。

Ⅲ度：牙冠颜色呈深度黄色，或深灰、深褐、深棕色，多数伴有较显著的釉质发育不全。

上述分类仅是临床上肉眼观察大致区分，带有一定的主观性和受临床经验等因素局限，尚缺乏科学客观的描述。近年，采用 CIE1976 色度系统，运用计算机牙齿色度分析软件，制订了更加客观科学的牙体色彩的识别、测试、描述与判定方法，有助于指导四环素牙的准确分类。

四环素牙的颜色与服用四环素族药物的种类、剂量、服药年龄以及持续时间有关。四环素族药物中，服用四环素后牙齿变色最深，服用去甲金霉素（地美环素）和土霉素牙齿染色则较浅些。服药时间持续越长，给药次数越多，剂量越大，则牙齿变色越深。短期服用大剂量四环素与长期服用剂量相当的牙比较，前者四环素牙罹患更为严重。由于四环素牙主要是牙本质着色，服药年龄愈早，色素沉积愈靠近釉牙本质界处的牙本质层，颜色则容易透过釉质显露出来，故服药年龄愈早牙齿显色愈深。由于颈部釉质较薄，故多数四环素牙病例牙颈部显色较牙冠其他部位深。

四环素牙发生的年龄阶段主要在 6 岁之前，尤其在 1～3 岁左右幼儿时期。这时恒牙牙冠正处于钙化阶段，摄入四环素药物后牙齿很容易受累。孕妇服用四环素后，药物可部分通过血胎屏障使胎儿牙齿染色，出现四环素牙，临床上乳牙四环素牙发病率远较恒牙低且着色亦浅。

随着年龄增加，四环素牙的颜色会逐渐加深。这是由于四环素族药物的分子结构具有光感性，萌出后的牙经日光和紫外光照射而色素基团变深。因此许多四环素牙患者成年后牙齿颜色较儿童时期深了许多。越容易暴露口腔外接受光照的牙变色程度越严重，四环素牙患者前牙颜色较后牙深，唇面颜色较舌面深的缘故。

一、发病机制

四环素类药物具有和多价阳离子亲和的性能，对牙体组织和骨组织亦具有极好的亲和力。在牙发育矿化过程中，摄入的四环素族药物容易沉积到牙体硬组织，以一种络合物形式与钙结合后形成四环素－钙复合物。由于四环素药物具有带黄色荧光特性，这种色素复合物的沉积使牙齿呈现出四环素色改变。四环素－钙复合物主要沉积于牙本质中，牙本质中的色素分布量是釉质中的 4～9 倍。牙本质中色素呈带状分布，似帽状层层排列，而釉质中仅为游散性非带状色素。也有观点认为，牙本质中色素分布量大是因为牙本质中羟磷灰石晶体小，总表面积比釉质羟磷灰石大，使牙本质吸收四环素色素多于釉质。

四环素类药物对牙齿的影响主要是改变颜色，严重时也会伴有釉质发育不全。四环素类药物产生的四环素正磷酸复合物抑制了牙齿矿化过程中的核化和晶体生长两个相。严重釉质发育不全会使牙本质暴露，着色显得更深。较轻的釉质发育不全降低了釉质透明度，对牙本质变色还有部分遮挡作用，使四环素牙颜色显得浅些。

二、治疗方法

四环素牙是可以预防的。我国药典已明文规定，孕妇、哺乳期妇女及 8 岁以前的儿童禁止服用四环素族药物。这一规定颁布后 30 多年来，我国出生的人口中四环素牙发病情况已得到根本性控制。临床观察表明，目前在 30 岁以下的年龄阶段，四环素牙患者已很少见。对已经出现四环素牙的患者，我们则应根据病变情况采用相应处理措施，满足对美观的要求。四环素牙的治疗方法有漂白脱色法和遮盖法。脱色法适用于变色不太严深的Ⅰ、Ⅱ度四素牙。遮盖法采用复合树脂或烤瓷冠，前者适合于轻、中度四环素牙，后者更适用于严重程度着色或伴有釉质发育不全的四环素牙。

(一)复合树脂遮盖法

复合树脂主要包括光固化树脂和化学固化树脂两类。由于光固化树脂使用方便、性能优越,在临床上得到广泛应用,化学固化树脂已基本被临床淘汰,下面提及的复合树脂均指光固化(或光敏)树脂。

光敏树脂是经 430nm 波长蓝色可见光催化聚合的高分子材料。自 20 世纪 70 年代问世以来,经过不断研究改进,其性能得以逐步完善。光敏树脂在物理光学性能方面与天然牙十分匹配,使修复后的牙齿达到近乎自然、完美的效果。同时,光敏树脂较好地解决了与牙体硬组织的粘接强度和耐磨性能,已成为现代牙体美容修复的理想材料之一。用复合树脂酸蚀粘接技术进行四环素牙美容修复,方法简单,磨除牙体组织少,治疗效果较好,深受患者欢迎,在临床上早已被广泛采用。下面介绍该方法操作步骤与要领。

1.术前准备

术前应常规用超声波洁牙,消除牙面色素、结石和软垢。龈炎患者应在术前一周作治疗,待牙龈炎症消退后才能作树脂贴面。如果以前作过树脂覆盖需重新美容修复者,应彻底去除残留树脂。牙龈增生患牙应用电刀切龈,待牙龈外形恢复正常后再作牙体美容。牙髓或根尖周病患牙应先完成根管治疗再行树脂贴面修复。最好在橡皮障完全隔离下完成操作。

2.牙体预备

作光敏树脂覆盖的牙应对唇面釉质进行必要的打磨。打磨的厚度一般为 0.2~0.4mm 左右,也可为 0.6~0.8mm,作者认为这样会损伤更多健康牙体硬组织,不宜提倡。也有人主张不打磨釉质,直接对牙齿表面进行酸蚀粘接。临床经验表明,完全不打磨釉质不利于树脂与牙齿的粘接,脱落率明显增加,修复后的牙冠显得过于膨突。打磨时最好采用粗砂粒金钢砂针,以获得更大的粘接力。打磨牙面时下列情况应作适当调整。

牙冠唇向错位明显者可增加打磨厚度,而舌向错位的牙应尽量少磨釉质。颜色过深的四环素牙亦可适当多磨一些釉质,以便增加树脂覆盖厚度,提高遮色效果,磨除厚度不应超过釉质的 2/3,否则暴露牙本质后不仅降低粘接强度,还会对牙髓造成刺激,出现术后敏感或牙髓炎症。

牙冠唇向错位明显者可增加打磨厚度,而舌向错位的牙应尽量少磨釉质。颜色过深的四环素牙亦可适当多磨一些釉质,以便增加树脂覆盖厚度,提高遮色效果,磨除厚度不应超过釉质的 2/3,否则暴露牙本质后不仅降低粘接强度,还会对牙髓造成刺激,出现术后敏感或牙髓炎症。

正常邻接关系的牙打磨釉质范围不应超过牙冠邻面接触点,有明显牙间隙者应打磨整个邻面以利关闭间隙,但邻面磨除厚度应尽量薄。

牙体过宽的牙应多磨除一些近远中轴角区釉质,以减少树脂覆盖后牙冠的宽度。牙体预备还应包括对龋坏、釉质发育不全等引起牙本质暴露较深的牙进行垫底或间接盖髓处理。垫底材料主张选用玻璃离子粘固剂或复合体。如果用 $Ca(OH)_2$ 作间盖处理,必须再用上述垫底材料或专用遮色树脂遮盖,否则在 $Ca(OH)_2$ 表面直接覆盖树脂后会透出白色雾状斑块。

打磨后应彻底清洗牙面,用浸有肾上腺素棉捻放入龈沟排龈,以减少龈沟液分泌,保持术中牙颈部洁净清晰。

3.酸蚀牙面

隔湿干燥牙面后,用小棉球或专用小毛刷蘸釉质酸蚀剂(30%～50%磷酸)涂布于打磨后的釉质表面,活髓牙酸蚀30s左右,死髓牙可适当延长。酸蚀剂应均匀涂布在打磨过的釉质面,不能涂布在暴露的牙本质区。如果牙面有牙本质暴露区,可用专用牙本质处理剂处理。

用流水冲洗牙面15～20s,最好使用吸唾器排除冲洗液,避免唾液污染酸蚀后的牙面。用压缩空气适度吹干牙面。干燥后的釉质表面呈无光泽的白垩状改变。如果白垩色不明显,表明酸蚀不够或酸蚀液涂布不匀,可补充酸蚀该区域。

酸蚀后的牙面应进行彻底隔湿保护,防止油剂类药物、含油气体、唾液、手指污迹接触牙面,将唇颊黏膜与牙面隔开。

漂白剂可降低复合树脂与釉质的粘接强度,对重度四环素牙漂白后的贴面治疗,应考虑间隔一段时间后进行,并适当延长酸蚀时间。

4.涂布粘接剂

用小毛刷或小棉球蘸粘接剂均匀涂布于酸蚀干燥后的釉质面上。牙本质暴露区可涂牙本质粘接剂或牙本质处理液。

涂粘接时应注意均匀周到,酸蚀过的牙面均应涂布,不能遗漏。粘接剂应呈薄层,切忌过厚,可用气枪轻轻吹拂牙面20s,一方面促使有机溶剂挥发,另一方面促使粘接剂流动,以利于渗入酸蚀后的微孔隙。

光照或不光照对树脂与牙面的粘接强度无明显影响。但如果使用遮色剂或使用遮色作用较强的树脂之前最好先光照20s,以保证粘接剂充分固化。

5.选色

颜色选择是进行四环素牙美容至关重要一步。这一步应由医师与患者共同完成。医生应耐心向患者解释所用方法的优缺点、材料的性能、颜色的搭配以及美容后的效果。有经验的临床医生一般都会与患者一起探讨颜色的选择方案,达成共识。这一步也可在术前准备工作中进行,以事先取得患者认可和配合。

目前临床上使用的复合树脂品种多,颜色挑选余地大,而且不断有新的产品问世,为了获得更理想的美容效果,我们应当选择材料性能优越的产品。四环素牙颜色选择一般不使用比色板,这是因为厂家提供的比色板上树脂牙厚度(5mm左右)远比覆盖在牙面的树脂厚度(1mm左右)要厚,两种厚度所表达的色彩信息是不会相同的。比色板上树脂牙底部并没有四环素牙那样深的颜色作衬托。同样树脂厚度,底色越深遮盖效果越差。故按比色板选出的材料覆盖在四环素牙上远达不到比色板上树脂牙的色泽和美感。

随着现代牙体美容修复技术的发展,四环素牙或其他着色牙树脂贴面多采用分层修复技术,即同一牙由内到外可选用先牙本质色树脂再釉质树脂,必要时可在底部用遮色树脂。在四环素牙美容选色时应考虑以下几种因素:

(1)患者牙齿颜色的深浅

Ⅰ度四环素牙,可选用2层材料分层修复:即分别用A2或A3颜色牙本质树脂与A1或A2釉质树脂覆盖,对修复后牙齿颜色要求更白的患者可选用B做釉质层树脂。

Ⅱ度四环素牙,可采用三层树脂修复覆盖:底层选用遮色能力较强且接近自然牙本质色的遮色树脂或遮色剂,牙本质层选 A2 或 A1 树脂;外层釉质树脂应用较浅的颜色如 A2、A1 或 B1。

Ⅲ度四环素牙处理同样可采用遮色树脂(或遮色剂)加牙本质、釉质树脂三层修复进行覆盖,但应加强遮色树脂的效果。

(2)不同牙位以及同一牙冠不同部位颜色选择:牙冠的切端、中部和颈部颜色有明显差别。一般说牙冠颈部彩度大,色相偏红黄。中部明度大、彩度小,颜色偏白或灰白。切端具有半透感。邻接面较中部树脂应稍微增加彩度,减少明度。选色时应充分考虑这些因素。如果仅仅用一种颜色树脂完成牙面修复,则显得呆板,缺乏活力和美感。不同牙位颜色选择也应考虑颜色变化规律。中切牙和侧切牙应用明度大、彩度小的树脂,尖牙前磨牙的彩度相应增加、明度随之降低。这样从中切牙到尖牙颜色出现渐暗变化,符合天然牙色泽变化规律。

(3)选色还应考虑覆盖牙齿的数量以及患者的肤色:一般说四环素牙美容修复牙数应上下颌各 6 颗或 8 颗为宜,如果患者要求前牙覆盖的数量少于 6 颗,则树脂颜色不宜过浅,以免造成与未覆盖牙齿颜色反差过大产生极不协调感觉。如果患者肤色较白,可选用较浅的颜色,反之树脂颜色应适当调深一些。原则上牙齿颜色的明度不应超过患者眼珠的亮度。

(4)光敏树脂修复后受日光和紫外光影响:随着日光和紫外光照射树脂颜色可能会逐渐变暗,有时光照后树脂即刻也会损失明度。因此主张对四环素牙选色宁可选明度大、彩度小的颜色,以保持较长时间内树脂贴面的美白效果。四环素牙选用光敏树脂美容修复由于非单一颜色能够完成,临床上应同时备有多种颜色的树脂材料供选择。如果选色一时难定,可先用待选树脂试作一个牙的贴面,光照固化后再做出判断。

6.堆放树脂

将树脂堆放牙面并进行塑形是四环素牙美容修复中的关键一步。操作者应对每个牙位的唇面外形相当熟悉,并具备扎实的牙体美容修复技能。这就要求牙医有一定的美学基础知识和艺术修养,把牙面塑形视为艺术加工,才能使牙齿修复后达到自然、逼真、美观的效果。

按照事先选好的颜色进行分层堆放。选用专用遮色树脂打底,用专用雕刀(最好是光洁而薄)推压树脂铺平在牙面上。这一层树脂应薄而均匀,应根据着色牙深浅决定树脂厚度,Ⅱ度四环素牙厚度 0.2mm 即可,Ⅲ度四环素牙遮色相应厚些,才能到达较好覆盖效果。若使用遮色剂应均匀涂布牙面,切忌涂成花斑状。但一般来讲,牙齿颜色越深遮盖效果越不理想,即便加厚遮色材料。

底层的遮色树脂或中层牙本质树脂放置范围应注意切端不应超过切缘,颈部应不接触牙龈,邻面盖至外展隙。光照固化后进行表层树脂塑形。这一层树脂厚度 0.4mm 左右。注意表层树脂在牙体与颈缘交界处两种颜色树脂接触应呈斜面交错,以保证颜色自然过渡。光照之前应对表面一些解剖特征如发育沟、生长线等外形基本塑形(这一解剖特征也可在牙本质树脂塑形时就有所体现)。发育沟在上颌前牙塑形中具有画龙点睛作用,应注意其位置、深浅、长度、角度和宽度,做好了则修复体显得生动有活力,否则给人生硬呆板感觉。塑形时还应考虑性别差异,如女性的牙应尽量做得小巧,线条圆润,男性的牙可做得适当宽大丰隆。

7.打磨抛光

用细砂粒金钢砂针磨除颈缘、切缘和邻面多余树脂,仔细修磨外形,调整咬合,消除早接触点,适当减轻切端树脂𬌗力。颈部应以不能探及悬突或台阶为宜。树脂贴面颈部悬突过大,术后牙龈发炎出血情况十分普遍。打磨修形还可对牙冠外形作进一步调改,前期未做出的形状如发育沟亦可通过打磨成形。对塑形效果满意的牙冠表面仅作轻微打磨,以便去除树脂表层发粘的氧阻聚层。

打磨外形后还应进行仔细抛光,临床上不少牙医忽略这一步。抛光工具最好备有白细砂石,含铝的软塑料碟片及条,以及橡皮杯和抛光膏等。抛光应严格按程序进行,从粗到细逐一抛光。抛光时应喷水,防止干磨。手机转速不宜过快,应调至 1000r/min 以下。操作过程中应注意避免伤及牙龈,发育沟应顺着沟磨,不应忽略颈缘和邻间隙抛光。按程序抛光后的牙冠表面会产生一种光洁、滑润的感觉,犹如一件精美的工艺品。未抛光或抛光不精细的牙面则显得粗糙无光泽。

8.疗效评价

光敏树脂作为四环素牙的主要美容材料之一,深受牙医和患者欢迎,临床应用极为广泛。此法磨除牙体组织少,花时间不多,美容效果肯定,尤其对Ⅰ、Ⅱ度四环素牙较为理想。但光敏树脂覆盖也有自身不足,如脱落问题,随时间延长颜色逐渐变暗,对重度四环素牙遮色效果欠佳,选择病例时应掌握好适应证。

(二)漂白脱色法

使用漂白剂作用于变色牙后,其颜色可部分或全部脱色,称之为牙齿漂白脱色法。四环素牙漂白治疗可由医生操作实施(称之为诊室内漂白),也可由患者带回家自行完成(称之为家庭内漂白)。漂白剂可通过釉质表面起作用(活髓牙漂白术),也可通过髓腔作用于牙本质产生脱色效果(死髓牙漂白术)。目前常用的漂白剂有强氧化剂如 30% 过氧化氢,也有刺激性较弱浓度为 10%~15% 的过氧脲素。采用不同方法和药物其脱色效果有明显差异。在牙发育阶段,人体摄入四环素族药物后经血流分布到牙体组织中,与钙离子结合形成色素基团,永久性沉积在牙体硬组织中。牙本质中沉积的色素基团远多于釉质,故四环素牙的颜色主要是牙本质中的色素显现出来的。因此,漂白剂必须穿过釉质渗透到牙本质中才能产生脱色效果。目前临床上使用的过氧化氢或过氧化脲等漂白剂分解后产生多种超氧化物,他们作为强氧化剂可通过链式或链式支链反应增大氧化剂的作用。这些氧化剂可渗入牙体硬组织,与色素基团发生结合反应,从而达到漂白牙齿改变颜色的作用。漂白剂能渗入牙本质的直接证据是,漂白治疗期间患牙有明显敏感症状,甚至轻微牙髓炎症反应,停止使用后症状不久会消失。但也有研究认为,漂白剂无法通过结构致密的釉质进入牙本质起作用,使釉质脱矿后结构变化而改变了釉质的折光率,釉质表面呈白垩色改变,部分遮挡牙本质色素。目前临床上采用的漂白剂有过氧化氢、过氧化脲、磷酸、盐酸等。

1.过氧化氢与过氧化脲

过氧化氢漂白的具体机制目前仍未明确,普遍比较赞成的观点是过氧化氢是一种活泼的氧化剂,在氧化还原时容易发生分解,可通过链式或链式支链反应增大氧化剂的作用,释放出新生态氧并形成超氧化物自由基 HO_2^-,这些新生态游离氧和自由基渗透进入釉质及牙本质层,在牙本质小管内与有色基团结合发生化学反应,将其分解为小分子,可直接渗入牙体组织产生漂白作用。过氧化脲则必须通过分解后生成过氧化氢才能起作用。由于以过氧化脲为主要成分的漂白剂脱色显效较过氧化氢慢,故须要持续较长时间与牙面接触才能达到脱色效果。如果在过氧化脲中加入羧基多亚甲基聚合物还可延迟过氧化氢释放。这种缓释剂有助于更多漂白剂渗透入牙本质层,获得最大脱色效果。过氧化氢对釉质有脱矿作用。漂白后釉质表面都呈不同程度的白垩色改变,不透明、无光泽。过氧化脲在水溶液中分解产生的尿素可中和口腔细菌产酸,具有一定的防龋作用。

常用的漂白剂浓度:10%~30%过氧化氢,10%~15%过氧化脲,高浓度漂白剂对牙龈牙髓有强烈刺激作用只能由医生使用,应特别注意保护软组织。低浓度药物刺激性小,较为安全,可作为家庭内漂白剂。

2.磷酸和盐酸

临床上还可使用18%~36%盐酸和30%~50%磷酸作为四环素牙漂白剂,使用次数需在10次或20次以上才能产生漂白作用。酸类漂白剂作用原理主要是使釉质表层脱钙溶解,产生白垩状改变遮挡了深部牙本质色素,并非改变了牙本质中的色素基团。酸类漂白剂对牙髓、牙龈有明显刺激作用,使用时应注意操作安全。

3.漂白方法

包括诊室内漂白和家庭内漂白两种方法。

(1)诊室内漂白法:诊室内漂白一般采用30%过氧化氢作为漂白剂,由专业医生实施操作。其基本操作方法是:严密隔湿,凡士林涂擦牙龈,乙醇清洁牙面,吹干后用棉球蘸30% H_2O_2,反复涂布牙面。然后不断更换新鲜药液棉球,每次持续约20~20min,每次处理后能产生明显的脱色效果。每周进行1~2次同样操作,直到牙齿达到漂白效果为止。

使用过氧化氢漂白过程中,可配合使用其他药物或方法,能取得更佳效果。如灯光照射或红外线加热:先在牙面涂布30% H_2O_2,再用灯光照射加热(50℃以下)或红外线照射,这些方法处理后可增加过氧化氢对硬组织的渗透能力。

半导体激光照射:采用专门的半导体激光仪通过830nm独特波长照射能促进过氧化氢的分解和增强渗透作用,可选择性用于牙体硬组织的色素颗粒,将其氧化分解。此法可显改善漂白效果,提高临床效率,并能显著降低疗程。一次就可以达到美白效果,业界有人称为光子美白,其实质仅是漂白脱色方法的一种改良。

加入有机溶剂或术前酸蚀牙面:为了提高漂白效果,有人主张用适量乙醚,加入到过氧化氢中,或漂白前先用磷酸酸蚀釉质,提高疗效。

从髓室内给药:有的牙医主张把需漂白的四环素牙全部摘除牙髓行根管治疗,在髓室内放置过氧化氢棉球,能比从釉质表面进行处理获得更好的漂白效果。但我们认为此法有顾此失彼之嫌,不宜提倡。

(2)家庭内漂白法:家庭内漂白法是患者将漂白药物带回家并通过特定的装置自行实施漂白操作。实施这一过程须具备2个条件:一是安全性较好且操作方便呈凝胶状的漂白剂,二是根据患者牙牙合制的托盘。患者睡觉前将放有漂白凝胶的托盘戴入口中,早晨起床后取出托盘。这一方法主要是在夜间完成,又称为夜间漂白法(nightguard vital bleaching)。

家庭内漂白剂一般采用10%～15%过氢脲素作为主要成分,并配成凝胶制剂。患者初诊时先取模,用真空机压制出无色透明的纤维托盘。托盘应保证与牙颈缘贴合紧密。患者使用时将适量凝胶漂白剂放入托盘中,戴入牙殆上,去除多余凝胶,早上起床后摘下托盘洗净。每日一次,连续2周为一疗程。家庭内漂白方法给四环素牙患者提供了极大方便,减少了复诊时间。由于漂白剂与牙面保持长时间接触,使药物能有充分时间发挥作用,提高了脱色效果。

4.使用注意问题

牙齿漂白技术的不良反应主要有牙龈、牙髓反应、温度刺激、牙齿硬组织吸收、粘接强度的影响、口唇的光热过敏肿胀等。釉质发育不全、磨耗或外伤折裂的活髓牙行漂白术时应防止漂白剂直接接触暴露的牙本质面,以减少或避免对牙髓的刺激。漂白过程中或完成后,患者可能会出现感觉不适,如对冷酸敏感,这些症状一般是暂时的、可逆的,停止漂白后会逐渐恢复。也可使用含氟制剂作脱敏处理以减轻症状。如症状加重,应停止使用漂白剂或调整治疗计划。治疗后24h内,牙齿容易着色,应避免饮用茶、咖啡、深色食物,尽量避免吸烟。由于牙齿漂白术后的一定时期内,牙齿内部会有残留一部分氧分子,影响树脂的固化,漂白术后两周内不宜进行树脂粘接修复。

30%H_2O_2是一种强氧化剂和腐蚀剂,接触黏膜、皮肤会产生严重灼伤。因此,操作过程中应特别注意对龈、舌、颊及口唇黏膜和皮肤的保护,尤其是注意避免接触患者眼睛。家庭内漂白应注意防止凝胶从托盘中泄漏或误吞入食管。

5.疗效评价

目前对于疗效的评价尚缺乏统一客观的标准。由于涉及光学、视觉生理、视觉心理等诸多因素,颜色的判断容易受到主观及比色参照物颜色有限的影响,缺乏准确性。

常用的方法包括传统的视觉比色、混合等色、三刺激值直读及分光测色法等。其中视觉比色法要求检查者对颜色有较高的敏感性,需长期、系统训练才可最大程度地避免主观臆测对结果的影响;分光测色法可以定量地测定两种颜色的差异,但携带不便且仍存在颜色不足涵盖牙体颜色的问题。

四环素牙的漂白效果与牙齿染色程度、使用漂白剂种类和方法以及漂白时间等因素有关。一般说,颜色越深的四环素牙疗效越差,Ⅰ、Ⅱ度四环素牙脱色效果较为满意。颜色偏黄的比偏灰偏褐色或棕色的四环素牙漂白效果好。

漂白剂的浓度、作用时间、接触次数与漂白效果呈正相关。

牙冠切端漂白效果较龈端好。牙齿钙化程度高、患者年龄增大,漂白效果降低。

漂白后的牙齿颜色虽变白,光泽度却降低,有"光玻璃"变"毛玻璃"之感。漂白后的牙齿可出现回色。回色一般在术后短则数天多则数月后出现,回色程度因人因牙而异。颜色越深的四环素牙回色越快越明显,前牙回色比后牙快,唇面比舌面快。漂白脱色后牙齿颜色的稳定性直接影响到漂白术的应用与发展前景,有待于加以研究解决。

(三)烤瓷全冠或贴面修复

对于颜色很深并伴有釉质缺损的重度四环素牙,复合树脂或漂白脱色往往很难达到满意效果,最好选择烤瓷全冠或贴面修复,方能满足对美观的要求。

(牟翠玲)

第二节　死髓变色牙

牙髓坏死后牙齿颜色会逐渐失去原有的光泽，变得灰黯，严重者变成褐色或深褐色，与邻牙比较显得极不协调。这种死髓变色牙在成年人中间较为普遍。死髓变色牙可发生在任何牙，但以前牙尤其上中切牙多见。

一、牙髓坏死导致牙冠变色的原因

(一)外伤

牙齿受到碰撞、打击或其他外力因素后，牙髓血流循环容易出现障碍，活力降低出现退行性变或渐近性坏死。当外伤较轻时，牙髓出现坏死和牙齿变色的过程十分缓慢，常常经过数年或更长时间才表现出来，并且时间越久，颜色变得越深。

牙齿外伤后髓腔内血管出血，血红蛋白等物质进入牙本质小管，分解释放出铁离子，与硫化氢结合生成硫化铁，引起牙冠颜色改变。

(二)龋损

牙齿龋损穿髓后，牙髓组织受到细菌感染而发炎、坏死。坏死牙髓组织中含有多种蛋白降解产物，使牙齿逐渐失去光泽，颜色变暗。

(三)充填材料

牙髓治疗过程中使用的化学药物或材料选择不当也可引起牙冠变色。如塑化液中的色素容易渗透进牙本质小管，牙体修复过程中使用的银汞合金及金属桩、钉腐蚀后释放出氧化物、硫化物及氯化物等，这些色素透过牙体或修复体显示出来，对美观产生一定影响。

二、死髓牙变色的防治

(一)及早去髓充填根管预防变色

牙髓因外伤或龋坏引起感染或坏死后，应及早去尽炎性物质及坏死牙髓组织，特别是软化牙本质，进行彻底根管治疗，避免使用性能不稳定或带色素的充填材料。这样虽不能完全防止牙冠变色，但至少可以减轻变色的程度。

(二)髓室内漂白

坏死牙髓变色的漂白必须在根管治疗完成后进行，将漂白剂放入髓室内直接作用于牙本质，效果优于髓室外漂白法，其操作方法如下：

(1)严密充填根管，将牙胶尖从根管口下 2mm 处挖去，用磷酸锌水门汀或复合体垫底，去尽髓室内残存的感染物质及垫底材料。

(2)用浸饱和的 $30\%H_2O_2$ 棉球置于髓室内，$10\sim20min$ 更换新鲜药液棉球，重复 $2\sim3$ 次后牙冠颜色会明显变浅。也可将 $30\%H_2O_2$ 棉球放入髓室内用丁氧膏严密封洞，$2\sim3d$ 后换药。经过几次处理后，牙冠颜色可基本恢复正常。

(3)漂白治疗完成后，应用牙色材料如光敏复合树脂或复合体充填髓室及窝洞。切勿使用金属类充填材料或深色复合树脂充填。

髓室内漂白可产生某些不良反应，如牙颈部出现外吸收。临床观察表明，部分病例可在短则数月、多则数年出现程度不同的外吸收。据研究认为,导致外吸收的机制可能是,漂白剂沿牙本质小管渗透出牙颈部,使周围组织酸度增加,导致牙本质轻度脱钙和溶解,并出现周围组织感染,增加破骨细胞作用,继而引起牙颈部硬组织吸收。防止牙颈部外吸收的方法,主要在于掌握根管口垫底的位置、密合度和材料种类。建议选用耐酸材料从根管口垫底,厚度 2mm 左右,与髓室底平齐即可,一定要压紧填密合,防止漂白剂向颈部渗漏。

(三)光敏树脂遮盖或戴烤瓷冠

光敏树脂贴面是解决无髓变色牙的常用美容方法之一。

无髓变色牙多为单个牙或少部分牙,邻牙颜色大都正常,故光敏树脂覆盖前主张磨除较多釉质,保证材料有足够厚度,以获得更佳的遮色效果。由于光敏树脂遮色能力有限,变色过深的牙冠用此法很难收到满意效果,烤瓷全冠则是首选方法。

(牟翠玲)

第三节　牙齿外源性着色

外源性色素沉积或附着在牙齿表面,难以用水清洗干净者,称之为着色牙。着色牙中的色素主要来自日常生活中的食物、饮料、药物以及烟、茶等嗜好。着色牙可出现在不同年龄阶段,成年人最为普遍,尤以吸烟、饮茶、咖啡者为甚。着色牙是口腔卫生不良的一种表现。不仅影响美观,还会成为一些口腔炎症的诱因。外源性着色牙的机制目前仍不清楚,据分析可能是有色物质中的阳离子沉积于牙面及获得性膜表面与含阴离子的食物色素发生反应从而使整个牙面着色;着色还与不同个体所形成的获得性膜的物理化学性质、唾液流率和唾液蛋白中有机物浓度等相关。

一、临床表现

外源性色素可单独附着于牙面各个部位,也可与菌斑、牙结石混杂并存。轻者呈散在点状颜色分布于牙齿表面上,重者则大面积或全部覆盖牙冠。着色牙的颜色因色素来源不同可呈棕色、褐色、绿色等。成年人中的着色牙发生比例很高,与吸烟饮茶有密切关系。

茶叶的着色能力很强。据认为是茶叶中的鞣酸与铜、铁、镁等结合,形成棕色沉积物牢牢附着于牙面上。

烟叶中的焦油非常易于附着在牙面上,抽烟人群中大多数牙齿都有浓厚的褐色烟斑。观察表明,抽烟人群中无论着色牙的数量还是程度都远高于非吸烟者。有的地区一些人有咀嚼槟榔的习惯,牙齿表面着色非常严重。

口服或外用药物中的色素也很容易沉积在牙面上,如经常使用氯己定、氯化锶可使牙面呈棕色着色,某些中成药也有一定着色性,药物性着色牙在停药后可逐渐消失。

儿童牙齿也会出现一定着色现象,一般呈黄绿色或棕褐色薄膜。这些颜色一方面是牙菌斑生物膜中产黑色菌作用所致;另一方面来自带有色素的食物或饮料。值得一提的是,市面上一些饮料极易导致着色,不仅牙齿甚至口腔黏膜表面也会染上色素。

二、防治方法

防止着色牙的形成主要靠自我口腔保健措施。刷牙和牙线是防止牙面色素形成最有效的方法。应掌握正确刷牙方法,选用有效的牙膏和适宜的牙刷。坚持每天至少早晚各刷一次,每次不少于 3min,耐心认真刷净牙齿各个部位,配合使用牙线更能保证牙间隙得到彻底清洁。每日口腔卫生措施坚持较好的人,牙面不易形成色素,反之刷牙不认真或不刷牙的人则牙面色素广泛而浓厚。

通过改变饮食习惯或嗜好是预防牙齿外源性色素沉着的有效方法。如彻底戒烟,少饮浓茶和咖啡,不使用使牙染色的药物、食物和饮料等。

当色素日积月累较多时,或与菌斑、牙石一起堆积在牙面上,单靠刷牙和牙线是无法清洁掉的,必须采用超声洁牙或手工洁牙才能彻底清除。超声洁牙应定期进行每年 2 次为宜,色素、牙石形成较快者应每季度一次。值得强调的是,无论超声洁牙或手工洁治,应力求干净、彻底,否则粗糙牙面会使色素、牙石形成更快。因此,主张洁牙后应对牙面进行认真、仔细打磨抛光,保持牙面光滑洁净。

定期洁牙已成为发达国家常规口腔保健措施之一,在我国也逐渐被人们接受,但普及率尚待提高。应当指出,定期洁牙固然需要,每天或经常性采取有效措施防止牙着色和牙结石形成,比定期到牙科门诊超声清洗牙齿更为重要。养成良好的口腔卫生习惯,使自己随时都能保持一口洁白美观健康的牙齿。

(牟翠玲)

第四节　氟牙症

氟牙症,又称氟斑牙或斑釉症,是在牙发育矿化时期,机体摄入过量的氟所引起的一种特殊的釉质发育不全,是地方性慢性氟中毒最早出现的一种特异性体征。

氟牙症是全身性氟中毒的特异性早期表现,是地氟病流行的重要标志和多源性氟中毒病的重要指征。氟牙症不但反映人群总摄氟量的情况,而且也反映个体氟摄入量的特征;氟牙症是反映一个地区人群摄氟量水平及判定地氟病程度的重要指标,既是划分地氟病标准的敏感指标,又是划分氟骨症严重程度的指标之一,氟牙症还是监测地氟病预防措施落实情况的重要指标。

氟牙症是在牙发育、矿化过程中,机体持续摄取过多的氟造成釉质矿化和发育异常。形成于牙齿萌出前,表现于牙齿萌出后,临床特征是釉质表面从出现细小的不透明条纹、进而成为牙面的不透明区形成白垩色粉笔状区,严重者出现釉质缺损;白垩色侵犯可在部分或整个牙齿表面,在白垩色区域可有黄色、褐色、棕色甚至黑褐色的着色表现,釉质缺损则表现为分散或融合成片状的缺损,甚至牙齿变形。

一、氟牙症的流行病学

(一)研究历史

氟牙症与生活环境有着密切关系,在我国,公元前 232～262 年,晋代嵇康著的《养生论》中记载"龋居晋而黄",当时虽然还不知道是因为过量氟而引起的,但在实践中观察到了特定居住地区的人牙是黄色的事实,并以简略的五字加以描述,使人一目了然。1963年研究证明山西太原等地区有氟牙症流行,是地方性氟中毒为害的地区。

Kuhns(1888)以变色牙为名最早报告氟牙症。Eager(1901)报告从意大利那不勒斯移民到美国的人中,牙有黑褐色的颜色变化,以及有釉质缺损表现,认为此现象发生于一定地区。Mckay在科罗拉州行医中发现许多患者有褐色的牙而称为"Coloradobrownstain"。在与Black的共同研究中,1961年Blade和Mckay两人在论及牙的这种损害时,首先采用"斑釉"一词,已意识到斑釉牙的发生与饮水中含有的某种物质有关。于是进行了无机化合物的毒性研究,发现从食物得到大量氟的动物,牙所发生的变化,非常近似于斑釉牙。Smith等(1931)证明了氟牙症是机体摄入过量的氟所造成的。同年,Churchill首先肯定饮水中过高的氟是引起氟牙症的主要原因。不少学者探索氟牙症原因而进行流行病学调查时,发现氟牙症患者的龋病较少。此后,研究饮水氟和龋病关系的人越来越多。由此,从发现一种牙病(氟牙症)的病因到发现另一种牙病(龋病)的预防。

(二)氟牙症与龋病的关系

大量的实地调查研究发现有氟牙症流行的地区,人群龋病患病较少。很多国家的医学家的研究如何利用饮水中的氟来预防龋病。美国公共卫生研究院的H.T.Dean(1933～1942)对美国22个城市的饮水含氟量及2～14岁男女儿童口腔健康情况进行了全面系统的检查,发现饮水含氟量低于0.8mg/L时,无氟牙症;饮水含氟量为1～1.2mg/L时,轻度氟牙症,发生率在10%以下;饮水氟超过1.4～1.6mg/L时,较多的牙表面出现淡黄色或褐色斑点;超过2.5mg/L时,则大多数人的釉质出现黑褐色斑点,甚至釉质缺损。饮水氟浓度与氟牙症的发病率呈正相关,而与龋病的发病率呈负相关。Dean等认为:以1mg/L的饮水氟防龋时效果最佳,所引起轻型以下的氟牙症率小于10%;而这类氟牙症既不影响美观,又不妨碍健康。Dean的研究结论,促使美国在高龋病率的城市开展了自来水加氟防龋,成功地减少了龋病发病率,这是Dean对人类健康的贡献。氟的防龋作用,并不是通过形成氟牙症才获得的,当釉质内含有足够量的氟而又未出现氟牙症时已具有明显的抗龋力。重度氟牙症造成表层釉质缺损,患龋风险反而增加。

(三)氟牙症的流行情况

作为氟中毒病最早出现的表征,氟牙症的流行病学特点是发生呈多发、群体性;有生活环境的共同性;能确认在饮用水中含有过量的氟;存在耐龋蚀性。

氟牙症的流行具有显著的地区性,其发病率与当地水、土壤、空气及食物中的含氟量过多密切相关。一般情况认为饮水氟含量以0.8～1.0mg/L为适宜浓度,超过此浓度就可能引起氟牙症的流行;如我国西北、华北、东北等一些地区,水氟浓度超过3mg/L。我国的一些高氟煤矿区,如云、贵、川、重庆三峡等高寒地区,饮水氟浓度很低,由于燃高含氟煤取暖、烘烤粮食而造成气源性氟污染,土壤、空气、食物中的氟含量很高,居民从粮食、空气中摄入了过多的氟,也会产生氟牙症。氟牙症的流行及其严重程度也与气候有密切关系。如居住在热带地区的人,饮水多摄入的氟也多,氟牙症的患病率及患病程度也高。

饮食也是机体氟化物的主要来源之一,其氟含量差异较大,有的食品如茶叶、海产品等含氟量高,而经过加工的食品含氟量往往高于原食品的数倍;而不同的煮食、饮食习惯,食物的氟含量也不相同,如加水多、煮食物时间长的食品,含氟量高;若加入茶叶、海产品煮成的汤、煲等含氟量高;有的食物添加剂如泡打粉、点豆腐用的卤水等都能提高食物的含氟量。长期食用这些高含氟量食物的地区,氟牙症流行的严重程度就较其他地区高。因此,只要某地区人群摄氟量过高,该地区氟牙症就有可能流行。

氟对牙的损害,主要是在牙发育矿化时期,若牙齿完成矿化,如恒切牙在4岁半,恒第二磨牙及其他牙在7岁后,则可避免氟的损害。氟牙症的发生一般在7~8岁前已基本形成,其表现是牙齿萌出后才被发现。全部牙发育和矿化在不同的年龄中发生,氟牙症和个体摄取的氟量有直接关系;当婴儿出生后1~3岁时,氟的摄入量最多,釉质对氟也最为敏感,氟牙症侵犯切缘和牙尖部位。釉质越厚受氟损害越严重,因中切牙切缘没有牙本质,全层均为釉质,中切牙受损最严重。由于各个牙发育的时间不尽相同,随着不同时期摄氟量的不同,牙齿受氟损害的程度也不尽相同。

乳牙的釉质薄、矿化时间短,乳牙本身呈乳白色,并有"胎盘屏障""乳腺屏障"的作用,乳牙受氟影响较小,乳牙氟牙症表现较轻,临床上以乳第二磨牙为多见,常与恒第一磨牙同时发现,其次是乳第一磨牙。在牙面位置上,乳牙的病变多在牙颈部,其白垩色较恒牙淡,故乳切牙诊断较为困难,常被忽略。

二、氟牙症的病因及分类

(一)氟牙症的病因——化学及生物特征

氟对釉质的影响是累积性的,而非达到一定阈值才会出现损害。损害的严重程度取决于从各种途径摄入氟的总量和时间的长短。釉质矿化对游离氟离子非常敏感,游离氟可特异性地水解酸性前体,如磷酸八钙,形成氟磷灰石晶体沉淀。氟被整合入釉质晶体后,通过降低矿物质溶解度从而改变矿化中心周围液体的离子构成,进一步影响后续的矿化过程。

人和动物实验获得的数据提示,氟牙症的釉质矿化不足的主要原因是过量氟导致的基质蛋白降解和(或)降解过程副产物在釉质成熟过程中排出速度的异常。釉质基质蛋白的迁移受到任何干扰,都可能导致釉质成熟过程中的晶体生长减缓,使牙齿萌出时釉质呈现不同程度的多孔性。目前尚没有直接证据证明微摩尔浓度水平的氟能影响釉器官细胞的增生和分化。目前认为在导致氟牙症的剂量下,氟并不影响釉质基质蛋白及蛋白酶的产生和分泌。氟牙症最可能的机制是摄入的氟通过降低矿化环境中游离钙离子的浓度,间接影响蛋白酶的活动。钙离子介导的对蛋白酶活动的调节与以下原位观察的结果一致:①釉质基质蛋白的酶解仅缓慢发生于分泌期钙转运受限的情况。②在正常釉质发生过程的转换期和成熟早期,如果钙转运增加,釉质基质蛋白的降解速度似有增加。

氟发挥防龋作用的主要机制并非在牙发育过程中的釉质摄入,在保证防龋效果的前提下降低氟牙症风险是可行的。

(二)氟牙症的分类

一般认为,0.05~0.07mg/kg为适宜的氟摄入水平。超过这个水平,即有发生氟牙症的可能,有报道低氟摄入亦有可能发生氟牙症。根据氟的来源不同,地方性氟中毒可分为饮水型和燃煤污染型。根据氟化物来源的不同,可将氟牙症分为以下几种类型:

1.饮水型

饮水是人体氟的主要来源,水中的氟很容易被人体吸收。人体氟的摄入量受到饮水氟浓度和饮水量的调控。饮水摄入量与个体的年龄、生活习惯及当地的气温等因素有关,12岁以前的饮水量约占液体总摄入量的50%,成人饮水量每日约2500~3000mL。而热带地区人群饮水量更多于严寒地区。

Churchill(1931)首先肯定了饮水中含氟量过高是氟牙症的病因。动物实验证明饮水含氟量过高可引起氟牙症。含氟量若超过1mg/L即能引起氟牙症的流行。由于氟的多源性来源,在许多饮水氟浓度在1mg/L及其以下的国家和地区都出现了氟牙症的流行。

(二)食物污染型

人体每天摄入的氟约有35%来自于食物,食物是人体摄氟的第二主要来源,所有食品,包括植物或动物食品中都含有一定量的氟。植物食品如五谷种子类、蔬菜、水果、调味剂等,常因地区的不同其含氟量有较大差异。以茶叶为例,印度茶的含氟量比中国高,我国北方茶叶较南方茶叶的氟含量低。大米的氟含量也是南方大于北方。而动物性食品以骨、软骨、肌腱的含氟量较高,干品中约含氟45~880mg/L;其次是皮肤,约含氟10~100mg/L。代谢与分泌功能旺盛的腺体,氟含量最少,约为1mg/L。海鱼的含氟量高于淡水鱼,如大麻哈鱼为5~10mg/kg,罐头沙丁鱼则可高达20mg/kg以上。

食物型氟中毒已成为氟中毒的一种重要类型。统计表明,亚洲食物氟化物含量水平普遍比欧洲高。在动物性食物中,鱼的含氟量最高(5.8~249mg/kg),在习惯吃鱼的日本,氟的主要来源之一就是鱼。1956年开始对牛奶进行氟化,追踪调查表明在饮用氟化牛奶5年后,牙活检发现含氟量明显高于对照组,世界许多国家陆续对牛奶进行氟化防龋,有学者就担心地指出,长期饮用氟化牛奶最终会导致氟中毒,对此仍在继续观察中。食盐也能造成氟牙症流行;如我国重庆彭水县郁山镇某盐矿的岩盐含氟量达203.9mg/kg,当地人群氟牙症患病率为66.4%。当然,同一地区的不同种类的食品,不同地区的同类食品的氟含量都存在着一定的差异,故从食品中摄取的氟量是不一致的。

(三)空气污染型

空气中的氟不是人体氟的主要来源,但在某些特殊环境条件下空气中的氟仍然会给人体带来危害,我国一些高氟煤矿区(云、贵、川、重庆三峡等地区),因地处高寒地区,雨季较多,当地居民长年直接燃烧高含氟煤取暖、烘烤粮食等,而造成气源性氟污染,土壤、空气的氟含量很高,居民从粮食、空气中摄入了过多的氟,也会产生氟牙症。

(四)工业污染型

含氟废物高的工厂(如铝厂、磷肥厂)附近的空气、农作物受污染,食品含氟量增高。

(五)饮茶型氟中毒

饮茶可增加入体氟的来源,茶叶干品中含的氟可被浸泡出来,在淡茶水中也含有约1mg/L以上的氟。一个嗜好饮茶的人,每日从茶叶中约摄入1~3mg的氟。国内近年来报道饮茶型氟中毒(brickteatypefluorosis)病,主要流行地在我国的青海、西藏、新疆、甘肃、四川的部分地区。这些地区的少数民族有饮用砖茶的习惯,因这些地区海拔高,气候寒冷,砖茶性温,可御寒。而砖茶的含氟量是一般商品茶叶的几十倍甚至几百倍,其含氟量的多少取决于茶叶原料的粗老和细嫩,越粗老的砖茶氟含量越高。研究表明,若按每日饮茶 2000mL 计,每人每日从茶叶中的平均摄氟量为 2.81～11.22mg,长期饮用砖茶的藏族、蒙古族、哈萨克族、裕固族儿童氟牙症的患病率分别为 51.2%、51.7%、84.42%、75.75%。

(六)含氟制剂使用过程中所引起的慢性氟中毒

儿童使用含氟牙膏,是最易增加氟牙症的危险因素之一,儿童喜欢氟化牙膏的香味,可能当作甜食食用。儿童吞咽功能尚未发育完全和不熟悉漱口,部分含氟牙膏被咽下所致。研究表明,3 岁儿童可吸入 1/3 的氟牙物牙膏(0.32mgF);1～2 岁的婴儿使用氟化牙膏摄入的氟就会更高。通常 6 岁以下的儿童使用含氟牙膏,有 20%左右(甚至 34%)的含氟牙膏被咽下。

1997 年报道,挪威没有氟化饮水,饮水含氟量低于 0.25mg/L,而 95%的居民长期使用氟化物牙膏,当地就有氟牙症的流行。研究人员指出:14 个月前的婴儿使用氟化牙膏和服补充氟的药物是儿童患病的主要原因。

氟化物补充剂有氟片、氟滴剂、维生素丸、氟口香糖等同样有造成氟牙症的危险。

三、氟牙症严重程度的影响因素

氟化物的毒效反应累及人体牙与骨矿化组织。个体之间易感性差异的原因,可以通过个体间的生物学变异量进行分析。但如各条件都相同,则个体摄取氟化物量的增加与氟牙症的严重程度有直接关系。

(一)机体对氟化物代谢的影响

人体摄入氟化物的过程包括食入、吸收、分布、贮留、排除。每一步骤都会影响最后的结果。氟化物一旦被食入,主要在胃内吸收。同氟化物一起食入的其他食物的量和组成与氟化物吸收的量和速度密切相关,决定氟化物在生物体内可利用的程度。若胃已饱和,氟化物附着在食物中而被排出;氟化物吸入空腹内则被全部吸收。氟一旦被吸收,即分布于全身。其中部分保留在身体的矿化组织中,主要是骨和正在形成和矿化的釉质中。若牙齿完成矿化,如恒切牙在 4 岁半之后,第二恒磨牙及其他牙在 7 岁后,可避免氟的损害。

(二)水中氟化物的影响

人类摄氟大部分是饮水中的氟化物,而不论是天然存在的还是人工加入的。虽然供水中氟化物的增加与氟牙症程度之间有直接关系,但实践证明天然氟浓度有明显变化时,饮水中咽氟量也有波动而不恒定,但氟牙症的程度比较恒定。人工氟化饮水的氟浓度波动很大,不易稳定,要经常保持其恒定的浓度也是很难做到的。供水中氟的波动足以影响氟牙症的严重程度。世界各国和地区供水厂都对自来水加氟中的氟浓度变化进行了研究,一致认为氟浓度即使在短期内都会有变化,故长期监测是必要的。

(三)其他环境因素的影响

一般认为水氟浓度和氟牙症呈正相关关系。而大量的研究还指出氟牙症流行及其严重程度与气候也有密切关系。如居住在热带地区的人,饮水多摄入的氟也多,氟牙症的患病率及患病程度也高。因此各国在饮水加氟防龋过程中对气候条件的影响应值得重视。我国新疆的资料就充分说明了这一点,北疆水氟 0.65mg/L 时,氟牙症患病率为 13%;而南疆水氟为 0.59mg/L时,氟牙症患病率却高达 39.3%,因年平均气温北疆为 0～10℃,南疆为 25～30℃。

铅摄入也会加重氟牙症的症状,提示同时接触铅和氟,可能影响氟牙症的严重程度。

（四）食物的影响

食物是机体氟化物的主要来源之一，种类繁多，其氟含量差异较大，有的食品如茶叶、海产品等含氟量高，经过加工的食品含氟量往往高于原食品的数倍；在水氟浓度高的地区生产的食品、饮料比低氟区的产品含氟量高；不同的煮食、饮食习惯，食物的氟含量也不相同，如加水多、煮食物时间长的食品，含氟量高，若加入茶叶、海产品煮成的汤、煲等含氟量高；有的食物添加剂如泡打粉、点豆腐用的商水等都能提高食物的含氟量。长期食用这些高含氟量的食物，可能加重氟牙症流行的严重程度。

（五）营养的影响

生活在高氟区的人并非人人都患有氟牙症，与个体对氟的感受性、食物种类和营养有关。营养缺乏是影响氟中毒程度的因素，营养不良，减缓生长，并可能影响代谢紊乱，使人体对氟化物的毒性更加敏感，其中最敏感的组织是釉质。地氟病也被称为"穷病"，生动地说明了它的发病因素为机体缺乏营养。

中国医学科学院环境卫生研究所和美国印第安纳大学牙学院在1977年共同完成不同氟水平地区人群膳食营养调查，结果说明营养缺乏特别是蛋白质、热量和钙不足，加重了氟牙症的流行程度。在非洲发现第三世界国家中的人群居住在低氟地区却有高氟牙症患病率。这虽然可归结于营养不良的假设，但还没有直接证据证实是氟化物的因素。郭媛珠等发现在我国广州饮水加氟在1965年，而发生氟牙症最严重的是在1962～1963年自然灾害严重、营养缺少时出生的儿童。

（六）年龄、体重、牙发育的影响

氟化症的发生在7岁前已定型。前牙矿化完成在4岁半，后牙在7岁。从6岁开始先后萌出，到12、13岁已全部萌齐（第三恒磨牙除外）。氟牙症在牙萌出后才被发现。全部牙的发育和矿化在不同的年龄中发生，氟牙症和个体摄取的氟量有直接关系。当婴儿出生后1～3岁时，氟的摄入量最多。釉质对氟在此时最为敏感，氟牙症侵犯切缘和牙尖部位。中切牙受损最严重，因中切牙切缘没有牙本质，全层均为釉质，釉质越厚受损害也越严重。摄氟量若按体重计，则婴儿期最高，即婴儿期比幼儿期摄氟多。研究人员指出氟对釉质损害在出生后18～30个月间最为敏感。

四、氟牙症的临床表现及特点

氟牙症是在牙发育矿化时期，机体持续摄取过量氟而造成的，主要发生在7岁以前的儿童，其形成于牙萌出前的矿化期，表现于牙萌出后，因而氟牙症大多出现在6～13岁先后萌出的恒牙。上氟牙症在不同的人甚至同一人的牙列上都可能是轻重不一而又同时出现的表征。因此，氟牙症的临床表现繁多，症状不一。

（一）恒牙氟牙症

氟牙症从白色条纹到条纹致密成块状，严重时融合一起呈白垩色。在临床上表现为白色的不透明条纹，常沿釉质横纹分布。白色条纹或斑点可成为区，不规则如云雾状分散在牙面上或切缘处而呈白色帽状，色淡薄者表明病变程度轻。随病变发展，白色不透明条纹或斑点显著，釉面横纹更加明显。后牙的白色条纹或白垩色常沿着牙尖伸展至牙面或牙颈处，随病变的加重，白色不透明条纹或白色斑点较深地侵犯釉质，并且排列致密呈白垩色。以上病变可侵犯部分或全部牙面。釉质对氟特别敏感,釉质损害最严重的是切牙切缘和后牙的牙尖,釉质唇腭面间没有牙本质,釉质厚度分别为 2mm 和 2.5mm,恒中切牙受害最为严重。恒中切牙的釉质厚,萌出时间较早,在牙列中最易受氟的损害。牙矿化始至切缘,最后为牙颈部,矿化时期为 4～4.5 岁。上侧切牙切缘矿化始自 10～12 个月,故侧切牙受损程度较轻。

釉质表面着色,或浅或深的黄褐、棕及黑褐色,常在白垩色的牙面上出现,在牙面上的部位不一,面积不一,视机体摄氟的程度和矿化中的时间而定。过去认为着色为内源性,新的研究表明着色是外源性,釉质矿化不全形成较多的微孔区,可沉着外来的色素。初期萌出的牙,都是白垩色的,数月或一两年后才出现着色表现。缺损主要发生在程度严重的氟牙症中,病变的范围大小不等,有点状、凹坑状、片状,分布于牙面各处,常侵犯切缘和牙尖处,在白垩色的基础上出现各种形状的缺损,高氟区出现的白垩色常呈烟白色。缺损可融合呈片状,侵犯牙面各处并伴有深棕色、深褐色,釉质脆,牙外观变形、磨损和易断裂。

(二)乳牙氟牙症

长期以来,乳牙氟牙症常被忽略,原因是乳牙釉质薄、矿化时间短,乳牙本身呈乳白色,有"胎盘屏障"或"乳腺屏障"的作用,乳牙受氟影响较小,乳牙氟牙症表现轻微,临床诊断相对困难。乳牙氟牙症的发病率为 5.3%～15.3%,2 岁组儿童即可出现氟牙症。饮水氟浓度为 1mg/L 时,乳牙氟牙症患病率为,10mg/L 时为 100%。

乳牙氟牙症直接与饮水氟浓度以及总摄氟量有关。临床表现较恒牙轻,也出现着色和缺损,由于大部分乳牙的发育完成于出生前,乳牙氟牙症多见于第二乳磨牙的牙龈 1/3,这一位置的病损预示早期萌出的磨牙往往也会有同样的病损(如果高氟摄入持续到 3 岁)。在牙面位置上,乳牙的病变多在牙颈部,其白垩色较恒牙淡,故乳切牙诊断较为困难,常被忽略。但乳牙氟牙症的准确诊断,尤其是 1～2 岁幼儿的乳牙氟牙症的诊断能促进医生准确了解其氟接触史,有助于后期口腔预防及保健措施的正确制订及实施。

(三)氟牙症的临床表现

1.发生部位

氟牙症多发生在恒牙,对称性发生;乳牙较轻且很少见。受氟损害严重程度的牙位依次为第二恒磨牙、上颌切牙、尖牙、前磨牙、第一恒磨牙和下颌切牙。

2.患牙牙数

患氟牙症牙数的多少取决于牙发育矿化时期在高氟区生活时间的长短,出生至出生后长期居住在高氟区,可使全口牙受侵害;如 2 岁前生活在高氟区,以后迁移至非高氟区,在恒牙氟牙症可能表现在前牙和第一恒磨牙;如果生活在低氟区的儿童,6～7 岁以后再迁入高氟区,一般不会出现氟牙症。

3.牙面表现

釉质可出现白色斑纹,甚至整个牙为白垩样釉质;有些牙出现黄褐色色染;严重者出现牙实质性缺损以致牙失去整体外形。釉质和牙本质变脆,耐磨性差,但对酸蚀的抵抗力有所增强,故树脂充填体与氟牙症牙的粘接力低于与正常牙的粘接力,导致树脂充填治疗失败率上升;正畸治疗中,正畸托槽与中度到重度氟牙症牙的粘接力亦有明显降低。

五、氟牙症的诊断与鉴别诊断

氟牙症的诊断主要靠临床特点,如牙表面失去光泽呈白色条纹或斑块或白垩色,常为对称性和多对牙或全口牙受累,询问病史时常在恒牙萌出时发现。当地居民有部分人的牙受累,调查饮用水含氟量可帮助确诊。在饮水不高的地区,注意有无环境污染,食物氟是否高和有无特殊的生活习惯等。必要时作其他检查,如总摄氟量、尿氟、食物氟、空气氟等。

六、氟牙症的治疗

氟牙症作为一种萌出后才表现的疾病,如果没有大面积的缺损,对牙齿功能影响不大,主要影响美观,特别是对着色严重或有中重度釉质缺损者,影响更为明显,20世纪90年代,世界各国的口腔医务工作者对氟牙症的预防、治疗进行了大量研究,已把氟牙症列为公共卫生课题,以解决公众最关心的牙美观问题。

(一)治疗原则

轻度氟牙症症状不明显,过去多不予处理。但随着人们对牙美观要求的增高,对氟牙症的治疗观念也在发生改变。对无实质缺损的氟牙症,前牙可采用脱色法(磨除加酸蚀法);后牙可不予处理;有实质性缺损的氟牙症,前牙适合用可见光复合树脂修复,重者可用贴牙面、罩冠修复;后牙氟牙症影响咀嚼功能者,可采取充填法或金属全冠修复。

(二)治疗方法

1.脱色法或称漂白法

我国民间流传用酸漂白牙的方法,高氟地区流传用小石块磨去变色牙面的方法。国外,最早的漂白技术是1877年Chapel将草酸和低浓度的盐酸用于牙漂白;1884年Harlan首先将过氧化氢用于牙漂白。而过氧化氢被确立为最有效的漂白剂之后,促进漂白剂有效吸收的方法是用电流和紫外线加速漂白过程。1918年Abbot采用升高温度来加速漂白液的化学反应;1980年报道采用较弱的漂白液但延长漂白剂在牙面的存留时间来强化漂白的方法,即将漂白剂放入套冠样的牙模中,患者夜晚佩戴,视病情轻重,持续3~6周,以达到较为满意的漂白效果,常用的漂白剂为10%的过氧化氢。1989年Haywood等首次报道了对活髓牙的夜间漂白技术,也称套冠样模型漂白或家庭漂白。这是对诊室内漂白技术的发展,患者对牙的治疗有了更多的主动权。这种指导患者在家中进行的漂白方法省时又方便。目前,长效的家庭式漂白由于其疗效的确定性和操作的简便性,已广泛应用于轻到中度的氟牙症治疗。

适用于矿化程度较高的患牙,即外观未见组织缺损、表面平整、有光泽、透明度较高者。此类患牙不论着色是浅黄色或深棕色,也不论着色范围的大小,着色都只在釉质的表层,用脱色法均可取得良好的效果。除去着色后,釉质表层丧失的厚度为 $50\sim150\mu m$,既不破坏牙的外形,也不影响釉质对深层组织的保护作用。

2.修复法

用修复材料将氟牙症患牙的唇面加以修复,遮住着色,修复釉质发育不全的缺损。适用于重度氟牙症,特别是釉质发育不全并伴有缺损者;牙面无光泽的患牙和经脱色无效的病例。一般多用光固化复合树脂,也可用塑料贴面或烤瓷贴面以及烤瓷冠修复。

3.微量磨除法

牙面有白色或白垩色斑点,或不均匀分布的着色者,可使用微量磨除法。氟牙症的治疗中,脱色法、微量磨除法、修复方法以及其他口腔医疗技术的联合使用对许多患者都可以带来满意的效果。

七、氟牙症的预防

严格控制氟的摄入量,强调安全预防措施,是氟牙症预防的关键。目前,使用氟制剂时,更强调风险评估和个体化用药。氟对龋病预防具有显著作用,但并不是氟越多越好。20 世纪四十年代,在没有其他类型氟制剂的情况下,饮用氟化水人群的患龋率相对于未饮用氟化水人群下降了 50%~60%,而氟牙症仅发生于水氟浓度大大超过 1ppm 的地区。随着时间推移,人们接触到越来越多的不同形式的氟制剂,人体氟的其他来源大大增加且更加复杂,人体氟的摄入量也明显增加。用氟的受益逐渐减低,风险逐渐增加。

(一)预防原则

在牙发育阶段限制摄入过量的氟,如选择新的含氟量适宜的水源,应用活性矾土或活性骨炭去除水源中过量的氟;治理环境、控制氟污染、严格控制儿童防龋氟化物的使用剂量,消除其他致高摄氟量的影响因素。

(二)预防措施

寻找合适的水源和采取饮水除氟措施,选用适宜氟浓度的饮水。对于燃煤污染型病区,改灶、通风,改变烘烤粮食的方法等,减少生活燃煤所带来的空气、食物、土壤等的氟污染。改变饮食习惯及烹食方法,减少氟化物在食物中的聚集,控制长期摄入高含氟食物。合理处理工业"三废",加强个体防护,改善工作环境,预防工业氟污染。

严格控制儿童防龋过程中,使用含氟制剂的剂量及正确方法,强调安全用氟的重要性。加强对人体摄氟"多源性"及其"总摄氟量"的研究,制订"安全摄氟量"标准。可通过指甲/趾甲及尿氟水平检测不同个体的氟摄入水平,进行个性化的氟补充和氟牙症预防。有报道显示,母乳喂养可显著降低婴儿恒切牙氟牙症的患病率,原因可能是母乳喂养减少了婴儿的自来水摄入,从而降低了氟摄入。因此,鼓励增加母乳喂养的频率和时间可能有助于降低高氟地区或饮水加氟地区的氟牙症发病率。

国家卫生部门与水规划部门以及防疫部门的合作,定期通报饮水含氟浓度以及常用食物、饮料等的含氟量,使医生、口腔医生和一些社区防治部门,了解各种氟化物的可能来源,以确定是否需要补充氟及补充形式。

近年来,抗氟制剂的开发为氟牙症的预防提供了新的方法,如镁氟制剂、硼制剂、钙剂等等,但其预防效果的确定性和生物安全性尚有待进一步的实验室和临床实验验证。

(牟翠玲)

第五章 口腔黏膜疾病

第一节 复发性阿弗他溃疡

复发性阿弗他溃疡(recurrent aphthous ulcer,RAU)又称复发性阿弗他性口炎(recurrentaphthous stomatitis,RAS)、复发性口腔溃疡(recurrent oral ulcer,ROU),是最常见的口腔黏膜溃疡类疾病。调查发现,10%～25%的人群患有该病,在特定人群中,RAU的患病率可高达50%,女性的患病率一般高于男性,好发于10～30岁。本病具有周期性、复发性、自限性特征,溃疡灼痛明显,故病名被冠以希腊文"阿弗他"(灼痛)。目前病因及致病机制仍不明,无确切的实验室指标可作为诊断依据。

一、病因病理

(一)病因

病因不明,但存在明显的个体差异。有遗传、环境和免疫"三联因素论",即遗传背景加上适当的环境因素(包括精神神经体质、心理行为状态、生活工作和社会环境等)引发异常的免疫反应而出现RAU特征性病损。也有"二联因素论",即外源性感染因素(病毒和细菌)和内源性诱导因素(激素的变化、精神心理因素、营养缺乏、系统性疾病及免疫功能紊乱)相互作用而致病。学界的趋同看法是RAU的发生是多种因素综合作用的结果。

1.免疫因素

近年对RAU的病因研究多集中在免疫学方面,其中又以细胞免疫为主。患者存在细胞免疫功能的下降和T淋巴细胞亚群失衡。对RAU患者T淋巴细胞亚群的分析、功能测定和淋巴因子研究提示,T淋巴细胞在RAU的发病中起重要作用。也有研究发现,RAU患者的血液循环中存在抗口腔黏膜抗体,血清中循环免疫复合物(CIC)阳性率及依赖抗体的杀伤细胞(ADCC)在RAU早期阶段即有活性增加。但作为自身免疫性疾病普遍存在的抗核抗体却未能找到,说明体液免疫和自身免疫反应是RAU发病的可能因素之一。所以有学者认为,它可能是一种自身免疫性疾病。

2.遗传因素

家系研究发现,无论父母是否患RAU,子女出现该病概率不同。父母都患病,其子女的患病概率为62.1%;父母一方患病者,其子女的患病概率为43.2%;父母双方均无该病者,其子女的患病概率为22.8%。进一步以遗传性疾病的单基因遗传、多基因遗传、遗传标记物和遗传物质等三方面对RAU的研究表明,RAU的发病有遗传倾向。

一是单基因遗传研究,常采用家族系谱分析法作为遗传病的重要诊断依据。有人对六个家族四代人中318人的患病情况进行分析,发现RAU的发病第一代为23.3%,第二代为39.9%,第三代为40%,第四代为39.4%,有明显的家族性,但没有找到性连锁遗传等单基因遗传的证据。

二是 RAU 患者血液中的 HLA 基因产物-HLA 抗原的研究表明,患者携带 HLA-HLA-A2、B_{12}、B5、AW29、DR4 的频率明显高于正常人。利用 HLA-A、B、C 和抗 HLA-DR 的单克隆抗体对 RAU 局部病损组织的上皮细胞进行 HLA-Ⅰ、Ⅱ类抗原的研究,结果发现,溃疡前期HLA-Ⅰ、Ⅱ类抗原只存在于基底细胞层,溃疡期大量出现于整个上皮层,愈合后 HLA 重新大大减少,其规律与 T 淋巴细胞亚群 CD8+Tc 的变化完全吻合,说明 CD8+Te 对上皮的破坏与遗传标记物 HLA 基因产生的调控有极其密切的关系。

三是遗传物质研究,微核是染色体断片在细胞分裂过程中形成的一种核外遗传物质。微核出现率反映染色体脆性大小。研究发现,RAU 患者微核率较正常人高,且与溃疡数目有一定关系,外周血淋巴细胞姐妹染色单体交换率(SCE)也有增多现象。患者的染色体结构畸变率、分布及类型在亲子两代均与健康人有明显不同,说明染色体不稳定性结构和 DNA 修复缺损可能是遗传获得方式,对 RAU 发病有影响。

3.系统性疾病因素

临床经验总结和流行病学调查发现,RAU 与消化道疾病(包括胃溃疡、十二指肠溃疡、溃疡性结肠炎、局限性肠炎、肝胆疾病及由寄生虫感染等)和内分泌紊乱(例如月经紊乱)密切相关。

4.感染因素

基于 RAU 某些类型与单纯疱疹病毒引起的疱疹性龈口炎有相似的临床表现,并有人从溃疡表面培养出 L 型链球菌,用分子生物学技术检出幽门螺杆菌且抗菌治疗效果较好,还有人对 283 例 RAU 患者行结核菌素试验,结果 73.5% 阳性,67.3% 抗结核抗体阳性,故被认为RAU 与感染有关。另外,有人从病损中分离出腺病毒,然而大部分对病毒进行培养的研究都没能从 RAU 病损区直接分离到 HSV、HHV、EBV、HCMV 等病毒;而且有人认为,由于腺病毒在体内广泛分布,即使在 RAU 病损中检测出阳性结果,其临床意义也不大。因此大多数学者认为,这些感染证据是病因还是继发现象值得进一步探讨,感染是否作为 RAU 的发病因素或 RAU 是否属于感染性疾病目前仍有争议。

5.环境因素

人格问卷调查结果表明,RAU 患者的 A 型行为类型得分高于正常人,回顾发病 1 年内多数人有明显的重要生活事件存在。有人发现,学生的 RAU 复发率在考试前明显上升;经常更换工作岗位的人在工作环境变化时期容易复发 RAU;男性 RAU 患者的好发月份与气候环境的急剧变化呈正相关,说明 RAU 与紧张刺激的心理反应密切相关;国外有人对 RAU 患者常用的 12 种食品添加剂、维生素 B_1、B_2、B_6、B_{12} 及叶酸等摄入情况,血清中缺锌、缺铁、高铜等进行研究,发现均与 RAU 发生有一定的相关性。说明生活节奏和生活习惯、工作、气候、食物、营养等等生活工作环境和社会环境均对 RAU 的发生有一定的影响。

6.其他因素

有关 RAU 发病因素远远不止上述 5 个方面,尚有许多其他因素值得探讨。例如:戒烟、牙膏成分 12-烷硫酸钠、氧自由基、微循环状态异常等等。

(二)病理

病损早期黏膜上皮细胞内及细胞间水肿,可形成上皮内疱。上皮内及血管周围有密集的淋巴细胞、单核细胞浸润;随后有多形核白细胞、浆细胞浸润,上皮溶解破溃脱落形成溃疡。RAU 病损的溃疡期表现为溃疡表面有纤维素性渗出物形成假膜或坏死组织覆盖;固有层内胶原纤维水肿变性、均质化或弯曲断裂,甚至破坏消失;炎症细胞大量浸润;毛细血管充血扩张,血管内皮细胞肿胀,管腔狭窄甚至闭塞,有小的局限性坏死区,或见血管内玻璃样血栓。重型RAU 病损可深及黏膜下层,除炎症表现外,还有小唾液腺腺泡破坏、腺管扩张、腺管上皮增生,直至腺小叶结构消失,由密集的淋巴细胞替代,呈淋巴滤泡样结构。

二、临床表现

为反复发作的圆形或椭圆形溃疡,具有"黄、红、凹、痛"的临床特征,即溃疡表面覆盖黄色假膜、周围有红晕带、中央凹陷、疼痛明显。溃疡的发作周期长短不一,可分为发作期(前驱期－溃疡期)、愈合期和间歇期,且具有不治自愈的自限性。

根据临床特征通常将 RAU 分为三种类型。

(一)轻型复发性阿弗他溃疡(minor aphthous ulcer,MiRAU)

初发患者多为此型,为最常见的一型,约占 80%。起初局灶性黏膜充血水肿,呈粟粒状红点,灼痛明显,继而形成圆形或椭圆形浅表溃疡,直径 5～10mm。溃疡数一般 3～5 个,最多不超过 10 个。散在分布。约 5 天左右开始在溃疡面有肉芽组织形成,创面缩小,红肿消退,疼痛减轻。10～14 天溃疡愈合,不留瘢痕。复发间隙期从半月至数月不等,也有此起彼伏迁延不断的情况。一般无明显全身症状与体征。

(二)重型复发性阿弗他溃疡(majoraphthousulcer,MaRAU)

重型复发性阿弗他溃疡亦称复发性坏死性黏膜腺周围炎(Periadenitis mucosa necrotica recurrens)或腺周口疮。此型好发于青春期。溃疡大而深,似"弹坑",深达黏膜下层腺体及腺周组织,直径大于 10mm,周围组织红肿微隆起,基底微硬,表面有灰黄色假膜或灰白色坏死组织。溃疡期持续可达 1～2 个月或更长。每次 1～2 个,疼痛剧烈,愈后有瘢痕或导致组织缺损,溃疡也可在先前愈合处再次复发,导致更大的瘢痕和组织缺损。影响语言及吞咽。初始好发于口角,其后有向口腔后部移行的发病趋势。常伴低热、乏力等全身不适症状和局部区域淋巴结肿痛。

(三)疱疹型复发性阿弗他溃疡(herpetiformulcers,HU)

疱疹型复发性阿弗他溃疡亦称口炎型口疮。其特点是溃疡小,直径 1～2mm,但数目多,有数十个或更多,散在分布如"满天星",以舌腹、口底多见。相邻的溃疡可融合成片,黏膜充血发红,疼痛加重,唾液分泌增加。可伴有头痛、低热等全身不适及局部淋巴结肿痛等症状。

三、诊断与鉴别诊断

(一)诊断要点

由于 RAU 没有特异性的实验室检测指标,因此 RAU 的诊断主要以病史特点(复发性、周期性、自限性)及临床特征(黄、红、凹、痛)为依据,一般不需要做特别的实验室检查以及活检。必要时可做三大常规、免疫功能检查、血液流变学测定、微量元素及内分泌测定,对及时发现与RAU 关联的系统性疾病有积极意义。对大而深、病程长的溃疡,应警惕癌性溃疡的可能,必要时可以做活检明确诊断。

（二）鉴别诊断

1.重型复发性阿弗他溃疡（MaRAU）

与创伤性溃疡、癌性溃疡、结核性溃疡、坏死性涎腺化生的鉴别。

2.疱疹型复发性阿弗他溃疡（HU）

与急性疱疹性龈口炎的鉴别。

四、治疗

（一）治疗原则

（1）积极寻找 RAU 发生的相关诱因，并加以控制。

（2）加强心理疏导，缓解紧张情绪。

（3）优先选择局部治疗，其中局部应用糖皮质激素已成为治疗 RAU 的一线药物。对于症状较重及复发频繁的患者，采用中西医结合的局部和全身联合用药。

由于 RAU 的病因及发病机制尚未完全明确，目前国内外还没有根治 RAU 的特效方法，因此 RAU 的治疗以对症治疗、减轻疼痛、促进愈合、延长间歇期为主。

（二）治疗方法

1.局部用药

目的是消炎、止痛、防止继发感染、促进愈合，是改善 RAU 症状的有效方法，对此研究报道最多。常用的药物有：

（1）消炎类药物

膜剂：用羧甲基纤维素钠、山梨醇为基质，加入金霉素、氯己定以及表面麻醉剂、皮质激素等制成药膜，贴于患处。也可用羧丙基甲基纤维素（HPC）和鞣酸、水杨酸、硼酸制成霜剂，涂布于溃疡表面，通过脂化作用形成具有吸附作用的难溶性薄膜，起到保护溃疡表面的作用。

软膏或凝胶：用 0.1％曲安西龙（去炎松、醋酸氟羟泼尼松）软膏等涂于溃疡面。

含漱剂：用 0.1％高锰酸钾液、0.1％依沙吖啶液（利凡诺）、0.02％呋喃西林液、3％复方硼砂溶液、0.02％盐酸双氯苯双胍乙烷（氯己定）液等含漱，每天 4～5 次，每次 10ml，含于口中 5～10 分钟后唾弃。但应注意，长期使用氯己定漱口有舌苔变黑、牙齿染色等不良反应，停药后舌苔发黑会自行消除。

含片：含服西地碘片，每日 3 次，每次 1 片，具有广谱杀菌、收敛作用；含服溶菌酶片，每日 3～5 次，每次 1 片，有抗菌、抗病毒和消肿止痛作用。

超声雾化剂：将庆大霉素注射液 8 万单位、地塞米松注射液 5ml、2％利多卡因或 1％丁因 20ml 加入生理盐水到 200ml，制成合剂后用于雾化，每日 1 次，每次 15～20 分钟，3 天为 1 个疗程。

（2）止痛类药物：包括利多卡因凝胶、喷剂，苯佐卡因凝胶，苄达明喷雾剂、含漱液等。仅限在疼痛难忍、严重影响进食和生活质量时使用，以防成瘾。擦干溃疡面后可用棉签蘸取少量止痛药液涂布于溃疡处，有迅速麻醉止痛效果。

（3）促进愈合类药物：重组人表皮生长因子凝胶、外用溶液，重组牛碱性成纤维细胞生长因子凝胶、外用溶液。

（4）糖皮质激素类药物：曲安奈德口腔糊剂，地塞米松软膏、喷雾剂、含漱液，泼尼松软膏，倍他米松含漱液，氢化可的松黏附片，氟轻松乳膏，丙酸倍氯米松喷雾剂、乳膏等。

（5）局部封闭：对经久不愈或疼痛明显的 MaRAU，可做溃疡黏膜下封闭注射，每个封闭点局部浸润注射 5～10ml，有止痛和促进愈合作用。常用曲安奈德混悬液加等量的 2% 利多卡因液，每 1～2 周局部封闭 1 次；或醋酸泼尼松龙混悬液加等量的 2% 利多卡因液，每周局部封闭 1～2 次。

（6）其他局部制剂：氨来呫诺糊剂、口腔贴片，甘珀酸钠含漱液，环孢素含漱液，5-氨基水杨酸乳膏，双氯芬透明质酸酯凝胶，硫糖铝混悬液。

2.全身用药

目的是对因治疗、减少复发、争取缓解。全身治疗有望在消除致病因素、纠正诱发因子的基础上，改变 RAU 患者的发作规律，延长间歇期，缩短溃疡期，使病情得到缓解。常用的药物和方法有：

（1）糖皮质激素：包括泼尼松、地塞米松、泼尼松龙等。该类药物有抗感染、抗过敏、降低毛细血管通透性、减少炎性渗出、抑制组胺释放等多重作用，但长期大剂量使用可出现类似肾上腺皮质功能亢进症、向心性肥胖、痤疮、多毛、闭经、乏力、低血钾、血压升高、血糖尿糖升高、骨质疏松、胃肠道反应、失眠、血栓症等不良反应，已有感染或胃溃疡者可能加重。长期使用后骤然停药可能引起撤药反应。

用药方法以泼尼松片为例，每片 5mg，开始时每日 10～30mg，每日 3 次等量服用；或采取"晨高暮低法"，即早晨服用全日总剂量的 3/4 或 2/3，午后服用 1/4 或 1/3；或采用"隔日疗法"，即将 2 天的总剂量在隔日早晨机体肾上腺皮质激素分泌高峰时 1 次顿服，可提高药效。待溃疡控制后逐渐减量，每 3～5 日减量 1 次，每次按 20% 左右递减，维持量为每日 5～10mg。当维持量已减至正常基础需要量（每天 5～7.5mg）以下，视病情稳定即可停药。

（2）免疫抑制剂：包括沙利度胺、硫唑嘌呤、环磷酰胺、甲氨蝶呤、环孢素、己酮可可碱等等。这类药物有非特异性地杀伤抗原敏感性小淋巴细胞、抑制其转化为淋巴母细胞、抑制细胞 DNA 合成和细胞增生等作用。长期大量使用有骨髓抑制、粒细胞减少乃至全血降低、肾功能损伤，可见恶心、呕吐、皮疹、皮炎、色素沉着、脱发、黄疸、腹腔积液等不良反应，故使用前必须了解肝肾功能和血象。

例如，沙利度胺片原是抗晕药和抗麻风反应药，后发现有免疫抑制作用，临床应用于 Ma-RAU 等顽固性溃疡有较好疗效。每片 25mg，开始剂量为每日 100mg，分 2 次服用，1 周后减为每日 50mg，连续 1～2 个月。该药的严重不良反应为致畸胎（"海豹婴儿"），故生育期的 RAU 患者慎用，孕妇禁用。其他不良反应有过敏性皮炎、干燥、头晕、嗜睡、恶心、下肢水肿、腹痛等等，停药后一般均能消失。

硫唑嘌呤片每片 50mg，每日 2 次，每次 25mg，口服，一般疗程应控制在 2 周之内，最长为 4～6 周。

（3）免疫增强剂：包括转移因子、胸腺素、丙种球蛋白等。其中，主动免疫制剂有激发机体免疫系统产生免疫应答的作用。例如，转移因子注射液（TF）注射于上臂内侧或大腿内侧皮下淋巴组织较丰富部位，每周 1～2 次，每次 1 支，1ml。胸腺素每支 2mg 或 5mg，每日或隔日肌肉注射 1 次,每次 1 支。卡介苗(BCG),每支 0.5mg,每周 2~3 次,每次 1 支,肌肉注射,20 天为 1 个疗程。

被动免疫制剂丙种球蛋白等,对免疫功能降低者有效。肌肉注射,每隔 1~2 周注射 1 次,每次 3~6ml。

(4)生物治疗:干扰素-α_2a、粒一巨噬细胞集落刺激因子、前列腺素 E_2 阿达木、依那西普、英夫利昔单抗。

(5)其他治疗药物:包括针对系统性疾病、精神神经症状、营养状态等等内科用药,以及民间不少有效的单方、验方值得研究。

五、预防与调护

(1)加强体育锻炼,提高机体对疾病的抗御能力。

(2)保持乐观精神,避免焦虑情绪。保证充足睡眠,提高睡眠质量。

(3)避免过食辛辣、肥甘厚腻等刺激之品,以免伤及脾胃。防止粗糙、硬性食物(膨化、油炸食品)和过烫食物对黏膜的创伤。营养均衡,饮食清淡,少食烧烤、腌制、辛辣食物,保持有规律的进餐习惯。

(4)注意生活起居规律,避免过度劳累。

(5)去除口腔局部刺激因素,避免口腔黏膜损伤,保持口腔环境卫生。

六、预后

本病预后良好,很少有严重的并发症。但因迁延反复、缠绵不愈的特点,给患者带来痛苦和不便。有的可迁延反复数十年而不愈,亦可有反复发作一段时间后而自行缓解,不再反复,亦可过一时期又再反复。

(杨美静)

第二节　口腔单纯性疱疹

口腔单纯性疱疹由感染单纯疱疹病毒(herpes simplex virus,HSV)引起。人类是单纯疱疹病毒的天然宿主,口腔、皮肤、眼、阴部、神经系统是易感染部位,临床上根据是否首次感染分为原发性疱疹性口炎(primary herpetic stomatitis)和复发性疱疹性口炎(recurrent herpetic stomatitis)两大类。前者以口腔黏膜充血、水疱、浅表性溃疡为临床特征。后者是因潜伏于体内的病毒在感冒、发烧、疲劳等条件下发生的复发性损害,以口唇及口周成簇小水疱、溃破、渗出、结痂为临床特征。本病有自限性,可复发。儿童多原发性疱疹性口炎,成人多复发性疱疹性口炎。原发感染可能在体内广泛扩散,引起脑炎、脑膜炎以及其他危及生命的并发症,但临床较少见。

一、病因病理

(一)病因

病原体为单纯疱疹病毒,是疱疹病毒的一种,根据病毒核苷酸序列的差别,分为Ⅰ型和Ⅱ型。原发性疱疹性口炎由Ⅰ型病毒引起。该病毒初次感染人体后常潜伏于神经节或泪腺、唾液腺,在情绪烦躁、重病、曝晒、外伤、疲劳等因素刺激下,潜伏的病毒沿感觉神经干向外迁移到神经末梢,并在邻近的上皮细胞复制,引起复发性损害。

(二)病理

有特殊的细胞学改变,包括病毒侵入宿主易感上皮细胞后产生的细胞核包涵体、细胞气球样变性和因胞浆水肿而出现的网状变性、多核巨细胞、上皮内疱或上皮下疱。受害细胞坏死脱落后形成溃疡和糜烂,多个相邻的损害相互融合则形成边界不规则的浅溃疡。

二、临床表现

(一)原发性疱疹性口炎

初次感染而发本病。儿童多见,以6岁以下尤其是6个月到2岁更多,成人亦可见。感染单纯疱疹病毒后经潜伏期4～7日,儿童出现发热、流涎、拒食、烦躁不安,成人则有发热、头痛、肌肉疼痛、乏力、咽喉疼痛等症状。再经1～2日后口腔黏膜广泛充血水肿,出现成簇小水疱,疱壁较薄,不久溃破,形成浅表溃疡,甚者融合成大面积糜烂,附着龈和边缘龈也有明显的急性炎症损害,整个病程7～10日,自限性痊愈。部分患者可于口周皮肤、鼻翼、颏下等处并发疱疹。

(二)复发性疱疹性口炎

初次感染后30%～50%患者可复发。复发性疱疹性口炎多见于成年人。复发部位一般多在原先发作过的位置或邻近。复发时间一般间隔数月,但也可数周、数日后再次发作。病损局部先有灼热疼痛、肿胀发痒感觉,继之出现红斑发疱,水疱逐渐扩大融合,疱破后糜烂或干涸结痂。病程有自限性,约10日愈合,不留瘢痕,但可有色素沉着。

复发的诱因包括情绪烦躁、重病、曝晒、外伤、疲劳、感冒发热等,对免疫功能正常的患者,复发性口腔内单纯疱疹病毒感染实际上很少见,并且比初次发作症状轻。有免疫缺陷的患者口腔面部感染较重,且易播散。

三、实验室及其他检查

(一)补体结合试验

初发者可有补体结合抗体升高。

(二)病理涂片

取疱疹的基底物直接涂片,可发现被病毒损害的上皮细胞,如气球样变性水肿的细胞,以及多核巨细胞、核内包涵体等。

四、诊断与鉴别诊断

(一)诊断要点

根据"成簇的小水疱、疱破后浅溃疡、结痂、自限性愈合后不留瘢痕"等临床特点可对大多数病例做出诊断。一般不需借助实验室检查。

(二)鉴别诊断

口腔单纯性疱疹需与球菌性口炎、疱疹型复发性阿弗他溃疡(口炎型口疮)、带状疱疹、手一足一口病、疱疹性咽峡炎、多形性红斑等疾病相鉴别。

1.口腔单纯性疱疹与球菌性口炎的鉴别

球菌性口炎小儿、成人均可发病,无季节性。可发生于口腔任何部位,起病较急,病损局部充血、潮红、糜烂,但界限清楚。可融合成片,上覆光滑致密的灰白色或黄褐色假膜,不易拭去,涂片培养可找到致病性球菌。

2.口腔单纯性疱疹与口炎型口疮的鉴别

损害为散在分布的口腔内单个小溃疡,皮肤损害少见,溃疡数量较多,但不丛集成簇,不造成龈炎。

3.口腔单纯性疱疹与带状疱疹的鉴别

带状疱疹由水痘－带状疱疹病毒引起,疱疹病损沿三叉神经的分支走向分布于颜面皮肤和口腔黏膜。水疱较大,疱疹聚集成簇,排列呈带状,但不超过中线。疼痛剧烈,愈合后原损害处仍持续疼痛较长时间。本病任何年龄都可发生,愈合后不再复发。

4.口腔单纯性疱疹与手－足－口病的鉴别

手－足－口病由柯萨奇病毒 A16 感染引起。前驱症状有低热、困倦与局部淋巴结肿大,其后口腔黏膜、手掌、足底出现散在水疱、丘疹与斑疹,数量不等。斑疹周围有红晕,中央为小水疱,无明显压痛,口腔损害遍布于唇、颊、舌腭等处,疱破成为溃疡,经 5～10 日后愈合。

5.口腔单纯性疱疹与疱疹性咽峡炎的鉴别

疱疹性咽峡炎因感染柯萨奇病毒 A4 引起。以口腔后部疱疹性损害为主,不累及皮肤,牙龈不受损害。临床表现似急性疱疹性龈口炎,但前驱症状和全身反应较轻,病损限于软腭、悬雍垂、扁桃体等处,初起为丛集成簇的小水疱,不久溃破成溃疡。病程约 7 天。

6.口腔单纯性疱疹与多形性红斑的鉴别

多形性红斑为口腔黏膜突发性广泛糜烂性急性疾病。常涉及唇部,有糜烂、结痂、出血,但弥散性龈炎非常少见,皮肤损害为特征性靶形红斑或虹膜状红斑。诱发的因素包括感染、药物的使用,但也可无明确诱因而发病。

五、治疗

(一)治疗原则

1.以抗病毒药物治疗为首选

可用阿昔洛韦(无环鸟苷)、利巴韦林(病毒唑)、干扰素、聚肌胞等等,但迄今为止,对于口腔单纯疱疹病毒感染仍缺乏理想的抗病毒药物。

2.免疫调节剂

胸腺素、转移因子等有调节和增强免疫功能的作用,但不能解决复发问题。

3.局部使用抗病毒药物对复发性唇疱疹有效

急性疱疹性龈口炎有全身症状时,应采取卧床休息、供给足够营养等支持措施,并防止继发感染。

(二)治疗方法

1.抗病毒药物

阿昔洛韦(无环鸟苷),每次 200mg,每日 4 次,共 5 天;利巴韦林(病毒唑),每次 200mg,每日 3 次。

2.免疫增强剂

①聚肌胞:肌内注射,每次 2mg,每 3 日 1 次,共 5 次;②胸腺素:肌内注射,每次 5mg,隔日

1 次;③左旋咪唑:每次 50mg,每日 3 次,每周服用 2 天,停 5 天。

3.局部治疗

5%碘苷(疱疹净)的二甲基亚砜液,或 5%无环鸟苷膏,局部涂抹每日 4～6 次;唇疱疹继发感染用温生理盐水或 0.01%硫酸锌,湿敷患处,每日 2 次;新霉素或杆菌肽软膏涂搽局部,每日 2 次。

六、预防与调护

(1)增强体质,预防感冒。

(2)不宜过食膏粱厚味及辛辣之品。

(3)对原发性疱疹性口炎患者应予以隔离休息,特别要避免与其他儿童、婴儿接触。

(4)感染患者应注意保持口腔卫生,以防继发感染。

(杨美静)

第三节　口腔念珠菌病

口腔念珠菌病(oral candidiasis)是由念珠菌引起的急性、亚急性或慢性真菌病。念珠菌是一种真菌,属隐球酵母科。在迄今发现的 150 种里仅有白色念珠菌、热带念珠菌、类星形念珠菌、克柔念珠菌、近平滑念珠菌、高里念珠菌、假热带念珠菌等 7 种有致病性。其中又以白色念珠菌的正常人群带菌率最高,致病力最强。但白色念珠菌是条件致病菌,即健康带菌者可以表现为无临床症状,只在防御能力下降时才转化为有临床体征的口腔念珠菌病。

近年来,抗生素和免疫抑制剂的滥用易引发菌群失调和免疫力降低,艾滋病的出现和蔓延,亦增多了口腔黏膜念珠菌病的发生率。同时,由于真菌耐药性的增加,使得口腔念珠菌病的治疗难度上升。因此,提高对口腔念珠菌病的认识,防止因漏诊、误诊延误治疗十分重要。

一、病因病理

(一)病因

白色念珠菌呈椭圆形酵母细胞样,以芽生孢子型存在,其毒力与其菌丝、黏附力、侵袭酶,以及表面受体有关。白色念珠菌是口腔念珠菌病的主要病原菌。该菌在大多数正常人的口腔中可以检出,与宿主有共生关系,正常情况下并不致病。

下述诱因可使宿主致病:①念珠菌本身毒力增强:当白色念珠菌由芽生孢子型转为假菌丝型时毒力增强,具有致病性。②患者的防御功能降低:年老体弱或长期患病,特别是干燥综合征、消化道溃疡、恶性疾病放疗后、大手术后致使身体抵抗力极度低下时;新生儿出生半年内,血清白色念珠菌抑制因子含量比母体低,易感染致病。③原发性或继发性免疫缺陷:先天免疫功能低下,如胸腺萎缩,X 线的大量照射,无 a－球蛋白血症,以及影响免疫功能的网状内皮系统疾病,如淋巴瘤、霍奇金病、白血病等均易并发念珠菌病。获得性免疫缺陷综合征(艾滋病)也可引起本病发生。④代谢或内分泌疾病:铁代谢异常,血中铁含量降低;糖尿病引起糖代谢异常,血糖升高;甲状腺功能低下、艾狄森病、脑垂体功能低下、内分泌功能低下易合并念珠菌病;妊娠妇女孕激素水平升高而致阴道念珠菌病,分娩时易感染婴儿。⑤维生素缺乏:维生素

A缺乏、上皮细胞角化变性、角层增厚而致白色念珠,菌大量繁殖而致病;维生素 B 及叶酸缺乏引起黏膜的退行性病变、机械屏障作用下降,使白色念珠菌易于侵入,导致感染。⑥医源性因素:医治疾病过程中使用抗生素、肾上腺皮质激素、免疫抑制剂、化疗、放疗等,使宿主防御功能下降,破坏体内生态平衡,致菌群失调,而利于念珠菌的感染。⑦其他因素:环境因素和工作条件均与白色念珠菌发病有关。如在低温潮湿的条件下工作易发生皮肤念珠菌病;慢性局部刺激,如义齿、矫形器、过度吸烟等均可为白色念珠菌感染的因素;接触传染也是致病的重要因素。

(二)病理

口腔白色念珠菌病的病理以上皮不全角化增生为特征。PAS 染色可见白色念珠菌菌丝垂直侵入棘层细胞上方的角化层,棘层增厚,基底层以及固有层大量炎性细胞聚集可有微脓肿形成。

二、临床表现

口腔念珠菌病临床分型并不统一,目前比较公认的是按主要病变部位的分类法,包括念珠菌性口炎、念珠菌性唇炎与口角炎、慢性黏膜皮肤念珠菌病。本节主要介绍念珠菌性口炎(candidal stomatitis)的临床表现类型。

(一)急性假膜型

急性假膜型又称“新生儿鹅口疮”“雪口病”,因该型好发于出生后 2~8 日的新生婴儿而名之,发生率达 4%。好发部位为颊、舌、软腭及唇。损害区先黏膜充血、水肿,有灼热、干燥、刺痛感。后出现散在的色白如雪的柔软小斑点,状如凝乳略高出黏膜,不久相互融合为白色或蓝白色丝绒状斑片。斑片稍用力可擦去,暴露出红的黏膜糜烂面和轻度出血。患儿烦躁不安、啼哭、哺乳困难,有时有轻度发热,全身反应较轻。极少数病例可能蔓延至咽、食道、肺或进入血液循环,引起心内膜或脑膜念珠菌病,可危及生命。涂片可见典型念珠菌菌丝。该型也可发生于任何年龄,但少见。

(二)急性萎缩型

急性萎缩型多见于成年人,根据其临床表现特点和常见发病因素又称“急性红斑型口炎”“抗生素性口炎”。临床表现特点是外形弥散的口腔黏膜红斑,以舌背黏膜多见,两颊、上腭及口角亦可发生红斑,唇部亦偶有发生。严重者舌乳头萎缩消失,舌背黏膜呈光滑鲜红状或糜烂充血,损害周围丝状乳头增生。在后牙前庭沟等不易摩擦部位可伴鹅口疮样损害。同时患者常有味觉异常或丧失,口干,黏膜灼痛。涂片不易见到典型念珠菌菌丝。该型常见于广谱抗生素长期应用者,或患者原患消耗性疾病、白血病、营养不良、内分泌紊乱、肿瘤化疗后等。

(三)慢性萎缩型

该型因红色病损以及多见于戴义齿者而又称为“慢性红斑型口炎”或“义齿性口炎”。临床表现为义齿基托承托区黏膜形成鲜红色界限弥散的广泛红斑。严重者腭黏膜水肿和牙槽嵴边缘水肿,上颌义齿基托后缘线腭部病损区与正常区间分界清晰。基托组织面和承托区黏膜密合状态不佳者,红斑表面可有颗粒形成。患者自觉灼痛、不适感。该型患者多数为日夜戴义齿的老年人,女性多于男性。

(四)慢性增生型

因病损色白如白斑,又称为"念珠菌性白斑",是口腔黏膜一种慢性增生性念珠菌病。该型病程长、病情较重,有癌变危险,多见于颊、舌背及腭黏膜颊黏膜病损,常对称地位于口角内侧三角区,呈结节状或颗粒状增生,或为固着紧密的白色角质斑块。腭部病损可由"义齿性口炎"发展而来,黏膜呈乳头状增生或肉芽肿样增生。舌背病损,多见于长期吸烟者,表现为丝状乳头增生,色灰黑,称为"黑毛舌"。

三、实验室及其他检查

(一)直接镜检法

轻刮损害表层,刮取物置于载玻片上,滴 10% 氢氧化钾数滴,覆盖玻片,在微火焰上加热以溶解角质,于低倍或高倍镜下直接观察菌丝和孢子。

(二)唾液培养法

收集非刺激性混合唾液 1~2ml,接种于沙氏平皿上,常规培养,记录每毫升唾液形成的念珠菌菌落数。

(三)病理学检查法

活检标本光镜下可见前述病理特征。

(四)其他方法

包括免疫法、基因检测法等。因假阳性率高或操作不便,而未能在临床上大量使用。

四、诊断与鉴别诊断

(一)诊断要点

根据各型典型的临床症状、病史、全身情况,可以判断有无念珠菌感染以及可能的诱因。病损区涂片直接镜检及唾液念珠菌培养阳性,可以确诊。慢性增生型白色念珠菌病属癌前病变应引起重视,必要时需要病理学检查做出疾病程度的诊断。

(二)鉴别诊断

口腔念珠菌病需与球菌性口炎、白喉、扁平苔藓等疾病相鉴别。

1.口腔念珠菌病与球菌性口炎(膜性口炎)的鉴别

球菌性口炎是由金黄色葡萄球菌、溶血性链球菌、肺炎双球菌等球菌感染引起的口腔黏膜急性感染性炎症,可发生于口腔黏膜任何部位,病损区充血水肿明显,有大量纤维蛋白原从血管内渗出,凝结成灰白色或灰黄色假膜,表面光滑致密,略高于黏膜面,可伴有全身反应,区域淋巴结肿大,涂片检查或细菌培养可确定病原菌。

2.口腔念珠菌病与白喉的鉴别

白喉为明显的灰白色假膜覆盖于扁桃体,不易擦去,若强行剥离则创面渗血。局部无明显炎症反应,但全身中毒症状明显,淋巴结肿大,涂片可见白喉杆菌。

3.口腔念珠菌病与扁平苔藓的鉴别

扁平苔藓呈白色网纹状病损,可交替出现糜烂,病程较长。

五、治疗

(一)治疗原则

因含片溶解缓慢,药物与口腔黏膜接触充分,随吞咽可覆盖咽喉与食管,故片剂被认为是较为有效的局部制剂。口腔念珠菌病以局部治疗为主,但严重病例及慢性念珠菌病需辅以全身治疗。对黏膜明显充血水肿、萎缩发红、全身症状明显者,可采用辨证施治与抗真菌药物配合治疗。

(二)治疗方法

1.局部治疗

①2%~4%碳酸氢钠(小苏打)溶液:含漱或清洗局部,每1~2小时1次,每次5分钟。②氯已定:可选用0.5%溶液或1%凝胶局部涂布、冲洗或含漱。③甲紫:选用0.05%甲紫液外涂口腔黏膜病损区,每日3次。

2.抗真菌药物治疗

①制霉菌素:局部用5万~10万 U/ml 的水混悬液涂布,每2~3小时1次,可咽下。儿童口服每次10万 U,每日3次;成人口服每次50万~100万 U,每日3次。口服不良反应小,偶有恶心、腹泻或食欲减退,疗程7~10天。②硝酸咪康唑:硝酸咪康唑商品名达克宁,可局部使用。散剂可用于口腔黏膜,霜剂适用于舌炎及口角炎,疗程一般为10天。③克霉唑:成人每日口服3次,每次0.5g,剂量不超过3g。该药的主要不良反应为肠道反应,长期应用可能引起肝功能异常和白细胞减少,目前多作为局部制剂使用。④酮康唑:剂量为每日1次口服,每日200mg,2~4周为1个疗程。该药不可与制酸药或抗胆碱药同服,以免影响吸收。

3.免疫治疗

对身体衰弱,有免疫缺损病或与之有关的全身疾病及慢性念珠菌感染的患者,常需辅以增强免疫力的综合治疗。可选用:①转移因子:淋巴结周围皮下注射,每次3U,每周1~2次。②胸腺素:肌内注射,每次2~10mg,每周1~2次。③脂多糖:肌内注射,每次2ml,每日1次,20次为1个疗程。④其他:补充铁剂、维生素 A、多次少量输血等。

4.手术治疗

手术治疗是非常规治疗方法。特对慢性增生型念珠菌病经治疗3~4个月疗效不显著者使用,以防止癌变为目的。

六、预防与调护

(1)哺乳期婴儿、久病患儿应注意保持口腔清洁卫生,可选用淡盐水或2%碳酸氢钠溶液搽洗口腔。

(2)乳母哺乳前洗净乳头,奶瓶要经常消毒。

(3)注意义齿卫生,义齿性口炎患者在治疗的同时,需行义齿重衬。

(4)合理应用抗生素及免疫抑制剂,有系统性疾病需长期应用者,应经常用1%~2%小苏打水漱口。

(5)冬季防止口唇干裂,可应用甘油等护肤品,纠正舔唇习惯。

(6)避免产房交叉感染,接生工具以及分娩过程注意消毒。

七、预后

预后一般良好。急性假膜型损害通过正确的治疗可以得到痊愈。但据报道,慢性增生型白色念珠菌病有4%的癌变可能,故应引起高度重视。

(杨美静)

第四节　口腔扁平苔藓

口腔扁平苔藓(Oral Lichen Planus,OLP)是一种非感染性慢性浅表性炎症。病变可于口腔黏膜和皮肤先后或同时发生,也可以单独发生。口腔黏膜表现为珠光色白色条纹交织成条索状、网状、树枝状、环状及斑块状等多种形态,也可以先后出现或重叠发生丘疹、水疱、糜烂、萎缩、色素沉着等病损。该病发病率不超过 1%,好发年龄为 13~80 岁。男女比例为 1:1.5,患者伴皮肤损害的概率约有 54%,因有恶变可能,有人将其归于癌前状态。

一、病因病理

(一)病因

尚未明确,可能与下列因素有关。

1.细菌与病毒感染

有人提出与幽门螺杆菌感染有关,也有人在病损上皮细胞中发现类似病毒的核内小体,但都需要更多研究和更直接的证据证实。

2.神经精神因素

临床可以发现很多口腔扁平苔藓患者有精神紧张、精神抑郁、精神创伤病史,并在精神神经功能紊乱时病情加重。有人做了临床调查,结果有 50% 的患者存在精神紧张和焦虑。

3.内分泌功能紊乱

有人报道,本病与雌二醇 E_1 以及睾酮 T 水平下降有关。

4.免疫因素

日益增多的对口腔扁平苔藓免疫状态的研究发现,本病与病损部位的淋巴细胞浸润带直接有关。进一步的研究表明,口腔扁平苔藓很可能是一种 T 淋巴细胞介导的机体免疫应答。

5.遗传因素

有人发现,本病有家族集聚现象,并找到一些家系进行基因研究,报道了一些出现频率较高的白细胞抗原位点,但也有人提出不同意见。

6.系统性疾病因素

有报道称,有超过 30% 的本病患者同时存在肝病、消化道疾病、高血压病、糖尿病等。但不能证明本病是由这些系统性疾病引起的。

(二)病理

本病的特征性病理表现为上皮不全角化、基底层液化变性、固有层密集的淋巴细胞浸润带。

二、临床表现

(一)口腔病损

特征性表现为口腔黏膜珠光白色条纹,以颊部、舌部、下唇、附着龈、移行部黏膜多见,病损可累及口腔黏膜任何部位。珠光白色条纹的形状、范围、轻重程度可不相同,并可转变为糜烂、充血、萎缩等损害。多种病损可重叠发生,病损消退后留有色素沉着。颊部病损最具典型性,左右对称,黏膜柔软,弹性正常。患者有异物感、粗糙感、牵拉感、疼痛感。病情迁延,反复发作。根据临床表现口腔扁平苔藓可分为以下三型。

1.斑纹型

斑纹型与上述典型临床表现相同,多见于颊、舌、唇、附着龈及移行部黏膜。

2.糜烂型

在白色斑纹基础上出现剥脱状充血糜烂面,上覆淡黄色假膜,糜烂面形状不规则,多见于颊黏膜、舌背、舌腹。发生于软腭的病损可有上皮菲薄的水疱,疱破后呈糜烂面。

3.萎缩型

萎缩型常见于舌背、硬腭部。舌背表现为圆形、椭圆形的乳头萎缩斑片,呈稀疏云雾状白色损害,表面平伏。硬腭部呈不规则星状形萎缩斑,略红,周围有乳白角化斑点。

(二)皮肤病损

本病的皮肤损害特点为扁平而有光泽的多角形扁平丘疹,微高出皮肤表面,绿豆大小,浅紫色,融合后状如苔藓。病损区粗糙,用石蜡油涂在丘疹表面在放大镜下可观察到细白纹。指(趾)也可受累,多见于拇指(趾)。病损表现为甲增厚,有甲板纵沟及变形。

三、实验室及其他检查

(一)病理检查

典型表现如上述。

(二)血液流变学测定

全血比黏度、红细胞电泳时间、细胞聚集指数、血小板黏附率、全血还原比黏度、血小板聚集率、血浆纤维结合蛋白率、纤维蛋白原等指数均增高。

(三)T细胞亚群(OKT单克隆抗体)测定

OKT3下降,OKT4下降或升高,OKT4/OKT8比例下降。

(四)血清干扰素(IFN-r)、白细胞介素(IL-2)检查

二者均增高。

(五)幽门螺杆菌检测

部分患者病损区幽门螺杆菌检测阳性。

四、诊断与鉴别诊断

(一)诊断要点

口腔颊、舌、唇、龈等黏膜有白色斑纹,呈条索状、网状、树枝状、环状等,间或有糜烂、充血。反复发作,病程迁延不愈。

(二)鉴别诊断

口腔扁平苔藓需与皮脂腺异位、口腔白斑、口腔红斑、盘状红斑狼疮等鉴别。

1.口腔扁平苔藓与皮脂腺异位的鉴别

皮脂腺异位呈淡黄色颗粒状,而非条纹,分布密集或散在,表面光滑,质地柔软,多发于颊黏膜与唇红。

2.口腔扁平苔藓与口腔白斑的鉴别

单独发生于舌背部的口腔扁平苔藓需与白斑区别。舌背扁平苔藓病损灰白而透蓝色,舌乳头萎缩微凹,质地较软,平滑润泽。白斑多为白色斑块,有裂隙,界限清楚,触之较粗糙,病程进展缓慢,无自觉症状。

3.口腔扁平苔藓与口腔红斑的鉴别

口腔红斑临床表现特征为持续存在的鲜红色斑,边缘清楚,触诊柔软,类似"天鹅绒"样。无明显疼痛或不适。

4.口腔扁平苔藓与盘状红斑狼疮的鉴别

盘状红斑狼疮多发于下唇唇红缘与皮肤黏膜交界处,病损中央萎缩如盘状,周围有白色放射状条纹。可有糜烂、出血、结痂。

五、治疗

(一)治疗原则

目前尚无特效疗法。西医治疗本病以肾上腺皮质类固醇和磷酸氯喹为主,对改善黏膜充血糜烂有一定效果,但对过度角化无作用,长期服用有不良反应。中医药治疗有安全、持久、稳定的特点,对糜烂充血及白纹均有一定的改善作用。临床应根据患者病情采取中西医结合治疗。

(二)西医治疗

(1)病情稳定者可选用维生素 B_1、维生素 B_2、维生素 E、维生素 A、维生素 B_6 等口服。

(2)糜烂病损长期不愈者,可考虑应用肾上腺皮质类固醇及免疫抑制剂,但细胞免疫功能低下者应以免疫增强剂治疗。幽门螺杆菌检测阳性者可选用抗幽门螺杆菌药物。

1)肾上腺皮质类固醇:如泼尼松,每次 15mg,每日 3 次,共服 1～2 周。可用角炎舒松注射液等激素类药物局部注射。

2)免疫抑制剂:磷酸氯喹,每次 0.25g,每日 2 次,1 个月为 1 个疗程,需定期检查白细胞数。雷公藤,每日 2 次,每次 3～4 片。昆明山海棠,每日 3 次,每次 2 片,需定期检查肝功能。

3)免疫增强制:转移因子皮下注射,每次 1mg,每周 1～2 次,10 支为 1 个疗程。

4)抗幽门螺杆菌:三钾二枸橼酸铋剂,每次 110mg,每日 4 次,2 个月为 1 个疗程。配合甲硝唑,每次 200mg,每日 3 次;羟氨下青霉素,每次 250mg,每日 3 次。

5)伴真菌感染者参照有关章节适当选用抗真菌药物治疗。

六、预防与调护

(1)生活有规律,适当进行体育锻炼。保持精神愉快。

(2)避免酸、辣、烫、麻、涩等刺激性食物,戒烟酒。

(3)保持口腔卫生,消除口腔内的局部刺激物,例如去除不良修复体、残根残冠、牙结石等。

七、预后

本病一般预后良好,患者可长期处于稳定状态。但对反复急性发作而充血、糜烂经治不愈或基底变硬的患者应提高警惕,需要及时进行活体组织检查,防止癌变。

（杨美静）

第五节　口腔黏膜下纤维变性

口腔黏膜下纤维变性(oral submucosa fibrosis,OSF)是以病理特征为主要依据命名的一种口腔黏膜慢性疾病,属癌前病变。可侵犯口腔黏膜的各个部位,但以颊、腭部多见。本病多发生于东南亚、印度,我国主要见于台湾地区以及湖南的湘潭、长沙,海南、云南等地,20～40岁成人多见,性别差异不大。患病率约为1%。

本病与咀嚼槟榔、过食辣椒等有关,也有报道与免疫、遗传、维生素缺乏等其他因素有关。

一、病因病理

(一)病因

确切病因尚不明,可能与以下因素有关:①咀嚼槟榔:细胞培养显示,槟榔中的生物碱能促进黏膜成纤维细胞增生及胶原的合成,所含鞣酸能抑制胶原纤维的降解。

研究发现,槟榔含有高浓度铜,氯化铜作用于体外培养的人口腔成纤维细胞,能使成纤维细胞合成胶原明显增加,而且铜可介导OSF基因畸变。②刺激性食物:喜食辣椒、吸烟、饮酒等因素可能加重黏膜下纤维化。③其他因素:研究发现,OSF还可能与维生素缺乏、免疫功能异常、遗传、微循环障碍、微量元素缺乏、血液流变学异常等因素有关。

(二)病理

结缔组织胶原纤维出现以变性为主要表现。在病程不同时期,其特点有所不同。

早期:有一些细小的胶原纤维,并有明显水肿。血管有扩张充血和中性粒细胞浸润。继而上皮下方出现一条胶原纤维玻璃样变性带,再下方的胶原纤维间水肿,伴淋巴细胞浸润。

中期:胶原纤维玻璃样变逐渐加重,有淋巴细胞、浆细胞浸润。

晚期:胶原纤维全部玻璃样变,结构完全消失,折光性强。血管狭窄或闭塞。上皮萎缩,钉突变短或消失。有时有上皮增生、钉突肥大、棘层增生肥厚、上皮各层内有细胞空泡变性,并以棘细胞层较为密集。张口度严重受损的患者,可见大量肌纤维坏死。上皮有时可见异常增生。上皮下结缔组织弹力纤维变性,并有慢性炎性细胞浸润。

电镜检查可见上皮细胞间隙增宽,有大量游离桥粒或细胞碎片。线粒体数量减少,部分线粒体肿胀,伴有玻璃样变的胶原纤维呈束状分布。

二、临床表现

可发生于口腔黏膜任何部位,以颊、咽、软腭多见。初起为反复发生的小水疱与溃疡,灼痛,后渐形成淡黄、不透明、无光泽的条索样损害,损害区色泽与周围正常组织有明显差别,患者张口受限,甚至吞咽进食困难、语言障碍。指检可于苍白的黏膜下触及质地坚韧、无痛的条索状物,但在舌背常表现为舌乳头萎缩。病损区黏膜可出现混杂分布的不规则的苍白、淡黄、鲜红与黑色素沉着等色泽改变,如大理石样。本病不会累及内脏或身体其他部位。

三、实验室及其他检查

病理学检查的典型表现如上所述。

四、诊断与鉴别诊断

(一)诊断要点

患者来自本病的高发地区,临床表现为口腔黏膜变白、发硬、张口受限,纤维组织增生,扪诊有明显的条索感。病理学检查可帮助确诊。

(二)鉴别诊断

口腔黏膜下纤维变性需与口腔白斑、硬皮病相鉴别。

1.口腔黏膜下纤维变性与白斑的鉴别

口腔白斑的外形多见斑块状,触之柔软,无僵硬的纤维条索感。白斑可无症状或轻度不适;但不会有张口受限、吞咽困难等症状。病理检查有上皮增生或异常增生。

2.口腔黏膜下纤维变性与硬皮病的鉴别

可能是自身免疫性疾病罹患口腔的硬皮病患者,可因张口受限而变小,形成苍白纤维化"鸡"舌,口腔毛细血管扩张,吞咽困难。

某些患者 X 片显示牙周间隙增宽,但牙齿不松动。皮肤变紧且呈蜡样。

五、治疗

(一)目前尚无特效疗法

禁食槟榔、辣椒、烟草等刺激物是首要措施。局部治疗可缓解病情发展。早期以中药或西药扩张血管治疗为主。后期有严重功能障碍者,可选择手术治疗。

(二)西医治疗

(1)选用维生素 A、维生素 E、烟酰胺类药物治疗。

(2)扩张血管:硝苯地平,每次 10mg,每日 3 次;地巴唑,每次 10mg,每日 3 次;菸酸,每次 100mg,每日 3 次。

(3)抗代谢药物:硫唑嘌呤,每次 50mg,每日 2 次。

(4)用依曲替酸、类固醇制剂等病损下局部注射。

(5)雷公藤多苷片,每次 10mg,每日 3 次。

(6)手术切断纤维条索,创面植皮。

六、预防与调护

(1)戒除咀嚼槟榔的不良习惯,戒烟酒,避免辛辣食物。

(2)饮食清淡,起居有节,心情愉悦。

七、预后

本病属癌前病变,印度的统计资料表明:1/3 的 OSF 会发展为口腔鳞癌,有 40% 的口腔鳞癌患者伴发 OSF,在 OSF 病损区常会发生白斑的叠加性病损。因此,早期诊断、及时治疗、制止发展对于防止发生癌变具有重要意义。

(杨美静)

第六节 白塞病

白塞病(Behet's disease,BD)又称贝赫切特综合征,白塞综合征,口、眼、生殖器三联症。因

1937 年土其皮肤病医师 Hulusi Behcet 首先报道而得名,是一种以细小血管炎为病理基础的慢性进行性、复发性、系统损害性疾病。内科学将其归为风湿性疾病。口腔溃疡为最基本的病损,发生率接近 100%。关节以及心血管、神经、消化、呼吸、泌尿等多系统的病变,虽发生概率较小,但后果严重,可危及生命。

本病有明显的地域分布特点,主要分布在我国的河西走廊至地中海的古"丝绸之路"沿途,在地中海沿岸、中东及远东地区(日本、朝鲜、中国)发病率较高,其中以土耳其的发病率最高,达 8~38 万。有人称之为"丝绸之路病"。本病好发于 25~35 岁年龄段,男女比为 0.77:1。据统计,我国患病率为 1.4 万。

一、病因病理

(一)病因

确切病因尚不明确,因有比较明显的家族血缘性分布趋向,国内外研究者对白塞病的遗传因素极感兴趣。其他因素还包括免疫、纤溶系统、微循环系统障碍,以及病毒、细菌、梅毒螺旋体等感染,微量元素缺乏等。

1.遗传因素

国外有人观察到一个家族四代人中有 5 个人反复发生口、眼、生殖器溃疡。我国也有多个患病家系发现。通过家系分析发现,儿童 BD 家族的数据符合常染色体隐性遗传,而成人 BD 家族则不符合,为白塞病的遗传异质性提供了证据。此外,白塞病的分子遗传学特征研究已经发现,HLA-B51 与白塞病发病呈高度正相关。还有人发现,ICAM-1G/R241 多态性与 BD 易感性有关,白塞病的临床表现与 MCP-1 基因多态性位点有一定相关性。

2.感染和免疫因素

BD 患者往往同时存在体液免疫和细胞免疫异常。有人认为,白塞病的自身免疫始于某些病毒、链球菌及结核菌等病原微生物感染。已有研究证明,HSP 病毒与 BD 发病有关,推测该病毒能激活 T 淋巴细胞产生迟发型变态反应导致组织损伤。

有研究证实,60% 的 BD 患者血清中有循环免疫复合物(CIC)沉积于血管壁,引起局部补体激活、肥大细胞释放组胺、中性粒细胞积聚等连锁反应,造成血管炎症、栓塞、坏死和出血。这一过程与主要损害血管的 II 型复合物介导的变态反应的病理变化基本相同。在 40% 的 BD 患者中还发现抗人黏膜抗体和抗口腔黏膜抗体,并在 BD 活动期增高。有研究发现,抗动脉壁抗体、组织损伤因子等其他抗体,其增减与 BD 的严重程度呈正相关。有学者用免疫荧光研究发现,BD 患者受累的血管壁有 IgM、IgA、IgG 沉积。有学者应用免疫印迹技术发现,a-原肌球蛋白可能是 BD 的自身抗原,说明 BD 与体液免疫异常有关。

还有研究表明,细胞免疫在 BD 发病中也起着重要作用,包括 B 细胞和 T 细胞;在病变活跃期,T 细胞和 B 细胞对热反应蛋白(HSP)反应性上升、嗜中性粒细胞的活性增强,IgM、IgA、IgG 轻微增高,C3、C4 浓度正常,但有高效价的 C9 和 C-反应性蛋白(CRP)。

3.纤维蛋白溶解系统缺陷因素

有人发现,白塞病活动期的血浆纤维蛋白原增加,优球蛋白溶解时间延长,纤维蛋白溶解原减少,血小板功能亢进,呈明显低纤溶高凝状态,而增进纤维蛋白溶解的药物可以缓解白塞病。

4.其他因素

包括循环障碍、过度劳累、情绪紊乱及内分泌异常等因素。

(二)病理

基本病理特点是非特异性小血管周围炎，以静脉炎为主。血管周围单核细胞及多形核白细胞浸润，管周类纤维素沉积。血管内皮肿胀，管内有玻璃样血栓。中膜均质化，结缔组织内大量淋巴细胞、浆细胞浸润。

二、临床表现

本病以先后出现多系统、多脏器病损，且反复发作为特征。常见体征包括口腔、生殖器、皮肤、眼等症状；少见体征包括关节、心血管、神经、消化、呼吸、泌尿等系统病变。

早期一般仅出现口腔、生殖器溃疡，出现眼部病变时，则提示已形成微血管炎症损害，并将逐渐出现动脉血栓、破裂、出血，以及中枢神经系统损害，可危及生命导致死亡。本病按损害的组织系统和脏器分为血管型、神经型、胃肠型；按病程分为急性和慢性；按病损和体征出现概率分常见体征和少见体征。

(一)常见病损和体征

1.口腔溃疡

症状和发作规律类似复发性阿弗他溃疡，表现为轻型或疱疹样型，亦可出现重型。口腔溃疡占首发症状的 $70\% \sim 99\%$，最终 100% 必发。

2.生殖器溃疡

常反复发作，发生率约占患者的 75% 左右，但间歇期远大于口腔溃疡。多见于大小阴唇、阴茎、龟头、阴囊，亦可发生于阴道、子宫颈，累及小动脉时可引起阴道大出血，发生在生殖器周围、肛门或直肠内可引起男性附睾炎。溃疡形态与口腔溃疡相似，数目少，大而深，愈合慢，疼痛剧烈，局部淋巴结肿大，有自愈倾向，留有瘢痕。

3.皮肤损害

发生率仅次于口腔溃疡。病损形态可多样，以结节性红斑、毛囊炎及针刺反应为常见特征性损害。

(1)结节性红斑：发生率约 65%，多发生在四肢，尤其下肢多见。通常多发，新发病损直径 $1 \sim 2cm$，中等硬度，有触痛，周围有 $1cm$ 宽的鲜红色晕围绕，这种红晕现象有较高的辅助诊断意义。1周后自愈，有色素沉着，无瘢痕，7～14天后可能再次出现。

(2)毛囊炎：发生率约 40%。主要分布于头面和胸背上部，常见脓疱性结节。其顶端有小脓疱，但无毛发穿过，基底部为浸润性硬结，周围亦可出现红晕现象。

(3)针刺反应(skin pricked reaction)：约占 65%，是有诊断意义的特征性表现。患者接受肌肉注射后，24～48小时后观察进针点，见红疹并有化脓倾向者即为针刺反应阳性，是静脉注射后的血栓性静脉炎，3～7天内会消退。临床试验可用 75% 乙醇消毒皮肤后，将无菌注射针头直接刺入或抽取生理盐水 $0.1ml$ 注入前臂皮内。

(4)其他皮肤病损：有痤疮样损害、多形性红斑样损害、Sweet病样皮损、坏死性结核疹样皮疹、浅表性游走性血栓性静脉炎等。

(4)眼部病变：出现较晚，在第一年出现者约占 15%，5年内出现的概率约为 85%。分为眼球前段病变和眼球后段病变。前段病变包括虹膜睫状体炎、前房积脓、结膜炎和角膜炎。后段病变包括脉络膜炎、视神经乳头炎、视神经萎缩和玻璃体病变、继发性白内障、青光眼、视网膜剥离、黄斑区变性、眼球萎缩。病初往往是单眼和眼球前段病变,后逐渐发展为双眼和眼球后段病变。有报道显示,出现眼部损害4~8年内有40%的患者失明。

(二)少见病损和体征

1.关节炎

发生率为30%~60%,大小关节均可发病,但主要累及大关节,以膝关节最多见。症状类似风湿性关节炎,有红、肿、热、痛,甚至关节腔积液,但不发生化脓性关节炎,也无关节强直和畸形。X线检查一般无异常表现。

2.心血管损害

发生率为10%~37%,男性多发。以血管病变为主,心脏也可受累。

(1)血管病变:包括静脉炎、静脉血栓、闭塞,动脉炎、动脉狭窄闭合和动脉瘤。深层静脉炎和静脉血栓后果较严重,也可因动脉瘤破裂严重出血而导致死亡。

(2)心脏病变:表现为心肌炎、心包病变、心肌梗死、心瓣膜脱垂等,罕见但后果严重。

3.消化系统损害

以腹痛、恶心、呕吐及消化道出血伴发热为主。回盲部肠道黏膜溃疡多见,可致肠穿孔、大出血。

4.神经系统损害

出现较晚,但预后差。因脑局灶性软化而出现脑膜炎、脑干综合征、器质性精神错乱及周围神经损害等病变。有头晕、头痛、意识或感觉障碍、复视、眼肌麻痹、肌肉萎缩、肢体水肿、不全截瘫、尿潴留等症状。

5.呼吸系统损害

表现为发热、胸痛、咳嗽、咯血,肺部大咯血,抢救不及时会危及生命。还可能发生胸膜积液、肺门淋巴结病。

6.泌尿系统损害

肾炎,出现蛋白尿、血尿等症状。

三、实验室及其他检查

(一)实验室检查

患者可有血沉增快、血清球蛋白升高、免疫荧光抗体阳性,以及免疫球蛋白、淋巴细胞转化率、血液流变学测定等异常,但均无特异性诊断价值。

(二)舌尖微循环形态学观察

患者舌背菌状乳头数目和微血管丛总数减少,毛细血管管径变细,袢数稀疏,血流缓慢。

(三)病理检查

病理表现如前述。

四、诊断与鉴别诊断

(一)诊断要点

因缺乏特异性实验室检测指标,故临床症状和体征是主要诊断依据。我国传统的西医诊断依据:口腔溃疡、阴部溃疡、眼部炎症、皮肤损害四项中出现三项者,即可诊断为不完全型白塞病。若出现四项者,诊断为完全型白塞病。但关于 BD 的诊断标准多年来世界各国众说纷纭。1990 年白塞病国际研讨会提出的诊断标准是:①复发性口腔溃疡;②复发性阴部溃疡;③眼疾、色素层炎等;④皮肤病:结节性红斑等;⑤针刺反应试验阳性。凡具有第 1 项加上 2～5 四项中的两项即可诊断。

(二)鉴别诊断

白塞病需与口腔溃疡、多系统损害相鉴别。

1.白塞病与口腔溃疡的鉴别

包括与 RAU、疱疹性口炎的鉴别。这些疾病均以反复发作的口腔溃疡为基本特征,病损形态相似,但白塞病累及多系统、多脏器,且有先后出现的口腔外其他病损和症状。

2.白塞病与多系统损害的鉴别

包括与克罗恩病、斯－约综合征、Reiter 综合征等的鉴别。这些疾病均有多脏器、多系统病损和口腔病损表现。

五、治疗

(一)治疗原则

因白塞病的确切病因尚不明了,故缺乏特效疗法。其治疗目标以减少复发、延长间歇期、缩短发作期、防止严重并发症为主,可采用中西医结合的综合疗法,特别要注意全身症状的治疗。例如,调整西医所谓的“全身免疫和微循环状态”以及中医所谓的“脏腑气血功能”。

(二)治疗方法

根据不同的伴随症状、病情程度、实验室检查结果,选择不同的治疗方案。

1.局部治疗

(1)口腔溃疡的治疗:参照复发性阿弗他溃疡的治疗方案。

(2)外阴溃疡的治疗:可用 1:5000 高锰酸钾坐浴,每晚 1 次,再用四环素可的松眼膏涂于溃疡面。

(3)眼部轻型炎症的治疗:可按眼科的常规处理。例如,0.5％醋酸氢化可的松液或用其他抗生素类滴眼药滴眼。

(4)皮肤损害的治疗:可按皮肤科的常规处理。例如,有破损或继发感染时应用过氧化氢溶液清洁。红斑性结节可用 0.1％醋酸氟氢化可的松软膏涂布。

2.全身治疗

(1)肾上腺皮质激素:是治疗本病的主要药物,尤其是对累及眼、皮肤、神经的病变及血栓性静脉炎的患者。给药途径及剂量按病情轻重而定,分为短期疗法和长期疗法。急性发作时可服泼尼松 60mg/d,轻型患者 20～30mg/d。应注意激素使用的适应证和禁忌证,定期复查血常规,注意大便隐血及血压情况等。

(2)非甾体激素类药物:如保泰松 0.1g,每日 3 次。吲哚美辛(消炎痛肠溶片)25mg,每日 3次,饭后服用。如果与泼尼松合用,有协同作用。该类药物有胃肠道反应,可影响肝肾功能和造血系统,故不作首选药物。使用 1 周无效者不宜继续。孕妇、哺乳者禁用。

(3)生物碱类和细胞毒类药物:秋水仙素每日 0.5mg,分 2 次口服,2 个月为 1 个疗程。环磷酰胺冲击疗法对后色素膜炎和视网膜血管炎最为有效。口服:每天 2~3mg/kg,分 2~3 次服用,4~6 周为 1 个疗程。静脉:每天或隔天 100~200mg,溶于 20ml 生理盐水中,缓慢注入,4~6 周为 1 个疗程。这些药物长期使用可能发生生殖系统及造血器官损害,需慎用。

(4)免疫增强剂:可参照复发性阿弗他溃疡治疗方案。例如,转移因子(TF)等等。

(5)沙利度安(thalidomide):又称反应停,有中枢镇静、免疫调节、激素样作用,能稳定溶酶体膜,减弱中性多形核粒细胞趋向性。治疗白塞病及较重的复发性阿弗他溃疡(RAU),建议剂量为 100~200mg/d,10~15 天为 1 个疗程。病情好转后可用 25~50mg/d 剂量,维持一段时间以巩固疗效。该药严重不良反应为致畸性,因此禁用于有生育可能的妇女。累计剂量达 40~50g 后有可能导致不可逆的多发性神经炎,因而不宜长期服用。因服药后常致困倦、头晕,故驾驶员及高空作业者慎用。

(6)异烟肼(雷米封 INN):成人每日 300mg,晨间 1 次顿服。同时服用维生素 B_6 40~60mg,1~2 个月为 1 个疗程,对伴有血沉升高、乏力、低热者有效。

六、预防与调护

应通过改变生活习惯、饮食清淡、戒除烟酒、增强体质、预防感冒、保持心情舒畅、注意休息、加强营养等措施减少发病概率。患者发病后的护理关键在于及时发现和治疗可能引起严重后果的多系统、多脏器病损,警惕系统性疾病的可疑症状;出现生殖器溃疡者应注意阴部卫生,防止继发感染;有肺部病损者应注意防止大咯血;消化系统病变者应保持大便通畅,防止肠穿孔;心血管病变者应注意动脉栓塞和动脉瘤破裂。

七、预后

因病损部位不同而预后不同。

1.口腔病损

预后一般较好,但频发的深在溃疡可以造成组织缺损,瘢痕挛缩,影响咀嚼功能。

2.眼部损害

病损轻者预后尚好,病损严重者可导致失明。

3.皮肤损害

预后尚好。

4.生殖器损害

预后尚好,但深溃疡愈后留有瘢痕。

5.其他脏器损害

神经系统病变预后较差,死亡率高。即使症状缓解,也有记忆障碍、失语等后遗症;呼吸系统发生咯血、消化系统肠出血穿孔、心血管病损的动脉瘤破裂或发生动脉栓塞均可引起严重后果,抢救不及时可危及生命。

(杨美静)

第七节　口腔白斑

口腔白斑(oralleukoplakia,OLK)是口腔黏膜斑纹类疾病中最常见的癌前病变之一。虽然临床表现中以"白色斑块"为特点,但并非口腔黏膜上出现的所有白色斑块均可诊断为白斑。OLK 最早于 20 世纪 70 年代由 WHO(世界卫生组织)首次统一定义,随后又有两次比较重要的修订。WHO 最近对它的定义为:"口腔白斑是口腔黏膜上以白色为主的损害,不具有其他任何可定义的损害特征;一部分口腔白斑可转化为癌。"可见,OLK 的定义越来越突出临床特征、病理特点以及癌变倾向。

口腔白斑的癌变率因调查者掌握标准不同而从 0.4% 到 26% 皆有报道。其患病率各国调查报告不一致,但多发生于 40 岁以上中年人,并随年龄增加而增高,男性患者多于女性。

一、病因病理

(一)病因

白斑发病机制尚不明了,但局部刺激因素占重要地位已得到许多流行病学和实验数据支持。全身因素虽有不少发现,但尚缺乏有力证据。

1.局部刺激因素

(1)吸烟:调查证明,吸烟与 OLK 的发生呈正相关,包括吸烟史的长短、每日吸烟数量和吸品种。

(2)咀嚼槟榔会对口腔黏膜造成直接损害,在黏膜长期刺激和反复修复过程中产生白斑。

(3)饮酒和嗜食辛辣、烫、酸、麻食物会损伤黏膜而形成白斑。

(4)不良修复体或残根残冠的机械刺激,以及两种不同金属修复材料同处口腔所带来的微电流影响。

2.全身因素

(1)微量元素:例如锰、锶和钙的含量与白斑发病呈显著负相关。

(2)微循环障碍:临床微循环观察见到白斑处有微循环障碍,活血化瘀治疗白斑有改善。

(3)遗传因素:有人研究了口腔白斑患者、正常人和口腔癌患者的姊妹染色单体交换率(SCE),结果发现,口腔白斑与口腔癌患者 SCE 频率高于对照组,提示染色体不稳定性增加可能是某些口腔白斑患者的发病因素之一。

(4)营养代谢因素:维生素 A 缺乏可引起黏膜上皮过度角化。维生素 E 缺乏能造成上皮的氧化异常,对刺激敏感者易患口腔白斑。另外,缺铁性贫血、维生素 B_{12} 和叶酸缺乏、梅毒以及射线、口干症等均与口腔白斑相关。

(5)生物刺激因素:念珠菌感染主要是白色念珠菌,还有星状念珠菌和热带念珠菌可能与口腔白斑发生有密切关系。临床见到伴有白色念珠菌感染的"白念白斑"更容易发生恶性变化。临床还发现口腔白斑患者若同时有 HPV、HIV 等病毒感染,或在病损区有反复的糜烂和继发感染,其恶变的可能性均会增加,显示两者间有一定的关联。

(二)病理

光镜下显示典型的上皮过度正角化;过度不全角化;粒层明显,棘层增厚;上皮钉突增大;表皮变薄,异常增生,核深染,有丝分裂增加,极性消失,核浆比改变,结缔组织中有炎细胞浸润等。

二、临床表现

(一)典型临床症状

表现为口腔黏膜一处或多处白色斑块状损害,也可表现为红白相间的损害。以颊黏膜最多见,唇、舌(包括舌背、舌缘、舌腹)腭较多,牙龈及口底较少见。患者可有不适感、粗糙感、木涩感、味觉减退、局部发硬。伴有溃烂时可有自发痛及刺激痛。白斑病损面积可局限或广泛,色泽乳白或灰白,周围黏膜可有充血发红,犹如炼乳滴于红色绸布面上。白斑质地紧密,界限清楚,稍高出黏膜表面,黏膜弹性及张力降低。

(二)分型

根据发病部位、病损表面特点、数目及范围、自觉症状等分型。

1.斑块型

口腔黏膜呈白色或灰白色均质型斑块,外形呈圆形、椭圆形或不规则。斑块表面可有皲裂,平或稍高出黏膜表面,边界清楚,触之柔软,不粗糙或略粗糙,周围黏膜多正常。患者多无自觉症状或略有粗糙感。

2.皱纸型

多发生于口底及舌腹。病损呈灰白色或垩白色,边界清楚,表面略粗糙呈皱纹纸状,触之柔软,周围黏膜正常。患者除粗糙不适感外,继发感染后有刺激痛症状。

3.颗粒型

亦称颗粒一结节状白斑,口角区黏膜多见。此型实质上是红、白相间的红白斑(speckled leukoplakia),或称斑点型黏膜红斑,与黏膜红斑不易区别。白色损害呈颗粒状凸起,稍硬,黏膜表面不平整,病损间黏膜充血,似有小片状或点状糜烂,患者可有刺激痛。该型常伴白色念珠菌感染,癌变可能性比斑块型、皱纸型大。

4.疣型(verrucous)

白斑乳白色,粗糙呈刺状或绒毛状凸起,明显高出黏膜,质稍硬。多发生于牙槽嵴、口底、唇、上腭等部位,常可找到明显的局部刺激因素(如义齿基板、残根、残冠等)。癌变危险性大。

5.溃疡型

在增厚的白色斑块基础上出现糜烂或溃疡,常常是各型白斑的继发感染期,而非独立的分型。有局部刺激因素或感染因素。有反复发作史,疼痛明显,长期不愈者癌变可能性大。

三、实验室及其他检查

(一)组织病理检查

光镜典型表现见前述。

(二)脱落细胞检查

刮取病损区脱落细胞,光镜下可见细胞核增大 4~5 倍、核浆比例增加、细胞核脓染、细胞异形性、胞浆空泡形成、核膜模糊等现象。

(三)甲苯胺蓝染色检查

擦干病损表面,以棉签蘸甲苯胺蓝涂于病损处,0.5 分钟后再以 1% 的醋酸洗去,着深蓝色的部位是可疑癌变的部位,也是组织活检的最佳部位。

四、诊断与鉴别诊断

(一)诊断要点

根据临床表现,综合运用病理检查、脱落细胞学检查、甲苯胺蓝染色等特殊检查,做出口腔白斑的诊断并不难。因口腔白斑属于癌前病变,因此在白斑的临床诊断中,对其癌变危险性的评估占有极为重要的位置,许多研究提示有以下 8 种情况者癌变倾向较大,需予密切观察。

1.年龄

(1)60 岁以上者。

(2)性别:不吸烟的女性,特别是年轻女性患者。

(3)吸烟:吸烟史长,吸烟量大。吸烟年数×每天支数>40 者。

(4)病损部位:位于舌缘、舌腹、口底及口角部位的白斑。

(5)病损类型:疣型、颗粒型、溃疡型或糜烂型及伴有念珠菌感染的白斑。

(6)病理特点:检查发现伴有上皮异常增生者,其癌变危险性随异常增生程度加重而加大。

(7)患病时间:病程时间越长越危险。

(8)自觉症状:有刺激性疼痛或自发性痛的白斑。

口腔白斑的诊断和治疗流程:1994 年瑞典的 Uppsala 口腔白色损害会议就本病的诊断和治疗流程原则达成共识,并得到了 WHO 的承认,分为暂时性(provisional)诊断和肯定性(definitive)诊断两个阶段。

暂时性诊断是指口腔黏膜上的白色损害在初次临床就诊时,不能被明确诊断为其他任何疾病的情况。肯定性诊断是指在鉴别或去除可能的病因因素后,通过 2~4 周的观察,病变没有任何好转的迹象和(或)经由病理活检明确诊断的病例。同时并列出一些确定性因子(Certainty factor,Cfactor)以助于口腔白斑的临床诊断。2004 年,中华口腔医学会口腔黏膜病专业委员会参照国际做法进行了 OLK 诊断标准的专题讨论,提出了以 C 因子为主要依据的诊断体系,将 OLK 的诊断分为 C_1(暂时性临床诊断)、C_2(肯定性临床诊断)和 C_3(病理学证实性诊断)。

(二)鉴别诊断

根据口腔白斑的临床特征,应与黏膜上可能发生白色斑块的疾病相鉴别。

由于口腔白斑有癌变可能,因此与其他相对良性的白色病损的鉴别就格外重要。

1.口腔白斑与白色角化症的鉴别

白色角化症是长期受到机械或化学因素刺激而引起的黏膜白色角化斑块。临床表现为灰白色或白色的斑块或斑片,边界不清,不高于或微高于黏膜表面,平滑而柔软。去除刺激因素后,病损可完全消退。组织病理学检查有上皮过度正角化或不全角化,但无异常增生。因其不易癌变,而被称为良性过角化症。包括:

(1)戴不良义齿引起的义齿下牙槽嵴黏膜表面呈现的平滑或表面凹凸不平的白色斑块。

(2)不正确刷牙致磨牙颊侧牙龈均质化白色角化病损,伴牙龈退缩、牙楔状缺损。

(3)由食物压力和摩擦引起的牙槽黏膜白色角化病损。

2.口腔白斑与烟草引起的白色角化病损的鉴别

(1)腭部尼古丁白色角化症:或称尼古丁口炎。多见于用烟斗吸烟者,与烟草的化学刺激和热刺激有关。初期黏膜充血,渐变为灰白色。晚期黏膜增厚,软硬腭交界处呈现很多小凸起,其中央凹陷并有红色小点。组织病理学检查有上皮过度角化,棘层增厚,小涎腺导管扩张,导管上皮有时发生鳞状化生,上皮下及小涎腺处有炎性细胞浸润。

(2)颊和唇黏膜的白色角化病损:多见于吸香烟或雪茄者。颊部病损多见于双颊咬合线处,表面可见细胞白色棘状突起,指纹样浮石状。唇部病损在上下唇对称分布,与吸烟的部位一致,表面可见白色细条纹。组织学上见条纹状的不全角化,条纹可延伸至下方的细胞层,形成人字形。人字形的两嵴状凸起之间,细胞有空泡形成。上皮下轻度炎性细胞浸润。

上述病变均可逆,除去刺激因素后病损会消退。

3.口腔白斑与由微电流刺激引起的病损的鉴别

口腔内如有不同的金属修复体时,可出现电位差,能引起黏膜病变。多发生于金属修复体附近的颊黏膜或舌侧缘,黏膜充血,周围有白色角化斑纹,有如扁平苔藓或白斑样。组织病理学显示,上皮表层有过度角化或不全角化或有上皮萎缩,结缔组织有炎性细胞浸润。病损可逆,拆除金属修复体可以消退。

4.口腔白斑与白色水肿的鉴别

为透明的灰白色光滑膜,但在晚期则表面粗糙有皱纹,部分可以刮去,多见于前磨牙和颊侧磨牙咬殆线部位。组织病理特征为上皮增厚,上皮细胞内水肿,胞核固缩或消失,出现空泡性变。该病不会癌变,预后良好。

5.口腔白斑与白色海绵状斑痣的鉴别

又称白皱襞病,是一种原因不明的遗传性家族性疾病。表现为灰白色病损,呈水波样皱襞或沟纹,有特殊的珠光色,表面有形似海绵的小滤泡,扪诊与正常口腔黏膜同样柔软、有弹性。白色皱襞可以刮去或揭去,无痛,不出血,创面类似正常上皮的光滑面。病理变化为过度角化和不全角化,棘细胞增大,层次增多,可达40~50层。结缔组织有少量炎性细胞浸润。该病为良性病损。

6.口腔白斑与扁平苔藓的鉴别

舌背扁平苔藓往往为白色斑块,需靠组织病理学检查与白斑鉴别。典型的扁平苔藓为不规则白色线状花纹,用放大镜观察可以见到细小珠光白色丘疹,可有充血、糜烂;而白斑比较均匀,表面粗糙,无线状损害,较少伴发充血糜烂。扁平苔藓的皮肤病损发生率高,而白斑往往没有皮肤病变,少数女性患者可伴发外阴黏膜白斑。

7.口腔白斑与黏膜下纤维变性的鉴别

有明确的长期咀嚼槟榔或吸烟习惯史。中后期可出现云雾状淡白色斑纹,并可触及黏膜下纤维性条索,伴舌活动和张口受限、吞咽困难。病理学检查可见过度不全角化,上皮萎缩,钉突消失,有时上皮增生及萎缩同时存在。部分患者伴有上皮异常增生、上皮下胶原纤维增生及玻璃样变。该病与白斑均属黏膜癌前病变。

8.口腔白斑与黏膜梅毒斑的鉴别

见于Ⅱ期梅毒,颊黏膜多见,称为"梅毒斑"。患者有明确的不良性接触史,梅毒螺旋体测试阳性。黏膜乳白色或黄白色斑块状损害,稍高出黏膜表面,中间凹陷,表面柔软,基部较硬。患者可同时伴有皮肤梅毒玫瑰疹。

9.口腔白斑与白念白斑的鉴别

见于慢性增生性白色念珠菌病患者,活检标本或刮涂片采用过碘酸雪夫(PAS)染色可见上皮内有大量白色念珠菌丝,上皮浅层有微小脓肿。白念白斑癌变危险性大。

10.口腔白斑与毛状白斑的鉴别

是艾滋病患者常见的口腔症状之一,多发生于两面舌侧及口角。病损呈白色或灰白色,类似疣状白斑。

五、治疗

(一)治疗原则和治疗程序

(1)去除任何可能的刺激因素作为治疗的第一步,包括纠正不良生活习惯,例如,戒烟戒酒,不吃刺激食品和过烫、粗糙食物等;去除局部刺激因素,如拔除残根残冠;淘汰陈旧的全口义齿或局部义齿和不良修复体,重装义齿等。

对均质型白斑如诊断确定,无明显症状,临床上可定期观察。对非均质型白斑必须做组织病理学检查,注意有无上皮异常增生,并区分轻度、中度、重度。轻度者可暂不处理,或做一般性治疗,密切观察。中度及重度上皮异常增生者,需手术切除。

(2)有充血、糜烂、溃疡等急性发作情况时应加强局部治疗措施,同时加强内治措施,消除症状,争取病情稳定。

(3)进入稳定期应抓紧时机做组织活检,明确诊断和有无异常增生及其程度。

(4)有中度以下异常增生者,应加强内治,但必须注意保护肝肾功能。可采用中西医结合的治疗方案,改善微循环,改善上皮的异常角化。

(5)有重度异常增生者应抓紧手术或采用其他理疗方法;有原位癌变者应立即手术切除。

(6)无异常增生者或病情长期稳定白斑不消退者,可用中西医结合治疗,并根据病情进行3~12个月不等的终生定期随访。

(二)治疗方法

1.药物治疗

(1)维生素A酸:临床上对非充血、糜烂的病损,可以局部用0.1%~0.3%维A酸软膏,或1%维A酸的衍生物—维胺酸局部涂搽,每日1~2次。由于该药有一定的刺激性,涂搽时必须注意药液不能搽到白斑周围的正常黏膜上。1周至数周可见白斑逐渐消退,但停药后易复发。

(2)维生素A和维生素E:两者有协同作用,可使上皮过度角化得以纠正。口服维生素A,每次2.5万U,每日3次。维生素E,每次50mg,每日3次。

(3)酮康唑或氟康唑:对伴白色念珠菌感染的白斑患者应作为常规治疗措施。酮康唑片每日200mg,每日1次口服;氟康唑口服,首日200mg,其后每日100mg。口服1~2周为1个疗程。因抗真菌药物可能引起肝功能受损,故使用时间不宜过长,一般以不超过2周为宜。

(4)其他抗感染、消水肿、促愈合的药物:在白斑患者出现黏膜水肿、糜烂、充血等继发感染的急性发作症状时,可用抗生素或有消炎、消肿、促进愈合的各种漱口剂、散剂等。必要时可短期使用糖皮质激素。

(5)抗上皮异常增生的药物:包括维 A 酸及其衍生物(retinoids)、β-胡萝卜素(β-rotene)、博来霉素(bleomycin)、环氧合酶-2(Cox-2)抑制剂和大豆提取物 Bowman-Birk 抑制剂(Bowman-Birk inhibitor,BBI)等。中药作为一种具有"低毒、有效、安全、价廉"等特点的药物,现代研究发现,活血化瘀类药物有促进良性血管的生成、维护血管内皮的完整性和连续性的作用,如灯盏细辛。扶正祛邪类药物具有调节细胞免疫、体液免疫,稳定细胞膜性结构,阻断细胞异常增生、演变的效果,如绞股蓝和山豆根。

2.非药物治疗

对于有重度上皮异常增生和原位癌倾向的 OLK,除药物治疗外,采用非药物治疗措施非常必要,包括激光、冷冻、微波治疗,但疗效仍待商榷。

3.手术治疗

用外科手术切除白斑是目前一种不可缺少的治疗方法,主要适用于一些已有上皮重度异常增生及癌变危险区的白斑。病损范围小的均质型白斑也是手术治疗的适应证。但术后复发以及对于多发性白斑如何处置,仍然是困扰学界的问题,从而限制了手术疗法的应用范围。

六、预防与调护

(1)去除一切刺激因素,如残根、残冠、不良修复体等,禁止滥用腐蚀剂。

(2)戒烟戒酒,忌食辛辣刺激之品。

(3)定期复查,争取长期稳定。

七、预后

(一)痊愈

一般来说,初发病时活检报告无上皮异常增生的患者痊愈的可能性大。痊愈的标准是口腔黏膜上的白色损害完全消失;疼痛、粗糙、紧绷感等不良感觉消失;病理证实上皮结构和细胞正常。

(二)稳定或缓解

多数口腔白斑患者经治疗能够处于这种状态,表现为临床检查见口腔白色斑块长期处于稳定,无扩大或略有缩小,色泽不变或略变浅淡,周围黏膜无充血、水肿、溃疡、糜烂等急性发作症状;患者自觉症状轻微。病理证实上皮结构和细胞为白斑典型表现,无上皮异常增生,或异常增生程度无加重。这类患者常为初诊时上皮轻度异常增生或无异常增生者。

(三)癌变

少数口腔白斑患者因不及时就诊,或依从性差,不能接受正规治疗,或因去除局部刺激因素不到位,或因不适当的理疗等,可能出现癌变。但因对白斑癌变确切机制仍缺乏全面了解,因而也有虽做积极治疗,仍不能避免癌变的病例。有一些 OLK 患者,因查不出明显致病因素而被确定为特发性白斑,其癌变率高,预后亦差。

(杨美静)

第八节　地图舌

地图舌（geographic gossitis）是一种浅表性非感染性舌部炎症，因病损轮廓类似地图而得名。又因病损位置具有不定性和游走性，又称游走性舌炎（Migrator glossitis）。本病任何年龄都可发生，但好发于儿童，可随年龄增长而消失。一般无自觉症状，常在偶尔中被发现。

一、病因病机

（一）病因

确切病因尚不清楚，可能与下列因素有关：①遗传因素：有报道显示少数患者有遗传倾向。②精神因素：情绪波动、精神压抑、失眠、劳累等。③内分泌因素：女性患者有常随月经周期发病现象。④局部因素：乳牙萌出时对舌部的刺激等。⑤全身因素：全身性银屑病、脂溢性皮炎、变态反应性疾病、感染性病灶等。⑥营养因素：消化不良、维生素 B 缺乏、贫血等。

（二）病理

可见非特异性炎症表现，剥脱区无丝状乳头，上皮变薄，表皮剥脱。上皮下结缔组织内有淋巴细胞、浆细胞，血管充血。边缘处上皮细胞内水肿，白细胞浸润，甚至有小脓肿。

二、临床表现

病损好发于舌背、舌尖、舌缘部。表现为舌背丝状乳头片状剥脱，病损中央微凹陷，呈光滑的红色斑块，周围有珠光白色或淡黄色微隆起的弧形边缘，宽约数毫米。剥脱区向周边逐渐扩大，其白色边缘随之扩大或断离，或一边退缩另一边扩张，一昼夜形态完全改变，似会"游走"。病程或长或短。患者一般无明显自觉症状，有时可有痒感。舌部活动及味觉正常。部分成年患者常伴沟纹舌。沟纹舌伴发真菌等感染者，有进食刺激性食物时的烧灼感或刺激痛。本病有自限性和缓解期，发作 3～4 天或更长时间后，黏膜可恢复如常。但间歇后又可发作。

三、实验室及其他检查

病理检查特点见前述。

四、诊断与鉴别诊断

（一）诊断要点

依据舌背不规则圆形红斑、中间低陷光滑、边缘有珠光白色或淡黄色隆起等病损特征，以及病损位置不断改变不难做出诊断。病理学检查可帮助确诊。

（二）鉴别诊断

地图舌需与舌扁平苔藓、红斑型念珠菌病鉴别。

1.地图舌与舌扁平苔藓的鉴别

舌扁平苔藓主要发生在舌背前 2/3 和边缘，表现多样，可有网纹状或白色斑块状病损，患处有牵拉感或紧绷感。无昼夜间"游走"变位特性。

2.地图舌与红斑型念珠菌病的鉴别

该病多见于长期大量应用广谱抗生素患者。临床表现为黏膜充血，色鲜红，舌背乳头斑块状萎缩，伴口干、疼痛及烧灼感，常伴发口角炎。

五、治疗

(一)治疗原则

本病无症状者一般不需要治疗。中医治疗有助于改善症状。

(二)治疗方法

1.局部治疗

可用 0.5％氯乙定、2％碳酸氢钠液等漱口,以防继发感染。

2.全身治疗

可口服维生素 B 及菸酰胺等,有继发感染者可同时应用抗生素。

六、预防与调护

(1)注意保持口腔卫生,每天用小苏打水和淡盐水交替漱口。

(2)注意饮食卫生,忌食辛辣。

(3)避免过劳,保持心情舒畅。

(4)及时治疗诱发本病的其他疾病。

七、预后

本病预后良好,无并发症,有自限性。

(杨美静)

第九节　慢性唇炎

慢性唇炎是唇炎中最常见的一种,指发生在唇部的慢性炎症性疾病,因不能归入腺性唇炎、良性淋巴组织增生性唇炎、浆细胞性唇炎、肉芽肿性唇炎、光化性唇炎等特殊类型,而又被称为慢性非特异性唇炎(chroniccheilitis)。本病的临床特征是唇部长期而持续的肿胀、糜烂、渗出、干燥、脱屑等,患者自觉灼热、疼痛,或有程度不同的痒感。病程迁延,反复发作。男女均可发病,青少年较多见,老年人则少见。全身性疾病的唇部表现及其他口腔黏膜病在唇部的病损均不包括在本节内。

一、病因病理

(一)病因

确切病因尚不明了,临床经验发现,以下因素均与发病有关:气候干燥,高温作业,烟酒、化妆品等长期刺激。

反复持久的日光曝晒。尤其是夏日易发生上下唇肿胀、开裂、出血。如果摄入富含卟啉的菠菜、油菜等蔬菜,氯丙嗪、异菸肼等西药和当归、补骨脂等中药,可使人体的卟啉代谢紊乱。一旦经日光曝晒,就会对光敏感而诱发本病。这种对光敏感也可能与肝病有关,因为肝病可引起卟啉代谢障碍,而卟啉对紫外线具有高度敏感性。

舔唇、咬唇等不良习惯,唇外伤或唇部感染处理不当均可形成慢性唇炎。慢性根尖周炎、鼻咽部炎症等感染性病灶引起的迟发性变态反应与发病有关。

(二)病理

为非特异性炎症表现,黏膜上皮角化不全或过度角化,有剥脱性缺损,上皮内细胞排列正常或有水肿变性。上皮层内有少量中性或嗜酸性粒细胞浸润。棘层可增厚。固有层和黏膜下层可见血管扩张充血,并见有大量密集的淋巴细胞浸润。

二、临床表现

慢性唇炎可分为以脱屑为主的慢性脱屑性唇炎和以渗出为主的慢性渗出性唇炎。

(一)慢性脱屑性唇炎

常累及上下唇红部,以下唇为重,全唇红可见轻度脱屑、脱皮或细鳞屑。鳞屑可为单层或层层叠加。患者自觉干燥难忍,常自觉或下意识地撕剥鳞屑,撕脱鳞屑的唇部可有渗血面或充血面,由此易发生继发感染,此时患者有疼痛感、肿胀感。慢性脱屑性唇炎常反复发作,数年迁延不愈。

(二)慢性渗出性唇炎

唇红部糜烂、渗出、形成黄色薄痂,或出血后凝结为血痂,唇动作时有出血。痂皮脱落后形成出血性创面,继之又结痂,反复发生,使唇红部肿胀或慢性轻度增生,局部刺痛或灼痛,颌下淋巴结肿大。也可由慢性脱屑性唇炎发展而来,唇部干裂出现细小或深的纵裂沟,继发感染后有脓性分泌物,有明显疼痛感。对日光敏感者发病有一定的季节性。唇红部以糜烂为主,但不超出唇红缘。慢性渗出性唇炎有时可暂时愈合,但常复发。病情较慢,持续数月至数年经久不愈。

三、实验室及其他检查

慢性唇炎无特殊实验室检查指标,必要时做血常规、血糖等检查可为治疗措施的选择提供依据。病理学检查表现见前述,可帮助确诊。

四、诊断与鉴别诊断

(一)诊断要点

临床根据病变反复、时轻时重、寒冷干燥季节好发、唇红干燥脱屑、疼痛胀痒、渗出结痂等特点可以做出诊断。慢性唇炎诊断时要注意分清慢性脱屑性唇炎和慢性渗出性唇炎。

1.慢性渗出性唇炎

慢性过程的糜烂及结痂病程长,有反复发作史。需注意区别单纯糜烂性唇炎和光化性唇炎,后者常因日光照射诱发或加重病损,多见于高原地区或户外工作者。

2.慢性脱屑性唇炎

唇红部以干燥、脱屑为主,并有纵沟纹和沟裂,灰白色的鳞屑可布满整个唇部。

(二)鉴别诊断

慢性非特异性唇炎需与有特殊病理表现的腺性唇炎、肉芽肿性唇炎等鉴别;还需与黏膜良性淋巴组织增生病、慢性盘状红斑狼疮、糜烂型扁平苔藓、血管神经性水肿等可能发生唇部病损的其他疾病鉴别。

1.慢性唇炎与腺性唇炎的鉴别

腺性唇炎唇肿大,翻开唇黏膜内侧可见脓性分泌物,活检有助于该病诊断。

2.慢性唇炎与肉芽肿性唇炎的鉴别

肉芽肿性唇炎的临床特点是口唇与口周皮肤出现渐进性、持久性肿胀,口周皮肤有特征性暗红色,但不出现唇部的炎症性症状,以此可作为鉴别诊断。

3.慢性唇炎与黏膜良性淋巴组织增生病的鉴别

黏膜良性淋巴组织增生病可发生于头、面部皮肤及口腔黏膜的其他部位,但主要发生在唇部,尤以下唇正中部为好发区。唇部损害与光化性唇炎相似,患者可以有难以忍受的瘙痒,在用手搔揉后局部变硬,此后即可复原。病理学检查可见大量淋巴细胞增生并形成淋巴滤泡,有助于鉴别诊断。

4.慢性唇炎与慢性盘状红斑狼疮的鉴别

慢性盘状红斑狼疮的典型病损为唇红部呈局限性盘状损害,损害表面呈红斑或糜烂、血痂,周围可见白色短条纹,呈放射状排列。病理学检查光镜下可见上皮内角质栓塞,基底细胞液化变性,上皮下结缔组织内有淋巴细胞浸润,用过碘酸染色阳性。

5.慢性唇炎与糜烂型扁平苔藓的鉴别

糜烂型扁平苔藓在唇部也可表现有糜烂面,但往往范围小,其周围有明显的白色条纹。

6.慢性唇炎与血管神经性水肿的鉴别

血管神经性水肿是一种变态反应性疾病,有明确的诱发因素。好发于唇部,突然水肿,唇部高翘。患者有明显的肿胀感,肿胀来得快,消散得也快。

五、治疗

(一)治疗原则

慢性唇炎反复迁延,缺乏特殊的有效疗法。中医辨证施治与西医辨病治疗相结合是目前比较好的治疗方法,正确的局部处理具有重要的临床意义。

(二)治疗方法

1.局部处理

禁止舔唇、撕剥鳞屑;不使用劣质润唇膏;用生理盐水、小苏打水、复方硼酸溶液于唇部湿敷。

2.口服维生素类药物

如维生素 B、维生素 C 等。

3.口服皮质激素

病情严重者可口服皮质激素,如强的松。局部注射曲安奈德液(确炎舒松)等有助于促进愈合,减少渗出,每周注射 1 次,每次 0.5ml。

4.氯喹

每日 0.25g,1 周后减量。主要用于日光性唇炎。

5.物理疗法

如用同位素^{32}P、氦—氖激光局部照射等,适用于腺性唇炎等。

六、预防与调护

(1)纠正舔唇、咬唇,或揭唇部皮屑等不良习惯。

(2)避免烈日曝晒,风大季节以低浓度甘油或润唇膏涂于口唇。

(3)少食肥甘厚味,多食新鲜蔬菜、水果。

(杨美静)

第十节　球菌性口炎

球菌性口炎(coccus stomatitis)是急性感染性口炎的一种,主要是以各种球菌感染为主。由于细菌种类不同,引起的病损特征也有差别。临床表现虽常以某种细菌感染为主,但常为混合性感染。本病损害以假膜为特征,所以又称为膜性口炎(membranous stomatitis)或假膜性口炎(pseudomembranous stomatitis)。多见于婴幼儿,偶见于成人。

一、病因

在正常人口腔内存在一定数量的各种细菌,为人群共有常驻菌,一般情况下并不致病。但当内外环境改变,身体防御能力下降时,如感冒发热、传染病、急性创伤、感染,以及滥用激素、化疗和放疗后等,口内细菌增生活跃、毒力增强、菌群失调,即可发病。以金黄色葡萄球菌、溶血性链球菌或肺炎链球菌致病为多。

二、临床表现

发病急骤,多伴有头痛、发热、白细胞增高、咽痛和全身不适等症状。口腔黏膜和牙龈充血发红、水肿糜烂,或表浅溃疡,散在或聚集融合成片。由于疼痛影响进食,唾液增多,有较厚纤维素性渗出物,形成灰白或黄色假膜。多伴有轻度口臭和尖锐疼痛。局部淋巴结肿大压痛。经过数日体温恢复正常,口腔病损需持续一周左右愈合。

(一)葡萄球菌性口炎

葡萄球菌性口炎(staphylococcal stomatitis)为金黄色葡萄球菌引起的口炎,多见于儿童,以牙龈为主要发病区。牙龈充血肿胀,有暗灰白色薄的假膜,由纤维素性渗出物组成,易被拭去,牙龈乳头及龈缘无破溃糜烂。在舌缘、颊咬合线处可有充血水肿,多有尖锐灼痛。涂片可见大量葡萄球菌,进行细菌培养可明确诊断。

(二)链球菌性口炎

链球菌性口炎(streptococcal stomatitis)儿童发病率较高,常伴有上呼吸道感染、发热、咽痛、头痛、全身不适。呈弥散性急性龈口炎,受累组织呈鲜红色。唇、颊、软腭、口底、牙槽黏膜可见大小不等的表浅上皮剥脱和糜烂,有略微高起的假膜,剥去假膜则留有出血糜烂面,不久重新被假膜覆盖。有轻度口臭和疼痛。涂片可见大量革兰阳性链球菌,培养可见大量链球菌,即可明确诊断。

(三)肺炎球菌性口炎

肺炎球菌性口炎(pneumococcal stomatitis)好发于硬腭、口底、舌下及颊黏膜。在充血水肿黏膜上出现银灰色假膜,呈散在斑块状。涂片可见大量肺炎链球菌。有时并发肺炎,但也可在口内单独发生。本病不常见,好发于冬末春初,老人及儿童易罹患,体弱成人也可发生。

三、病理

口腔黏膜充血水肿,上皮坏死糜烂,上覆大量纤维素性渗出物和坏死组织,以及细菌、白细胞等组成的假膜,固有层有大量白细胞浸润。

四、治疗

主要是消炎控制感染,可给予抗生素或磺胺类药,如青霉素、乙酰螺旋霉素、交沙霉素、头孢氨苄、增效联磺片等。也可根据细菌药物敏感试验选用抗生素,则效果更好。止痛也是对症处理的重要措施,局部用 1‰丁卡因外涂,或用 1‰~2‰普鲁卡因(奴弗卡因)溶液饭前或痛时含漱。局部病损可外用抗生素软膏和药膜,亦可外用中药散剂以消肿止痛促进溃疡愈合。口腔局部含漱或病损局部湿敷也是不可缺少的,保持口腔卫生,消炎止痛。

(杨美静)

第十一节　坏死性溃疡性龈口炎

坏死性溃疡性龈口炎(necrotie ulcertive gingivo stomatitis)本病同义词病名很多,如奋森口炎(Vincent stomatitis)、战壕口炎、假膜溃疡性口炎、Plant-Vincent 口炎、梭螺菌龈口炎、腐败性口炎等。新中国成立前本病常有流行,新中国成立后随着人民生活条件改善,营养水平提高,卫生状况好转,已很少见,但由于 20 世纪 80 年代后艾滋病的全球流行,坏死性溃疡性龈口炎已成为艾滋病的重要口腔表现之一。

本病病原体为梭状杆菌和螺旋体,在病变部位涂片,可见大量这些细菌。在口内二菌共生,单独一般不易感染致病。但在局部或全身抵抗力下降时,则可使这两种细菌大量繁殖而发病。在口腔卫生不良,营养状况不佳时则发病迅速,病损严重。本病常是复杂混合感染,可合并其他细菌,如链球菌、丝状菌、黑色素类杆菌等。

二、临床表现

本病为急性感染性炎症,发病急骤,症状显著,多见于儿童及青壮年。好发于前牙牙龈,主要特征为牙龈缘及龈乳头形成穿掘性坏死溃疡,可波及多个牙齿,溃疡边缘不整,互相融合成大片溃疡面,并向周围及深层侵犯。

除牙龈病损外,可波及唇、颊、舌、腭、咽、口底等处黏膜,局部形成不规则形状的坏死性深溃疡,上覆灰黄或灰黑色假膜,周围黏膜有明显的充血水肿,触之易出血。

本病因有剧烈疼痛而影响进食、说话,常伴有流涎、发热、头痛、全身乏力,颏下或下颌下淋巴结肿大压痛等症状。

三、组织病理

为非特异性炎症改变,上皮破坏有大量纤维素性渗出,坏死上皮细胞、多形核白细胞及多种细菌和纤维蛋白形成假膜。固有层有大量炎症细胞浸润。基层水肿变性,结缔组织毛细血管扩张。

四、诊断与鉴别诊断

(一)诊断

突然发病,牙龈坏死溃疡,牙间乳头消失,有特殊腐败臭味,自动出血,唾液黏稠混有血液,有剧烈疼痛或持续钝痛。唇、颊、舌腭、咽、口底等处黏膜,可有不规则形状坏死性溃疡。涂片有大量梭状杆菌和螺旋体。白细胞数增加,淋巴结肿大。

(二)鉴别诊断

1.急性疱疹性口炎

病原为单纯疱疹病毒,口腔黏膜表现有散在或成簇小疱疹,疱破裂呈表浅、平坦、边缘整齐的小圆形溃疡。可侵犯牙龈,主要为附着龈,不侵犯龈乳头。病程约一周,有自限性和一定免疫性。患者多为6岁以前婴幼儿。

2.球菌性口炎

口腔黏膜广泛充血,牙龈也可充血,并易出血,但龈缘无坏死,在颊、舌、唇等部位,可见表浅平坦的糜烂面,上覆黄色假膜。也可见于附着龈,但无恶臭及腐败气味。涂片镜检为大量各种球菌,如链球菌、金黄葡萄球菌及肺炎双球菌等。

五、治疗

为急性感染性炎症,全身状况不佳,口腔黏膜、牙龈损害广泛而深在,所以应及早进行治疗,给予抗感染治疗和支持疗法,以控制感染,消除炎症,防止病损蔓延和促进组织恢复。

全身抗感染可给予广谱抗生素,如青霉素、氨苄西林、乙酰螺旋霉素、红霉素及交沙霉素等。也可使用抗厌氧菌活性较强药物,如甲硝唑(灭滴灵)等。

全身应给予高维生素、高蛋白饮食,加强营养。必要时给予输液,补充液体和电解质。局部治疗、局部处理对缓解症状、消除感染、减少疼痛、防止病变蔓延和促进组织愈合有重要作用。针对病因应用氧化剂反复冲洗、含漱、湿敷,如1%～3%过氧化氢、1/2 000～1/5 000过锰酸钾溶液。

六、预后

预后一般良好。如全身状况极度衰弱、营养不良、口腔卫生不佳,合并产气荚膜杆菌与化脓性细菌、腐败细菌等感染,病变可迅速坏死崩解,甚至造成组织破溃穿孔,穿腮露颊成坏疽性口炎,口角及颊部发生感染较为多见。由于组织分解毒性产物和细菌毒素,被机体吸收可发生全身中毒症状。

七、预防

经常保持口腔卫生,除去一切刺激因素,注意合理营养,增强抗病能力。

(杨美静)

第十二节　口腔结核

结核病是常见的慢性传染病之一。在人体抵抗力降低时因感染结核菌而发病。结核病为全身性疾病,各个器官均可发病,而以肺结核最为多见。口腔结核(oral tuberculosis)虽有原发病例,但结核初疮极少见,大多继发于肺结核或肠结核等。在口腔黏膜多表现为结核性溃疡、结核性肉芽肿。少数口周皮肤的结核性寻常狼疮可向口腔黏膜发展。

一、病因

病原菌为结核杆菌,是一种革兰阴性杆菌。往往在身体免疫功能低下、抵抗力降低时易被感染而发病。口腔病损多因痰中或消化道的结核菌而引起。

二、临床表现

(一)结核初疮

临床上少见。可发于牙龈、拔牙窝、咽、舌、移行皱襞、颊、唇等处。多见于缺乏免疫及体质较差的儿童,口腔黏膜可能是结核杆菌首先侵入的部位。一般经2~3周的潜伏期后,在入侵处出现一小结节,并可发生顽固性溃疡,周围有硬结。患者无明显疼痛感。

(二)结核性溃疡

结核性溃疡多为继发性感染。溃疡可发生于口腔黏膜任何部位,为慢性持久性溃疡。病变逐渐发展由浅而深,成为口腔黏膜的深溃疡。一般面积均较大,直径可达1cm以上。特征是溃疡底和壁有许多粟粒状小结节,溃疡边缘不齐并微隆起呈倒凹状,表面多有污秽的假膜覆盖。溃疡基底及四周无明显硬结。早期即可感到疼痛。溃疡外形不规则,有时成线状深溃疡病程较长,常在数月以上。

(三)结核性寻常狼疮

寻常狼疮是皮肤的原发性结核,由口周皮肤可向口腔黏膜发展,表现为黏膜上有发红的小结节,且结节不断扩大,融合,破溃后形成狼疮的原始溃疡。如感染未得到及时控制,则溃疡面逐渐扩大成为结核性溃疡。病程十分缓慢,一般疼痛不很明显。

因口腔黏膜结核多为继发感染,所以患者常有口腔以外的结核病灶,主要是肺结核或肠结核等,或有结核接触史。

三、病理

病变组织中可见结核结节,为一种增生性病变。结节的中心为干酪样坏死,其外环绕着多层上皮样细胞和朗汉斯巨细胞(多核巨细胞)。最外层有密集的淋巴细胞浸润,并伴有成纤维细胞增生。老化的结核结节中细胞成分减少而逐渐形成瘢痕。结节中心的干酪样物质不能被吸收而发生钙化。

四、诊断

(1)根据临床表现及全身的结核病灶。

(2)病变组织涂片用抗酸染色法能找到结核杆菌,但有时因取材关系未找到结核菌,亦不能轻易否认结核感染,可进一步作结核菌培养。

(3)最后可作活检,病理表现为结核的特殊病变,即形成结核结节。

五、治疗

(1)全身抗结核治疗,现多采用化疗方案,即几种抗结核药同时应用,可提高疗效,缩短疗程。如同时应用异烟肼和利福平,根据病情严重程度还可同时加用链霉素,或再加用吡嗪酰胺等四种药同时应用。亦可选用链霉素、异烟肼及对氨基水杨酸钠等同时应用。用药至少6个月以上。

(2)口腔局部除注意控制继发感染及对症治疗外,还可于病损处用抗结核药物。用链霉素0.5g,隔日1次,于病损局部注射。

(杨美静)

第十三节　口腔梅毒

　　梅毒(syphilis)是由梅毒螺旋体引起的一种慢性传染病。初起时即是全身性感染,在疾病发展过程中可侵犯身体任何组织和器官,产生各种症状。在感染梅毒后的长期过程中,由于机体的抵抗力和反应性的改变,症状可以有时出现,有时消退。根据传染的经过、临床特点、传染性等各不相同,梅毒可分为先天梅毒和后天梅毒,后者又可分为一期梅毒、二期梅毒和三期梅毒。也有学者将初发感染两年以内者称为早期梅毒感染,包括一期、二期和潜伏梅毒;感染两年以上者称为晚期梅毒感染,主要为三期梅毒和潜伏梅毒,晚期常有心脏、中枢神经、骨骼及眼部等处的病变。各期梅毒和先天梅毒都可出现口腔病损。20世纪90年代后,梅毒在我国发病有大幅度上升,梅毒的口腔表现日益常见,极易被误诊。

一、病因

　　病原微生物是梅毒螺旋体,通过直接接触或共用器物传染。通过胎盘传染给胎儿,发生先天梅毒。

二、临床表现

　　先天梅毒在口腔中出现畸形牙。切牙呈半月形,切缘较牙冠中部窄。磨牙呈桑葚状或蕾状,牙尖向中央凑拢。牙釉质发育不全。先天梅毒还可有特殊面容、鞍鼻等表现。

　　一期梅毒:梅毒螺旋体进入人体后3周左右为潜伏期,患者无任何症状。以后在螺旋体侵入部位发生梅毒初疮,又称下疳。虽然下疳在外生殖器多见,但由于口交等性交方式的存在,在非生殖器部位也可发生。如在口腔的好发部位有舌、唇、软腭、扁桃体及牙龈等。开始为一高起的结节性圆形病损,直径可达1～2cm,中心有溃疡或形成痂皮,边缘整齐、略隆起、界限清楚,溃疡基底平坦、触诊有软骨样硬结,故称硬下疳。相应部位淋巴结肿大,但无疼痛。病损表面或渗出液中可分离出梅毒螺旋体,有高度传染性。硬下疳经3～8周后可以不治自愈。此后经过4～6周的休止期后,梅毒发展为二期。

　　二期梅毒:下疳发生后6～8周梅毒螺旋体由局部淋巴结进入血液,皮肤及黏膜可出现病损及;全身症状,为二期梅毒的早发病损。这些病损可自然消退或经不完善治疗消退后,在1～2年内又出现病变,称为二期复发梅毒。二期梅毒以皮肤、黏膜损害为主,可伴有不同程度的全身症状如头痛、咽痛、发热等。常见的皮肤损害有皮肤梅毒疹和口腔黏膜斑,有些患者可伴眼部虹膜炎和脉络膜炎等。皮肤梅毒疹表现为广泛的丘疹、斑疹,追问病史时可被患者误为过敏或与养宠物有关。口腔黏膜斑是一二期梅毒的主要口腔表现,临床上较一期下疳常见。黏膜斑好发于咽、软腭、扁桃体、舌尖、舌缘、唇内侧黏膜,表现为浅在圆形或椭圆形病损,表面有灰白色疏松渗出膜,高起于黏膜面,周围有环形充血发红带。黏膜斑可在口腔多发,直径1.5～5cm,多无疼痛,发生在口角处由于张力可发生裂隙。渗出物中有大量梅毒螺旋体,传染性很强。

　　三期梅毒:为晚期病变,是在感染四年至十余年后出现的病变,一般接触传染性不强。在口腔表现为橡胶肿,很快可发生坏死。橡胶肿常发生于上腭、舌背等处。上腭病变可使骨质破坏而引起腭穿孔。舌背病变可表现舌乳头萎缩,过度角化而发生梅毒性白斑。

三、病理

梅毒的组织病理表现不很特异,为慢性炎症。下疳的表现为非特异炎症。二期梅毒黏膜斑的表现为广泛的糜烂溃疡,表面覆盖密集的多形核白细胞、淋巴细胞和浆细胞浸润,血管内皮炎症及毛细血管管壁增厚。橡胶肿则为肉芽组织增生性炎症。

四、诊断

根据病史及典型的各期临床表现,增强对梅毒的诊断意识和警惕性,必须进行相应的微生物(一期梅毒)和血清学检查进行综合诊断。对怀疑为一期下疳的患者,可取病损区涂片暗视野显微镜检查,注意取材时应戴防护手套,先用生理盐水冲洗病损表面,挤压病损分泌物进行涂片检查。诊断梅毒的血清学试验有非特异性的血清学试验和特异性的血清学试验,非特异性血清试验有性病试验室玻片试验(venereal disease research laboratory,VDRL)和快速血清反应试验(rapid plasma reagent,RPR)。一期梅毒感染 3～4 周后 VDRL 和 RPR 为阳性发应,二期梅毒 100% 为阳性,三期梅毒约 75% 为阳性。VDRL 和 RPR 的阳性反应在抗梅毒治疗后转阴,可作为诊断和判断疗效的重要指标。特异性血清学中常用的是荧光螺旋体吸收试验(FTA-ABS)和梅毒螺旋体血凝试验(TPHA),一般情况下在感染早期 FTA-ABS 和 TPHA 呈阳性,但可持续 10 年左右,因此可作为诊断指标,不能作为疗效评价指标。对梅毒的诊断应慎重,并应注意与其他溃疡、念珠菌病、多形红斑和咽部感染等疾病鉴别。

五、治疗

应规范治疗,原则为早期治疗、疗程充分、定期检测。目前多选用长效青霉素治疗,早期梅毒可用苄星青霉素 240 万 U,分两侧臀部肌肉注射,每周一次,共两次。或用普鲁卡因青霉素 80 万 U,肌内注射,每日一次,连续 10 天。对于晚期梅毒、潜伏梅毒或复发梅毒,疗程要长,总量达 1200 万 U。如有确切青霉素过敏者可用红霉素治疗,每日 2g,4 次分服。治愈的标准为病损和症状消退,血清滴度逐渐下降,约 1～2 年转阴。因此,治愈后应在第 1 年每 3 个月,第 2 年每半年复查 RPR 或 VDRL 水平,如有症状复发或血清滴度转阳上升两个滴度者应重复治疗。

(杨美静)

第十四节　盘状红斑狼疮

红斑狼疮分为系统性红斑狼疮(systemic lupus erythematosus,简称 SLE)和盘状红斑狼疮(discoid lupus erythematosus,简称 DLE)。前者又称急性播散性红斑狼疮,侵犯全身各系统脏器组织;后者又称慢性局限性红斑狼疮,以皮肤黏膜损害为主,口腔病损多属于盘状红斑狼疮。红斑狼疮是结缔组织病中的一种,症状比较复杂,病因尚不清楚,目前多认为是自身免疫性疾病。

盘状红斑狼疮是比较常见的皮肤黏膜慢性结缔组织疾病,25%～30% 有口腔损害,可单发于口腔而不合并皮肤损害,多无明显全身症状,常呈局限缓慢过程,少数病例呈现播散性损害,约 5％可转变成系统性红斑狼疮。有报道,系统性红斑狼疮约半数患者,在出现系统损害之前,发生过盘状病损,包含口腔损害。本病多发生于 20～45 岁的中青年女性,男女比例约1∶3。儿童及老年少见。

病因不清,现多认为是自身免疫性疾病。家族史及人类白细胞抗原(HLA)研究提示与遗传因素有关,因此考虑可能有先天性易感因素,在受后天性各种因素,如日光照射、寒冷刺激、内分泌紊乱、细菌病毒感染、创伤、妊娠、精神紧张等因素激惹下而发病。

化验检查大多符合自身免疫性疾病,血清 γ 球蛋白增高,有多种组织抗体,如抗核抗体、类风湿因子等。直接免疫荧光检查,在病损基底膜处,呈现 IgG、IgM 和 C^3 补体、纤维蛋白等荧光抗体沉积,称狼疮带。病损组织中有大量淋巴细胞、浆细胞浸润。因此,目前一般认为,其发病机制可能为在一定的诱因和遗传因素影响下,出现机体组织抗原改变,如正常免疫稳定机制失常、免疫活性细胞识别能力丧失而产生自身免疫反应。在循环中抗原与抗体相结合,形成可溶性抗原-抗体复合物,沉积于各种组织器官中,引起炎症反应造成损害。

二、临床表现

以皮肤及口腔黏膜损害为主,在慢性发展过程中,有缓解或加剧的变化,一般全身症状不明显,可有逐渐缓解倾向,经过多年而痊愈并可遗留瘢痕。

(一)口腔损害

可发生于口腔任何部位,以唇最多见,尤以下唇为多,可能由于日光照射之故,病损可由面部发展而来,也可只局限于唇。开始时病损红斑充血,角质性脱屑,边界清楚,有灰白色过度角化,略高起的灰白色斑块和放射状条纹,轻度增厚、粗糙干燥,有灰褐色鳞屑,逐渐扩大到整个唇部,呈灰白色"镀银唇"。周围血管扩张呈放射状排列。陈旧性损害呈萎缩性白色瘢痕。唇红病损向口周皮肤扩延,边缘呈灰黑色。颊黏膜病损发生率仅次于下唇,两者可同时伴发。在颊殆线附近呈条索或斑块状鲜红色斑,中央轻度萎缩,口周绕以白色微凸边缘和扩张血管,表面可有糜烂和浅白花纹。上腭后部偶见蝴蝶斑,符合腭腺分布区。

(二)皮肤损害

皮肤损害可发生于任何部位,最常见于颊面部,尤其颧颊等突起部分,可越过鼻梁,分布呈对称蝶形,故称蝴蝶斑,亦可单侧发生。在耳轮、头皮、颈、胸、躯干及四肢皮肤也可发生损害,皮损呈持久性盘状红斑片样,圆形或椭圆形或不规则形状,大小不等,边缘清楚,表面毛细血管扩张,皮损表面有灰褐色黏着性鳞屑覆盖,附着牢固,揭下后,内面有针刺状角质栓嵌塞于扩大的毛囊口。皮损可呈疣状增生,中央扁平边缘隆起形成环状改变。日久,红斑中央出现淡褐色萎缩性瘢痕。红斑可局限或泛发,相互联合成慢性播散性盘状红斑狼疮。发生于头皮病损,可形成永久性脱发;耳轮皮肤损害可形成萎缩性瘢痕,导致缺损畸形;手足掌跖呈紫红色鳞屑斑,类似冻疮,久之萎缩,创伤破溃难愈,有的患者夏季日晒或冬季寒冷病变加重,病损持续时间长久,形成中心色素消退,周围色素增加的萎缩性瘢痕,损害消退后遗留白癜风样脱色斑。皮损破溃经久不愈,处理失当加以慢性刺激,有报道发生癌变者,如鳞状细胞癌或基底细胞癌。当皮损播散身体各部时,应注意有无演变为系统性红斑狼疮的可能。

本病一般无全身症状,少数可伴低热、乏力、关节酸痛、消瘦,四肢可有雷诺现象及冻疮样病损,面部可有毛细血管扩张形成蜘蛛痣样损害。

三、病理

上皮萎缩,表面过度角化与不全角化,有时可见角质栓形成。棘细胞层萎缩变薄,基底细胞液化变性。固有层中结缔组织胶原纤维玻璃样变,纤维断裂水肿。有密集淋巴细胞及少量浆细胞浸润,血管扩张。在上皮基层中,有时可见均质性嗜酸小体。

免疫荧光检查上皮基底层处,有粗细不匀带状或颗粒状免疫球蛋白沉积,荧光带由基底层向固有层延伸,约60%的患者直接免疫荧光病变处有 IgG 沉积带。

四、诊断与鉴别诊断

根据典型临床表现和组织病理改变不难诊断,如只单独口腔病损,缺少皮肤损害,有时难以确诊。若唇红黏膜颜色不一,有丘疹红斑,边缘隆起白色网纹,外围有放射状毛细血管扩张,伴有干燥鳞屑,可考虑此病。临床及病理检查不能确诊时,可采用免疫荧光法协助诊断。

鉴别诊断早期应与多形红斑、天疱疮、类天疱疮、多形性日光疹等区别。陈旧性损害则要与扁平苔藓、慢性唇炎、良性淋巴组织增生、黏膜白斑、寻常狼疮等区别。

(一)天疱疮

早期病损限于口腔黏膜,发生较广泛,疱性损害,发生剥脱性龈炎较少见。根据活检中有无棘层松解可以鉴别类天疱疮和天疱疮。

(二)多形红斑口腔损害

有小疱、大疱性损害,但损害发生在牙龈很少见。多形红斑可有眼黏膜损害,病损表现为广泛水肿的固有层上层有炎性浸润和上皮下疱棘层液化坏死,偶有上皮内疱,但无棘层松解。

五、预后

本病为良性过程,有报告20%有癌变可能。一般不影响健康,转变成为系统性红斑狼疮者一般不超过50%。如长期不治,病损范围较大形成萎缩瘢痕可影响面容。

六、治疗

应向患者解释本病属良性过程,预后与系统性红斑狼疮不同,以减少其精神负担和心理压力,树立治疗信心。嘱患者注意避免各种诱发因素,避免日光直接照射,日光下着遮檐帽、长衫、长裤,面唇及鼻颧部高起部位涂以遮光剂等。

(一)局部治疗

应用激素软膏外涂以控制和消除病损。氟轻松软膏、曲安西龙尿素软膏及含有倍他米松、地塞米松、氢化可的松等激素的软膏或霜剂。皮损可外贴肤疾宁膏等。避光剂如50%奎宁霜,5%二氧化钛,10%水杨酸苯酯、氧化锌糊剂,5%对氨苯甲酸酒精溶液等。对顽固病损的深部损害,可用类固醇激素,如曲安西龙混悬液0.5%～1%浓度于损害基底部注射0.1～0.3ml,每周1次。也可用地塞米松2ml或泼尼松龙混悬液于病损基底处注射。小面积损害,可试用三氯醋酸涂搽。也可用二氧化碳干冰或液氮冷冻疗法治疗局部病损。

(二)全身治疗

常用抗疟药磷酸氯喹,开始剂量每次0.125～0.25g口服,每日2次,一周后改为每日1次,可连续服用4～6周。症状明显好转后,逐渐减至最小维持量,每周0.25～0.5g以控制病情,疗程长短视病情而定。本药可抑制抗原—抗体复合物形成,并增强皮肤抗紫外线的耐受力。但也有一定不良反应,治疗期间应定期检查血象,白细胞发现异常时应予停药。服药可在饭间服用,以减少对胃黏膜刺激。用药一个月以上,应定期进行眼科检查。停药后复发,可以重复用药治疗。另外硫酸羟氯喹(hydroxychloroquine sulfate)其不良反应较磷酸氯喹小,但疗效亦较差。

反应停(thalidomide)可以试用,每日100mg,但不良反应有头晕、踝水肿、致畸胎等。阿的平(atabrine)目前很少应用,过去曾与氯喹联合应用。本药可使皮肤和眼变黄持久不退。

免疫抑制剂一般较少应用,仅在病损广泛及其他治疗无效时,考虑用小剂量皮质激素,如泼尼松每日15～20mg。亦可试用环磷酰胺每日50～150mg。

其他如维生素B、C、E等可适当配合应用。

（杨美静）

第十五节　多形红斑

多形红斑(erythema multiforme)过去又称多形性渗出性红斑。本病多为急性发作,为皮肤黏膜炎症性疾病,春秋季节较多见,多见于青少年,可发生于任何年龄,男性多于女性。病因复杂,但多系变态反应所致。病程2～4周,有自限性,发病过程中可伴有程度不同的全身反应。

一、病因

尚不完全清楚,一般认为发病与变态反应有关。发病前常有服药史(磺胺类、巴比妥类、抗生素、异性蛋白等)。食物如鱼、虾、蟹、奶制品等,其他如某些蔬菜、灰尘、日光、疫苗菌苗血清或寒冷刺激等,均可成为诱发因素。亦有认为与细菌、病毒、支原体,真菌等微生物感染,精神情绪应激反应或免疫功能状况等有关。现多认为本病由多因素造成。不但有外界因子直接侵入体内,而且体内可能有作为病原体的因素作用于机体。在以上因素中有的已被证明为其诱因,如单纯疱疹病毒、物理因素冷空气刺激可诱发本病。慢性复发性患者中60%的人冷凝蛋白试验阳性。

二、临床表现

发病多有季节性,春秋较多见,病情轻重不同,范围大小各异,可局限一处,也可泛发全身。初起可有痒胀、灼痛等症状。病损多呈对称性分布,全身可无明显不适,亦可伴有头痛、发热、关节痛、乏力、食欲不佳、胸闷不适等前驱症状。

口腔表现:口腔损害常伴随皮肤损害同时发生,可单独发生而无皮肤损害。口唇为其好发部位,颊、舌、腭等部位皆可波及。有水肿充血、红斑、水疱、破溃或大片糜烂面,覆以灰白或黄色假膜,在唇可伴有渗出结厚血痂,周围充血发红,范围广泛。本病疼痛较剧烈,影响进食、吞咽,唾液从口中溢出,伴有口臭、发热和淋巴结肿大。唇部渗出结痂出血黏结在一起而影响张口,并可合并继发感染。一般2～3周痊愈。

皮肤损害:皮肤为红斑、丘疹、水疱性病损。对称性散在分布于颜面、颈部、手足前臂、小腿伸侧与躯干部位。开始时为鲜红色、紫红色斑丘疹,形状不一、大小不等。红斑发展较快,以后中心变为暗红色或浅红色或浅褐色,合并有水疱或大疱。水疱破裂后形成糜烂面而有灼痒。过 2～3 日斑周围有红晕,干燥结痂,呈环形损害,形如虹膜紫色环,亦称虹膜状红斑。损害痊愈多不留瘢痕或色素沉着。

严重者全身症状明显,并伴有眼、鼻、生殖器、肛门等多孔窍损害。由于损害涉及外胚层等组织,所以又称多窍糜烂外胚层病(ectodermosis erosiva pluriorificialis),这种重型多形红斑亦称斯—展综合征(Stevens-Johnson syndrome)。其前驱症状明显,如乏力、头痛、咽痛、畏光、发热等。皮肤黏膜发生水疱、多形红斑、糜烂溃疡,相互融合成片,剧痛影响进食、说话。眼可出现结膜炎、角膜炎、脉络膜炎、虹膜睫状体炎甚至全眼球炎及眼球穿孔等严重损害,造成视力减退,继发感染而失明。还可发生特异性尿道炎、龟头炎、阴道溃疡。重者还可伴有胃肠道和上呼吸道并发症,引起食道炎、食道狭窄、肺炎、气胸等,而导致死亡。

三、病理

光镜下皮肤表现为细胞内、细胞间水肿,结缔组织水肿,炎性细胞浸润。有中性白细胞、淋巴细胞浸润,早期嗜伊红细胞增多。毛细血管内皮细胞肿胀,血管明显扩张。类纤维蛋白变性、血管周围有炎性细胞聚集,主要为淋巴细胞。本病无棘层松解。有些患者在真皮,浅层血管壁有 IgM 和 C3 沉积。

口腔黏膜为非特异性炎症,细胞内或细胞外水肿,上皮层有炎症细胞,主要为单核细胞、多形核白细胞浸润。上皮钉突不规则伸长,有上皮下或上皮内疱。上皮可有剥脱坏死。固有层有炎症细胞浸润,结缔组织水肿血管扩张充血。

四、诊断与鉴别诊断

主要依据病史和临床表现进行诊断。发病急骤,病程短,有自限性,多有复发史。口腔黏膜大片红斑充血糜烂、渗出结痂。伴有发热、白细胞计数增加、淋巴结肿大,并可有眼、鼻、生殖器等多孔窍损害。

五、鉴别诊断

(一)过敏性口炎

指过敏体质通过直接接触、口服或注射等途径,接触变态反应原后,口腔黏膜产生变态反应性炎症。多呈急性发作。

1.接触性口炎

口腔黏膜反复接触某种物质而发生炎症。如接触化学物质(如托牙材料)、食物、化妆品、牙膏、唇膏、糖果等产生变态反应。潜伏期从不到 1 小时至 1～2 天,黏膜充血水肿、出现水疱、糜烂渗出、上覆假膜,有明显灼热胀痛或剧痛。

2.药物性口炎

即药物通过口服、含漱、湿敷、涂搽、离子导入、注射等不同途径进入机体,口腔黏膜产生变态反应炎症。黏膜灼热发胀或发痒、充血水肿、渗出糜烂、溃疡、坏死。也可以合并全身皮肤损害或局限固定性色素斑即固定性药疹。消炎药物、抗生素及镇静止痛药物发生过敏常见。

(二)疱疹性口炎

本病多发生于 6 岁以下儿童,常伴有上呼吸道感染病史,呈急性发作,为单纯疱疹病毒感染,病损可发生于口腔黏膜多个部位。开始广泛充血水肿,后为单个圆形或成簇的小的透明水疱。不久溃破形成小的表浅溃疡,可相互融合成大面积溃疡。全身可伴有发热、头痛、咽痛、身痛,相应淋巴结肿大压痛,患儿流涎拒食、哭闹不安。

(三)天疱疮

本病多呈慢性过程,黏膜发生大疱损害,疱破留下灰白色疱膜,疱壁脱掉露出红色糜烂创面,在糜烂边缘易发生黏膜上皮剥脱而扩大损害,即尼氏征阳性。病理主要:表现为上皮内疱和棘层松解。

(四)白塞病

典型多伴有发热、不适、关节痛、结节性红斑等全身系统症状。皮肤针刺现象阳性。口腔黏膜常有反复发作的溃疡,可同时伴有眼部损害和生殖器病损,免疫学检查多有异常。发病过程长,常迁延不愈。

六、治疗

分析可能引起变态反应的因素,并及时纠正。

抗组胺类药物,如苯海拉明、氯苯那敏、赛庚啶、异丙嗪、氯雷他定、去氯羟嗪、阿司咪唑等口服。还可用 10% 葡萄糖酸钙 20ml 加维生素 C 0.5g 静脉缓慢注射。病情重者可用皮质激素,如泼尼松、地塞米松等。剂量根据病情而定,3～5 日后即可逐渐减量。

对症治疗和支持疗法给予多种维生素,进流食或软食,增加营养,保持水和电解质平衡,注意口腔卫生。必要时外用或口服抗生素以控制感染,促进病损愈合。局部可用 0.5%～1% 奴弗卡因溶液含漱,或局部涂 1% 丁卡因等以止痛。

皮肤损害应保持干燥,防止继发感染。有渗出糜烂者,可外用新霉素糠馏油糊剂等。无渗出糜烂者,可用 5% 硫黄炉甘石洗剂外涂。

(杨美静)

第十六节　口腔黏膜肉芽肿性疾病

口腔黏膜的肉芽肿性疾病是指由口腔黏膜固有膜及黏膜下层发生的肉芽肿性病变,其临床表现主要是组织增生肿大及形成溃疡。其产生原因各不相同。主要有三类:①异物反应引起的肉芽肿;②感染因子或其他过敏原引起的反应使形成肉芽肿;③原因不明的自身免疫异常引起的免疫性肉芽肿(immunologic granuloma)。

口腔黏膜的肉芽肿性疾病中,有一些如异物性肉芽肿(foreign body granuloma)、化脓性肉芽肿(pyogenic granuloma)、纤维上皮性息肉(fibroepithelial polyp)或称纤维瘤(fibroma)、外周性巨细胞肉芽肿(peripheral giant cellgranuloma)等,病损多局限于口腔,且以牙龈多见。,上述疾病的治疗效果及预后均好。这里不加叙述。本节主要介绍原因不明的自身免疫异常或可能有某些未能明确的外来抗原引起的超敏反应使形成肉芽肿性疾病,其病损不仅限于口腔,有些有面部或全身其他系统的病损。这些疾病一般治疗效果及预后均较差。

一、局限性口面部肉芽肿病

局限性口面部肉芽肿病(localized orofacial granulomatosis)是一种慢性无干酪性坏死的

肉芽肿病症(chronicnon caseating granulomatous disorder)。病变主要表现在口腔和面部,与结节病和 Crohn 病等口面部病变表现相似,但无这些疾病的全身病变。

(一)病因

病因不明。可能有遗传因素,但目前尚无有关研究及与遗传有关的 HLA 的报道。亦有人认为发病与免疫功能异常有关。Lvanyi 报道局限性口面部肉芽肿病患者中 60% 有婴儿湿疹或哮喘等过敏性疾病病史,而普通人群中只有 10%～15% 有免疫异常病史。说明局限性口面部肉芽肿病患者可能有细胞介导的免疫缺陷。亦有人认为发病原因是食物过敏或微生物引起的变态反应。但这些都需要进一步研究证实。

(二)临床表现

全身症状不明显,除神经系统的变化外很少侵犯全身其他系统。少数患者有全身不适或关节痛。最常见受侵犯的神经为第 7 脑神经(面神经)。面神经发生麻痹,且常先于口面部肿胀之前发生。面神经麻痹可能为短暂性而数次发作,左、右侧面部均可发病,可能因神经传导阻滞而使面部血管缺血引起。少数可侵犯动眼神经、三叉神经或舌咽神经。中枢神经受损的变化可,见脑电图异常、智力低下等。但有些患者也可无神经受损的症状及病史。

面部肿胀多在下半部分。少数有眼睑、颊及鼻部肿胀。病损表面皮肤颜色可正常或有红斑。肿胀可为暂时性或持续性,侵犯单侧或双侧。

口腔表现主要为唇肿大、口腔黏膜增厚、牙龈增生、黏膜下有结节形成。少数发生溃疡、口角炎。但舌裂很少见。

唇部受侵犯多为单唇,上唇或下唇发病的频率大约相等,也可能双唇同时受侵犯,但较少见。也有少数病例只侵犯唇的一部分,使唇部分肿胀,但多数为唇弥散性肿大成为巨唇。唇组织致密紧张,触诊有韧感,唇及周围皮肤可呈深红色或颜色正常。由于唇的肿胀,唇黏膜常形成纵沟或皲裂。可能因感觉神经受压,患者有唇部异常不适感。由于皲裂形成,易有继发感染并使炎症加重。

口腔黏膜任何部位均可发生组织增厚及形成红斑,但以颊、唇黏膜最多见,而咽喉及食道上部黏膜一般不发生病变。口腔黏膜呈分叶状或圆块状增厚肿大。增厚的黏膜当咀嚼时易受创伤,特别是沿殆线处易形成创伤性溃疡。口底黏膜肿大增厚则使语言、吞咽等均受影响。

牙龈虽然可广泛受侵犯发生增生肿胀,但仍以前牙及易受创伤的部位多见。病变可由游离龈发展到移行沟。黏膜表面可为光滑鲜红,或有颗粒样增生。

口腔黏膜任何部位均可能有散在分布的小结节。在移行沟处可形成线状结节,与义齿牙托引起的增生性病变相似。

口腔黏膜的溃疡表现各不相同,可为小而浅的溃疡,亦可为深溃疡,有些与 ROU 相似。颈部淋巴结肿大并不常见。由于口面部的肿大可影响颜面外观甚至畸形,常造成患者的精神负担。

(三)病理

组织病理特点为非干酪性坏死性肉芽肿表现。有慢性炎症细胞浸润,主要为淋巴细胞,亦有组织细胞。组织水肿,可见血管、淋巴管扩张。肉芽肿可散在分布到骨及肌肉组织中。与 Crohn 病及结节病的组织表现不易区分。

（四）诊断

根据临床表现。病损主要限于口腔及面部有组织增生肿大。活检的组织病理变化为无干酪样坏死的肉芽肿性病变。

（五）治疗

用肾上腺皮质激素可以改善病情。病变仅在口唇时一般不用内服，常于病损局部注射。每次用地塞米松 2mg 加 1‰～2‰ 普鲁卡因 1ml 于病损处黏膜下注射，每周 1～2 次，可连续注射 5～10 次，有些病例病变可明显减轻或消退。如有唇、眼睑、鼻、颊等多个部位肿胀及黏膜下有结节形成时则可内服激素。一般口服泼尼松每日 15～30mg。并配合用抗过敏药物如氯苯那敏每次 4mg，每日 1～3 次，亦可使病情改善。但肿胀易反复，消退后间隔一定时间又复发。故宜注意隔离可疑过敏的食物或其他物质。

有人主张试用反应停或氨苯砜等药物但效果尚不确切。以上两药不良反应较大，应用时要注意对肝、肾功能及致畸胎的影响。

二、结节病

结节病（类肉瘤病，sarcoidosis）是一种原因不明，全身多个系统及组织发生慢性肉芽肿性病变的疾病，过去称为 Boeck 类肉瘤（Boeck sarcoid 或 Besnier-Boeck-Schaumann 病）。口腔科临床常见唇、颊部的增生性病变，表现为巨唇及颊黏膜增厚等。

（一）病因

本病病因不明，很久以来认为与结核菌感染有关，但未能证实。也有人认为与慢病毒（slowvirus）感染或遗传因素有关，亦未能证实。患者对结核菌素或某些其他抗原的皮肤试验反应减弱。对同种异体移植物不发生排斥反应等表明患者的免疫功能有异常，主要是免疫功能不全。但为原发或继发性免疫不全尚待研究。

（二）临床表现

1.性别及年龄

女性发病较多，年龄以 20～40 岁较多见。

2.肺部病损

全身可有多个系统受损，以肺部受损最常见。临床可能有咳嗽或无明显症状，但 X 线检查可见肺门淋巴结肿大，严重时引起肺组织纤维化而导致肺功能不全。其他器官如心、肾、肝、脾、神经、骨骼等均可受损。手指、足趾及颌骨因肉芽肿破坏，X 线检查可见海绵状空洞。

3.头颈部病损

头颈部最常见的病损是淋巴结病变、唾液腺及泪腺肿大、眼色素层炎及口腔黏膜病变。约 80% 患者有颈部淋巴结病变，6% 有腮腺肿大同时伴有口干症状。

4.口腔病损

口腔以唇部病变最多见。唇可局部肿胀并触及结节，亦可全唇呈持久性肿大，增厚，触诊有韧感而非水肿。由于肿胀，可使唇红部出现皲裂，唇部皮肤呈紫红色或暗红色。肉芽肿性唇炎在临床上和病理变化方面与结节病均相似，但无全身症状及各系统的变化。口腔黏膜其他部位如颊、舌、腭等亦可发生无自觉症状的黏膜增生，黏膜下有硬结节。牙龈由于类肉瘤反应亦可增生肿胀。由于牙槽骨发生肉芽肿性病变亦可使骨质破坏，牙齿发生松动。

5.皮肤病损

常呈暗红色丘疹、结节或结节性红斑,分布在面部及四肢。一般不破溃,自觉症状亦不明显。病程缓慢,经数月或数年后可以逐渐消退而遗留色素斑。

多数患者血沉加快,嗜酸细胞增加。出现贫血、血钙增高、血管紧张素转化酶活性增高。因本病病程缓慢故淋巴结病变可持续数年,但最后部分患者病损可逐渐消失或减轻。由于严重侵犯各系统,约5%～8%的患者可致死亡。

(三)病理

组织病理特点为黏膜固有层或黏膜下层有许多上皮样细胞浸润形成结节。结节中含有血管及少数淋巴细胞故很少有坏死。结节中偶见巨细胞。后期结节内及其周围有增生的网状纤维。

(四)诊断

主要根据临床特点。唇的病变呈巨唇,可触及黏膜下及皮下硬结。胸部 X 线检查见肺门淋巴结肿大。活检表现为无干酪样坏死的上皮样细胞结节。化验检查血沉加快、血钙增高。

Kveim 试验是一种诊断结节病的方法。即在无菌操作下将病变淋巴结制成消毒混悬液作为抗原注入受试患者皮内。6～8 周后在注射后产生病变处取活检可得到结节病的病理组织表现。亦有人认为如注射后 2 周局部发生持久性红斑,2 个月以后方逐渐消退亦可定为阳性反应。Kveim 试验在有肺门淋巴结肿大的患者阳性率较高,可达 80%以上,但在无肺部病变者阳性率较低。如已应用皮质激素治疗者阳性率亦可降低。

(五)治疗

对于无症状的黏膜下或皮下结节以及周围淋巴结病变可以不作特殊治疗。对于唇部肿胀及黏膜下结节病变亦可用地塞米松局部注射。每次用地塞米松 2mg 加 1%～2%普鲁卡因 1ml 于病损处注射,每周 2 次或隔日 1 次有一定效果。同时应除去口腔病灶。如无内脏器官病损,一般不需全身用激素。

对肺部及各重要器官被侵犯的患者可全身用激素以减轻炎症,缓解症状。对病情严重者可口服泼尼松,开始量为每日 40～60mg,但一般情况每日用 15mg 即可。用药数周病情缓解后即可减量。维持量为每日 5～10mg。有些用药可数月或 1 年以上,但应注意激素的不良反应。亦可用氯化喹啉调整免疫功能达到治疗目的。开始量每日 500～750mg,症状减轻后可减量至每日 250～500mg,但用药时间不宜过长以免引起粒细胞减少及眼的损害。

三、Crohn 病

本病是一种非特异性肉芽肿性炎症性疾病。1932 年,Crohn 等首先报告,故称 Crohn 病,又因有病变的肠段间常间隔有正常的肠段,呈分段分布故亦称局限性肠炎。以淋巴组织最丰富的末端回肠发病最多见,但其他部分的肠段、肛门、胃、食管及口腔黏膜亦可发生,病变。

(一)病因

迄今病因不明。有关学说认为病原微生物(细菌、病毒或真菌)、腹部外伤或过敏反应等可作为致病因子作用于机体引起使淋巴组织增生的肉芽肿性病变,形成淋巴管梗死、溃疡、瘢痕、瘘管等损害。

(二)临床表现

本病发病缓慢有渐进性,病程一般可有数年,急性发病者仅占少数。患病以中青年多见,男女性别无明显差别。

主要症状为反复发作性腹痛、腹胀、腹部出现肿块。疼痛部位多在下腹,尤其是右下腹。一般为阵发性绞痛,同时有发热、体重下降、贫血等。久之有渐进性肠梗阻症状如剧烈腹痛、腹胀、呕吐、便秘等。由于病变与邻近组织的粘连及贯通尚可形成瘘管。X线检查可见末端回肠狭窄,肠曲病变呈分段分布,有瘘管等。

因本病的基本病变是肉芽及淋巴增生,故口腔黏膜病变主要表现为组织增生肥厚,颜色发红及溃疡形成。病变好发部位为颊及龈颊移行沟,但也可发生于唇、龈、腭、舌及咽部。

在组织松软处,如颊及移行沟,病变表现多为组织呈条状增厚,两条增厚的组织间形成深沟,有时沟内发生线状溃疡。在牙龈、舌、腭等部位则表现为颗粒状增生病变。唇的表现也可为弥散性肿胀并可继发皲裂或糜烂。

此外由于全消化道的病变及功能紊乱,可能使铁、维生素 B_2、叶酸等吸收不良。部分患者可伴有反复发作的口腔溃疡,溃疡可表现为轻型口疮或坏死性腺周口疮。口腔黏膜的肉芽增生病变与结节病的病损不易区分,但后者可有全身各系统被侵犯。

消化道以外的病变可能有骶髂关节炎、脊椎炎、眼色素层炎,皮肤发生结节性红斑、坏疽性脓皮病等。这些病变的发生可能与免疫异常、遗传因素,如人白细胞抗原 B27(HLA antigen B27)及继发感染有关。又如肠道功能紊乱也可导致尿酸的代谢紊乱而形成肾结石等。

(三)病理

病理组织变化为黏膜下层有肉芽肿性增生,淋巴组织增生、水肿,有淋巴细胞及浆细胞浸润,亦可有类似结核结节的巨细胞,但无干酪样坏死。故与结核病变不同,但与结节病的病理变化相似。

(四)诊断

仅从口腔病变及其他肠道外的表现不能确诊,但可作为诊断本病的提示。主要应根据肠道的临床表现,如有肠梗阻、瘘管形成及典型的 X 线征象则有诊断意义。

(五)治疗

因病因不明,目前尚无特效治疗,主要以内科保守疗法为主。发作期应卧床休息,进食富于营养、少渣的食物。对症治疗,用抗菌药物控制继发感染,严重者可用肾上腺皮质激素缓解症状。

口腔局部可用 0.1%雷佛奴尔或 0.05%氯己定溶液含漱。局部病损涂擦抗菌消炎药物。严重者可局部注射地塞米松或泼尼松龙,以改善炎症缓解症状。本病可自行缓解或经治疗后缓解,但有复发倾向。

四、恶性肉芽肿

恶性肉芽肿(malignant granuloma)是一类原因不明、预后不良、可致死亡的疾病。其特点是在鼻面部形成坏死性肉芽肿性病变,亦可侵犯口腔。其病变有血管炎及异形淋巴细胞或异形网状细胞浸润。故有人认为这是局限性淋巴肉瘤(localized lymphsarcoma)或网状细胞肉瘤(reticulum-cellsarcoma),具有恶性肿瘤性质。因此是一种恶性淋巴网状细胞肿瘤的变异型。因其病变部位主要位于颌面部近中线处故又称致死性中线肉芽肿(lethalmidline granuloma)。Wegener 肉芽肿病亦有相似的血管炎及肉芽肿性病变,但可侵犯整个呼吸道、肾脏及其他器官。其预后不如恶性肉芽肿险恶。

(一)病因

目前尚不明确,发病可能和自身免疫病有关。

(二)临床表现

本病多发生于男性,中年以前多见。

病的早期表现为鼻黏膜发炎、有鼻塞、鼻腔分泌黏液,以后则出血化脓,有坏死性肉芽肿性病变在鼻腔及鼻周围发生,最后形成坏死性溃疡。由黏膜、皮肤发展至骨组织使鼻中隔穿孔以及面部破坏形成畸形。口腔内在腭部形成的坏死性深溃疡亦可使骨质破坏,最后形成腭穿孔。如有拔牙创口则往往不易愈合。如有继发感染则疼痛明显。

恶性网状细胞型的病例有些鼻面部病损表现不严重,而在上腭、咽部的近中线处有坏死性肉芽肿性溃疡形成。溃疡进展很快,直到骨组织被破坏,当牙槽骨被破坏则牙齿松动或自动脱落。在黏膜下或皮下有实质性浸润块,触诊较硬。唇、舌及颊等部位均可出现此病变。牙龈则表现为增生肿大、出血等。

患者全身症状有急性高热、长期低热、乏力、衰弱等。在单核。吞噬细胞系统细胞分布较多处,如肝、脾、淋巴结均肿大。黏膜、皮肤及内脏都可能出血,故晚期有严重的贫血。可以出现水肿、白细胞进行性降低、血沉加快等。

(三)病理

病变表现为典型的结节性动脉周围炎。血管壁有类纤维蛋白坏死,有致密的淋巴细胞和浆细胞浸润。常见巨细胞、异形淋巴细胞及邻近的组织坏死。除坏死性肉芽肿病变外,如尚有异形网状细胞增生及异形巨噬细胞浸润,则可诊断为恶性网状细胞瘤。

(四)诊断

主要根据活检的病理变化结合临床表现进行诊断。但因各部位细胞浸润情况不完全一致,故有时活检仅见肉芽组织及明显的淋巴细胞浸润,为"非特异性炎症"表现。故一次取材不一定能反映本病的实际情况,需再次活检发现特异细胞及病变方能确诊。

(五)治疗

如有坏死性溃疡、肉芽肿性病损及浸润肿块等局部病损可用放射治疗。全身治疗用环磷酰胺、硫唑嘌呤等化疗药物,同时配合用皮质激素,并予以全身支持治疗及对症治疗。经治疗后可获短暂缓解,病情在一定时间内得到控制,但预后仍很差。

五、Wegener 肉芽肿病

本病是 1936 年由 Wegener 报告的一种特征为坏死性肉芽肿性表现的疾病。开始为局限于上、下呼吸道黏膜的肉芽肿性炎症,但往往发展成全身性坏死性肉芽肿性血管炎及肾小球性肾炎。有人认为本病可能是结节性多动脉炎的一型,也可能是恶性肉芽肿的一型。

(一)病因

目前尚不清楚,虽然疾病过程相似于感染性疾病,但未能分离出致病因子。由于其组织变化特点,有些学者认为发病与变态反应有关。是否为免疫复合物所致之疾病目前尚有争议,亦有认为是自身免疫病。

（二）临床表现

有些学者认为男女发病无明显差别，但也有认为男性发病 2 倍于女性。任何年龄均可发病，但以中年多见。

起病缓慢，开始为呼吸道感染症状。表现为脓性鼻溢、有鼻窦炎症状、头痛，逐渐有咳嗽、咯血等肺炎症状。但数周或数月后病损可发展到全身各器官，以肾脏受侵犯最严重。主要发生肾小球肾炎。尿中出现蛋白、管型及血尿等。最后形成尿毒症可致死亡。

皮肤病损表现为结节，坏死性丘疹及溃疡等。亦可出现浸润性肿块，病损可发生于身体任何部位的皮肤。

口腔黏膜出现坏死性肉芽肿性溃疡，一般面积大、溃疡深，以软腭及咽部多见。牙龈及牙槽黏膜亦可受侵犯，表现为肉芽性增生或脓肿形成，严重时可侵及牙槽骨使骨质破坏，牙齿松动。

据报道，有些病例病损长期限于上、下呼吸道，仅有鼻及肺部症状，而全身受累较轻或无全身其他系统受侵犯。此种情况预后较好，一般在发病过程中有发热、关节痛、体重下降等，血液中补体水平正常或稍高，抗核抗体一般在正常水平。有些患者血清中有抗平滑肌抗体及抗胞浆抗体，血沉快，白细胞增多。

（三）病理

活检组织表现为坏死性肉芽肿性病变，有中性粒细胞、单核细胞、淋巴细胞及上皮样细胞浸润。血管炎表现为以坏死为主的炎症。血管壁发生类纤维蛋白性变，肌层及弹力纤维破坏，管腔中血栓形成。有大片组织坏死。在电镜下于上皮基底膜处可见致密的上皮下沉积物。有些报告认为可能为免疫复合物。有些病例用免疫荧光法可见散在沉积的补体及免疫蛋白 IgG。

（四）诊断

根据临床表现，如呼吸道症状、肾脏症状、黏膜及皮肤的肉芽肿性病损可作诊断。活检时组织变化为坏死性血管炎及肉芽肿，但应注意与其他形成肉芽肿性病变的疾病如结节病、结核或真菌感染的肉芽肿等鉴别。

（五）治疗

如能早期诊断，并用细胞毒类药物进行化疗，取得成功的倾向较大，但一般来说预后差。因可引起尿毒症及全身坏死性血管炎，故死亡率很高。可用免疫抑制剂，如环磷酰胺 75～150mg/d、硫唑嘌呤 150mg/d；或苯丁 T 酸氮芥 7～9mg/d。根据患者对药物的反应可以选择应用上述 1～2 种药物，但应注意白细胞数，如白细胞明显降低则应停药。用药剂量可逐渐减少到最低有效剂量，但又要防止发展成严重的白细胞减少症，根据病情可以断续用药 1 年。用上述药物的同时可间断用皮质类固醇，有些患者病情能缓解。

口腔局部病变可用 0.1% 雷佛奴尔或 0.12% 氯己定含漱，以及抗菌消炎药膏涂抹以预防继发感染。对局部病损亦可用放射治疗能得到一定的疗效。

六、蕈样肉芽肿

蕈样肉芽肿（granuloma fungoides）过去被错误地称为蕈样霉菌病（mycosis fungoides），

是一种属于恶性淋巴瘤一类的皮肤病,少数有口腔病变。

(一)病因

病因不明,一般列为淋巴瘤之一型,或称为特型淋巴瘤。

(二)临床表现

典型症状可分为三期。初起为蕈状前期又称红斑期,表现为皮肤瘙痒及形成丘疹、斑疹或水疱等不同的皮疹。第二期为浸润期亦称斑块期,即皮肤发生浸润性斑块,稍隆起,呈红色或暗红色。此期口腔及上呼吸道黏膜亦可发生相似病变。斑块多长期存在,仅少数可渐渐消退。常有全身淋巴结肿大。第三期为肿瘤期亦称蕈状期,表现为浸润斑块上或正常皮肤上出现肿瘤,大小不一,可由豆粒至拳头大小,高出表面呈蕈状,颜色由淡红转为暗红色。肿瘤坚韧但也可破溃形成溃疡,溃疡深在,并有坏死组织。肿瘤亦可长期不变达数年之久,亦有自然消退者,但为数极少。病情时轻时重,有的缓解可达数年,甚至一二十年,但最后多因并发淋巴肉瘤或网状细胞肉瘤而死亡。晚期亦可侵犯内脏。

口腔黏膜病变主要表现在唇、舌、颊等黏膜,可在浸润期或肿瘤期出现浸润斑块或溃疡形成,有深溃疡或浅溃疡。唇部浸润可形成巨唇。

(三)病理

病理变化三个时期有不同表现。在蕈状前期为非特异性炎症表现难以诊断。在浸润期有组织细胞、淋巴细胞、浆细胞、嗜中性及嗜酸性粒细胞等多种细胞浸润。有一种细胞其细胞核形态不规则,染色质增多,且较正常细胞大,此种细胞称为蕈样肉芽肿细胞,过去称为"霉菌病细胞"("mycosis cell"),乃变形的 T 淋巴细胞,如发现这种细胞则具诊断意义。在黏膜固有层或皮肤真皮层可见微小脓肿,当肿瘤期时则浸润广泛可达皮下组织,也可破坏上皮,且蕈样肉芽肿细胞增多,并有显著的核丝状分裂。

(四)诊断

蕈状前期诊断困难,当转为浸润期后结合临床及病理变化可进行诊断。

(五)治疗

早期可以对症治疗。浸润期及肿瘤期皮肤病损可局部用 2.5％氟尿嘧啶软膏或新鲜配制的 0.06％氮芥酒精溶液先引起局部炎症后渐使肿块消退。或局部用高浓度皮质激素软膏,但病损消退后可复发。

口腔黏膜的浸润块亦可使用氟尿嘧啶软膏,但口腔的潮湿环境易使药物触及非病变区而引起炎症反应,故可使用高浓度的皮质激素软膏,或于病损区注射皮质激素可收到一定效果。

肿瘤期一般可综合治疗。局部用 X 线照射,全身用环磷酰胺、氮芥及皮质激素可收到一定效果,但应注意药物的不良反应。

(杨美静)

第六章　口腔颌面部感染

第一节　概述

口腔颌面部炎症(inflammation)是一种常见病,一般常由单一致病菌引起,也可由几种致病菌混合感染引起。根据引起感染的致病微生物的种类可分为化脓性感染和特异性感染:①化脓性感染:是多种细菌的混合感染,为需氧菌、兼性厌氧菌和厌氧菌的混合感染;金黄色葡萄球菌是最常见的化脓性细菌,是引起唇疖、痈的主要病原菌;溶血性链球菌是口腔颌面部蜂窝织炎的主要致病菌;在口腔颌面部化脓性感染的脓液中还可分离培养出厌氧菌,以产黑色素类杆菌属、梭杆菌属及消化链球菌属为主,这些细菌大多是口腔中的正常菌群,在口腔微生态平衡遭到破坏后成为致病菌,故称条件致病菌。②特异性感染:口腔颌面部的特异性感染是由某些特定的致病菌引起,如结核、放线菌、破伤风、梅毒等。

口腔颌面部感染按感染的途径主要分为:①牙源性感染:口腔颌面部感染发生的主要途径;牙体、牙髓及根尖周组织、牙周组织的感染可向牙槽骨、颌骨及颌周蜂窝组织扩散引起颌面部炎症。②腺源性感染:局部的感染侵犯淋巴结引起化脓性炎症,穿破包膜后引起颌面部蜂窝织炎。口腔颌面部丰富的淋巴结以及儿童淋巴结发育的不完善是引起腺源性感染的主要原因。③损伤性感染:口腔颌面部的损伤都能使细菌入侵机体引起感染。④血源性感染:机体其他部位的感染病灶通过血液循环引起颌骨及颌面部的炎症。⑤医源性感染:医务人员进行口腔颌面部局部麻醉、穿刺和手术治疗操作时未严格遵循无菌技术造成的感染。

口腔颌面部特殊的解剖生理特点影响了颌面部炎症的发生、发展及临床的病理特点,一方面它即存在着容易发生炎症和扩散的不利因素,同时也存在着有利的抗感染因素。口腔颌面部是消化道和呼吸道的开放性起端,加上颌面部固有的腔隙、牙及牙周组织、扁桃体等特殊的结构,在适宜的温度和湿度条件下有利于细菌的生长与繁殖,是直接引起炎症的原因之一;颜面部和颌骨周围存在诸多的含疏松结缔组织的潜在性间隙,相互通连,形成感染后易于相互蔓延;颌面部有丰富的淋巴结,它即构成了抵御感染的屏障,但发育不完善的淋巴结反易被细菌侵袭而发生淋巴结炎或颌面部蜂窝组织炎;颌面部丰富的血液循环能提供强的抗感染和修复能力。

一、诊断

(一)局部症状

化脓性炎症急性期的临床表现为红、肿、热、痛和功能障碍五大典型症状,但这些症状并不一定同时出现,随着病情发展的快慢、病变范围和深浅等而有所不同,由于感染细菌种类的不同,化脓性炎症形成的脓液颜色、黏稠度及臭味等均有不同的特点,可通过细菌培养确定细菌的种类,浅表脓肿形成时波动感试验阳性,深部脓肿可用穿刺法、超声波法等辅助检查确定。

在炎症的慢性期,局部形成较硬的炎性浸润块,并出现不同程度的功能障碍,如局部形成死骨或有病灶牙未拔除可形成久治不愈的慢性瘘管,长期排脓。

(二)全身症状

口腔颌面部炎症的全身反应与机体的抵抗力和致病菌的数量、毒力的强弱有关,局部炎症反应轻微的可无全身症状;局部炎症反应较重的全身症状可较严重,如畏寒、发烧、头痛、全身不适、食欲减退、尿量减少、舌质红、苔黄、脉数,实验室检查可见周围血中白细胞数量升高,中性粒细胞比例增多,核左移;病情较重且病程较长者可出现水电解质平衡失调,贫血、肝肾功能障碍;严重者可出现中毒性休克等。慢性炎症的患者还可有持续低热、全身慢性消耗状态、营养不良、不同程度的贫血等。

(三)鉴别诊断

口腔颌面部炎症一般来讲诊断并不困难。对于深在的间隙感染或脓肿,浅表经久不愈的慢性浸润块和溃疡等,需与恶性肿瘤、血管瘤及囊肿的继发感染相鉴别。

二、治疗

口腔颌面部炎症的治疗原则主要是采用综合治疗,一方面要消除炎症的病因及其毒性物质,另一方面应增强人体的抗感染力和组织的修复能力;炎症较轻或病变较浅而局限者以局部治疗为主,炎症较重或病变范围较大而深在者,既要注意局部治疗又要兼顾全身情况。

(一)局部治疗

1.药物治疗

应用局部外敷药有改善局部血液循环,散淤消肿,止痛,促进肉芽生长的作用,中草药疗效显著,常用的中药有如下。①炎症初期可采用六合丹、抑阴散、金黄散,对于面部疖痈、蜂窝织炎、淋巴结炎等的急性期还可采用呋喃西林液及高渗硫酸镁湿敷。②切开排脓或自行溃破后,除保持排脓通畅外,可配用化腐丹以助排脓,用桃红生肌膏以促进愈合。除了局部应用外敷药外,还应注意保持局部清洁,避免不良刺激,如搔抓、挤压。

2.手术治疗

(1)脓肿切开引流术:手术指征:①有明显波动感或深部脓肿经穿刺有脓液抽出者。②经抗生素治疗无效同时出现明显的中毒症状。③小儿颌周蜂窝织炎,腐败坏死性蜂窝织炎,以及多间隙感染,如果出现呼吸困难时,可早期切开引流。手术原则:①切口部位的选择应位于隐蔽处(如发际内,颌下,耳后等),或与皮纹相一致的方向,切口部位最好在脓肿最低处,以利于脓液引流。②切开排脓后应置引流条,保持引流通畅。

(2)治疗原发病灶。

(二)全身治疗

1.支持营养治疗

患者要注意加强补充营养及多种维生素,维持水电解质平衡,对于贫血和重症患者可输入新鲜血液或血浆蛋白等以增强体质,全身高热者可给予头部冰敷、酒精擦浴、冰水灌肠等物理降温措施,或用退热药物降温。

2.抗菌药物治疗

抗菌药物治疗是炎症治疗的主要措施之一,合理有效地使用抗生素能尽快控制感染,尤其是有全身反应和并发症者,但应特别强调抗生素的应用不能完全替代适时的脓肿切开和病灶清除等治疗,同时应了解和掌握抗生素的不良反应及耐药性等问题。合理使用抗生素应遵循以下原则:①应根据病菌的种类选择敏感的抗生素,尽早检测出感染的病原菌,并根据药物敏感试验,及时有效地调整和选择敏感的抗生素。②口腔颌面部感染多数是混合感染,因此可选择联合用药,选择有协同作用的两种以上的抗生素联合应用;药物的药量要足,用药时间要充分。③应结合患者的年龄、身体状况和感染的严重程度等,施行个体化用药。④在炎症过程中,病原菌的性质和种类都可能发生改变,如产生耐药性或出现新的耐药菌株及新的混合感染等,在这种情况下应及时对用药种类和方法做出相应的调整。

临床上用来治疗口腔颌面部炎症的抗菌药有许多,常见如下。

(1)β-内酰胺类抗生素:包括青霉素和头孢菌素类。对革兰阳性和阴性菌都有较强的杀伤力,易产生耐药性和过敏反应,常用的有青霉素,氨苄西林,先锋霉素等。

(2)氨基糖苷类抗生素:对革兰阴性菌、绿脓杆菌都有强大的抗菌作用,但应注意该类抗生素具有耳、肾毒性,尤其对于儿童者应慎用,常用的有链霉素、庆大霉素、妥布霉素、阿米卡星。

(3)大环内酯类抗生素:对金黄色葡萄球菌、链球菌较敏感,但胃肠反应大,常用的有红霉素和罗红霉素。

(4)喹诺酮类抗生素:属广谱抗生素,对革兰阴性菌的作用强于革兰阳性菌,常用的有诺氟沙星和环丙沙星。

(5)其他:硝基咪唑类药物,包括甲硝唑和替硝唑,是抗厌氧菌感染的基本用药。磺胺类药物,抗菌谱较广,对多种革兰阳性菌和阴性菌均有抑制作用,常用的有磺胺嘧啶,磺胺甲唑,甲氧苄啶。另外,还有利福平、异烟肼等抗结核药;以及两性霉素 B 等抗真菌药等。

(吴清华)

第二节　智齿冠周炎

一、概述

冠周炎(pericoronitis)系指阻生牙或正常牙在萌出过程中牙冠周组织发生的化脓性炎症,冠周炎可发生在任何牙齿,但以下颌阻生智齿最多见。下颌智齿萌出不全;牙冠表面覆盖着龈瓣,一旦遇有感染,很容易引起牙冠周围软组织炎症,称为智齿冠周炎(pericoronitis fwisdom-tooth)。临床上智齿在萌出过程中形成与口腔相通的盲袋,盲袋内易储存食物残渣、唾液、细菌,在适宜的口腔温度和湿度环境中很容易滋生细菌,成为发生冠周炎的主要原因。冠周炎的病原菌与一般口腔感染,如牙周炎的病原微生物相似,是需氧菌和厌氧菌的混合感染。

二、诊断

(一)临床表现

智齿冠周炎常以急性炎症形式出现,一般全身无明显症状,临床上可在此期拔牙。随着炎症的继续发展,全身症状可渐趋明显,如不同程度的畏寒、发热、头痛、全身不适、食欲减退及大便秘结。慢性智齿冠周炎临床上多无自觉症状。

(二)体格检查

1.一般情况

一般全身无明显症状,随着炎症的继续发展,全身症状可渐趋明显,如不同程度的畏寒、发热、头痛、全身不适、食欲减退及大便秘结,慢性智齿冠周炎临床上多无自觉症状。

2.局部检查

多数为智齿萌出不全,少数智齿如低位阻生需用探针探查方可在龈瓣下查出阻生智齿。慢性智齿冠周炎冠周软组织无明显红肿或仅有轻度红肿、溢脓,有时局部轻度压痛。急性智齿冠周炎冠周软组织及牙龈红肿明显,龈瓣边缘糜烂,有明显触痛,龈瓣内溢脓,反复发作的冠周炎龈瓣可增生呈赘生物;当化脓性炎症局限后可形成冠周脓肿,常位于智齿近中颊侧之磨牙后区。

(三)辅助检查

1.实验室检查

急性智齿冠周炎白细胞总数稍增高,分类中性白细胞比例稍上升。

2.影像学检查

X线常可出现冠周骨组织炎症性吸收,主要位于垂直位阻生智齿的远中骨组织或前倾位和水平位阻生智齿的近中骨组织。

三、治疗

齿冠周炎的治疗原则:急性期应以消炎、镇痛、切开引流、防止扩散以及增强全身抵抗力的治疗为主;慢性期应根据智齿的生长情况,去除病灶牙,以防止复发。

(一)保守治疗

1.盲袋冲洗涂药

用温热生理盐水、3%H_2O_2溶液或1:5000高锰酸钾局部盲袋冲洗,再用2%碘酊或1%碘甘油涂入,或用碘酚等烧灼性药物涂入。冲洗时应将弯针头伸入盲袋深部缓慢冲洗,如仅在盲袋浅部冲洗则很少能起作用,本法具有较好的消炎、镇痛、清洁作用,是治疗冠周炎的有效方法。局部用药还有含甲硝唑、替硝唑、克林霉素等抗生素的药膜及其他制剂。

2.全身药物治疗

对于急性冠周炎症状轻微者仅局部处理即可;症状较重者,除一般对症支持疗法外,还应全身应用抗生素;可根据药敏试验结果选用适当的抗生素,常用的抗生素有氨苄西林、甲硝唑、替硝唑、克林霉素、沽霉素等。

3.保持口腔清洁

用温热盐水或其他含漱剂每日进食前后含漱,以保持口腔清洁。含漱剂主要有朵贝氏液、氯己定液等。

4.其他疗法

应重视全身支持疗法,如适当休息、注意饮食、增加营养等,常规给予镇痛剂。对于急性期有局部红肿、疼痛、开口受限者可选用物理疗法。常用的方法有超短波、红外线、紫外线等。咀嚼神经封闭可改善开口度,下牙槽神经封闭或冠周黏膜下局部封闭有止痛、消炎作用。目前还有人应用高压氧、液氮浅低温冷冻治疗等方法治疗冠周炎,并取得良好疗效。

(二)手术治疗

1.盲袋切开引流

下颌阻生智齿牙冠大部分萌出、盲袋松弛而引流通畅者,不需行切开引流;对于牙冠露出不多、盲袋紧闭、引流不畅、疼痛剧烈者,无论有无形成冠周脓肿均需切开引流,以利于消炎、止痛、防止感染扩散。常在表麻或局麻下切开脓肿,采用近远中向切开,切开后用 $3\%H_2O_2$ 或生理盐水冲洗,并可置入橡皮条或碘仿纱条以建立引流。

2.龈瓣切除术

如果下颌智齿萌出的方向正常并有足够的位置萌出,且与上颌牙有正常的咬𬌗关系,那么在急性冠周炎炎症消退或脓肿切开治愈后,可选用冠周龈瓣切除术,以免炎症复发,利于智齿的萌出。手术时采用局部浸润麻醉,术前应估计好所需切除的冠周龈组织,尽量将远中及颊舌侧接触的牙龈组织切除,远中创面缝合 $1\sim2$ 针。也可采用圈形电灼器切除,则效果更好。近年来也有人应用 HeNe 激光、CO_2 激光、微波热凝切割等方法进行盲袋切开引流或龈瓣切除术,这些方法对软组织损伤小,并可加速愈合,减少药物用量和并发症的发生。

3.智齿拔除术

下颌阻生智齿牙位萌出不正,冠周炎反复发作,常是拔牙的适应证。大多数人主张在急性炎症控制后尽早拔牙,但也有人主张在急性期拔牙。对于伴有张口受限者,可采取理疗或封闭等措施以增加开口度;也可在磨牙后区稍上方的颞肌肌腱处或翼内肌前缘处做局麻封闭,以增加开口度,只要能进行手术操作,应争取及早拔牙。如果下颌智齿龈瓣有上颌智齿咬痕,同时上颌智齿牙位不正,咬𬌗关系不良,无保留价值,则应同时拔除上颌智齿。

4.急性炎症期拔牙

关于急性冠周炎期间拔牙,多年来,学者们一直有争论。早期由于缺乏有效的消炎抗菌药物,常可导致拔牙后感染扩散等严重并发症,故多数人主张采用先保守治疗,待急性期后再拔牙;随着抗生素的广泛应用,越来越多人主张采取急性期拔牙。急性期拔牙的主要优点是可迅速止痛、消炎,能明显缩短疗程,防止感染扩散,且患者在急性期容易接受拔牙。

急性冠周炎多数为高位垂直或稍前倾位阻生,较容易拔除,是急性期拔牙的适应证。对于需去骨翻瓣才能拔除者、患者全身情况较差,或医生经验不足者,为防止因手术创伤而引起感染扩散,应先保守治疗待急性炎症控制后再拔牙。急性期拔牙多数采用简单的挺出法拔除,对于开口困难者,除了采用理疗、封闭等方法增加开口度外,还可采用闭𬌗高位麻醉方法或下颌缘下注射麻醉法,即在闭𬌗情况下进行下牙槽神经、舌神经和颊神经阻滞麻醉。拔牙时遇有断根可以暂留,待急性期过后再拔除;小的深部断根可不取出。急性期拔牙均应在术后复诊,严密观察,以防术后感染扩散。

急性期拔牙应遵守以下原则:①重视全身情况的询问、检查。对于有全身消耗性慢性疾病或明显体弱、疲劳者,不应在急性期拔牙,尤其是有潜在全身感染扩散症状者应及时发现,因此应注意术前体温、血常规检查及精神状态观察。②急性期拔牙应仅限于不需翻瓣去骨而用简单方法能拔除的阻生智齿。③对于伴有重度开口困难或深部间隙感染者,不宜在急性期拔牙。④拔牙前后应重视应用抗生素,预防术后症状加重和感染扩散。

(吴清华)

第三节 口腔颌面部蜂窝织炎

一、概述

口腔颌面部蜂窝织炎（cllulitis of oral and maillofacial regions）是指口腔颌周组织、颜面及颈上部化脓性炎症总称。病变可以波及皮肤、口腔黏膜、筋膜以及脂肪结缔组织、肌肉、神经血管、淋巴结及涎腺等组织。化脓性炎症扩散到某一间隙而形成的炎症称为蜂窝织炎，如化脓仅局限于局部，则称为脓肿。

在正常的口腔颌面解剖结构中存在着许多潜在的筋膜间隙，各间隙间充满着脂肪和疏松结缔组织。口腔颌面部常见的间隙有：眶下间隙、颊间隙、颞间隙、颞下间隙、嚼肌间隙、翼颌间隙、舌下间隙、颌下间隙、颏下间隙、咽旁间隙、翼腭间隙等，各间隙互相通连。

口腔颌面部蜂窝织炎多数是需氧菌和厌氧菌的混合感染，主要需氧菌是溶血性链球菌，主要厌氧菌是产黑色素类杆菌、具核梭杆菌、衣氏放线菌。根据病原菌种类的不同可分为化脓性炎症和腐败坏死性炎症两类：化脓性感染的细菌以葡萄球菌与链球菌最为常见；腐败坏死性感染的细菌主要是厌氧杆菌、球菌及文生螺旋体等非气性坏疽属细菌所致的混合感染。口腔颌面部蜂窝织炎的感染途径 80％以上来源于牙源性感染，如冠周炎、根尖周炎；其次是腺源性感染，多继发于呼吸道感染、淋巴结炎、扁桃体炎；血源性及损伤性感染比较少见。

二、诊断

（一）临床表现

口腔颌面部蜂窝织炎的临床表现的轻重，主要取决于机体抵抗力的强弱和对感染的敏感性与反应性，另外还与病原菌的种类有关。以葡萄球菌及链球菌感染为主的化脓性炎症，局部和全身症状均较明显，局部皮肤红、热明显，触痛，具波动感，切开有脓液；全身防御反应明显，有高热、白细胞增多。以厌氧细菌感染为主的腐败坏死性炎症，由于厌氧、产气性细菌的存在，早期组织内即产生气体，肿胀易向周围扩散，出现广泛性的副性水肿；局部红、热、肿不明显，触诊有皮下捻发音或波动感，切开有恶臭的腐败坏死组织；全身中毒反应明显，脉搏慢、弱、血压下降等。

（二）辅助检查

浅表间隙感染的诊断较容易；对于深部间隙感染，除用穿刺方法判断有无脓液外，还可用超声波检查以帮助诊断。CT、MRI 对于深部间隙蜂窝织炎、脓肿以及肿瘤的鉴别诊断具有很大的帮助。超声波检查也可用于浅表间隙蜂窝织炎的诊断以判断感染的范围、脓肿是否形成。

（三）鉴别诊断

首先应鉴别病原菌的种类（化脓性或腐败坏死性）；其次鉴别炎症的来源（牙源性感染与腺源性感染）；颌面部蜂窝织炎还应与恶性肿瘤相鉴别，尤其是炎性癌瘤或恶性网织细胞增生症。如果炎症经抗感染治疗后仍无好转，局部无发红、无波动感，而肿胀迅速增长，应警惕恶性肿瘤的可能性。

三、治疗

(一)全身治疗

1.抗感染治疗

脓培养和药敏试验可为临床治疗提供依据。口腔颌面部蜂窝织炎应给予足量有效抗生素，在脓培养及药敏结果出来之前可根据感染致病菌种类选择适当的抗生素。对于化脓性感染，一般选用青霉素、头孢菌素、喹诺酮类药物；对于腐败坏死性感染，一般选用林可霉素、克林霉素、甲硝唑等。还可给予中医中药治疗，如普济消毒饮、五味消毒饮等服用。

2.全身支持营养治疗

如适当休息、注意饮食、增加营养等，全身症状明显或有严重并发症时应注意保持水电解质平衡，必要时给予输血等治疗。

(二)局部治疗

1.局部药物治疗

早期外敷如意金黄散、六合丹、菊花三七膏等中药，以促使病灶消散、吸收或局限。

2.脓肿切开引流

脓肿切开的适应证及基本原则已在概论中述及，各间隙感染切开引流方法见各间隙蜂窝织炎，脓肿切开后可根据感染源及脓液性质采用不同药液冲洗，腺源性感染可用稀释庆大霉素冲洗；牙源性感染可用 3％过氧化氢、0.9％生理盐水、0.2％甲硝唑交替冲洗。对于体质较好的患者，其浅表间隙形成的脓肿可采用穿刺抽脓，盐水冲洗后注入等量抗生素，如庆大霉素、青霉素等。

3.其他治疗

炎症早期可进行超短波、红外线理疗，每日一次，每次 10～15min。HeNe 激光血管内照射、微波辐射以及 50％硫酸镁湿敷等方法也可用于蜂窝织炎的治疗。

4.原发灶的处理

炎症消退后应针对不同的病因进行治疗，如根尖周炎、根尖脓肿的治疗。

（吴清华）

第四节　颌骨骨髓炎

颌骨骨髓炎(osteomyelitis of the jaws)是由于细菌的感染，以及物理或化学等因素引起的包括骨膜、骨皮质、骨髓以及髓腔内的血管神经的整个骨组织的炎症病变。根据引起颌骨骨髓炎病因的不同，可分为化脓性颌骨骨髓炎、特异性颌骨骨髓炎、放射性颌骨骨髓炎和化学性颌骨骨髓炎；根据病变的病位可分为中央性颌骨骨髓炎和边缘性颌骨骨髓炎。

一、化脓性颌骨骨髓炎

(一)概述

化脓性颌骨骨髓炎(pyogeniceosteomyelitisofjaws)是一种常见的比较严重的感染性疾患，多发生于青壮年，男性多于女性，约占各类型颌骨骨髓炎的 90％以上。其中下颌骨的骨髓炎多于上颌骨;下颌骨骨髓炎多见于青年人,上颌骨骨髓炎多见于婴幼儿。化脓性颌骨骨髓炎的病原菌主要是金黄色葡萄球菌,其次是溶血性链球菌和其他化脓菌,临床上常为混合性感染。引起颌骨感染的途径主要有:①牙源性感染,临床上最为常见,约占化脓性颌骨骨髓炎的90%,一般来自急性根尖周炎、牙周炎、冠周炎,以及各种颌骨囊肿继发感染。②血源性感染,临床上多见于儿童,一般继发于颌骨以外的感染性疾病,如皮肤疖、痈,上呼吸道感染,脐带感染等引起的败血症。多发生于上颌骨。③损伤性感染。

临床上常将化脓性颌骨骨髓炎分为中央性颌骨骨髓炎和边缘性颌骨骨髓炎

1.中央性颌骨骨髓炎

多继发于急性化脓性根尖周炎或根尖脓肿,炎症首先向骨髓腔内发展,再由颌骨中央向外扩散,累及骨皮质和骨膜,临床上又分为急性期和慢性期。

急性期患者自觉病因牙区剧烈疼痛,并迅速波及邻牙,疼痛可向半侧颌骨或沿三叉神经走行方向扩散,病因牙及邻牙松动、叩痛;局部黏膜充血,水肿;如果炎症未得到及时控制,则有时可见脓液从松动牙的牙龈处溢出,炎症继续发展可破坏骨板,骨膜,侵犯口腔黏膜或皮肤而发生破溃,形成瘘道,有时还可形成弥散型骨髓炎。发生在下颌骨的骨髓炎如下牙槽神经受损害,则可出现下唇麻木;如果病变波及下颌支、髁状突及喙突时,可出现不同程度的开口困难。发生在上颌骨的骨髓炎,由于其骨板较薄,松质骨多,临床上较少形成广泛骨质破坏的骨髓炎;但如果炎症波及整个上颌骨体时,常伴有化脓性上颌窦炎,鼻腔与牙槽内溢脓;如果炎症破坏骨板则可迅速向眶下、颊部、颧部、翼腭凹和颞下等部位扩散,或直接侵入眼眶,形成眶周或球后脓肿。如果炎症未能在急性期内得到控制,则因颌骨内的血管栓塞,引起营养障碍与坏死,形成死骨,并进入慢性期。中央性颌骨骨髓炎急性期内全身症状明显,寒战、高热,体温可达39~40℃,白细胞增高,食欲减退,嗜睡,全身抵抗力下降,并可出现中毒症状。

慢性中央性颌骨骨髓炎常是急性中央性颌骨骨髓炎的延续。常是由于在急性骨髓炎过程中治疗不及时不彻底所致,如不及时开放引流或开放引流为时过晚或不彻底。常在发病后2周转变为慢性期。临床上常表现为:局部肿胀疼痛明显减轻,口腔内及颌面部皮肤形成多数瘘孔,并生长大量炎性肉芽组织,触之易出血,继续排脓不愈;小块死骨可从瘘孔排出,如有大块死骨或多数死骨块,则容易出现病理性骨折、咬𬌗错乱与面部畸形。小儿的牙源性上颌骨骨髓炎还可破坏颌骨内的牙胚组织,致使恒牙不能正常萌出或缺失,产生咬𬌗错乱并影响颌骨正常发育,导致面部畸形。全身反应较少,体温正常或有低热,饮食睡眠恢复正常,但如果病情延续持久,可造成机体慢性消耗性中毒,甚至消瘦贫血。慢性期 X 线可见大块死骨形成,与周围骨质分界清楚或伴有病理性骨折。

2.边缘性颌骨骨髓炎

多数是由于牙源性炎症感染引起,主要为下颌智齿冠周炎。炎症首先侵犯下颌骨的骨膜,发生骨膜炎,形成骨膜下脓肿,以后再损害骨皮质;如炎症未得到及时控制,病变可继续向颌骨深层骨髓腔内发展。

边缘性颌骨骨髓炎多数发生在下颌骨,其中又以升支及下颌角部居多,边缘性颌骨骨髓炎也有急性与慢性之分。急性期的临床表现与间隙蜂窝织炎的表现相似。慢性期的临床表现为:腮腺嚼肌区弥散性肿胀,局部组织坚硬,轻微压痛,无波动感;病程延续较长而不缓解或反复发作;炎症侵犯嚼肌或翼内肌时张口受限明显、进食困难。一般全身症状不明显。慢性期 X 线可见骨质疏松脱钙或骨质增生硬化,或有小死骨块,与周围骨质无明显分界。

(二)治疗

1.急性颌骨骨髓炎的治疗

颌骨骨髓炎的治疗原则与一般炎症的治疗原则相同,但由于急性颌骨骨髓炎病情重,病程急,并常可引起严重并发症,因此在治疗过程中应首先注意全身治疗。给予大量有效的抗生素治疗、对症治疗和支持治疗,防止病情恶化,同时应积极配合外科手术治疗,建立充分的引流。

(1)药物治疗:应根据感染细菌的种类,从临床反应、细菌培养及药物敏感试验的结果,选用足够、有效的抗生素,以达到控制炎症的发展,同时给予对症支持营养治疗。

(2)外科治疗:颌骨骨髓炎急性期只采用药物或物理治疗仅能控制炎症的发展,并不能消除病灶或已形成的脓肿,因此必须采用相应的外科治疗,以达到引流排脓和去除病灶的目的。急性中央性颌骨骨髓炎应采取及早拔除病灶牙和相邻的松动牙,或采用凿骨开窗法以达到充分排脓引流;急性中央性颌骨骨髓炎或边缘性颌骨骨髓炎形成骨膜下脓肿或颌周间隙蜂窝织炎时应根据病情及脓肿的部位,采用颌下切开引流或相应部位的切开引流。

2.慢性颌骨骨髓炎的治疗

慢性颌骨骨髓炎常有死骨形成,口腔内外瘘口排脓,因此应以外科手术去除死骨和病灶为主,并辅以药物治疗。

(1)手术治疗

手术适应证:①久治不愈的慢性瘘管,长期流脓,或从瘘管可探得骨面粗糙或发现有活动的死骨。②一般慢性中央性颌骨骨髓炎死骨的形成约在发病后 3～4 周,而边缘性颌骨骨髓炎在发病后 2～4 周,X 线检查可明确死骨的形成,并确定手术的时机和范围。③病员全身条件能耐受手术。

上颌骨死骨摘除术:上颌骨骨髓炎一般形成的死骨较小,病变位于牙槽骨及颌骨体时,切口应位于口内,行与病变牙槽骨相平行或梯形的黏骨膜瓣切口;如病变位于面部形成瘘管或位于眶下缘,应根据面部皮纹和美观原则行皮肤切口;死骨暴露后应彻底清除死骨和脓性肉芽组织,直到坚硬的健康骨面为止。如果病变波及上颌窦,则在清除死骨和脓性肉芽组织后应同时行上颌窦根治术。

下颌骨死骨摘除术:如死骨仅限于牙槽骨部位时,可从口内做与牙槽骨相平行的直线或梯形黏骨膜瓣切口;如死骨范围较广泛,可选用颌下皮肤切口。注意应以充分暴露手术野为原则,切口不宜太小,死骨暴露后应彻底清除死骨和脓性肉芽组织。下颌骨骨髓炎清除死骨时应防止病理性骨折,因此术中应采用单纯结扎或颌间夹板固定,以限制颌骨移位,术后可 Ⅱ 期行骨移植或义颌修复。

慢性边缘性颌骨骨髓炎的病变一般位于下颌角、升支后缘或乙状切迹等,因此手术时应仔细检查颌骨内、外侧各部位,彻底清除病变骨质及增生的或溶解的骨膜,同时刮净脓性肉芽组织。

(2)药物治疗:除调节饮食、增强体质外,应配合使用抗生素及多种维生素以促进死骨尽快分离,为手术创造条件。还可采用 HeNe 激光血管内照射以及高压氧治疗,高压氧治疗有利于,血管再生和骨生成,有抑菌和杀菌作用。

二、新生儿上颌骨骨髓炎

(一)概述

新生儿或婴幼儿上颌骨骨髓炎(osteomyelitis of the maxilla in neonate or infants)是一种非牙源性的化脓性炎症,属于中央性颌骨骨髓炎,临床上极为少见。其感染途径以血源性为主,其次为局部感染,如口腔炎症及黏膜损伤蔓延所致。

(二)诊断

1.临床表现

新生儿颌骨骨髓炎发病急,常为突然出现高热、寒战、脉快,患儿啼哭,烦躁不安,严重者可出现意识不清、昏睡等全身中毒症状,白细胞增高可达 2 万以上。局部患侧眶下及内眦部皮肤红肿,病变迅速向眼睑周围扩散,出现眶周蜂窝织炎:上下眼睑红肿、球结膜充血、眼球突出;肿胀很快波及颊侧龈沟和腭侧黏膜。炎症继续向外扩散,穿破骨板可形成骨膜下脓肿,继而形成皮下或黏膜下脓肿,溃破后形成瘘管;炎症逐渐转为慢性。新生儿上颌骨骨髓炎颌骨内的乳牙胚可受炎症波及,从而影响牙的正常萌出。新生儿颌骨骨髓炎形成死骨,影响了上颌骨和牙颌系统的发育,加上瘘管引起的瘢痕,可遗留严重面颌畸形。X线在早期诊断上意义不大。早期有效的抗感染治疗可使炎症消退而不形成死骨,如未能有效控制炎症可产生各种并发症,如脑脓肿、败血症等,常可危及生命。

2.鉴别诊断

新生儿颌骨骨髓炎早期常因出现眶部症状而就诊眼科,从而忽视了原发上颌骨病变,临床上必须与下列疾病鉴别:①眶周蜂窝织炎:常见于 6 个月以上婴儿,无口内及硬腭部肿胀。②急性泪囊炎:发病较轻,部位局限,无口内病变。

(三)治疗

新生儿急性上颌骨骨髓炎的治疗取决于早期确诊及患儿全身情况。治疗原则以抗生素为主的保守治疗,可首先选用广谱抗生素,待细菌培养及药敏试验后再根据其结果继续或换用敏感或高度敏感的抗生素。早期应用足量有效的抗生素可使感染很快控制,炎症消退而不形成死骨。全身症状明显或有严重合并症的患儿给予全身支持治疗,注意保持水解电质平衡,中毒症状重者可加用肾上腺皮质激素,对病情严重及体弱患儿可给予输血或输血浆慢性期死骨清除手术一般不宜急于进行,有时小的死骨可自行排出,手术时应尽量保守,以免破坏颌骨发育,造成牙颌系统畸形或咬殆功能紊乱。

(吴清华)

第五节　颜面部疖痈

一、概述

颜面部的皮肤具有丰富的毛囊和皮脂腺,该区皮肤暴露在外,易受机械刺激及细菌侵入而发生感染。单个毛囊和皮脂腺发生浅层组织的急性化脓性炎症,称为疖(furuncle)。感染在多个毛囊和皮脂腺内引起较深层组织的化脓性炎症,称为痈(carhuncle)。

常为金黄色葡萄球菌感染。当机体衰弱、营养不良或新陈代谢障碍,如糖尿病等全身因素存在,而局部皮肤抵抗力下降,清洁卫生欠佳时,一旦遭到机械性刺激,如修面、抓伤、虫咬后常诱发疖和痈。

二、诊断

(一)临床表现

疖早期表现为1个红、肿、痛的硬结,以后逐渐增大呈锥形隆起,顶部出现黄白色小脓栓。炎症扩大使局部症状加剧,最后脓栓液化破溃,脓液排出,疼痛消失,破溃区迅速愈合。一般无全身症状,若疖受到挤压和烧灼等刺激,感染扩散成蜂窝织炎时,即可出现全身症状,如高热、寒战、头痛及白细胞总数增高等。

痈多见于成年人,好发于上唇,称为唇痈。由于感染的面积和深度、炎性浸润和组织坏死都比疖广泛,因此,早期隆起的炎症范围和组织的张力都较大。开始只出现一个脓栓,周围皮肤呈紫红色,再外层为鲜红色,皮肤表面发热,此时有剧烈胀痛。炎症肿胀范围越大,表面的黄白色脓栓也越多,血性脓液逐渐由坏死的脓头处流出。脓头之间的皮肤常坏死,最后痈的中心区坏死、脱落。唇部因血液循环丰富,唇痈较少出现大块组织坏死。痈常伴有局部淋巴结肿大、压痛,全身症状也较明显,常合并严重的并发症。

(二)并发症

祖国医学早有"面无善疮"之说,乃指颜面部的疖和痈常因局部炎症扩散,引起全身并发症,甚至造成死亡。病原菌金黄色葡萄球菌的毒素能使机体中毒,上唇和鼻部危险三角区内静脉缺少瓣膜,并与颅内海绵窦相通,促使感染容易沿着面部静脉向颅内扩散,并发海绵窦血栓性静脉炎。

当颜面疖痈受到挤压、搔抓或不恰当的治疗如热敷、烧灼、切开引流等,局部炎症和全身症状可迅速加剧,轻者可并发眶周蜂窝织炎。若发生海绵窦血栓性静脉炎,可出现眼睑水肿,眼球突出伴活动受限,结膜水肿或淤血,高热、头痛、昏迷等中毒症状,治疗不及时可于数天内死亡。也可同时并发脑膜炎或脑脓肿,出现颈项强直、偏瘫、头痛、恶心、呕吐、惊厥乃至昏迷等。细菌毒素或感染栓子随血液循环扩散,可引起脓毒败血症,以致死亡。

三、治疗

颜面部疖痈与全身其他部位疖痈不同,主张保守疗法,切忌用热敷、烧灼、切开引流等方法。通常采用3％高渗盐水纱布湿敷疖痈顶部,局部使用二味拔毒散外敷(雄黄和明矾各半量研粉末,用水调拌),有利于脓头破溃引流,而无刺激局部炎症恶化的作用。全身应用大剂量有效的抗生素,及时做脓培养、药物敏感试验来调整药物,还可配合中药内服紫雪丹、牛黄丸或荆防败毒散等。全身支持疗法如卧床休息、镇静止痛、流汁饮食、输液、输血等。若有严重中毒性休克,可采用人工冬眠疗法,有全身其他并发症者,则配合内科积极治疗。

(吴清华)

第六节　淋巴结炎

一、急性化脓性淋巴结炎

(一)概述

急性化脓性淋巴结炎(acute suppurative lymphadenitis)多发于 6 岁以下儿童,好发于颈深上淋巴结和颌下淋巴结。

(二)诊断

1.临床表现

发病前多有上呼吸道感染、牙源性感染或面颈部皮肤化脓性感染史。淋巴结迅速肿大、压痛,波动感,当脓肿溃穿淋巴结包膜后,局部呈弥散性肿胀,皮肤红肿,波动感明显,可抽出脓液。

2.鉴别诊断

急性化脓性淋 巴结炎应与相应部位的牙源性蜂窝织炎、急性颌下腺炎相鉴别。

(三)治疗

炎症初期患者应注意休息,全身给予抗生素以及镇痛解热药物,局部给予理疗、湿敷或中药治疗,形成脓肿后应及时切开引流,同时要进行原发灶的治疗。

二、慢性淋巴结炎

(一)概述

慢性淋巴结炎(chronic lymphadenitis)常继发于慢性牙源性感染、慢性扁桃体炎、慢性咽炎以及急性淋巴结炎治疗不彻底所致。

(二)诊断

颌下、颈部、颏下区为其好发部位,淋巴结多有肿大缩小史,表现为黄豆、蚕豆大小,扁圆形,中等硬度,轻压痛,活动,一般无自觉症状,但可急性发作。

颈部恶性淋巴瘤,鼻咽口腔颌面部癌等的颈部或颌下淋巴结转移,有时易与慢性淋巴结炎相混淆;慢性颌下淋巴炎还应与慢性颌下腺炎相鉴别。

(三)治疗

淋巴结较小且无自觉症状者一般无须治疗;淋巴结肿大明显者,可采用手术切除。慢性淋巴炎还应治疗原发病灶,如龋齿、根尖周炎、牙周炎、扁桃体炎等。

(吴清华)

第七节　口腔颌面部特异性感染

一、颌面骨结核

(一)概述

颌面骨结核多由血源播散所致,常见于儿童和青少年好发部位在上颌骨颧骨结合部及下颌支。感染途径可因体内其他脏器结核病沿血性播散所致；开放性肺结核可经口腔黏膜或牙龈创口感染；也可以是口腔黏膜及牙龈结核直接累及颌骨。

(二) 诊断

1.临床表现

骨结核一般为无症状的渐进性发展，偶有自发痛和全身低热。病变部位的软组织呈弥散性肿胀，其下可扪及质地坚硬的骨性隆起，有压痛，肿胀区表面皮肤或黏膜常无化脓性感染的充 d 血发红表现。但骨质缓慢被破坏；感染穿透密质骨侵及软组织时，可在黏膜下或皮下。形成冷脓肿。脓肿自行穿破或切开引流后，有稀薄脓性分泌物溢出；脓液中混有灰白色块状或棉团状物质。引流口形成经久不愈的瘘道，间或随脓液有小死骨碎块排出。颌骨结核可继发化脓性感染而出现局部红肿热痛等急性骨髓炎的症状，脓液也变成黄色黏稠。

2.诊断

青少年患者常为无痛性眶下及颧部肿胀，局部可有冷脓肿或经久不愈的瘘道形成。脓液涂片可查见抗酸杆菌。X线片表现为边缘清晰而不整齐的局限性骨破坏，但死骨及骨膜增生均少见。当继发化脓性感染时，鉴别诊断有一定困难。此外，全身其他部位可有结核病灶及相应体征表现。

(三) 治疗

无论全身其他部位是否合并有结核病灶，均应进行全身支持、营养疗法和抗结核治疗。药物可选用对氨基水杨酸、异烟肼、利福平及链霉素等，一般主张采用两种药物的联合用药方案。对颌骨病变处于静止期而局部已有死骨形成者，应行死骨及病灶清除术。为避免骨质缺损造成以后发育畸形，除有大块死骨分离外，一般选用较保守的刮扒术。

二、颌面部放线菌病

(一) 概述

放线菌病是由放线菌引起的慢性感染性肉芽肿性疾病。此菌是人口腔正常菌群中的腐物寄生菌，常在牙石、唾液、牙菌斑、牙龈沟及扁桃体等部位发现该菌。当人体抵抗力降低或被其他细菌分泌的酶所激活时就侵入组织。临床上由于免疫抑制剂的大量应用，导致机体免疫力降低，也是本病的诱发因素。故本病绝大多数是内源性感染。脓液中常含有浅黄放线菌丝，称为放线菌颗粒或硫黄颗粒。

放线菌可从死髓牙的根尖孔、牙周袋或智牙的盲袋、慢性牙龈瘘管、拔牙创口或口腔黏膜创口以及扁桃体等进入深层组织而发病。

(二) 诊断

1.临床表现

放线菌病以 20～45 岁的男性多见。发生于面颈部的放线菌病占全身放线菌病的 60% 以上。此外，极少数可经呼吸道或消化道引起肺、胸或腹部放线菌病。颌面部放线菌病主要发生于面部软组织，软组织与颌骨同时受累者仅占 1/5。软组织的好发部位以腮腺咬肌区为多，其次是下颌下、颈、舌及颊部；颌骨的放线菌病则以下颌骨角及下颌支部为多见。临床上多在腮腺及下颌角部出现无痛性硬结，表面皮肤呈棕红色，病程缓慢，早期无自觉症状。炎症侵及深层咬肌时，出现张口障碍，咀嚼、吞咽时可诱发疼痛。面部软组织患区触诊似板状硬，有压痛，与周围正常组织无明显分界线。病变继续发展,中央区逐渐液化,则皮肤表面变软,形成多数小脓肿,自溃或切开后有浅黄色黏稠脓液溢出。肉眼或取脓液染色检查,可查出硫黄样颗粒。破溃的创口可经久不愈,形成多数瘘孔,脓腔可相互连通,而转入慢性期。以后若伴有化脓性感染时,还可急性发做出现急性蜂窝织炎的症状。这种急性炎症与一般颌周炎症不同:虽经切开排脓后炎症趋向好转,但放线菌的局部板状硬性肿胀,不会完全消退。

放线菌病不受正常组织分层限制,可直接向深层组织蔓延,当累及颌骨时,可出现局限性骨膜炎和骨髓炎,部分骨质被溶解、破坏或有骨质增生。X线片上可见有多发性骨质破坏的稀疏透光区。如果病变侵入颌骨中心,造成严重骨质破坏时,可在颌骨内形成囊肿样膨胀,称为中央性颌骨放线菌病。

2.诊断

颌面部放线菌病的诊断,主要根据临床表现及细菌学的检查。组织呈硬板状;多发性脓肿或瘘孔;从脓肿或从瘘孔排出的脓液中可获得硫黄颗粒;涂片可发现革兰阳性、呈放射状的菌丝。急性期可伴白细胞计数升高,血沉降率加快。不能确诊时,可做活体组织检查。临床上应与结核病变相鉴别。中央型颌骨放线菌病X线片显示的多囊性改变,需排除颌骨成釉细胞瘤及黏液瘤等肿瘤性疾病的可能。

(三)治疗

颌面部软组织放线菌病以抗生素治疗为主,必要时配合外科手术。

1.药物治疗

(1)抗生素:放线菌对青霉素、头孢菌素类高度敏感。临床一般首选大剂量青霉素C治疗,每日200万~500万U以上,肌内注射,6~12周为一疗程。如与磺胺联合应用,可能提高疗效。此外,红霉素、林可霉素、四环素、氯霉素、克林霉素等亦可选用。

(2)碘制剂:口服碘制剂对颌面部病程较长的放线菌病可获得一定效果。一般常用5%~10%碘化钾口服,每日3次。

(3)免疫疗法:有人推崇使用免疫疗法,认为有一定效果。用放线菌溶素做皮内注射。

2.手术方法

在应用抗生素的同时,如有以下情况可考虑配合手术治疗。

(1)切开引流及肉芽组织刮除术:放线菌病已形成脓肿或破溃后遗留瘘孔,常有坏死肉芽组织增生,可采用外科手术切开排脓或刮除肉芽组织,以加强抗菌药物治疗的效果。

(2)死骨刮除术:放线菌病侵及颌骨或已形成死骨时,应采用死骨刮除术,将增生的病变和已形成的死骨彻底刮除。

(3)病灶切除术:经以上治疗无效,且反复伴发化脓性感染的病例,亦可考虑病灶切除。

三、颌面部梅毒

(一)概述

梅毒(syphilis)系由苍白螺旋体(TP)引起的一种慢性传染病。初起时即为全身性,但病程极慢,病变发展过程中可侵犯皮肤、黏膜以及人体任何组织器官而表现出各种症状,其症状可反复发作,但个别病员也可潜伏多年,甚至终身不留痕迹。

梅毒从感染途径可分为后天梅毒和先天(胎传)梅毒。后天梅毒绝大多数通过性行为感染,极少数患者可通过接吻、共同饮食器皿、烟斗、玩具、喂奶时传播;亦有因输带菌血而感染者。先天梅毒为母体内梅毒螺旋体借母血侵犯胎盘绒毛后,沿脐带静脉周围淋巴间隙或血流侵入胎儿体内。后天梅毒可分为一、二、三期及隐性梅毒。一、二期均属早期梅毒,多在感染后4年内出现症状,传染性强;三期梅毒又称晚期梅毒,系在感染4年后表现;一般无传染性。隐性梅毒指感染后除血清反应阳性外,无任何临床症状者。亦可按感染后4年为界分为早期和晚期。隐性梅毒可终生不出现症状,但也有早期无症状而晚期发病者。先天性梅毒也可分为二期:在4岁以内发病者为早期;4岁以后发病者为晚期。

1.后天梅毒

后天梅毒在口腔颌面部的主要表现有三:依病程分别分为口唇下疳、梅毒疹和树胶样肿(梅毒瘤)。梅毒树胶样肿除累及软组织外,还可累及颌面骨及骨膜组织。临床上以硬腭部最常见,其次为上颌切牙牙槽突、鼻中隔。间或也可见于颧骨、下颌角部。

腭部树胶样肿常位于腭中线(有时原发于鼻中隔),呈结节型或弥散状。可造成腭骨穿孔,发生口腔与鼻腔交通。腭部树胶样肿波及鼻中隔、鼻骨、上颌骨时,可在颜面部表现为鼻梁塌陷的鞍状鼻;若鼻骨、鼻软骨、软组织全部破坏则呈现全鼻缺损的洞穿畸形。树胶样肿如波及颧骨,可在眶外下部出现瘘孔,最终也形成内陷畸形。

2.先天梅毒

早期先天胎传梅毒多在出生后第3周到3个月。婴儿常为早产儿,表现营养障碍,貌似老人。鼻黏膜受累,致鼻腔变窄,呼吸不畅,有带血的脓性黏液分泌。口腔黏膜可发生与后天梅毒相似的黏膜斑。口周斑丘疹互相融合而表现弥散性浸润、增厚;表面光滑脱皮,呈棕红色,皮肤失去弹性,在口角及唇缘辐射出深的皲裂,愈合以后形成辐射状浅瘢痕。

晚期先天梅毒多发生于儿童及青春期。除有早期先天梅毒的遗留特征外,一般与后天三期梅毒相似。可发生结节型梅毒疹及树胶样肿,从而导致软、硬腭穿孔,鼻中隔穿孔及鞍状鼻。先天梅毒的另一特征性表现是牙的发育异常:哈钦森牙和桑椹状磨牙。此外,因梅毒性间质性角膜炎出现的角膜混浊;损害第8对脑神经的神经性耳聋;以及哈钦森牙,被称为先天性梅毒的哈钦森三征。

(二)诊断

诊断需审慎,应根据详细而正确的病史、临床发现、实验室检查及X线检查综合分析判断,损害性质不能确定时可行组织病理检查。近年来,用荧光梅毒螺旋体抗体吸附试验、免疫组化、聚合酶链式反应(PCR)、逆转录聚合酶链式反应(RT-PCR)等方法提高诊断的敏感性及特异性,且作为最后诊断的依据。

(三)治疗

颌面部梅毒损害无论胎传或后天受染,均为全身性疾病的局部表现,因此应行全身性治疗。驱梅治疗药首选青霉素G及砷铋剂联合疗法。必须在全身及局部的梅毒病变基本控制以后,才可能考虑病变遗留组织缺损和畸形的修复及矫正术。

(吴清华)

第七章　口腔颌面部神经疾病

第一节　三叉神经痛

三叉神经痛(trigeminalneuralgia)是指在三叉神经分布区域出现阵发性电击样剧烈疼痛,历时数秒钟或数分钟,间歇期无症状。疼痛可由于口腔或颜面的任何刺激引起,约有80%因先反映为牙痛而常先就诊于口腔科。以中老年人多见,多数为单侧性。

病因:三叉神经痛分为原发性和继发性两种,原发性三叉神经痛是指无明显致病因素者;而继发性三叉神经痛则是指由于机体内的其他病变压迫或侵犯三叉神经所致。

二、诊断

(一)临床表现

面部三叉神经分布区内反复发作的剧烈疼痛,性质多为针刺样、电击样、放射样或烧灼样,患者极其痛苦。多见于三叉神经第二支和第三支范围内,很少累及第一支,有时可同时累及两支或三支,偶为双侧性。发作多在白天,发作时间短,大多持续数秒至数十秒,极少延续数分钟,间歇期无不适。疼痛反复发作,开始时可为几天1次或1天几次,以后可多致每天数十次。

(二)鉴别诊断

应注意与小脑桥脑角肿瘤、鼻咽癌、多发性硬化症等所致的继发性三叉神经痛以及牙痛、偏头痛、副鼻窦炎,舌咽神经痛等鉴别。

三、治疗

由于三叉神经痛病因未完全明确,仍缺少理想的治疗方法,一般主张尽量采用药物治疗,确实无效者才采用神经阻滞或手术治疗。

(一)药物治疗

1.卡马西平

此药为抗癫痫药物,是目前治疗三叉神经痛疗效最好的药物,有效率可达100%。商品名有酰胺咪嗪、卡马西平、痛可定(tegretol)等。此药主要作用于中脑网状结构—丘脑系统,可抑制三叉神经脊束核至丘脑的多元神经反射。用法:每次口服0.2g,每日3次。最大剂量每日不超过1.2g。为减少抗药性及不良反应,应在能止痛前提下控制用药量及间断用药。症状不严重或早期患者开始可每日1次,每次0.2g,以后根据止痛效果,再酌情增加药量及用药次数。用药数周或数月后,如已无痛可试停药,痛时再间断用药。此药不良反应有头晕、嗜睡、共济失调等,少数人可有胃肠功能障碍。如出现皮疹、血尿、白细胞或血小板明显减少,应停止用药。长期用药者,应定期做血、尿常规检查及肝、肾功能检查。

2.苯妥英钠

此药对三叉神经脊束核的突触传递有抑制作用。对多数病例有效。当卡马西平(酰胺咪嗪)疗效降低时与其合用,能提高疗效。用法:每次口服 0.1g,每日 3 次,首二日用量加倍。用药数周或数月后暂停,如仍痛再用。此药缺点为用小剂量效果差,大剂量应用有明显不良反应(嗜睡、疲倦、幻觉等),长久应用可致牙龈增生。如果出现复视、眼球震颤及小脑综合征(眼球震颤、发音困难、共济失调),为急性中毒表现,应立即停止。

3.维生素 B_{12}

每日 $500\sim1000\mu g$,肌肉注射;或加入麻药内做神经干封闭。

4.七叶莲

为木通科木瓜属。针剂(2ml,5g)每日 2 次肌肉注射,每次 2~4ml;片剂(4g)每日 2 次口服,每次 3 片。

5.山莨菪碱(654-2)

类似阿托品,可解除血管痉挛,并有镇痛作用。对三叉神经痛有一定疗效。针剂(5~10mg)每日 1 次肌肉注射;片剂(5~10mg),每日 3 次,每次 5~10mg 口服。

(二)三叉神经阻滞疗法

1.无水乙醇注射疗法

常用无水乙醇或 95％乙醇准确地注射于罹患部位的周围神经干或三叉神经半月节。目的是使神经纤维或节细胞凝固及蛋白变性,从而阻断神经传导而止痛。目前广泛应用于周围支封闭,安全,方便,复发后仍可再注射。一般剂量为 0.5ml。先注入麻药,有麻效后再缓慢注入乙醇 0.5ml。如行半月节注射,可以三支同时变性,产生角膜反射消失,导致角膜炎等并发症。

2.甘油注射疗法

近年来,采用 100％纯消毒甘油经卵圆孔注入半月神经节或用于外周神经注射治疗原发性三叉神经痛,均获得一定疗效。

(三)手术治疗

1.病变骨腔清除术

对颌骨 X 线片显示有病变骨腔的患者,按口腔外科手术常规,从口内途径行"颌骨内病变骨腔清除术"。

2.神经周围支撕脱术

主要适用于眶下神经和下齿槽神经。

(1)眶下神经撕脱术(口内进路):在患侧尖牙凹部位,于口腔前庭黏膜转折处,作横行或弧形切口,长约 4.0cm。切开黏膜和骨膜,自背面剥离,向上掀起面颊部软组织;显露骨面及眶下孔和眶下神经血管束。用纯分离法将神经游离;继在眶下孔处用止血钳夹住神经,尽量自孔内拖出,直至撕脱,随之,再将其各分支也尽可能自皮下撕脱,按常规缝合创口。

(2)下齿槽神经撕脱术(口内进路):沿下颌升支前缘及磨牙后区舌侧纵行切开口腔黏膜,继沿下颌支内侧骨面剥离,显露下颌小舌及下颌孔,在其上方寻找进入下颌孔的血管神经束,将神经分离出来,并用单钩或丝线将其牵出。用两把止血钳,分上下端夹住神经束,从中间切断,然后分别扭转止血钳,尽量将神经拖出撕脱。彻底止血后,置胶片引流,缝合软组织。

3.半月神经节射频热凝术

半月神经节射频热凝术或称"经皮穿刺射频温控热凝术",此法是通过高频电流加热,使颅内三叉神经半月节及感觉根发生凝固及蛋白变性,从而阻断神经传导而止痛。本法的优点是止痛效果良好,复发率低(在 20% 左右),且可重复应用;较开颅手术简便、安全、无死亡,所以容易为患者接受。

4.开颅手术

属脑外科手术范畴。常用的有三叉神经根部分切断术和微血管减压术。

(吴清华)

第二节　舌咽神经痛

舌咽神经痛(glossopharyngeal neuralgia)是指发生在舌咽神经分布区域的阵发性剧烈疼痛。疼痛性质与三叉神经痛相似,但患病率较低。

一、病因

原发性舌咽神经痛的病因可能为舌咽神经及迷走神经发生脱髓鞘改变,引起舌咽神经的传入冲动与迷走神经之间发生"短路"的结果。在继发性病因中,包括脑桥小脑三角的血管异常和肿瘤、蛛网膜炎、椎动脉病,以及发生于颈动脉、咽、喉和扁桃体等处的颅外肿瘤等;也有人认为颅外血管疾患,如颈动脉闭塞和颈外动脉狭窄等也都可能成为本病的病因。

本病好发于 35～50 岁,阵发性剧痛位于扁桃体区、咽部、舌根部、颈深部、耳道深部及下颌后区等处。虽然每个患者的疼痛部位不尽相同,但一般不超出上述范围。疼痛呈间歇性发作,每昼夜的阵痛次数通常是早晨或上午频繁,下午或傍晚逐渐减少。但也可在睡眠时发作,此点与三叉神经痛不同。每次发作持续数秒至 1～2min,性质为刺戳样、刀割样痛,也可表现为痛性抽搐。由于发作时患者咽喉部有梗塞感或异物感,故常出现频频咳嗽的现象。

舌咽神经痛也和三叉神经痛一样,存在"扳机点",此点常位于扁桃体部、外耳道及舌根等处,触之即可引起疼痛发作。吞咽、咀嚼、打哈欠、咳嗽均可诱发疼痛。患者由于惧怕发作而少进饮食,故有时表现为脱水和消瘦。

舌咽神经痛发作时,除神经痛外,有时可伴有心律不齐、甚或心跳停搏;并可引起昏厥、抽搐和癫痫发作;有时还出现喉部痉挛感及唾液分泌过多等症状。

二、诊断

根据原发性舌咽神经痛的临床特点、疼痛部位、性质、神经系统检查无阳性体征,一般诊断并无特殊困难。此病需要与三叉神经痛、茎突过长、鼻咽癌侵及咽部,以及颅底面引起的神经痛相鉴别。继发性舌咽神经痛不常伴有其他脑神经障碍或其他的神经系统局部性体征。

三、治疗

(一)药物治疗

治疗原发性三叉神经痛的药物,均可应用于本病的治疗。以浸有 4% 可卡因或 1% 丁卡因的小棉片涂擦局部、舌根部"扳机点"处,或用表面喷雾麻醉,可获得短时的止痛效果。对发作时伴有心动过缓、心跳停搏、昏厥、抽搐者,可给予阿托品 0.5～1.0mg 静脉注射,或以颠茄酊 0.5ml 口服以预防之。

(二)封闭疗法

可用 1‰～2‰的普鲁卡因 5～10ml(可加维生素 B_{12}、维生素 B_1 或适量激素)注射于患侧舌根部、扁桃体窝或咽壁的"扳机点"周围或舌咽神经干。通常不做舌咽神经干乙醇注射。

(三)手术治疗

对保守治疗无效者可行手术治疗,包括颅外舌咽神经干切断术或颅内舌咽神经根切断术,但应十分慎重和严格掌握适应证。

(四)病因治疗

如属继发性舌咽神经痛,应查明原因后进行治疗。应注意有无扁桃体、鼻咽及喉肿瘤、颅底肿瘤等。此外,还应检查是否有茎突过长和茎突舌骨韧带骨化的存在。

(吴清华)

第三节　面神经炎

一、概述

面神经炎(facialneuritis)又称 Bell's 麻痹,是由于经过面神经管的面神经部分发生急性非化脓性炎症所致周围性面肌瘫痪。

病因:病因不明,一般认为与病毒感染有关,耳后局部受风或着凉是最常见的发病诱因。

二、诊断

(1)多见于 20～40 岁,男性发病率明显高于女性。

(2)起病急,多在晨起后发现,可有局部寒冷刺激史。

(3)患侧口角下垂,健侧向上歪斜。上下唇不能闭合,鼓腮、吹气等功能障碍。

(4)眼睑闭合不全,睑裂扩大,伴结膜炎,溢泪。

(5)额纹变浅或消失,皱眉功能障碍。

(6)可伴有味觉、听觉、涎腺分泌、泪腺分泌等功能障碍。临床上可根据味觉、听觉、泪液检查结果判断面神经受损病变部位:

茎乳孔外——面瘫。

鼓索与镫骨肌神经之间——面瘫、味觉、涎腺分泌功能障碍。

镫骨肌与膝状神经节之间——面瘫、味觉、涎腺分泌及听觉功能障碍。

三、治疗

绝大多数患者可以完全恢复,少数患者可有不同程度的后遗症。治疗原则是立即采取改善面部血液循环的方法,促使面部水肿、炎症消退,以免面神经进一步受损,使面神经功能早日恢复;还应保护患侧暴露的眼角膜,免受损害或继发感染。

(1)物理疗法

急性期可在颌后至乳突区热敷、红外线、超短波治疗,恢复期可用电按摩或碘离子透入,瘫痪面肌按摩。

(2)针刺疗法

急性期及恢复期均可应用,但急性期不宜较强烈刺激。

(3)药物治疗

①强的松 10～20mg,每日 3 次,3d 后减量,服用 7～10d;②水杨酸钠 0.5g,每日 1 次口服;③维生素 B_{12} 500μg 肌肉注射,每日 1 次;④地巴唑 10mg,新斯的明 15mg,每日 3 次;⑤加兰他敏 2.5mg,肌肉注射,每日 1 次。

(4)预防角膜炎发生

可带眼罩、滴眼药水,减少户外活动。

(5)手术治疗

经上述治疗 2 个月无效者,可考虑行面神经管减压术。如 2 年后仍有面瘫者可酌情考虑肌肉筋膜悬吊、神经移植等手术治疗。

(吴清华)

第四节 创伤性面神经损伤

一、概述

创伤在面瘫发病因素中居第二位,近年来其发生率不断增高。主要是颌面部创伤、耳外科、医源性后遗症、肿瘤及其他疾病所致的面瘫正处于上升趋势。Devriese 通过对 4149 例面瘫患者的研究,创伤性面瘫的发生率为 18.83%。May 等报告为 17%(1575 例),Labella 的统计结果为 32%(147 例),其中包括了医源性因素及肿瘤所致面瘫。在诸多创伤因素中,颌面部外伤及医源性创伤是主要致病因素,Conley 报道腮腺区肿瘤及手术造成的面瘫发生率为 30%,其中暂时性面瘫为 20%。

二、病因、病理及发病机制

面神经周围支是周围神经的一部分,造成其损伤的原因很多,不同原因造成神经损伤的严重程度和波及范围也不同。1943 年,Seddon 提出周围神经损伤的三度划分法,即神经失用(neuropraxia)、轴突中断(axonotmesis)和神经断裂(neurotmesis)。目前临床常用的则是 Sunderland 提出的五度分类法,该法将 Seddon 分类中的神经断裂又细分为三度。

Ⅰ度损伤:为神经失用性损伤。主要表现为神经损伤部出现暂时性功能障碍,但神经轴突与神经元及终末效应器之间仍保持其连续性,其远端不出现沃勒变性(Wllrial degeneration),对电刺激的反应正常或略减弱。也有学者提出该种损伤后的大振幅动作电位学说,即神经受损后最初对电刺激反应过度增强。此类损伤的神经功能多于 3～4 周内完全恢复。

Ⅱ度损伤:即轴突中断。主要表现为轴突在损伤部位发生区域性溃变,其远端可发生程度不同的沃勒变性,但神经内膜管保持完整。虽可出现神经暂时性传导功能障碍,但其功能可自行恢复,预后尚好,多于 1～2 个月完全恢复。

Ⅲ度损伤:不仅有轴突中断、损伤远端的沃勒变性,而且神经内膜管的连续性遭到破坏,因此又称神经中断。但神经束膜常不受损,仍保持神经束的连续性,其损伤范围可为局限性,也可沿神经束波及较长一段神经,尤其在近中往往伴有神经轴突的缺失。由于神经内膜管连续性的破坏,神经束支的轴突出芽性再生,可能与终末效应器发生错位支配,故此类损伤可有连带运动。受损神经虽可自发恢复,但常不完全。

Ⅳ度损伤:指神经束遭到破坏而广泛断裂,神经外膜亦遭到破坏,但尚未完全断裂,神经干仍藉此保持其连续性。由于神经束膜及神经内膜管的破坏,易发生创伤性神经瘤及再生轴突的错位愈合,受损的神经功能极少能完全恢复。

Ⅴ度损伤:为最严重损伤,指整个神经干完全断裂,两断端分离或产生间隙,增生的纤维结缔组织可以出现瘢痕条索相连,神经功能完全丧失,如不作神经修复,其功能将完全丧失。

造成面神经损伤的原因甚多,归纳起来有以下几方面。

(一)机械性损伤

创伤引起的面神经损伤多属机械性损伤。其损伤形式有急、慢性挤压伤、挫伤、牵拉性损伤、压榨性损伤、撕裂伤、锐器切割伤及钝器摩擦伤等。

(二)物理性损伤

包括冷冻损伤、热损伤、电灼损伤、放射线损伤、超声损伤和激光损伤等。

(三)化学性损伤

指有毒物质对神经的损伤,包括长期接触有毒物以及面神经分布区神经毒性药物的注射,如酒精、青霉素及溴化钙等药物。

(四)医源性损伤

医源性损伤是一种复合性损伤,几乎包括了以上各种损伤形式。在口腔颌面外科手术或治疗中,主要与茎乳孔外面神经末梢支损伤相关,几种常见造成面神经周围支损伤的医源性因素为:

(1)术中误将神经切断的切割性损伤。

(2)创面缝扎时缝针误穿神经干所造成的穿通和撕裂伤。

(3)止血时误将面神经干夹闭或结扎的钳夹、压榨性损伤。

(4)切除腺体深叶肿物时必要的牵拉损伤。

(5)电刀使用不当引起的电灼伤。

(6)需冷冻治疗时对面神经造成的冷冻损伤。

(7)注射时针头误穿神经干所致穿通及撕裂伤,以及针头所带酒精对神经干化学性损伤。

(8)术中寻找面神经所用电刺激器电流过大时所引起的电击伤等。

缺血在创伤性面瘫中是多种致病因素所致的一种结果,也是创伤性面瘫的发生机制。

三、诊断

(一)临床表现

(1)有明显的创伤因素存在。

(2)损伤多发生在面神经周围支,一般不伴有泪液分泌异常及舌前 2/3 味觉丧失。

(3)面瘫的典型症状:静态时患侧额纹消失或减少,鼻唇沟变浅或消失,口角歪斜,偏向健侧。严重者整个颜面部歪斜,患眼睑裂变大,甚至流泪,睑、球结膜及角膜充血、炎症甚至导致失明。

动态时患侧抬额头无力或不能抬额头,皱眉无力或不能皱眉,眼睑不能完全闭合,不能耸鼻,鼓腮漏气或不能鼓腮,噘嘴、微笑及大张口时口角歪斜。恢复期还可出现患侧的连带运动或患侧的过度运动等后遗症。

(二)特殊检查

根据以上所述创伤性面神经损伤的临床表现及病史询问,临床不难做出面瘫的诊断。但在创伤性面瘫的诊断中,判断面神经损伤的程度和预后则显得更加重要。以往主要以患者皱眉、闭眼、耸鼻、鼓腮、讲话及微笑时对面部运动情况的主观判断作为指标。自 Galvani 发明静电计以来,肌肉及神经电活动的测定在面神经功能评价方面有了较快发展。

1.面神经功能评价分级系统

许多学者在面神经功能评价方面做了研究,先后提出五点总体评价系统、分区分级系统及双重评价系统等,"第五届国际面神经外科专题研讨会"及"美国耳鼻喉头颈外科学会"推荐了 House-Brack(H-B)系统。客观评价有 Burres 的线性测量指数系统(B-FLMI)及 Fields 的面神经功能指数(FNFI)测定等。蔡志刚等结合以上两个相对量化的评价系统,创建了临床量化的面神经功能评价系统(quantita-tive facial nerve functional estimating system,QFES)。

(1)House-Brack(H-B)系统:是迄今为止在面神经功能主观评价方面较完善、应用较广的一个系统,也是国际上面神经研究领域认可的系统。该系统以 6 级代替 5 级,所增一级为中重度麻痹,该级的插入降低了判断的主观性,同时也减少了因观察者不同所带来的误差。

(2)临床量化的面神经功能评价系统(QFES):为了避免主观评价的局限性,Burres 等通过对大量正常人面部定点间距离的测量研究,提出了一个客观的评价系统即线性测量指数(B-FLMI),通过测量面部一些相对稳定点间的位移百分比(PD),经过七步复杂计算得出神经功能恢复状况,增加了评价的客观性。但在测量和计算上过于费时。

2.神经电诊断技术

神经肌肉电兴奋测定是较早应用于面神经领域的一项技术,先后出现了神经兴奋性测定(neural electric testing,NET)、最大刺激试验(maximal stimulation test,MST)、强度—时值曲线及时值测定(intensity/timecurve and chronaxic test)、神经电图(electroneurographyENoG)或诱发肌电图(evoked electromyography,EEMG)、肌电图(electromyography,EMG)以及运动传导潜伏时(motorconduction latency time,MCLT)和运动传导潜速率(motorconduction latency velocity,MCLV)测定等方法,为评价面神经损伤及恢复提供了客观指标。

(1)神经兴奋性测定(NET):是指用一定波宽(0.1~1.0ms)的方波脉冲电流刺激面神经干,引起各神经支配肌肉的肉眼可见的最小收缩时的电流强度作为神经兴奋性的指标,并与健侧对比来判断外周神经病变。

(2)强度—时值曲线检查及时值测定:是根据电流刺激强度与刺激时间的相互依从关系绘成曲线,判断神经肌肉功能状态的一种检查方法,曲线纵坐标为输出强度,横坐标为脉冲时间。多数学者采用 8~10 个不同脉冲时间,以各个不同时间的脉冲电刺激肌肉,刚好引起收缩反应时所需的电量,绘成一条曲线,然后按照曲线图形确定神经功能情况。时值测定一般情况下与曲线形状、位置的改变成函数关系（个别表现例外），从中可看出神经恢复过程的量的变化。

（3）最大刺激试验（MST）：是指用 Hilger 刺激器，刺激面神经干和各分支，当电流逐渐增强，一般超过 5mA 或上升到患者开始感到不适时所引起的面肌反应，以健、患侧反应是否相似作为判断神经是否变性的指标。

（4）肌电图（EMG）：是面神经发生严重变性而对最大刺激试验、诱发肌电图反应消失后，用于检测其功能的一种可靠方法。包括静息电位（rest potential，RP）、纤颤电位（fibrillation potential，FP）、自发运动单位电位（spontaneous motor unit potential）、正锐波（positive sharpwave，PSW）及多相神经再生电位（poly-phaseneural regeneration potential，PP）。

（5）神经电图（ENoG）：是对出自茎乳孔的面神经干施以电刺激，从其各周围支支配之表情肌记录整块肌肉的复合动作电位（compound muscle action potential，CAP）来判断周围性面神经损伤程度的电生理学诊断方法。最早由 Esslen 命名并首先用于面神经临床，May 认为称其为诱发肌电图（EEMG）更恰当，因为动作电位仍从肌肉获得，其原理与最大刺激试验原理相似，其测定结果基于肌纤维对电刺激神经的收缩反应。Silverstein 及 Gordon 等支持这一观点，而一些日本学者及国内则多用神经电图，其本质无明显差别。

近年来，面神经功能电测试中，神经电图在国内外学者中最受青睐，其原因是它较神经兴奋性测定及最大神经试验对面神经损伤程度的判定及预后估计更精确，诸多学者的研究证明了这一点。May 通过其一系列研究得出，诱发肌电图是一种客观可靠、可重复并能迅速测定面神经功能的方法，在面瘫早期，能确定面神经功能的百分比。

如测定值在 0%～20%，常提示功能不能完全恢复，如为 60% 或更高，多可恢复正常，这一点对神经损伤后功能恢复判定同样适用。诱发肌电图如在损伤后 6～12 个月无改善，且临床检查面神经功能亦无恢复，则预示着解剖上的功能废用及面神经功能恢复的不良预后。

诱发肌电图测定在面瘫发生后 3～14d 最适用，因此，也有一定局限性。有些病例在发病 14d 后，诱发肌电图测定持续下降至 25% 以下，其神经功能也有恢复。另一方面，有些病例发病后 14d 内电测试反应完全消失，也有发生早期神经功能恢复者，原因尚不明确。菊池章 的研究结果表明，神经电图值>40%，一月内完全恢复不留后遗症；为 20%～39% 时两个月内可恢复，约有 10% 患者留有后遗症；在 5%～19% 者多在 6 个月内恢复，其中>10% 者，20% 患者留有后遗症，<10% 则 50% 患者留有后遗症；在 0～4% 者功能几乎无恢复。中村克彦则认为 18.7% 为其下限。总之，一般认为在发病后 14d 内诱发肌电图值下降至 10% 或更低，则预后较差。

四、治疗

关于面神经损伤后的治疗，可分手术及非手术治疗两大类。其中非手术治疗以药物及物理治疗为主，药物治疗除以前传统的神经营养药物及皮质类固醇类药物的应用外，近十年来迅速发展的神经生长因子（neural growthfactor，NGF）已广泛应用于临床。物理疗法中功能训练显得更为有效，我国则更多应用中草药制剂及针灸治疗。这些非手术治疗手段在暂时性面瘫及创伤性面瘫的急性期应用较多，但对其疗效评价及适应证选择尚缺乏更深入系统的研究。

（一）神经功能的自然恢复

关于创伤性面瘫的治疗及功能恢复问题，在 20 世纪 50 年代末，Martin 与 Helsper 就报道过腮腺切除术中面神经牺牲病例,术后面神经功能有一定程度自然恢复。James等又通过动物实验证明了对侧面神经交叉支配的面瘫自然恢复学说,Norris也曾报告4例切除一段面神经未经任何治疗自然恢复的患者,并认为与其面部肌肉强迫性运动有关。Conley等提出面神经自然恢复的可能机制有,术区面神经再生,对侧神经交叉支配,三叉神经支配,咀嚼动作以及舌咽神经与面神经的交互作用,不明的神经通路或上述诸种可能性的联合作用。Parry和King认为,多数外伤所致外周性面瘫可自然恢复,面瘫的恢复程度分6级:0级为面神经支配的所有肌内皆无运动;1级为一区或数区肌肉略有颤动;2级为有较明显的肌肉收缩;3级则全部肌肉有运动,但肯定有对侧神经的交叉支配;4级为表情肌运动几乎完全恢复正常,但一区或数区肌群中尚有运动减弱或有神经交叉支配痕迹;5级则完全恢复正常。他们共观察31例,恢复时间为1~3年。面神经损伤后自然恢复的机制学说较多,经过近40年的研究和探讨,尚无为大家共同接受的学说,尤其对于与面神经有联系而起作用的中枢神经核通路问题还有待于进一步探讨。

(二)非手术治疗药物治疗

1.激素类药物

在伤后或手术后3d内应使用激素类药物,以便减少渗出及水肿,有利神经恢复。一般常规给予地塞米松10mg静脉滴注。

2.神经营养药

可给予维生素B_{12}、B_1等神经营养药物,常规用药量,一般采用肌内注射,10d一个疗程,共用三个疗程。也可采用离子导入的方法局部给药。

3.神经生长因子(NGF)

4.目前疗效尚不肯定,但已有临床应用的报道,可以全身用药,也可神经损伤局部用药。

(三)物理疗法

1.表情肌功能训练

适用于神经损伤后各期,损伤后两周至三个月内尤为重要。

2.离子导入

常在神经损伤后早期(1~3个月)应用,能促进神经功能的恢复。

(1)维生素导入:维生素B_{12}2500μg、维生素$B_1$100mg直流电阳极导入,采用双极表面电极,电流0.1mA,时间20min。每日1次,每疗程10次,两疗程间隔一周。

(2)碘离子(I^-)导入:与上不同在于I^-从阴极导入,余条件均同维生素导入。

以上离子导入均可配合以超短波、微波或红外线等治疗,每次10min,每日1次。

3.神经电刺激

一般在神经损伤后中晚期(6个月以后)应用,主要用多功能电刺激及失神经理疗处方,每次30min,每日1次,10次一疗程,共两个疗程,每疗程间隔一周。

对于肿瘤或肿瘤术后面神经损伤患者,理疗慎用,以防止促进瘤细胞生长或扩散。

(四)手术治疗

自1932年Ballance及Duel使周围神经修复术规范化以来,近二十余年许多新技术应用于面神经外科领域,面神经与其他邻近部位的运动神经吻合术(面-副神经吻合术、面-舌咽神经吻合术、面,舌神经吻合术及面—舌下神经吻合术等)、神经移植术、血管化神经移植术、跨面神经移植术、血管化游离肌肉移植术及血管神经化游离肌肉移植术已广泛应用于面神经外科领域,并获得良好效果。但对其疗效及功能评价的研究资料却很有限,至今尚无统一的标准。

五、影响预后的因素

周围神经受损后,无论其自然恢复过程还是治疗后恢复过程均受诸多因素影响,归纳起来有以下几方面。

(一)损伤的性质及程度

据 May 等的研究,Ⅲ度以内的损伤其临床开始恢复时间及所能恢复到的程度都远较 Ⅳ、Ⅴ 度损伤要早且彻底,一般认为神经内膜管是否连续是判断神经功能能否完全恢复的一项指标。复合性损伤,如神经严重摩擦伤、过度的牵拉伤,对神经损害程度均较单一损伤为重,临床多难以恢复或恢复时间延长。山口良二认为,如面神经神经纤维一半以上无变性,行神经修复后短期内可望完全恢复。神经切断吻合后,虽其再生良好,但神经肌肉却达不到完全正常的功能。神经受牵拉时,如半数以上神经纤维未变性,则其功能可于短期内恢复。

(二)损伤的部位

有研究认为损伤越近中枢端,其功能越难以恢复,原因是越近中枢,神经成分越复杂,越易发生错位愈合。

(三)年龄因素

日本学者研究认为,除儿童外,面神经受损后其功能很难完全恢复正常,50 岁以上患者尤为困难。其他影响神经功能恢复的因素还有,损伤与修复相隔时间长短、损伤神经修复的准确性、神经受损长度及是否伴有其他全身性疾患等。

(吴清华)

第五节　面肌痉挛

面肌痉挛亦称半面痉挛(hemifacialspasm,HFS),为阵发性不规则半侧面神经支配面部表情肌的部分或全部的不自主抽搐或痉挛。可分为原发性和继发性面肌痉挛,前者又称特发性半面痉挛(idiopathic hemifacial spasm,IHFS),后者又称为症状性面肌痉挛。

一、病因

原发性面肌痉挛的病因目前尚不十分清楚,可能是在面神经传导通路上的某些部位存在病理性刺激所引起,有中枢学说和周围学说两种假说。中枢学说也叫核团学说,主要指有人认为是面神经核或核上部受刺激或失控引起;而更多的人则支持周围病变学说,认为是颅内周围面神经干受压迫致使面神经脱髓鞘变引起。其他可能的病因包括动脉硬化和高血压病变的患者可引起半面痉挛。少数病例属各种原因所致面神经麻痹的后遗症。

二、临床表现

该病多发于中、老年患者,女性多于男性。起病缓慢,无自愈性。痉挛为突发、阵发,有节律,不能控制,可持续几秒至十几分钟,多发于一侧,双侧发病者极少见。当精神紧张或疲倦时加重,睡眠时停止发作。疾病早期抽搐多从下睑开始,呈间歇性,以后逐渐扩展至同侧其他表情肌。少数可伴有疼痛,个别有头痛、患侧耳鸣、同侧舌前味觉改变等症状。神经系统检查一般无阳性体征,晚期可有表情肌轻度瘫痪。该病无缓解期,疾病呈缓慢进展,额肌少受累,颈阔肌可受累。

三、诊断及鉴别诊断

根据病史及临床表现,诊断面肌痉挛一般无困难,面肌痉挛者可有肌纤维震颤,肌电图可有纤颤电位,而无脑电图异常。面肌痉挛应注意与癔症性眼睑痉挛、习惯性眼睑痉挛、三叉神经痛的痛性抽搐及小脑脑桥角部位的肿瘤、炎症或面神经瘤、颅脑损伤等相鉴别。有时还应与舞蹈病及手足徐动症相鉴别。

(一)癔症性眼睑痉挛

癔症性眼睑痉挛多见于成年女性,常为双侧,眼睑以下部位面肌不受累,尚伴有其他癔症症状。肌电图正常。

(二)习惯性眼睑痉挛

习惯性眼睑痉挛多见于儿童、青壮年,为双侧强迫性运动,可受意志控制。肌电图正常。

(三)痛性抽搐

三叉神经痛患者,少数人在疼痛发作时,伴有同侧面肌抽搐,但有典型的三叉神经痛症状。面肌抽搐严重者,抽搐时亦可有不适感甚至疼痛,但疼痛不严重,无扳机点。

(四)颅内病变

小脑脑桥角部位的肿瘤、炎症或面神经瘤、颅脑损伤等,均可引起面肌抽搐,但多伴有其他脑神经症状。必要时应做脑电图、脑超声波、X线或CT扫描检查。

(五)舞蹈病及手足徐动症

均为双侧,且伴有四肢、躯干不自主的动作,易于鉴别。

四、治疗

由于原发性面肌痉挛病因不明,目前仍缺少理想的治疗方法。目前临床常用的治疗方法类似于三叉神经痛的治疗方法,包括镇静药及抗癫痫药物的应用、神经营养药物的应用,超声波及钙离子导入等物理疗法。中医、中药及针灸治疗等也有报道,效果均不理想。对以上效果不好的可用局部或面神经主干的封闭疗法,如还不能解决问题考虑采用射频温控热凝术使面神经变性,该法同三叉神经痛治疗,使神经失活后会出现面瘫等并发症,应注意把握适应证和术后护理。目前对手术治疗面肌痉挛的争议较大,早期采用的面神经绞榨术、切断术及与其他神经吻合术等已弃用,较新的颅内微血管减压术则因手术太大,一般患者很难接受,且远期疗效尚待进一步证实。

(一)药物疗法

抗癫痫药物(如卡马西平、苯妥英钠等)及镇静药物(如地西泮、苯巴比妥等),对少数患者可能减轻症状。亦可配合使用血管扩张剂(如烟酸、地巴唑等)及维生素 B_1、B_{12} 等治疗,但效果常不明显。

(二)物理疗法

用超声波、钙离子透入或平流电刺激,对少数患者可能减轻症状。

(三)封闭疗法

以上疗法无效者,可用封闭疗法。用维生素 B_1、B_{12} 或 654－2 等封闭茎乳孔处面神经干,可能减轻症状,但疗效不确切。用 95％酒精或复方奎宁等封闭疗法,可使神经干发生化学性蛋白变性,治疗后面肌痉挛可立即停止,但均变为不同程度的面瘫,约经半年至一年后,面瘫逐渐恢复,多数抽搐又开始发作,需再次封闭治疗。封闭方法如下:

1.前路法

患者取半坐位或平卧侧头位。在耳后乳突前下方刺针点做皮下浸润麻醉。用手指先触到乳突,乳突尖前下方约 1cm 处(耳垂下后方)为针刺点。刺针后向后上方之乳突尖内侧进针,达茎乳切迹骨面时,深度约为 2cm,一般不超过 2.5cm。找到茎乳孔处面神经干时,患者常有胀、痛等不适感。注入麻药 0.3～0.5ml 后如出现面瘫,再注入治疗药液 0.5ml。

2.后路法

如果前路法失败,可从乳突尖后方约 1cm 处刺针,进针方向沿乳突尖内侧骨面向前及向内进针,进针深度约 3cm,一般不超过 3.5cm。同上法先注入麻药,出现面瘫后再注入治疗药液。

(四)射频热凝术

射频热凝术亦容易复发,其疗效与酒精等封闭疗法近似。但射频治疗有以下优点:①因有方波定位,进针后容易找到面神经干,故热凝部位准确;②可以根据病情轻重及患者意愿,以不同加热温度控制术后面瘫程度;③复发后重复治疗,仍然有效。

射频治疗进针方法同上述封闭疗法。进针达预定骨面后,用方波刺激很容易寻找茎乳孔处面神经干。先将方波脉冲电流开大至约 0.8V,不断变换针位并启动方波开关,待有同步;的明显面肌抽搐反应后,再将方波调低至 0.3V 左右,如仍有明显抽搐反应,即可加热。只要定位准确,将温度调至 60～70℃,加热 1 分钟即可止抽。术后面瘫程度可轻可重,轻者抬眉时额皱消失,强力闭眼时无睑裂;重者强力闭眼时有 2～4mm 间隙。术后做开唇闭齿动作试验,口唇均应明显偏向健侧。

术后约半年至一年,面抽多数逐渐复发,可再次射频治疗。术后面瘫恢复时间越慢,疗效越持久。如果能长期治疗可基本止抽,即使有轻度面瘫,亦属较好疗效。术后如果长期睑裂过大(超过 0.5cm 以上),应做睑粘连,以防发生角膜炎。

(五)肉毒素治疗

近年来肉毒素在治疗半面痉挛及眼睑痉挛中获得良好效果。肉毒素是由肉毒梭菌在生长繁殖过程中所分泌的一种神经外毒素。血清学特性具有 7 种亚型,自从 1989 年 A 型肉毒杆菌在美国正式用于临床以来,它越来越受到重视。目前,"国内外已将 A 型肉毒素局部注射作为治疗半面痉挛的最佳治疗方案。肉毒素的作用机制是能够抑制周围运动神经末梢突触前膜乙酰胆碱释放导致所支配肌肉松弛性麻痹,近年来被广泛应用于眼睑痉挛、面肌痉挛等病例的治疗,以及一些 12 岁以上的斜视患者。在面肌痉挛治疗中主要的后遗症状为类似早期面瘫的表现,其次是应向患者交待肉毒素治疗有效期常在 3～6 个月,有复发倾向。

(吴清华)

第八章　口腔颌面部损伤

第一节　创口细菌入侵及创伤感染

创伤感染是病原菌与机体防御功能失衡的结果。在创伤后,尤其是开放性创伤,体表局部的皮肤屏障功能受损,全身性免疫系统功能低下,使机体全身和局部的防御功能遭受严重削弱。如果损伤后污染伤口内的病原菌未予及时消灭,在创口内定植和繁殖,很容易造成创口感染。

局部因素在创伤感染中影响很大。创伤导致局部机械屏障的损害,损伤组织血流灌流量不足,微循环障碍。局部的积血、组织失活以及伤口异物的存在、病原菌的污染,均使创口感染的机会增加。创口失活组织和积血是病原菌良好的培养基,损伤后的血管反应及创伤性水肿造成的局部高张力,均影响创口组织的血流灌注。与口腔、鼻腔等体腔相通的创口,因体腔内大量常驻细菌直接扩散入伤口,加重创面的污染。尽量减少局部的不利因素,是创伤治疗中的一个重要环节。早期的外科清创,彻底清创和止血,清除创口局部的异物、坏死组织,减少创口内细菌数量,关闭无效腔,防止积血,是预防和减少创口感染最切实有效的方法,也是必不可少的治疗措施。

一、病原菌的污染、定植及繁殖进程

开放性创口常伴细菌的污染。由于创伤使局部屏障结构破坏,来自伤员自身的皮肤、衣服或周围环境的细菌,以及致伤物体所携带的细菌,均会导致创口污染。细菌在污染的创口内,需经历一个定植、生长繁殖的过程,才能达到一定的数量,引起创口感染。这一过程为感染的潜伏期,一般需 6~8 个小时,是创口清创缝合的"黄金时期"。在这一时期内,细菌只是侵入创口组织的表面,易机械清洗去除。如果细菌未及早清除,细菌产生的溶纤维组织素蛋白酶、胶原酶、透明质酸酶、凝固酶等,有助于细菌向创口深部组织入侵而定植下来。此时,机械清除已很难清除,细菌以创口组织作为培养基开始大量繁殖。

细菌的致病性取决于两个方面,一是细菌固有的毒力;二是需达一定的数量。如果 1g 组织内的细菌量 $>10^5$,往往提示侵入性感染的存在,可以区别此时组织是处于污染期($<10^5/g$)还是感染期。一种简易的菌量测定方法是:取一小块活组织,切片、革兰染色,在油镜下观察,如果平均每个视野下能发现一个细菌,其组织内含菌量也相当于 $10^5/g$。细菌定量检查,在创口感染的诊疗上,很有实用价值,比肉眼判断伤口是否感染更准确、科学。

二、口腔颌面部感染的常见病原菌

口腔颌面部创伤感染的病原细菌有很多种,其中最常见的有以下几种。

(一)金黄色葡萄球菌

金黄色葡萄球菌广泛分布于自然界、人体皮肤及人体与外界和相通的腔道中,是伤口最常

见的化脓性细菌,随着抗生素的滥用,70%～90%为耐药菌株(仅对万古霉素敏感)。

(二)绿脓杆菌

绿脓杆菌是口腔常驻菌群,也见于潮湿的环境及物品上。在腐败、潮湿的伤口内容易大量繁殖,且对一般抗生素耐药,容易导致不易控制的感染,多为抗生素使用一段时间后出现的继发感染,表现为创口敷料草绿色。有霉味、阴沟臭味,局部换药用2%的醋酸冲洗,勤换敷料,保持创口干燥,可全身应用氨基糖苷类和第三代头孢菌素。

另有一些"机会菌感染",多见于多发性严重损伤者,因免疫功能低下,一些在正常人体或环境中常驻的,已往被认定为"非致病菌"或"条件致病菌"和真菌如:口腔念珠菌等,乘虚而入,大量繁殖而致病。

(三)厌氧菌

厌氧菌分有芽胞的厌氧菌,如破伤风杆菌、梭状芽胞杆菌等能在有氧环境下生存,在无氧环境下大量繁殖而致病。厌氧菌绝大部分是无芽胞者,遇氧很快死亡,是人体腔道内大量寄生的常驻菌,以类杆菌属、梭状杆菌属、厌氧链球菌多见。在口腔颌面部损伤感染中,很易引起感染。凡分泌物呈"粪臭味"、分泌物涂片染色有菌,常规有氧培养无菌生长,应警惕厌氧菌感染的可能,应加作厌氧培养。

(四)梭状芽胞杆菌

梭状芽胞杆菌感染常引起气性坏疽,主要表现为肌肉(如口底肌肉)广泛性腐败坏死,并向周围组织迅速扩展,致口底急剧肿胀,易导致上呼吸道梗阻,如不及时处理可因窒息或全身毒血症死亡。

这类细菌广泛存在于周围环境(特别是泥土中)和人畜粪便中。污染创口后,必须在两个条件下方能致病:①失活的组织;②厌氧环境(多见于较深的创口)。

临床表现:一般见于伤后1～4天,局部肿胀迅速加剧,疼痛剧烈,伤口有大量浆液血性渗出物或腐败坏死组织,恶臭,挤压伤口可有气泡,创口周围皮肤有捻发音,全身感染中毒症状明显。

处理:及早切开减张、充分引流,去除坏死组织,大剂量抗生素全身抗感染,高压氧治疗。抗生素首选青霉素,配合氯霉素、林可霉素和甲硝唑,氨基糖苷类对此类感染无效。

(五)破伤风杆菌

破伤风由破伤风杆菌引起,病死率较高。

破伤风的发生,必须具备两大条件:一是伤口受到破伤风杆菌的污染;二是伤口处于一个缺氧环境。二者缺一不可。

破伤风杆菌平时存在于人畜肠道,随粪便排出,广泛存在于灰尘、土壤及人畜粪便中。开放性创口常染有该细菌,而挤压伤等非开放性创口则无受染途径,不会引起破伤风。

破伤风杆菌是一种绝对厌氧菌,只有在缺氧的环境下才能繁殖致病。虽然开放性创口常染有该细菌,但细菌在浅表的伤口内与外界空气密切接触,因大量氧气的存在而无法繁殖。因此,浅表创口或与外界通气良好的深部创口,即使染有该细菌,也不会引起破伤风。只有当伤口外口较小,创口深部又有坏死组织、血凝块,或机械性填塞过紧,使创口深部形成一个缺氧环境时,细菌才会在这一环境中大量繁殖,产生大量痉挛毒素和溶血毒素,前者可引起全身肌肉,尤其是面部表情肌痉挛,出现牙关紧咬等典型症状。

1.临床表现

(1)潜伏期:有一潜伏期:一般为6~12天,最早者伤后一天发作,最迟在伤后数年,常因清除陈旧性异物而诱发。

(2)前驱期:多持续12~24小时,前驱症状为头面部肌肉紧张度增加表现为咀嚼肌和颈部肌肉酸痛或紧张,微感下颌僵硬,张口不便,吞咽困难,咀嚼无力,还可伴头晕、头痛、乏力、烦躁等。

(3)发作期:特征性表现为:肌肉强直,阵发性强烈痉挛。先累及小肌肉,后累及大肌肉。最先受累的肌群分别为咀嚼肌(表现为牙关紧咬),然后累及面部表情肌(苦笑面容)、颈肌(颈强直)、背腹四肢肌(角弓反张,屈膝屈肘),最后累及膈肌,致呼吸困难。神志清醒,表情痛苦,每次发作数秒至数分钟,任何轻微刺激,如声音光、风、触动、饮水等,均可诱导痉挛发作。

伤口局部常无明显的炎症感染征象。患者意识始终清醒。

头型破伤风:头面部受伤后,破伤风杆菌只引起局限于头面部的肌肉痉挛,大约75%的伤者常伴有面神经或动眼神经、滑车神经及三叉神经功能障碍。

2.治疗

破伤风的治疗应同时进行对症治疗和对因治疗,保障呼吸、控制痉挛、中和毒素、杀灭细菌、消除病灶和全身支持治疗。

(1)维持良好的呼吸功能:破伤风发作时,主要是气管、支气管平滑肌痉挛,严重者可出现喉痉挛和膈肌痉挛,因此应严密观察病情变化和呼吸功能,有呼吸困难,全身发绀表现者,立即给予吸氧等呼吸支持疗法。如果面罩或鼻饲给氧效果不佳,在有呼吸困难危象或窒息将要发生时,应尽早给予气管切开术,并经常吸出分泌物,清洁导管,吸入雾化气体和定期滴入抗生素溶液。

(2)镇静、解痉.肌肉松弛、避免刺激:根据发作程度的不同,可给予下述药物。

1)地西泮:能解除肌肉强直,镇静而不抑制呼吸,适用于症状较轻者。用10mg加入5%葡萄糖注射液500mL中静脉滴注,速度以达到解除痉挛,患者不抽搐即可。

2)水合氯醛:适用于症状较轻或严重患者镇静解痉剂的联合应用。一般用15mL经胃管注入;也可用苯巴比妥经胃管注入,每日4~6次。

3)冬眠疗法:适用于严重痉挛患者,可用冬眠Ⅰ号或Ⅱ号合剂加入5%葡萄糖注射液500mL中,静脉缓慢滴注。

4)硫喷妥钠:适用于严重痉挛和抽搐患者,但因该药有引起喉痉挛的不良反应,故只有在气管切开时应用才比较安全,可用硫喷妥钠0.5~1g加入5%葡萄糖注射液1000mL中,以每分钟20~25滴的速度缓慢静脉滴注。

5)肌肉松弛剂:效果较好,但必须在气管切开、人工控制呼吸的条件下才可使用。

6)连续硬膜外麻醉:Tesfasecca指出作脊髓颈8~腰2连续硬膜外麻醉对控制神经肌肉兴奋性有突出作用,使代谢低下和减轻肌张力及痉挛,达到松弛目的,但必须在气管切开、人工控制呼吸条件下使用。穿刺前必须给以一定量的肌松剂,防止术中痉挛发作。

患者应隔离于安静避光室内,减少声、光刺激,重者应置胃管给予鼻饲。也可做胃肠道外全静脉营养。开放静脉通道,各种药物尽可能从静脉给予,避免反复肌内注射刺激。鼻饲者应常规行气管切开术,以免鼻饲管刺激诱发喉痉挛。

(3)中和游离毒素:毒素与神经细胞结合后,其作用不能被特异的抗毒素所中和。破伤风抗毒素(TAT)只能中和体内游离的毒素,而不能改善已经出现的症状,但可减少进一步的毒性作用。TAT 肌内注射后 6 小时血药浓度始逐渐上升,故治疗时仍以静脉滴注为好,但静脉用药不能有效地透过血脑屏障,常配合蛛网膜下隙注射(鞘内注射)方法共同使用,临床实践证明效果良好。鞘内注射一般用 TAT 5 000～10 000U,静脉滴注首次用 50 000～70 000U 加入5%葡萄糖注射液 1 000mL 内缓慢静脉滴注,以后再用 10 000～30 000U 静脉滴注,连用 5～7天。若局部病灶不易彻底清创,感染不易控制时,可适当延长 TAT 的使用时间并加大用量,但需警惕血清反应的发生,必要时可同时给予肾上腺皮质激素预防。伤口周围可常规注射TAT 1 500U。

有条件者可用人体破伤风免疫球蛋白,用量为 3 000～6 000U,深部肌内注射。另用 1 000U 在伤口的近心端部位注入,以后每天注射 500U,连续 5～6 天。

(4)杀灭破伤风杆菌:TAT 只能中和毒素,不能杀灭破伤风杆菌,因此治疗时必须配合抗生素。首选药物为青霉素,用量为 1 000 万～2 000 万 U,分次静脉滴注。青霉素过敏者可用四环素、氯霉素,也可应用头孢唑啉钠。

灭滴灵对破伤风杆菌也有效,用量为每天 2g,分 4 次静脉滴注,1～2 周为 1 疗程。

(5)清除创口毒素及细菌:重新彻底清创,充分去除异物和坏死组织。注意由此可能促进毒素进入血液循环和使芽胞转变为细菌,发挥产毒效应的不良反应,故必须在已大量应用TAT 和抗生素后进行。被处理的伤口要充分敞开,并用 3%过氧化氢溶液或 1:1 000 高锰酸钾溶液反复冲洗与湿敷,术后每天多次更换敷料。用过的敷料和换药用具等均应严格灭菌。对原发病灶已经愈合,无炎症表现者,一般不再作局部处理。

(6)全身支持疗法。

1)应用高糖类、高蛋白等高热量、高营养饮食,并加用大量维生素,同时给予足够的水分和电解质。注意纠正酸碱失衡。必要时可输入全血及血浆。

2)兼有高热昏迷者,有肾上腺功能衰竭的可能,可用肾上腺皮质激素治疗,以改善人体对致病因子的反应,增加抵抗力。

3.预防

(1)外伤处理。

1)开放性伤口必须彻底清创,清除坏死组织和泥土等污染物。

2)清创时要用 3%过氧化氢溶液反复冲洗,盲管伤口不宜严密缝合或被止血纱布严密堵塞。

3)清创时尽可能彻底摘除异物,异物去除后按污染伤口处理。

4)小而深的伤口,必须判明致伤原因和性质,估计导致破伤风的可能性,并给予充分扩创,并注意向患者交待破伤风前驱症状,以便早期发现,及时治疗。

(2)被动免疫:凡体表破损者,应尽早注射 TAT 1500U,注射前要作皮试,阳性者可脱敏注射。凡伤口超过 12 小时,污染严重者,应加倍注射,如估计清创后发生破伤风可能性大者,3 日后再注射 TAT 1500U。凡体内异物摘除术后,均应常规注射 TAT 1500U,以预防发生破伤风。

人体破伤风免疫球蛋白因其效能高,无过敏反应,在体内停留时间长,已逐步取代 TAT,可作为伤员被动免疫的首选药物。

(吴清华)

第二节　口腔颌面部损伤的特点

口腔颌面部因其解剖位置及周围比邻结构的特殊性,以及其自身结构的特点和独特的生理功能,使其在损伤过程中对外力的反应、损伤类型及其并发症,伤口的处理和愈合,以及后遗症及其处理上,都有其特殊性。

一、解剖部位的特殊性

(一)口腔紧邻呼吸道的起始部

鼻腔作为呼吸道的起始段,由于鼻道窄小,在外伤后容易肿胀阻塞,口腔和鼻腔紧邻,口腔作为呼吸的备用通道则显得尤为重要。同时,口腔颌面部的许多器官在维持上呼吸道管腔的通畅上,发挥着重要作用。

舌根部紧邻会厌,处于呼吸要道咽喉的前方,舌根部可因口腔外伤后自身肿胀而后移,也可因口底肿胀或血肿而被推后,还可因下颌骨骨折后骨折片后移,特别是下颌颏部粉碎性骨折后,舌肌失去了在颏部的附丽,整个舌体后退,上述情况均导致咽喉部通道缩小,是口腔颌面部损伤后上呼吸道梗阻最常见的原因。

面中份骨沿颅底骨折后,受重力作用和翼内肌的牵引向后下移位,也可造成咽腔狭窄。上颌骨内壁构成鼻道外壁,上颌骨骨折后移位也会波及鼻腔黏膜,黏膜肿胀后鼻道变窄。上述几种情况均因损伤后造成软组织自身肿胀,体积的变化挤压了上呼吸道,也因骨折使骨骼失去其支架作用,使周围附丽软组织移位,呼吸道缩窄。

另外,口腔内的牙齿,在外伤中极易折断,牙折片落入口腔;口腔也作为血液的聚集地而在口腔内形成血凝块,石块,泥土也易进入口腔。这些牙折片、血凝块、异物等可能落入咽喉部,直接阻塞呼吸道,造成完全性呼吸道梗阻,伤员常因窒息死亡。对口腔内这些块状异物要引起高度重视,在现场急救无任何器械的情况下,用手取出这些异物,是最简便有效的办法。

(二)与颅脑关系密切

颌面部紧邻颅骨和大脑,颌面部受到的暴力沿面中份直接传到颅底和大脑,面中份骨折常伴颅底骨折和脑组织损伤,脑脊液鼻漏和耳漏。在处理浅表的颌面部损伤时要严密观察颅脑损伤的情况,特别是颅内血肿、脑水肿及脑干损伤,一旦发现,应及时处理。

二、解剖结构的特殊性

(一)面骨结构的复杂性

颌面部的上颌骨、下颌骨、颧骨及鼻骨,解剖形状均很不规则,多呈一定的曲度并和周围结构形成不规则的多面连接。这种连接有助于分散应力,具有缓冲外力和保护邻近组织少受损伤的优点。面中份骨支架的横形结构,构成了面部的支撑柱(supporting pillars),是面中份骨骼骨皮质增厚的部分。一部分构成垂直支撑柱,包括眶内缘、眶外缘、颧牙槽嵴;眶上缘、眶下缘、颧弓则构成面部的水平支柱。这些弓形支柱可缓冲、对抗一定强度的暴力而避免面骨骨折。强大的暴力造成的面骨支撑柱骨折,则易出现面形改变,同时,这种不规则的骨架一旦骨折移位后,要从多个邻接面达到解剖学的准确复位,仅采用传统的手法或牵引复位,要重建面部外形,几乎是不可能的。

颌面部骨折复位,既要求功能性复位,又要力争达到精确的解剖复位。也就是复位后上下牙之间有正常的咬合关系,具有良好的咀嚼功能,上下颌骨有协调的空间位置关系;又要求面部没有明显的不对称或局部塌陷畸形。对面部支撑柱必须进行精确的解剖复位,重建面部骨骼的完整性,才能避免伤后的面部畸形。随着开放复位、微型夹板内固定技术的日趋成熟和广泛应用,面部骨折能否达到形态和功能良好的恢复,已成为衡量口腔颌面部骨折治疗效果的基本标准。

(二)血供丰富

颌面部血供丰富,颌骨的血供方式不同于四肢长骨的离心性血供。颌骨血供以向心性血供为主,除了骨髓腔内的上下牙槽动脉离心性向骨髓腔、骨皮质供血外,附丽于骨面上的粘骨膜和肌肉组织内有密集的微小血管网经骨皮质上的密集的微小骨孔,向心性供应骨皮质和髓质营养,并与骨髓腔血管相交通。在中央血供完全阻断的情况下,附丽的粘骨膜和肌肉的血管穿支足以保证骨块的营养,而不会出现骨块的坏死。故在颌面部骨折的清创术中,凡是有粘骨膜附丽的游离骨块均不宜去除,应细致复位,绝大多数可存活获得正常骨愈合。

三、口腔颌面部功能的特殊性

(一)特有的咀嚼功能

咀嚼功能是口腔最独特的功能。颌骨骨折错位后,位于骨折段上的牙齿也随之错位,患者不能咀嚼食物,影响进食和伤后营养,是患者最急于解决的问题,也是颌面部骨折错位治疗中要解决的主要问题。

骨折复位是否到位,主要是看有无完善的咬合关系,能否行使正常的咀嚼功能作为标准。

(二)呼吸功能

在颌面部损伤的初期,极易因口咽部软组织肿胀、骨折片移位以及牙、骨碎片、血块、石块等异物误入呼吸道,造成急性上呼吸道阻塞,呼吸困难,甚至死亡。

单纯的口腔颌面部损伤,一般不会导致伤者死亡,但很有可能因呼吸功能障碍窒息而亡。故损伤后保持呼吸道通畅,维持正常的呼吸功能,在急诊抢救时应放在首位。

(三)容貌的美观功能

颌面部处于突出、显著的位置,颌面部损伤后颜面部软组织瘢痕的大小、形状及走行方向,直接影响面容。应力争在一期清创缝合中,将创口准确对位,特别是唇部红、白唇交界线等,明显影响容貌的部位,更应精细操作。

对锯齿状的皮肤创口应予以修剪,以便创缘对合,但切勿修剪过多,造成组织缺损。

采用细针、细线,用 3-0 或 5-0 的整形缝合线,力争使伤口愈合后瘢痕较小。

(吴清华)

第三节　创伤的急诊处理

机体受到创伤后，软、硬组织结构遭到破坏，常伴有开放性创口，皮肤屏障功能受到破坏，细菌极易进入而致创口感染。

皮下及深部组织内血管断裂，创口持续出血，如不及时止血，将导致有效循环血容量不足而致失血性休克。

口腔颌面部肿胀、移位及异物，也容易引起上呼吸道梗阻。

以上这些应在伤后早期，及时得到处理，争分夺秒，提高治愈率，减少病死率。

一、现场急救

现场急救是创伤处理的第一阶段，也是极其关键的重要环节。由于创伤多为突发事件，伤者及抢救者缺乏足够的准备，现场往往也没有现成的抢救工具。救护人员需保持清醒的头脑，争分夺秒，就地取材，对三个重要环节进行处理。

(一)制止活动性出血

对明显的活动性出血、渗血，应就地进行简易止血。单纯头颈部外伤，应注意颞浅动脉和头发内头皮小血管出血；伴全身多发性损伤时，应注意股动脉出血和其他被衣服包裹部位的出血。凡有血液浸湿的部位，均应作粗略探查，及时发现出血点，并进行简易止血。曾有一个深刻的教训，一名年轻的车祸伤员，头皮血管破裂，持续出血，但现场救护人员慌忙中未能及时发现，也未采取止血措施，就直接将其送往医院。

伤后半小时到达医院时，因在运送途中失血过多已处于重度休克状态，虽经全力抢救，终因血循环功能衰竭而死亡。死后尸检证实该伤员只是单纯的头皮裂伤，如果能在现场作一初步检查，及时发现出血点，并作有效的止血，该伤员是不会有生命危险的；如果现场不能有效地止血，也应采取一些简便易行的措施，减少出血的速度，并运送到就近的医院进行进一步的抢救。以下简易止血措施可供在现场急救时选用。

1.填塞止血

将相对清洁的衣服或布类，塞入开放性创口内加压填塞。对口腔内的创口，止血时填塞物不宜太大，以免造成呼吸道梗阻。

2.加压包扎止血

将衣服撕成长条状制成绷带，包扎在创口填塞物表面加压包扎，可加强止血效果。

3.指压知名动脉止血

用手指在某些知名动脉经过颌面部较表浅的部位加压，压向邻近坚硬的骨骼上，可使动脉近心端部分或全部闭合。可使该动脉分布区的出血减少。该法简便、快速，在头颈部出血较多的紧急情况下，一时来不及进行包扎或采用其他方法止血时可用此法，暂时止血后再配合其他方法止血。

(1)颞浅动脉的止血：额颞部出血时可压迫耳屏前的颞浅动脉。颞浅动脉行走于外耳道与颞颌关节髁状突之间，向上越过颧弓根部后分为额颞两支。指压时用拇指或示指置于耳屏前上方,压向颧弓根部,可压闭颞浅动脉的近心端,减轻额颞部出血。

(2)面动脉止血:颜面中下部出血可压迫咬肌下端前缘下颌骨体外面的面动脉。面动脉从颌下区向前上在咬肌下端前缘,绕过下颌骨下缘人面颊部,用手指置于该处,向上加压,压迫下缘,或在咬肌前下角向下颌体加压。

(3)颈总动脉止血:颜面部、口腔、口咽部大出血时还可直接压迫伤侧的颈总动脉。颈总动脉位于胸锁乳突肌前缘的深面,气管、喉与颈内静脉之间,在环状软骨平面位置较浅。先使伤员仰卧位,头偏健侧,用拇指在胸锁乳突肌前缘,环状软骨平面扪出搏动的颈总动脉,向后内方加压,将其压迫至第六颈椎横突上。压迫时间,每次不超过 3～5 分钟。否则会影响大脑供血,出现偏瘫、失语和肢体活动障碍等。加压时,可能刺激邻近的颈动脉窦,诱发心律失常.血压骤降、心搏骤停等,故除了急性情况外,一般不宜采用。

(二)保持呼吸道通畅

这一措施将贯穿急诊救治工作的始终。由于颌面部损伤多伴颅脑损伤,伤员处于昏迷状态时,容易将口腔内异物误吸入咽喉部,造成急性上呼吸道梗阻而窒息。最快速、简便而行之有效的办法是将手直接伸入口腔内,取出口腔内残留的牙片、骨片和血凝块以及泥沙、石块等异物,可预防其落入咽喉部。对已落入咽喉部的异物,用手则不易取出,如果盲目粗暴操作,反有可能将异物推入呼吸道深部,造成更严重的梗阻,导致完全性堵塞而窒息。如遇此情况,可用水果刀或其他锐器,紧急刺入环甲膜,行环甲膜切开术,可确切地暂时缓解完全性呼吸梗阻,防止窒息。另有一简单的办法可供尝试:伤员仰卧,迅速推压伤者腹部,使膈肌上抬,肺内气体冲出,可使阻塞于咽喉处的异物冲开。该法简单易行,但对呼吸梗阻的解除不确切,有时不一定有效。而且用力不当容易损伤内脏,当创伤后怀疑肝、脾可能损伤时,最好不用此法,以免造成肝、脾破裂。

二、运送

经现场初步处理后,应根据快速、就近的原则,尽快地将伤员安全运送到附近医院。

由于颌面部遭受暴力时容易伴发邻近的颈椎损伤,在车祸撞击伤以及从高处跌伤时应警惕脊柱损伤。搬动时如方法不当,有可能人为造成脊髓的进一步损伤,造成严重后果。曾有过受伤者在搬运过程中造成颈椎错位、高位截瘫。因此,救护人员应具备基本的常识和高度警惕。如怀疑有颈椎损伤时,应特别小心。搬运时应有 3 人以上协助,一人轻扶伤员头部,保持正中位置,另两人托住腰部和臀部大腿,平起平放,严禁屈曲脊柱。平放于硬平板担架上后,头部两侧用砂袋或其他物品固定制动,严禁抬头或侧转颈部过猛。

口腔颌面部损伤者的搬运体位:一般采取侧卧位或俯卧位,头偏健侧,避免血凝块及分泌物流入呼吸道。昏迷伤员可采用俯卧位,并将额部垫高,使口鼻悬空,有利于口腔内分泌物流出,并可减轻舌后坠。

运送途中应注意保持呼吸道通畅,严密观察生命体征,有条件者应监测呼吸、血压、脉搏。

三、急诊处理

安全送达医院后,应立即监测呼吸、血压、脉搏,并及时做出诊断和处理。

(一)对损伤患者的诊断思维程序

口腔颌面部损伤伤员,常直接送入专科医院,由口腔颌面外科医生首先诊治。因此,颌面外科医师应具有全局观念,不要只把注意力集中在口腔颌面部创伤上。应详细了解受伤全过程,先排除全身各重要器官的损伤,优先处理这些器官的损伤。特别是撞击伤(车祸、坠落伤),常为全身多发性损伤,在进行初步检查时,首先应检查、评判致命伤,特别是神志呼吸、血压、脉搏、出血与休克程度,有无大小便失禁等,大致估计:①伤员的全身状况,②危及生命的致命伤伤情及部位,为采取急救措施提供依据。

全面检查:根据初步检查,迅速做出致命伤伤情诊断,并立即采取相应措施。使伤员生命转危为安后,应详细询问病史,通过病史分析受伤机制,了解伤后出现的症状和现场处理方式,对诊断和治疗具有指导意义。在进行全面检查时,应暴露全身,为了不遗漏重要伤情,建议采用 Freeland 提出的急诊医师"CRASH PLAN"检查常规。每个字母代表一项检查:C(cardiac)心脏,是否有心包积血? 心搏、心输出量等心功能状态;R(respiration)呼吸,通畅否? 有无缺氧、窒息或血气胸;A(ab-domen)腹部,内脏器官特别是肝、脾的损伤,腹腔内积血;S(spine)脊柱脊髓,头颈部损伤要高度警惕颈椎骨折或错位,造成高位截瘫。全身检查时从颈椎至骶椎应作详细检查,防止因体位不当或护理不当,加重脊柱错位,继发或加重脊髓损伤,造成严重后果;H(head)头颅,有无颅脑损伤和口腔颌面部损伤;P(pelvis)骨盆,L(limb)四肢;A(arteries)动脉,动脉破裂大出血,是造成血容量急骤下降,血循环功能衰竭的主要原因。应及时发现,并采取有效的止血措施。股动脉损伤时,可能因衣物遮掩而漏诊,故全身多发性损伤的检查,应脱去衣裤以免漏诊;N(nerves)神经,开放性创伤可伴神经干的损伤,清创中及时作一期吻合,神经功能的恢复要比二期整复好得多。

作为一名口腔颌面外科医生,如果在抢救病员时,将上述各项进行快速评判,即可对呼吸、循环、脑、脊髓、消化、泌尿、四肢、骨骼系统进行全面检查,对危及生命的伤情立即采取有效的措施。生命体征稳定后,再根据伤情配合其他专科医师进行相关的治疗,可以大大减少伤员的病死率,减少后遗症,提高治愈率。

(二)窒息的急救

如前所述,由于口腔颌面部特殊的位置关系,颈部、口底、舌根部损伤后组织肿胀,口底血肿推移邻近组织,均使上呼吸道狭窄而导致狭窄性窒息(stenosed asphyxia);下颌颏部粉碎性骨折,下颌体双骨折,使下颌体前部及口底、舌根部后坠,上颌骨 Le-Fort Ⅱ 或 Ⅲ 型骨折后向后下移位,堵塞咽腔,引起错位性窒息(dislocation asphyxia),软腭部挫裂伤可使软腭黏膜等组织部分撕脱,游离端悬吊于咽部,似一活瓣覆盖咽喉部,引起阀门性窒息(valvular asphyxia);口腔内异物、血凝块、牙、骨碎片落入咽喉部,引起阻塞性窒息(obstructive asphyxia);昏迷伤员丧失了吞咽反射,口腔内渗出的血液以及唾液等易被吸入呼吸道,分泌液进入支气管各级分支甚至达肺泡,引起吸入性窒息(inhalation asphyxia)。

伤者入院后,应立即监测呼吸状况,血氧饱和度(PO_2)的监测最为敏感。如果 PO_2 值为 90~95,说明有轻度缺氧;PO_2 值为 85~90,为中度缺 O_2;伤员烦躁多汗,应考虑有呼吸道不畅。应及早查明原因,早期发现,及时处理,把急救工作做在窒息发生之前。如果 PO_2 值低于 85,则为严重缺氧,伤员常出现口唇发绀、呼吸急促、浅快,三凹征明显(锁骨上窝、剑突下、肋间隙在吸气时凹陷),如果不立即消除阻塞因素,会很快窒息死亡。应争分夺秒进行抢救。

1.窒息的急救

关键是早期发现,准确判断窒息的原因,及时消除窒息因素,对因治疗,才能彻底解除窒息的危险。对于已出现的呼吸困难,除了尽早消除窒息因素外,还应争分夺秒,对症治疗,除了常规的给氧外,紧急情况下应作环甲膜切开或气管切开术,另建呼吸通道,保证伤员的生命安全。对窒息的诊断和救治,判断阻塞部位和阻塞原因是关键。绝大多数窒息均是因上呼吸道梗阻引起通气障碍。当昏迷或严重休克时因咳嗽和吞咽反射很弱甚至消失时,血性分泌物、唾液等误吸入气管、支气管,并淤积于细小支气管和肺泡内,则引起下呼吸道的阻塞,出现换气障碍。

另外,当胸壁损伤时,可导致气胸、血胸、血气胸,均可导致肺不张,引起呼吸困难。处理可参阅有关专科书籍。

(1)咽喉部固体异物的堵塞:见于口腔颌面部损伤时折裂的牙碎片、骨片、软组织块或血凝块。浅者紧急时可用手指掏出,也可用纤维支气管镜在良好的视野下钳出。也可用塑料吸痰管吸出柔软的血凝块和软组织块。

(2)颌骨骨折移位压迫上呼吸道:见于上颌骨 Le-Fort Ⅱ型或Ⅲ型骨折。上颌骨及其附丽软腭等组织在重力和暴力作用下向后下移位,使呼吸通道变窄。在受伤现场,即可用木棍等横置于双上颌磨牙区或双尖牙区,尽量后置,在口外将木棍两端固定在头部绷带上,拉紧后木棍可上抬上颌骨,即可解除窒息,并有暂时固定上颌,防止骨间移动继发血管撕裂出血。

在下颌骨正中粉碎性骨折或双侧颏孔区骨折后,舌根失去颏部的对抗向后下移位,急救时用舌钳夹住舌前 1/3 或用粗丝线贯穿舌前 1/3 牵拉舌体向前,并把线固定在口外绷带上或衣领扣上。清醒的伤员不必将舌体过多地向口外牵拉,可以利用牙齿作固定,将舌组织保持在固有口腔内,较舒适,可减少唾液外溢,有利于下一步治疗。

(3)口底、颈部血肿推移邻近软组织,压迫呼吸道:常见于下颌骨骨折,口底及周围深部组织出血,在口底形成血肿,将舌根及口底软组织后推,压迫咽喉部;颈部损伤时,血管破裂出血,形成血肿,压迫气管颈段。应在局麻下清除积血,清创止血,术后放置引流条可加快血肿消散。血肿消除后移位组织得以复位,从而解除了呼吸道压迫。

(4)口腔颌面颈部多发性严重创伤致广泛软组织肿胀,压迫呼吸道:使通气道缩窄,损伤后软组织肿胀在数小时后即开始出现,并在伤后 24～72 小时达到高峰,72 小时后肿胀逐渐消退。因此,软组织肿胀造成的呼吸道压迫在伤后早期呈进行性加重,在高峰期后也要持续 1 周左右。对这种窒息只有采取经鼻腔或口腔插入任何形式的通气导管(如鼻咽通气管、口咽通气管、气管插管),以对抗肿胀软组织的压迫,维持一个有效的呼吸通道。

如果插管困难或情况紧急,急性喉梗阻完全阻塞,濒临窒息死亡时,可采取环甲膜穿刺术或环甲膜切开术,暂时缓解呼吸困难,再作常规的气管切开术。让氧气不经过阻塞的气道,另开辟通气口到达肺部。环甲膜穿刺术用 15 号粗针头刺入环甲膜,针尖进入气管,针头越粗,通气量越大。如没有大口径针,可用稍小针头多插几根,可提高通气量。缺点是通气量很有限。

环甲膜切开术:与环甲膜穿刺术一样,用于急性喉梗阻濒临窒息死亡的紧急情况。时间不允许作气管插管和气管切开术时,迅速切开环甲膜,插入气管套管,可获得良好的通气,能迅速缓解呼吸困难,它是一种简便易行,能迅速、有效的解除窒息的急救手术。但该手术只能作为紧急抢救的措施,插管不得超过 48 小时,留置过久常损伤环状软骨,继发喉狭窄。环甲膜是位于甲状软骨与环状软骨之间的一层筋膜,位置表浅,其浅面仅覆以皮肤和颈筋膜,无重要组织,厚3~5mm,容易定位和切开。

方法如下所示。

1)调整体位,使气管位置变浅。最佳体位是仰卧,垫肩,头后仰,颈向后伸展。

2)定位,在甲状软骨的下缘与环骨软骨之间可扪及不足一横指的横穿形凹陷。

3)固定,用左手拇指和示指固定甲状软骨和气管。

4)切开,沿甲状软骨下缘环状软骨上缘之间,横行切开皮肤、皮下、颈筋膜和环甲膜,切开后立即用刀柄撑开切口,解除窒息,再入气管导管,维持呼吸通道。紧急情况下,可用随身携带的水果刀代替手术刀,用硬质橡皮管或其他通气管暂时替代气管套管。解除窒息后,应在术后48小时内作常规的气管切开术,并将环甲膜创口缝合。

气管切开术:是从颈部切开气管前壁,插入气管套管,从而解除窒息的一种急救手术。让空气经气管套管直接进入肺部,而不必通过阻塞的咽喉部,保证呼吸系统的通畅和呼吸功能的正常进行;另外,通过气管套管更容易吸出呼吸道深部淤积的血性分泌物,保证正常的气体交换。

2.应用解剖

气管位于颈前正中气管三角区内,气管三角区为一倒立等边三角形,底部是环状软骨水平线,两腰为胸锁乳突肌前缘,顶点为胸骨切迹。

气管上起自环状软骨下缘,向下进入胸腔。在胸骨切迹以上的部位称为气管颈段,气管颈段一般有6~8个气管软骨环,颈段的浅面有皮肤、颈阔肌、颈浅筋膜和颈深筋膜,颈深筋膜包绕胸骨舌骨肌和胸骨甲状肌,两侧包绕肌肉的筋膜在颈部正中互相衔接,形成白色颈筋膜线。循此线分离肌肉与筋膜,容易显露气管,在肌肉的深面有气管前筋膜、甲状腺、甲状旁腺及气管颈段。气管在颈部上段距离皮肤最近,在环状软骨以下,用手指容易扪出第1.2软骨环。在患者处于仰卧位时,气管的位置更接近皮肤,愈往下行,位置愈深,经胸骨后方,进入纵隔。在第2~4气管软骨环的前面,有甲状腺峡部横越。峡部的上缘有甲状腺上动静脉分支,其下缘有甲状腺下静脉自腺体下方穿出。损伤后容易出血,手术宜在甲状腺峡部下缘寻找气管。在第7~8气管软骨环处有无名动脉、静脉斜行越过气管前壁。切开气管软骨环的部位,不宜低于第5环,以防止损伤这些血管并发严重出血。此外,小儿胸腺较大,偶可超出胸骨柄上缘,手术时应避免损伤。

气管切开的位置,一般应在第3~5气管环。过高,容易损伤甲状腺峡部,甚至伤及环状软骨。术中应注意切勿切开环状软骨,因为环状软骨有完整的软骨环,切开后容易发生喉头狭窄;切开的位置也不宜过低,因为愈往下行,气管位置愈深,不易显露,而且也易伤及第7~8环浅面的血管和下方的小儿胸腺;愈往下行,气管三角的安全区愈窄,容易伤及在气管两侧胸锁乳突肌深面的颈总动脉和颈内静脉。

3.适应证

气管切开术主要用于抢救喉阻塞的患者,以及下呼吸道分泌物阻塞者。

(1)喉阻塞:各种原因引起的上呼吸道狭窄或阻塞。如:喉、口底、颈上部软组织水肿、血肿、气肿、脓肿,甚至肿瘤压迫呼吸道;异物阻塞或下颌骨骨折移位以及舌根、口底、舌骨上软组织移位等造成的上呼吸道狭窄,呼吸困难较明显而病因又不能很快解除时,应及时施行气管切开术,以防因缺氧而窒息。

(2)下呼吸道分泌物潴留:为了吸出分泌物,保持下呼吸道通畅,可考虑气管切开。下呼吸道分泌物潴留常见的原因有:各种原因引起的昏迷,如外伤、休克、呼吸道热灼伤等,导致吞咽及咳嗽反射减弱或消失时,血液、呕吐物或口腔内分泌物误吸入呼吸道,而呼吸道不能通过咳嗽使分泌物排出而潴留,妨碍肺泡气体交换,使血液中氧含量下降,表现为以气体交换量不足的呼吸困难。气管切开后,下呼吸道潴留分泌物可用吸引器尽量吸除,从而改善肺泡的气体交换;同时,术后空气不再经咽喉部,减少了呼吸道无效腔,提高了呼吸效率。此外,气管切开后也为装置辅助呼吸器提供了方便。

(3)去除气管异物:如果无纤维支气管镜或已用纤维支气管镜探查取物未成功,并估计下次复取困难,患者呼吸十分困难,可考虑气管切开,取除异物。

(4)预防性气管切开:口腔颌面、颈部广泛损伤或口底火器伤,以及全下颌骨切除术。预计术后容易出现呼吸道阻塞者,为了保持呼吸道通畅,保证病员生命安全,可以先施行气管切开术。

4.手术时机

正确掌握气管切开术的时机非常重要。无论何种原因引起的呼吸困难,患者出现躁动不安,性格改变,出冷汗,嗜睡,或血气分析血氧饱和度低于 75%,动脉血氧压(PaO$_2$)低于 60 毫米汞柱,动脉血二氧化碳压(PaCO$_2$)高于 60mmHg(7.99kPa),皆应及时作气管切开。绝不应等呼吸困难加重,发绀明显才做手术。因为呼吸困难越严重,气管切开术越紧张,并发症越多。呼吸困难的时间越久,患者对气管切开术的耐受力越差,脑、心、肾等重要器官受缺氧和二氧化碳增多的损害越大,手术的效果就越差,病死率越高。

5.手术方法

(1)体位:一般取仰卧位,肩下垫一小枕,头后仰,使气管上提并与皮肤接近,便于术中暴露气管,但后仰不宜过度,以免加重呼吸困难;如病员已有重度呼吸困难,可采用半坐位下施行手术,在切开肌肉,暴露气管后,再后仰完成手术。

(2)麻醉:一般用局麻,于颈前正中线作皮下及筋膜下浸润麻醉。病情危急时,为了争取时间,可不用麻醉。

(3)消毒:常规颈部皮肤消毒。情况危急时,可不予消毒。

(4)切口:多用直切口,从环状软骨下缘至胸骨切迹上缘,沿颈前正中线作一长约 4~5cm 切开皮肤皮下组织,结扎浅层组织中的小血管。

(5)分离气管前组织:用止血钳沿正中颈白线上下方向将两侧胸骨舌骨肌和胸骨甲状肌分开。分离时切勿进入纵行的肌肉组织内,以免扰乱正常解剖标志。向深部分离时,注意结扎切断肌肉浅面可能出现的横行静脉支。

(6)暴露气管:用拉钩以相等的力量将肌肉拉向两侧,并以手指触摸环状软骨及气管,确保组织分离沿气管前中线进行,以免分离至气管侧方而找不到气管。分开肌层后即可显露覆盖于第 2~3 气管环前壁的甲状腺峡部,应避免损伤出血。如峡部过宽,向下覆盖第 4 气管环,妨碍了手术操作,可沿峡部下缘腺体包膜与气管前筋膜之间,向上钝分离,牵引峡部向上;如峡部位置更低,为了良好显露气管,也为了避免在术后换洗气管导管时,峡部复回原位而掩盖气管切口,使套管再插入困难,甚至有窒息的危险,可能沿正中线将峡部切断、缝扎。

(7)确认气管:分离甲状腺后,透过气管前筋膜后即可隐约看到气管环。此时,用手指可扪到气管软骨环。小儿气管柔软、较细,确认困难时,可用注射器穿刺,抽出气体者为气管,以免在紧急时把颈侧大血管误认作气管。另外,可向上先找到容易辨别的环状软骨,再向下寻找气管。

(8)切开气管:确认气管后不必先切开气管前筋膜,也切勿对筋膜作广泛剥离,以免切开气管后发生皮下或纵隔气肿,可选择2~5气管环,切开其中的2个气管环即可。切开时先用11号尖刀片或10号镰形刀片刺破气管前壁,插入切勿过深,以免伤及气管后壁和食管前壁,造成气管食管瘘。插入后自下向上挑开两个气管环。如果切口过小,插入气管套管困难时,可在切口两侧切除少许气管软骨,以扩大切口。但儿童,则不宜切除软骨,以防术后气管狭窄。

(9)插入气管套管:气管套管应在手术前或术中同时准备,选好口径合适的气管套管十分重要。套管按其内径和长短分号,适用于不同年龄的患者。

切开气管后,用气管扩张器或大弯血管钳,撑开气管切口,此时病员常有剧烈咳嗽,抽吸气管内分泌物,然后插入大小合适,带有管芯的气管外管。

插入外管后立即取出管芯,放入内管。若有分泌物自管口咳出,证实套管确已插入气管。如无分泌物咳出,可用少许纱布纤维置于管口,视其是否随呼吸飘动。如发现套管不在气管内,应拔出套管,套入管芯,迅速寻找气管切口后重新插入。如无气管套管,可暂用其他空心圆管如塑料管、橡皮管等,先行插入气管内,以确保呼吸通畅。

(10)固定套管:处理创口,套管插入后,应在系带板和皮肤之间垫放纱布,然后将布带绕过颈部后打结,使套管牢固固定以免滑脱。

皮肤创口一般不予缝合。若软组织切口过长,可在切口上端缝合1~2针,但不宜缝合过密,以免加剧术后皮下气肿。最后,在气管套管口上遮盖一层湿纱布。

6.术后并发症

(1)皮下气肿:是术后最常见的并发症,多在术后12小时内出现。主要是由于软组织分离过多,气管切口过长或皮肤切口缝合过紧等,使气管切口逸出的气体沿切口进入周围的皮下组织间隙,造成颈部皮下气肿,严重者波及头部及胸部。

大多数在3~5日可自行吸收,不需特殊处理。缝合过紧者,可拆除缝线,并在套管和切口之间填塞油纱条,减少空气进入皮下。

(2)气胸及纵隔气肿:若暴露气管时,向下分离过多,损伤胸膜可引起气胸。右胸膜顶较左侧高,儿童尤甚,应特别注意。过多分离气管前筋膜,气体沿气管前筋膜与气管之间的间隙向下进入纵隔,可形成纵隔气肿。气胸和纵隔气肿轻者可自行吸收。严重气胸,引起呼吸困难者,应作胸膜腔穿刺,抽除积气,必要时作闭式排气术。纵隔积气较多者,可于胸骨上方沿气管前壁向下分离,使空气向上逸出。

(3)拔管困难:是指患者长期需要气管套管来维持正常呼吸,一旦堵管或拔管后,即出现呼吸困难。拔管困难的原因主要有:手术时,气管切开部位过高,损伤环状软骨,造成术后喉狭窄;气管软骨环切除过多或选择的套管管径过大,压迫气管壁,引起气管黏膜水肿,软骨坏死,或气管切口处肉芽增生,均造成术后气管狭窄,拔管后不能维持原有通气量。对拔管困难的患者,应根据不同的病因,酌情处理。

(4)肺部感染:下呼吸道分泌物堵塞的患者本身就容易伴发肺部感染。加之,呼吸通道的变短,细菌可经气管切口直接进入肺部。此外,冷空气未经鼻腔过滤和加温,可刺激呼吸道分泌物增加,加之气管切口及导管以及吸痰用的吸引管容易污染,均可将细菌带入肺部。因此,在气管切开术术后护理中应严格遵守无菌操作的原则,尽量减少污染。同时,预防性全身用抗生素可减少术后的肺部感染。

(三)维持有效循环血容量

头颈部血管丰富,外伤后出血量多,容易导致血容量不足,严重时出现失血性休克。有人把呼吸功能不全(窒息)、循环功能不全和未能制止的大出血作为创伤后早期死亡的三大因素,因此,伤后的血压、脉搏监测尤为重要。少量失血,心脏通过代偿性加快收缩频率,增加心输出量,维持正常血压,表现为脉搏加快,血压正常;失血量增加,有效血容量不足时,通过收缩四肢、皮肤等周围血管,维持心、脑等重要器官供血,表现为皮肤苍白、发绀、四肢湿冷,甲皱微循环不良(轻压指甲远端.松开后,甲床不能迅速由苍白变充血);在休克晚期,则血压明显下降,尿量骤减,每小时少于 25mL,心脑供血不足,心力衰竭,脉搏细弱,大脑功能障碍,表情淡漠,甚至昏迷,休克。

低血容量是创伤后休克的重要原因,其他因素如组织损伤,激活炎症反应和凝血系统,形成组织内微血栓,使创伤性休克的发生、发展和治疗更为复杂。

1.休克的诊断

由于对休克病理生理变化的研究不断深入,以及精细检测技术的应用,目前对休克患者的监测和诊断不再单纯依靠临床观察和测定血压,有许多监测技术,为休克的早期诊断和治疗疗效的评估,指导和修正治疗措施,很有帮助。

并不是每一例创伤休克患者都要作如此繁多的检查。最重要的是选用最简单的方法,快速获得诊断,及时进行治疗。以后再根据病情,进行必要的检查,准确估计病情的严重程度、发展和预后。

组织 pH 是判断组织灌流最准确肯定的方法,理论上应是诊断休克的重要依据。若组织 pH 正常,则其灌流量好,若灌流不足,即使血中 pH、血压或其他指标尚无改变,缺氧也可使组织中 pH 首先下降。但临床应用困难,组织 pH 探针必须置于非创伤或暴露的组织,而且影响因素多,如果插入时微量出血、暴露组织干燥、轻微运动等,均将影响测定结果,故目前常用经皮肤测定 PO_2 代替测定组织 pH。

血压下降虽非休克的唯一依据,但它是监测休克的重要指标。需要注意的是,当血容量减少不足总量的 25% 时,收缩压多未下降,而在血压下降以前,已有脉搏加快,脉搏的变化在休克早期比血压更敏感。而在严重休克时,脉压低,脉快而心搏量少,听诊常难准确测出血压,最好经桡动脉或肱动脉插管直接测量更为准确。

尿量是反映组织灌流和休克的较好指标。若肾脏每小时能产生 30mL 尿时,则所有器官均可能有较充足的血液灌流。休克患者应常规留置尿管,测定每小时尿量。

中心静脉压的测定比较有价值,它主要是判断心脏泵出回心血量的能力,同时也反映回心血量的情况。正常值为 $5\sim12cmH_2O$，低于正常时，即使无血压下降也表明需要补充更多的液体。

动脉血气分析（PaO_2）是监测休克的另一重要措施。休克时即使无明显缺氧症状，PaO_2 也可下降。PaO_2 下降与休克程度成正比。

在休克时监测心电图，有助于了解心肌功能状况。

监测和诊断休克的指标很多，临床上应酌情选用。首先应根据临床表现，血压，脉率和尿量对休克进行快速的评估，再根据病情，作更精细的检测。

2.休克的治疗

创伤后的休克大多系失血过多，引起的低血容量性休克，补充血容量是抢救失血性休克最重要的措施。补液的原则应"快、足、稀"。

（1）快：严重休克的患者，应在 $45\sim60$ 分钟内快速输入乳酸林格液 $1\,000\sim2\,000mL$，常需 $2\sim3$ 条静脉通道同时输入。此措施可迅速改善组织灌流，提早组织灌流时间，又可利用这段时间进行全血和其他实验室检查。

（2）足：抗休克治疗的补液量，约为估计失血量的 3 倍，休克时间越长，程度越重，需液量越多。因为创伤失血后，体内组织间液代偿性进入血管。此时，除血管内血容量减少外，细胞外液量也明显减少，补液时应同时补足血容量和细胞外液。但实际应补多少，不宜作硬性规定，应根据临床症状，进行调整，以满足维持良好的组织血液灌流为目标。常用观察指标有：血压中心静脉压、脉率、尿量、皮肤颜色、温度及神志等。

患者神志清醒、安静、血压逐渐上升接近正常，脉搏减慢，指端甲皱毛细血管充盈良好，皮肤温暖、红润，尿量增至 $30\sim50mL/h$，表明低血容量基本纠正。颈外静脉充盈情况，一般能反映中心静脉压的高低，当颈外静脉怒张时，表明中心静脉压过高，心脏负荷过重，右心功能障碍，不能将回心血及时泵出，应警惕补液过量可导致心力衰竭和肺水肿。

（3）稀：全血与晶体液之比为 1:3。

休克补液的目的在于扩充有效循环血容量、疏通改善微循环，改善生命器官和外周组织的氧供。创伤后补液量，不仅要补足血管内容量，还要补足组织间液容量。因此，需要更多的电解质溶液。应优先选用平衡盐液或乳酸钠林格液，该类液体的钠离子、氯离子与组织间液接近，渗透压相近，大量应用不会发生酸中毒和渗透压改变。

限用代血浆，右旋糖酐等胶体液，低分子右旋糖酐虽可改善微循环，但输入过多会明显影响血小板功能和机体凝血功能。另外，胶体溶液分子量大，其清除依赖网状内皮系统吞噬作用来完成，大量胶体将加重网状内皮系统的负荷，造成网状内皮系统的"封闭"作用，降低机体免疫力。

慎用 0.9% 氯化钠溶液，该液体为高氯性液体，呈微酸性，可加重代谢性酸中毒。

少用或不用 $5\%\sim10\%$ 葡萄糖液，因创伤后出现高血糖症和胰岛素抵抗现象，不能充分利用葡萄糖，使用高渗糖液会加重高血糖和电解质紊乱。

不用碳酸氢钠等碱性溶液。以往的观点认为，休克时常合并代谢性酸中毒，常主张输入碱性溶液。现在的观点是，休克治疗时，早期输入大量的乳酸林格液和血液后，乳酸和枸橼酸经代谢后都将形成呈弱碱性的重碳酸盐，若再补充碱性液体，则容易造成碱血症，使氧离解曲线左移,不利氧的释放。所以,治疗休克时,一般不必补充碱性液。纠正休克继发的代谢性酸中毒主要依赖恢复良好的血液灌流。

(四)彻底止血

在快速补充血容量的同时,要防止血容量的进一步丢失,需对创口进行彻底止血,控制快速活动性出血与输液扩容对治疗低血容量性休克具有同等重要的意义。

止血可与清创术同时进行。术中止血应有良好的视野,看清出血点后予以结扎或缝扎。颈总动脉破裂出血应尽量予以修补。

常用的止血方法有填塞止血法,加压止血法,结扎血管止血法,缝合止血法和药物止血法。在实际工作中,常同时采用多种方法,协同作用,以达到术中彻底止血,预防术后再出血的目的。

1.填塞止血

口腔颌面部窦腔多,形状很不规则,位置深,视野差,特别是面中份损伤常伴骨折,骨断端间的出血以及窦壁黏膜出血经窦腔内渗出,对出血部位很难判断准确。另一方面,窦腔四周的骨壁使填塞能产生足够的压力起到良好的止血作用,能使大部分出血得到控制。

Le-FortⅡ、Ⅲ型骨折时,出血多经鼻腔从鼻前孔或鼻后孔流出,在无明显脑脊液漏的情况下可采用鼻道填塞止血,如效果不好或有严重出血时可用鼻后孔填塞法。

下颌骨体部骨折时,常伴口腔软组织挫裂伤,如不及时止血,有可能继发口底血肿,压迫呼吸道引起窒息。对开放性口底创口,除缝合止血外,可加少许纱布压迫.减少深部组织渗血,但纱布不能过多,以免人为后推舌体,压迫呼吸道。

颈部创口的止血,最好的办法是血管结扎,缝合止血。但如果出血较猛或伤口小,伤道深,很难在清晰的视野下寻到出血点,可选用填塞止血。填塞物最好选用碘仿纱条,它可以在创口内放置较长时间而不容易感染。同时,它又有促进肉芽生长,让肉芽组织包裹封闭出血点,从而达到止血的目的。如果没有碘仿纱条,也可用普通无菌敷料填塞,但填塞时间不能太久,最好在术后第二天或第三天抽除,否则,很易出现创口感染。

抽除填塞物时,事先应做好充分的准备,很有可能在抽除敷料时引发大出血,应备好止血器械,充足的液体和血液,备好输液通道,以防大出血时能快速、足量地补充血容量。抽取填塞纱布时,应缓慢,轻柔,一点点移开创面纱布,如有出血,暂停抽取,重新填回。少量出血经压迫后常能停止,可再抽取纱条。如仍有较猛的出血,应重新用碘仿纱条填塞。如伤口暴露较好,可看准出血点后,钳夹,缝扎止血。

2.压迫止血

口腔颌面部血流丰富,毛细血管小动脉,小静脉众多。损伤后的出血渗血大多数是因这些小血管破裂造成,经敷料和绷带加压包扎后,可以压迫无效腔,起到较好的止血效果,同时还有制动颌骨,保护创口的作用。颌面部最常用的绷带技术有以下几种。

(1)Barton绷带包扎法(Barton bandage)常用于面侧耳前区、耳后区、腮腺、颌下、颏下区伤口包扎。先在额部水平缠绕数圈,然后从头顶斜向后下,经枕骨隆突下,绕至对侧耳后下方、向前下经颌下区,绕过颏部,向上经面侧耳前区,回到顶部。继续经枕部、颏部、到顶部,按"顶—枕—颏"的顺序多次反复。

(2)十字交叉包扎法:用于头部、额部、面侧、颌下、颏部伤口包扎。

(3)单眼包扎法:用于半侧眼部、耳部、面侧上部分伤口的包扎。包扎时,应在被包扎的耳前、后及眼眶周围垫数层敷料以免压迫耳根及眼球,出现耳痛和眼痛。

(4)四(头)尾带包扎法:用于鼻部、下颌、颏部以及两颊部伤口的包扎。剪取约70cm长的一条绷带,将其两端剪开即形成四个带尾,中份垫以数层敷料后,将其置于伤口,带尾拉紧后两两打结,置于枕下和头顶部。该法加压力量有限,稳定性较差,置于头部的固定带尾很易滑脱,而失去固定加压作用。为防止滑脱,可将顶部和枕下的带尾相连打结,可加强固定效果。

如果头颈部出血较猛,一时来不及包扎和采用其他方法时,可采用指压知名动脉止血(见现场急救),但只是一种暂时的、止血效果有限的止血方法,应在指压的同时,积极准备,迅速采取其他的止血措施。

3.结扎血管止血法

口腔颌面部动、静脉交通吻合支丰富,多数血管损伤都可以采用伤后立即结扎加缝扎的办法。结扎血管损伤处的两端或在远离血管损伤处的近心端结扎,不会造成损伤血管供应区组织的缺血性坏死。

但颈总动脉、颈内动脉是脑部血供的最主要来源,交通吻合支少,原则上是不能在无准备的条件下结扎的。对于颈内动脉、颈总动脉破裂出血,如果诊断明确,又不是非常紧急的情况下,最好是选用血管修补术或血管吻合术的办法较为安全。在颈部大出血采用其他方法不能有效控制,造成急性的严重低血容量性休克,威胁病员生命,或修补、吻合均难以实施时(如血管断端接近颅底,颈总或颈内动脉出血形成假性动脉瘤,切除瘤体时),为了挽救生命,也可以结扎颈内或颈总动脉,也有相当一部分病员结扎后无明显不良反应。

舌动脉也是不能行双侧结扎的。

(1)对血管损伤的诊断:伤后立即出现的创口大出血,容易诊断,但还应注意下述情况:①如果伤员经快速、足量的血容量补充后血压仍不能回升,或回升后又很快下降,稳定性差,应高度怀疑有深部较大血管出血;②受伤部位迅速肿大,揭示有深部大血管出血;③受伤后5~10天,伤口有新鲜血性溢出物,要高度警惕大出血的可能,应尽快手术探查止血。

(2)探查时机:①伤后急性大出血大都可用填塞压迫等简单的方法,使出血基本得到控制,在备好足量的血液和电解质液体,备好2~3条输液通道后,方可进行探查止血;②在已出现严重休克时,应首先快速扩容,使血压回升基本平稳,方能手术探查,因为严重休克伤员,对麻醉手术的耐受力大为降低,容易危及生命。另外,如果在低血容量未得到纠正而急于手术,探查术中常常伴发大出血,可加重低血容量性休克。

(3)探查方法:①口腔颌面部较浅的血管损伤,可在伤口处直接探查,寻找出血点,予以结扎加缝扎。②对颈深部较大血管的损伤出血较多,出血部位又不太明确的损伤,应选用从颈部下端往上寻找的方法,先在远离出血部位,进行逐层解剖,追踪查找出血血管,这有利于逐段寻找出大血管及其分支损伤的部位,有利于把颈部重要组织结构,层次显露清楚,不至于因盲目探查而损伤重要结构。如果出血严重,还可以将颈总动脉暂时阻断,减少出血。如果出血部位持续出血,渗血,难以寻找出血点,可先行颈外动脉结扎,可减少创口的出血,便于进一步查找。③在创口内,也应采取"向心性"探查的方法,因为出血、血凝块等使血管损伤处周围组织模糊不清,这时,应先压迫出血最活跃的中心部位,然后清除周围血凝块,从外围边清理边探查,逐渐靠近出血中心部位.容易找出出血血管.切忌盲目夹持,这种错误操作不但对止血无益,反而加重血管损伤,出血加重,更不利于探查.另外,盲目夹持还可能损伤深部及周围的重要结构,造成医源性血管神经损伤.寻找损伤血管,良好的手术视野是关键.颈部大血管损伤后的出血,必须扩大切口,或沿胸锁乳突肌前缘切开,充分显露可疑的损伤血管.熟悉各大血管的分支,走行及比邻关系,用无创血管钳夹住颈外动脉及其分支,颈静脉等大血管,阻断血流后,再行创口清创和探查.

颈总动脉壁破裂,边缘整齐,可采取直接缝合修补术,缝合时只能部分阻断血流;断裂者也可直接吻合,如有缺损,不能吻合,可切取自体大隐静脉移植修补.颈内动脉损伤,也可进行修补术,如断端不整齐,难于修补,可切除其破损部分,将近心端结扎,然后将颈外动脉切断,结扎其远心端,最后将颈内动脉的远心端与颈外动脉的近心端吻合,恢复颈内动脉对脑组织的供血.在颈内、外动脉的吻合过程中,为防止脑缺血过久可用一小于颈内动脉直径的硅胶管或塑料管,两端带 12~14 号粗针头,插入吻合口的上、下两端或将硅胶管直接插入上、下两端固定之,待血管吻合后再将其拔除,针头和硅胶管的口径至少要保证通过颈内动脉 20% 以上的血流.如果头面部包括鼻腔、上颌窦、上颌骨、下颌骨、口底、腮腺、颈上部等颈外动脉供应区大量出血,用其他方法不能止血时,结扎同侧的颈外动脉是安全、有效的止血办法,特别是在口腔颌面部多发性外伤或火器伤,大范围出血时,结扎颈外动脉是常常采用的,有效的止血方法.

4.缝合止血

常用于创口的清创缝合中,清创时如发现明显的出血血管,应作血管结扎止血,但经常遇到一些小动脉和静脉,断裂后收缩到组织内,很难找到血管断端.可用血管钳夹住出血部位的软组织,如果出血停止,即可作软组织的 8 字缝合扎紧软组织,即可扎紧软组织内的小血管.知名大血管出血,采用此法,止血效果较差,应尽量找出血管断端,予以结扎,更安全、可靠.

5.药物止血

在创面上局部应用和全身应用止血药,可减少局部出血、渗血,提高血液的凝血功能.

祖国医学在创面的局部止血方面取得了显著成就.各种止血粉(如云南白药)可直接与出血创面接触,配合加压包扎,对创面渗血,小动脉小静脉的出血,具有良好的止血效果,随着新药的不断开发,各种剂型的局部止血药向止血效果更好,更快,使用更方便的方向发展.全身用止血药也在不断推出止血作用强、不良反应少、安全性好的药品.

(五)颅脑损伤伤情的判断及处理

由于颅脑与颌面部紧密相连,颌面部受到的外力常传导到颅脑,伴发颅脑损伤,在急诊处理颌面部损伤之时,应优先处理严重的脑外伤.如果伤后当时并无颅脑损伤症状,也应严密观察有无迟发性颅内血肿、脑水肿、颅内高压等.

1.判断颅脑损伤的类型及其轻、重程度

主要依据是意识障碍程度,生命体征及神经系统症状及体征.

意识障碍程度对判断颅脑损伤的轻重最有意义.一般的规律是:伤后立即出现昏迷即代表有脑损伤.昏迷深浅,时间长短,与脑损伤程度相一致.意识障碍的不同表现,还可以指示损伤的类型.伤后立即昏迷,多有原发性脑损伤,再次昏迷多为颅内压增高,脑受压后出现的继发性脑损伤,如颅内血肿。

生命体征是判断伤情轻重的一项重要指标,对判断脑损伤有参考价值,典型的两慢一高(呼吸深、慢,脉搏缓慢有力,血压趋向升高)是颅内血肿或脑组织水肿后继发颅内高压的代偿性反应。瞳孔变化及眼球活动,可提示脑损伤的轻重及病情演变,并可粗略定位。两侧瞳孔等大,对光反射正常,代表伤情稳定;两侧瞳孔缩小,表示蛛网膜下隙出血或桥脑损伤;两侧瞳孔散大或异常缩小如针尖,垂直性眼震伴深昏迷,代表脑干损伤;单侧瞳孔进行性散大,伴颅高压征,多为同侧幕上血肿、脑水肿、瞳孔时大时小,眼球震颤,位置不对称,多为中脑平面脑干伤。

2.确定有无颅内血肿等紧急手术指征

确定有无颅内血肿等紧急手术指征是颅脑损伤救治与预后的关键,及时、准确地做出判断,迅速决策,早期手术,以免延误治疗。伤后急性颅内血肿因血肿部位不同,症状上有所差异,但都有一个共同的特征——脑受压综合征。早期诊断颅内血肿的依据是:①中间清醒期,包括伤后昏迷变浅后又逐渐进行性加重;②颅内高压征:剧烈头痛,喷射性呕吐等;③脑受压征:呼吸深、慢,脉搏缓慢,血压升高为其典型征象;④瞳孔改变:幕上血肿同侧瞳孔进行性散大,幕下血肿早期无改变;⑤CT脑扫描,是颅内血肿最迅速可靠的检查,可明确部位及血肿程度,但初次CT检查,未见血肿者,随后又出现血肿征象,应复查CT,警惕迟发性颅内血肿的发生。如一旦怀疑有颅内血肿应立即请脑外科医生开颅手术。

3.优先治疗颅脑损伤

如果病员伤后立即处于长时间昏迷,伤后立即出现神经系统症状和体征,呼吸、脉搏、血压、体温等生命体征反复波动,应怀疑脑挫裂伤。如果伤后立即昏迷,去大脑强直,角弓反张,瞳孔及眼球活动异常,呼吸、循环功能紊乱,应怀疑较严重的原发性脑损伤。应请脑外科处理,对脑震荡、脑脊液漏等,可在颌面部损伤治疗的同时得到治疗。

(1)脑震荡:是脑损伤中最轻微的一种,多因脑组织在受到外力冲击震荡后脑细胞短暂的功能障碍,一般无病理学上的改变,伤后能完全恢复,部分伤员遗有不同程度的头晕、头痛、记忆力减退、失眠等症状。特征性表现为:逆行性遗忘,记不清受伤当时的情形;伤后轻微而短暂的意识障碍,一过性昏迷,一般不超过半小时。对脑震荡的诊断必须具备以下三点:外伤史、伤后有短暂昏迷或逆行性遗忘、神经系统检查正常。脑震荡者短暂昏迷后清醒,常伴头昏、头痛、恶心、呕吐等症状,多在伤后2~3天后消失,但在初期应与脑水肿,颅内高压相鉴别。应卧床休息,对症处理,镇静、止痛、改善脑细胞营养。

(2)脑脊液漏:多见于颅底骨折,同时硬脑膜及蛛网膜撕裂,脑脊液经鼻旁窦或中耳从鼻腔、外耳道流出。表现为鼻腔、外耳道持续淡血水流出。可用扩散法诊断,将数滴血性分泌物,滴在一张干净纱布或滤纸上,因脑脊液比血液稀薄,扩散更远,常在血斑之外周形成一淡色液体环。绝大多数脑脊液漏可自行愈合,约80%~85%的脑脊液鼻漏可在1周内自行停止漏液,几乎所有耳漏可在5~14天内愈合。脑脊液漏的最大危险是逆行性颅内感染,持续7天以上感染机会增加,持续2~3周仍有漏液者,可采取手术修补术。患者应采取头高位静卧,避免各种引起鼻腔压力增高的因素,鼻部不冲洗不填塞,避免流入鼻腔、耳道的脑脊液反流入颅内,可用抗生素滴液点滴,消毒耳道、鼻道。同时限制液体摄入量,成人<1 500mL/d。

(吴清华)

第四节　上颌骨骨折

　　颜面部以口角、眼角连线分为三等份,其中面中 1/3 为口角连线以上,眼角连线以下的颜面部。而面中份骨折所指的部位,范围略有扩展,常包括眼角水平面稍上方的眶内壁、筛骨和眶外壁等整个眶部。

　　面中份骨骼的解剖结构和形态复杂。骨块多扁平不规则,骨块间相互交错、嵌接,且与口腔、鼻腔、眼眶、上颌窦、筛窦等多个窦腔相邻接。面中份骨折多为直接暴力所致,常累及多个骨块和多个解剖部位。骨折线多不规则,且多伴有邻近窦腔骨壁破坏,给骨块的复位和固定造成了很大的困难,骨折后常常有不同程度的错位愈合,是颌面部骨折治疗中的一大难点。

　　传统的治疗方法多采用较为保守的方法,进行颅颌牵引复位和颌间牵引复位、固定。比较注重咬合关系的恢复,忽视了面骨的解剖形态的复位,未能恢复面中份骨骼结构的完整性和较精确的位置,常常给患者遗留一些形态和功能方面的后遗症,如:面部不对称畸形、复视等,常需进行二期手术,给患者造成了很大的痛苦。

　　近年来,随着对颌面部解剖结构和功能的重新认识,骨折移位造成的面部畸形问题受到了更多的重视。随着骨折治疗中新的手术式、新材料的开发应用,特别是冠状切口的应用,可以较好地显露眶周、筛窦、颧弓、颧骨骨折块,再辅以上颌前庭沟切口,基本上能暴露面中份的所有结构,为面中份多发性骨折的复位、固定,提供了良好的手术视野,为直视下进行骨折块的精细拼对,创造了良好的条件,使解剖复位成为可能。金属微型夹板坚固内固定技术的应用,使复位后骨块的稳定性明显优于非坚固内固定,很少发生骨折块的再移位,保证了面部各骨块在正确的解剖位置上的愈合,大大减少了伤后的颌面部畸形和复视等后遗症。

　　随着内固定材料的研制开发和内固定装置的制作工艺水平的提高,以及内固定系统的不断改进和完善,坚强内固定在颌面部骨折治疗中应用越来越广泛,使传统的骨折治疗方法发生了根本的转变。切开复位,微型夹板坚强内固定,使面骨的框架得以精确的重建,在恢复面部外表上较传统的方法有着无可比拟的优越性。

一、面中部骨骼的解剖生理特点

　　面中部骨骼由上颌骨、颧骨、鼻骨、筛骨、泪骨、蝶骨、腭骨、腭骨、犁骨等诸骨构成。形态及边界均不规则,相互嵌合,大量的骨缝成为抵抗外力的薄弱环节,为面中份骨折的好发部位。

　　面中部的骨性支架主要由上颌骨、颧骨和鼻骨组成。上颌骨居中,左右各一,是构成面中 1/3 骨架的核心;颧骨、颧弓是面部较为突出的部位,在形成和维持面部外形轮廓上起着重要作用;鼻骨塌陷也会引起容貌的明显改变。上颌骨眶突与颧骨眶突以眶下管为界,大约各占眶底的 1/2,颧骨眶突除构成眶底外 1/2,还构成眶外侧壁下 1/2。如果上颌骨和颧骨骨折后移位,可能造成眶内眼球的移位而出现不同程度的复视。

　　面中份骨骼在结构上相当薄弱。在上颌骨内还含有上颌窦,骨块大都菲薄,最薄部位可透光,约 1mm 左右,见于上颌窦壁和眶底以及眶内外侧壁,是面中份骨骼的薄弱部位和骨折好发部位。

面中份骨骼在结构上的稳定性主要依赖骨皮质的局部增厚,构成拱形支柱式结构,或称之为"支撑柱"(supporting pillars and buttresses),包括垂直向和水平向支柱。垂直向支撑柱由鼻额柱、颧颌柱(起自眶外缘,向下止于颧上颌隆凸、颧牙槽嵴)、翼颌柱构成,在面中部的前内部、侧部和后内部,将面中部与颅底相连,以维持纵向结构的稳定。水平向支柱则由眶上缘、眶下缘、颧弓组成。这些呈弓形的支柱结构可以抵抗一定的外力而避免骨折。这些支柱以及面中份诸多的窦腔和骨缝在面中份遭受轻度暴力时,可使外力得以分散消失,对外力有一定的缓冲作用,对面部以及相邻的颅脑等重要结构起到了保护作用。但当遭遇较大暴力时,各骨缝和窦腔成为薄弱区,常造成面中份多发性骨折。支撑柱骨折后,上颌骨、颧骨失去了支撑,可能出现垂直向和前后向的移位。导致面部轮廓改变、面形对称性改变、面中份增宽等。面中份骨折的治疗关键,是对这些支柱结构的恢复和重建,尽可能进行准确的解剖复位。由于大部分面中份骨骼菲薄,面中份骨折复位后微型夹板的内固定必须固定在这些支柱部位,方能有足够的固位力,保证和维持骨块的稳定性。

二、面中份骨折的特点

(一)常见多发性骨折

面中部骨骼众多,各骨块之间相互交错,嵌接点多,如位于面中份中心位置的上颌骨,有一体四突,其中额突、颧突、腭突,分别与额骨、颧骨.鼻骨、梨骨.筛骨、泪骨、蝶骨和腭骨相连。颧骨也有四个突起,其上颌突、眶突、额突、颞突分别与上颌骨、蝶骨大翼、额骨和颞骨颧突相接。当面中部受到较大暴力时,暴力沿这些突起传递到邻近骨骼,引起相连诸骨同时骨折。

(二)常伴颅脑损伤

面中部骨骼与颅骨及颅脑紧邻,外力易传导到相邻的颅底,引起颅底骨折.脑膜破裂.出现脑脊液鼻漏和脑脊液耳漏,甚至更严重的脑组织损伤。严重的颅脑损伤可引起伤者意识障碍,呼吸中枢和心血管中枢损伤后可出现呼吸、循环功能障碍,生命体征不平稳。不能耐受伤后治疗中必须的麻醉和手术操作,是面中部骨折后迟迟不能复位和固定的最主要原因。

近年来,随着颅脑外科的迅速发展,颌面外科医师对颅脑伤知识的进一步了解,麻醉技术和监护手段的不断更新,伴发颅内损伤的面中部骨折伤员,伤后早期行骨折复位固定的禁忌逐渐开放。有的学者认为:如果颅内压维持在 25mmHg(3.33kPa)以内,颅脑伤员仍能耐受较长时间的麻醉并不增加并发症。合并较严重颅脑伤的患者,面中份骨折的治疗常可以和开颅探查同时进行,这样既可以赢得治疗时机又可避免患者再次手术的痛苦和风险。

(三)对骨折线及骨块移位程度的评判较困难

由于面中份骨骼结构复杂.形态不规则,腔窦多,且有颅底、颈椎等重叠,X线片各结构重叠多,使传统的X线片对面中部骨折的诊断,特别是在骨折线走行方向、骨折片的移位情况的诊断上,受到了很大的限制。要明确诊断还必须结合临床检查和具备相当的临床经验。近年来,三维CT的出现,为骨折诊断提供了有效的手段。三维CT是将所摄平面,经计算机处理,可将任意部位形成三维立体图像。避免了各骨骼结构之间的重叠,也能清晰显示各结构、骨折片之间的空间位置关系。三维CT不但对骨折类型的判定.而且对骨三维结构的改变,以及骨缺损部位和量的评估均极有帮助。在有三维CT的医院,面中份骨折的诊断应首选三维CT。清晰的立体图像不但能使诊断准确性大大提高,而且,它对制订手术方案及疗效评价均极有帮助,是传统的颌面部骨折诊断的一个飞跃。

(四)血运丰富,骨折愈合较快

面中份诸骨血供丰富,组织愈合快。一般情况下3周左右即形成纤维愈合。如不及早复位,很快会发生错位愈合,容易延误最佳治疗时机。因此,对于面中份骨折,在全身状况许可的情况下,应尽早地予以精确的复位和固定。对全身状况不稳定,伴有颅脑损伤或其他严重合并伤的患者,应尽可能抓紧时间,创造条件,使全身状况早日改善,尽可能在伤后1~2周内使伤员过渡到稳定期,能耐受麻醉和手术操作,在纤维愈合前进行骨折的复位和固定。

三、上颌骨骨折的类型

法国学者 Le Fort 根据上颌骨骨骼结构与邻近骨的联合,及其对生物力学的反应,认为上颌骨存在的几条薄弱线,是上颌骨遭受外力后容易骨折的部位。根据这几条常见的骨折线,将骨折线分为Ⅰ、Ⅱ、Ⅲ型骨折,是目前上颌骨骨折最常采用的分类法。

Le Fort Ⅰ型骨折:又称上颌骨低位骨折或水平骨折。骨折沿上颌骨下薄弱线,在梨状孔平面,水平向后,沿上颌牙槽突与上颌窦交界处,在牙根的上方,延伸至上颌翼突,造成牙槽突、腭骨、上颌结节以下的整块骨折。骨折块仅借助口腔.鼻腔及上颌窦的粘骨膜与周围骨相连,摇动上颌牙,整个牙弓及骨折块随之移动。

Le Fort Ⅱ型骨折:又称上颌骨中位骨折或椎形骨折。骨折沿上颌骨中薄弱线,从鼻额缝横过鼻梁、泪管、眶底至颧颌缝,沿颧颌缝斜向下外,达颧牙槽嵴,再沿上颌骨侧壁折向后,到达翼腭窝。

Le Fort Ⅲ型骨折:又称上颌骨高位骨折。骨折沿上薄弱线,从鼻额缝,水平向后,沿眶内侧壁、额骨与筛骨之间的骨缝,眶外壁的颧额缝,向内后沿眶下裂达翼腭窝顶部、翼突根部。造成面中1/3与颅底完全分离(又称颅面分离)。分离的骨块包括内上方的鼻骨,外上方的颧骨与上颌骨连成一整体,仅靠软组织悬吊与颅底相连,面中份骨骼有很大的活动度。

上述骨折线和骨折类型是上颌骨遭受外力后较常见的几种典型骨折。它们可以是单侧上颌骨骨折,也可能是双侧同时骨折,两侧的骨折线可能不完全对称,在走行上略有差别,甚至可能是两侧分别为不同类型的骨折,或同时伴有几种类型的骨折。

总之,上颌骨的骨折类型比较复杂,不同大小、方向的暴力,作用于不同的部位,都会出现不同类型的骨折。事实上,除了上述的三种典型骨折外,上颌骨骨折常与相邻骨骼同时受累,形成面中份甚至面下1/3在内的多发性复合骨折,粉碎型骨折也很常见。有人建议对这种常见的复合性骨折进行分类和命名。在 Le Fort 分型的基础上,根据伴随的其他骨折进行亚型的命名。即使如此,仍然不能概括所有的骨折类型。应根据实际的伤情,具体分析。

四、临床表现特点

上颌骨骨折除了有一般损伤的特点外,还可能因骨折段移位出现咬合紊乱、面中份塌陷、面中份变长。周围骨骼和软组织损伤,出现口、鼻腔出血,脑脊液漏眶周淤血、复视、嗅觉障碍、眶下神经麻木等。

(一)骨折段移位、面中份凹陷畸形和长面畸形

上颌骨上附丽的肌肉少,骨折后骨段的移位受附丽肌牵拉的作用较弱,主要受创伤时暴力的大小、方向以及骨折线走向重力的影响。

由于上颌骨骨折时遭受的暴力多来自于面前方和侧向,向后、向内击打所致,上颌骨骨折沿作用力的方向向后、内移位,造成面中份凹陷畸形;同时,骨折段在自身重力的作用下下垂,使面中1/3变长,造成长面畸形;附着于上颌骨后方,翼内、外板的翼内肌、翼外肌的牵拉也使上颌骨折段向下、向后移位,加重了面部畸形和咬合紊乱。如上颌骨仅为裂纹骨折,则不发生移位。由于上颌骨附丽肌肉大多力量薄弱,在骨折早期容易手法复位,应抓紧时机,进行复位和固定。

(二)咬合关系错乱

上颌牙随上颌骨折段的向下、向后移位,而导致患侧后牙早接触,前牙开始。如果上颌骨受前方外力打击而向后移位,则会出现前牙反𬌗。

(三)眶周淤血

上颌骨 Le Fort Ⅱ、Ⅲ型骨折常伴眶壁骨折。眶部组织疏松,血供丰富,外伤后组织内易出血,淤积于眶周区域而呈靛青色或紫红色,好似眼镜框,故形象称此体征为"眼镜征",是上颌骨中、高位骨折后较早出现的、也较常见的体征,并可伴随一系列症状,如:眼睑及结膜下出血,眼球突起或内陷、复视等。眶周眼镜征提示眶壁可能有骨折,在进行诊断和治疗时应引起注意,切勿漏诊,耽误治疗时机。

(四)脑脊液鼻漏、耳漏

上颌骨严重骨折时,常波及相邻的颅底,引起颅底骨折和硬脑膜破裂,脑脊液外漏。当颅前凹骨折,骨折线经过筛窦、额窦,可伴硬脑膜撕裂,出现脑脊液鼻漏。表现为鼻腔内持续有清淡的血水流出;当颅中凹骨折合并耳岩部损伤时,脑脊液常经外耳道流出。如检查中发现外耳道湿润,应警惕脑脊液耳漏。

(五)眶下神经麻木

见于 Le Fort Ⅱ型骨折。骨折线经过眶下管,骨折片压迫经过眶内管的神经干,也见于上颌窦前壁骨折,骨折片压迫眶下神经,出现眶下区皮肤感觉消失。骨折片复位后,感觉多能自行恢复。

五、上颌骨骨折的诊断

上颌骨骨折后的检查与诊断方法与其他颌面部骨折有许多相同之处。首先,应问明受伤史,特别是暴力作用部位和方向。其次,应作详细的临床检查:口腔内的咬合关系,骨折段动度、移位情况以及眼、鼻、耳的相关情况,做出初步诊断。再结合 X 线片、CT 片进行骨折线走行、骨折段移位的判断,一般可以明确诊断。但因面中份骨骼众多,上颌骨骨折时多伴其他骨骼损伤,故对多发性复合性骨折,漏诊某一部位的骨折,也较常见。应加以注意。

六、上颌骨骨折的治疗

上颌骨骨折的治疗,与其他颌面部骨折的治疗原则基本相同。应行早期的复位固定,越早越好。但上颌骨骨折大都伴有不同程度的颅脑损伤,伤情较重。在伤后早期,生命体征尚未稳定时,要有全局观念,局部处理应服从全局的稳定。在优先保证生命体征稳定的前提下,在伤员能耐受麻醉和手术时,尽早处理上颌骨骨折。

(一)维持生命体征的平稳

对任何一处的局部创伤的早期处理,均要有全局观念。首先检查和处理全身重要器官的损伤,保障伤员的生命安全。

单纯的颌面部损伤,不会引起伤员的死亡。但只注重颌面部损伤的处理,忽略了全身性合并伤的抢救,特别是颅脑、胸、腹部、脊柱、大血管等器官的损伤,继发呼吸、循环衰竭而死亡的教训时有发生,应引以为戒。上颌骨严重骨折,大多伴发颅脑损伤,对颅脑损伤伤情的判断和及时处理,应作为上颌骨骨折治疗的常规和重要内容之一。

意识障碍是颅脑损伤程度最重要的指标。一般的颌面部损伤中,大多数昏迷时间短暂,仅为轻型颅脑损伤;昏迷超过 1h 者,多为中、重型颅脑损伤。

单纯性上颌骨折引起呼吸困难者较少见,程度也轻;但如果是双侧上颌骨 Le Fort Ⅲ 型骨折造成颅面分离,上颌骨向下后移位,软腭随之下移,压迫舌根会厌,则可能出现较明显的上呼吸道梗阻;如有上、下颌骨联合骨折,则呼吸道梗阻更易出现,应在整个抢救过程中警惕窒息的发生,随时保持呼吸道通畅。

单纯的颌面部骨折,引起创伤性休克少见。但如果失血较多,有效血容量不足,可引起失血性休克。脑干受伤,心血管中枢功能不稳定也可能出现血循环衰竭。

在上述几项指标均处于稳定状态后,方可进行局部处理。

(二)复位和固定

复位和固定,是上颌骨骨折治疗中的重要内容和疗效好坏的关键。

1.复位的时机

在全身状况良好,生命体征基本稳定,伤员能耐受麻醉和手术的前提下,越早越好。伴软组织开裂的开放性骨折,可在清创缝合术中同时行骨折块的复位和内固定,可减少手术创伤。

2.复位标准

形态和功能并重。既要恢复上颌牙与下颌牙之间的正常咬合关系,又要尽量做到解剖复位。在垂直向、前后向和水平向三维空间上恢复面中 1/3 的正常构架,恢复和重建面部外形。

3.复位方法

复位方法可分为手法复位、牵引复位和切开复位三大类。传统的方法是牵引复位,而切开复位以其准确的复位、良好的固定,应用越来越广。方法的选用依骨折的具体情况而定。优选的方法应达到简单,有效,稳定,安全,创伤最小。每种方法都各有其优缺点和适应证。现分述如下。

(1)手法复位:用手的力量,使骨折段回复到正常位置。由于上颌骨附丽的肌肉力量薄弱,单纯的上颌骨骨折多数用手即可复位。尤其在骨折初期,骨折尚未发生纤维愈合时。手法复位方法简便、快捷,对软、硬组织损伤小,在局麻下甚至不用麻醉即可完成。缺点是手法复位力量有限,骨折时间较久,已有纤维连接者,常不易手法复位。对多发性骨折、粉碎性骨折,则不易使多数骨块同时复位,对此手法复位效果差。

(2)牵引复位:多用于手法不能完全复位者,或复位时机延误,骨折已呈部分纤维愈合,不能手法复位者。面中份骨骼血供丰富,骨愈合快,在两周左右已纤维愈合,可利用橡皮筋强大而持续的牵引力,使骨折段复位。根据牵引时的支撑位置可分为如下。

1)颅颌牵引:先在头部制作石膏帽,并将牵引支撑杆固定在石膏帽上,金属支撑杆在面部前方的位置依牵引方向而定。在骨折的上颌牙上行单颌牙弓夹板固定,用弹性橡皮筋将上牙弓夹板与支撑杆连接,将移向内、后的上颌骨复位。

2)颌间牵引:在上、下颌牙列上固定带挂钩的牙弓夹板,将橡皮圈分别套在上、下颌弓杠的挂钩上。橡皮圈的方向依复位方向而定,使上颌骨复位到正常的咬合位置上。该法适用于部分或单侧上颌骨骨折。移位后的上下牙呈反殆者,由于上颌牙与下牙之间有一定的超殆关系,颌间牵引需与颅颌牵引配合,方能使上颌牙复位到正常超和位置;颅颌牵引使上颌骨大致复位后,精确的复位调整也需要配合颌间牵引,使上颌牙精确复位到正常的咬合关系位,二者常配合使用。

(三)非开放复位后的固定

手法复位和牵引复位后,均需进行骨折段固定。常用的固定方法为上颌牙单颌固定或上、下颌之间的颌间固定。

1.单颌牙弓夹板固定

仅适用无明显移位或手法易复位的单侧上颌骨或牙槽突骨折。在复位后,将骨折块上的牙与上颌其他部位牙用牙弓夹板连接成一整体,以限制骨块活动。

2.颌间固定

在上、下颌牙弓上分别放置牙弓夹板,在上颌骨折处断开夹板,利用下颌骨作支持点,对位牵拉,达到上颌骨的复位固定。

以上两种固定均需借助上、下颌骨上的牙作固位体,必须有较整齐而且牢固的牙列方能获得稳定的固位。如果患者为儿童,且处于乳牙期或乳恒牙交替期,乳牙牙冠短而圆,不易放置牙弓弓杠,换牙期的乳牙松动,不能获得稳定的固位;老年人牙列部分缺失者,余留牙数目少,弓杠放置不牢,牵拉力由少数牙承担,容易导致余牙牙周受损而松动;上颌外伤多系直接暴力,常伴牙齿损伤,牙折断、松动,甚至脱落,部分牙列缺失也较多见。牙周病患者多数牙松动,也不能承受颌间牵引。牙弓夹板固定,需要牙齿具有较好的条件。

颌间牵引固定还有一个最大的缺点就是伤者不能张口,不能进半流质或普食;不能进行正常的语言交流。在长达4周以上的固定期间,社会交际和日常生活均将受到很大的影响。

另外牙弓夹板固定后,口腔清洁困难,食物容易堆积在弓杠周围的间隙内,大多数患者常出现不同程度的牙龈炎症。

3.颅颌固定

利用头颅部固定上颌骨。先在头部制作石膏帽,并在制作石膏帽时预置牵引、固位用的金属支架。在上颌骨复位后,再用直径0.5mm左右的不锈钢丝连接支架与上颌牙弓夹板进行固定。钢丝的方向要能对抗上颌骨折段移位的倾向。有时,钢丝需穿过面颊部进行固定。

石膏帽的制作:用一弹性线套套于头部面上1/3处,并在额部及枕部骨隆突处加垫薄棉垫,将石膏绷带(成品或临时制作,在普通纱布绷带上均匀撒布薄层石膏后,松松卷起即可)置于水中。浸透后即水平缠绕头部。下缘平眉弓、耳根部及枕骨粗隆稍下方(如果在枕部骨突下方太多,则倒凹大,石膏帽凝固后很难从头部取下),上缘露出头顶。绷带缠绕5层左右,预置金属支架。支架的位置可根据牵引方向而定。支架基部应制作固位形,如矩形等,并有一定的曲度,使之与头部外形一致。继续缠绕石膏绷带,并在支架基部局部加厚加固,以防牵引时支架松动。在石膏凝固之前,将弹性线套的上、下部分翻转至石膏帽上,再缠绕一层石膏绷带,以固定线套,迅速修整上、下缘,使之圆润平滑。过低的下缘应适当调整,以免压迫眼球及耳郭。缠绕绷带时,注意不要过松或过紧,石膏帽的直径在凝固过程中,有一定程度收缩。太紧常致难以忍受的头痛,太松则固位差。将石膏绷带以自然状态展开、缠绕即可。石膏帽制作完毕后让其留在头部,凝固成形后方可取下,否则容易变形。24h后再加力牵引,固定。

4.金属丝组织内悬吊固定

用0.5mm直径的不锈钢丝将活动的上颌骨折段固定在上方的骨骼上。骨骼部位必须有足够的强度,通常选择面中份骨质增厚的支撑柱,作为钻孔、拴结的部位。如梨状孔边缘、眶下缘、眶外缘、额骨、颧突等部位。需在接近梨状孔的口腔前庭沟尖牙凹处或睑缘下皮肤皱褶处或眶外缘皮肤作一1.5～2.0cm的小切口,暴露骨面并钻孔。不锈钢丝穿入骨孔后,再穿过面颊深部组织,最后与上颌牙弓夹板拴结,使下方的骨折段固定在上方骨骼上。该法仅适用于单一骨折线的上颌骨骨折,且能通过手法复位完全复位者。该固定方式固位力和稳定性有限。

5.克氏针骨内固定

克氏针骨内固定适用于上颌骨骨折后无明显移位或易于复位者。将克氏针经皮肤钻入正常骨骼和已复位的骨折段,使二者通过克氏骨针串联成一个整体。有时,为防止骨折段的旋转或移位,可插入两根钢针。钢针插入经过的部位,必须有厚实的骨质,以保证固定的稳固性。钻入骨针时,要很熟悉骨骼的结构和解剖位置,以保证插入位置的准确性。特别是面中份骨骼大都薄而不规则,准确插入有相当的难度。对此,克氏针法现已少用。

(四)开放复位、内固定

手法复位和牵引复位比较适用于,上颌骨单纯性骨折。对一分为二的上颌骨下份骨折段,可以用手或弓杠夹板复位。但上颌骨骨折,有相当多的是多骨折线的多发性骨折,或粉碎性骨折。累及面中1/3的多个骨骼,如颧骨、颧弓、眶周及鼻骨、筛骨,这些受累骨骼远离口腔,错位后不能通过移动上颌牙齿来移动错位的骨折段。必须切开软组织,暴露骨骼,使骨折段直接显露,并在直视下对骨折片一块一块地拼对,并立即进行微夹板固定,使之达到精确的解剖学复位,重塑面部原有外形,使面中1/3的骨折做到形态和功能的完全恢复。开放复位、微型夹板内固定技术的广泛应用,使面中份多发性骨折和粉碎性骨折的治疗效果,得到了长足的进步,使面中份多发性复合骨折的治疗取得了突破性进展。切开复位、微型夹板内固定治疗,是面中份复合骨折和粉碎性骨折的首选治疗方案。

手术进路:冠状切口加眼睑下切口或上颌前庭沟切口,骨膜下隧道贯通法。如果是面中1/3上份的骨折复位固定,如眶内、外缘、颧弓骨折,可单纯采用冠状切口;如果是面中份中、下份的骨折,如:上颌骨 Le Fort Ⅱ、Ⅲ型骨折合并颧骨鼻骨骨折。可辅以眼睑下切口或口内前庭沟切口,将各切口分离达到骨膜下,再由骨膜下将各切口贯通,从而获得广泛的暴露。如果是面中份开放性创口,可直接经创口进路,如果暴露不足,可辅助睑下切口或口内上颌前庭沟切口,而单纯的口内上颌前庭沟切口,即可完成上颌骨 Le Fort Ⅰ型骨折,半侧牙槽突骨折,上颌正中分离骨折和部分 Le Fort Ⅱ型骨折的复位和固定。总之,手术进路的确定应以暴露好、创伤小、操作方便、术后瘢痕隐蔽、不影响美观为原则。

固定部位:微型夹板应根据骨折的范围及外形选择与之相适应的夹板。螺钉常选用5～9mm长度的短钉,应固定在面骨增厚的部位,而且要进行多点固定,以达到三维固定,方能获得良好的稳定性。微型夹板常置于面部支撑柱部位,如眶内、外、下缘,颧牙槽嵴、颧弓以及鼻底前嵴下,梨状孔两侧。

(吴清华)

第五节　下颌骨骨折

一、下颌骨骨折的常见部位

下颌骨位于面下 1/3,位置突出,易于受伤。是颌面部损伤最常见的骨损伤。下颌骨各部位骨折发生的概率因各家学者的统计资料不同,有些差别。按华西医科大学口腔颌面外科310 例颌面部骨折的分析,下颌骨折占 60%。该科对最近 10 年收治的 413 例下颌骨骨折部位的分析,颏部(29%),体部(23%),髁;突(21%),角部(17%),牙槽突(5%),升支(3%),喙突(2%)。据第四军医大学口腔颌面外科 348 例下颌骨骨折的分析,好发部位依次是:颏部(41%),下颌体部(37%),髁突颈部(16%),下颌升部最少,而口腔颌面外科学高校教材中提供的资料为:下颌骨骨折以髁突颈骨折多见占 36%,其次是下颌体部(21%)、下颌角区(20%)、颏部(14%),下颌升支和牙槽突骨折较少见,各占 3%,偶尔可见喙突骨折(2%)。

虽然各家的资料显示的比例不尽相同,但有一点是共同的,下颌骨骨折常为多发性骨折,特别是下颌颏部和下颌体部受到暴力打击时,常伴发对侧或双侧髁突颈骨折。该处骨折多系外力经下颌骨传导后间接损伤,伤处隐蔽,容易漏诊。

二、下颌骨骨折的特点

1.下颌骨呈马蹄形,有一弯曲的水平部(下颌体部)和两侧的垂直部(升支部)两骨段之间的角度大,当下颌骨体部外侧受到打击,容易造成下颌体与下颌角同时骨折。

2.马蹄形的下颌骨,也使其受力后容易产生过度的屈曲而折断。

3.下颌髁突颈是下颌骨最薄弱的部位。髁状突位于颅底关节窝内,再加上髁突颈以上包裹于关节囊内,使髁突相对固定。当下颌骨颏部正中受到向后上方的外力打击,升支向后上方移位,而髁突因颅底阻挡位置相对恒定,造成髁突与升支之间的非同步移位而致髁颈折断。当下颌颏孔区或升支部遭受侧向暴力后,升支将沿侧向力方向水平移位而髁突受关节窝阻挡,不能随之移动而折断。

4.下颌骨是颌面部唯一能活动的骨骼,当遭受外力后,容易沿外力方向移位,而髁突受关节窝限制移位小,一个较小的打击力也容易间接造成一侧甚至双侧髁突颈的骨折。髁突颈骨折是下颌骨骨折最常见的部位之一。

5.髁突颈骨折多因间接暴力所致。有时,下颌骨遭受直接暴力打击的部位并未造成骨折,却因力的传导造成髁突骨折。

6.下颌骨骨折时直接损伤与间接损伤并存,呈多发性骨折,容易漏诊。

7.下颌骨正常位置的维持依赖于升颌肌群和降颌肌群的肌力平衡,而这种平衡,又依赖于下颌骨的完整性。一个完整的下颌骨,就像一根杠杆,升、降肌群作用于杠杆的不同部位而达到一个动态的平衡,使下颌骨能行使正常的开、闭口及侧方运动等功能。一旦杠杆折断,力的平衡破坏,骨折片移位将不可避免。

升颌肌群包括咬肌、翼内肌、颞肌,附着于下颌升支,收缩时使下颌骨上移。降颌肌群主要是:颏舌骨肌、下颌舌骨肌、二腹肌前腹,附丽于下颌体部,收缩时下降下颌。

8.下颌骨体上的牙,在骨折后绝大多数均随骨折段移位而致程度不同的咬合紊乱,大多数错𬌗将严重影响伤者的咀嚼效率。部分伤者因后牙早接触,前牙开𬌗而不能闭口,因此语言、吞咽均受影响。

三、下颌骨骨折的常见症状及体征

下颌骨骨折除有一般外伤骨折所具有的软组织肿胀,创口疼痛、出血,骨折段移位和功能障碍外,由于其解剖生理的特点,临床表现也有其特殊性。

(一)咬合错乱

咬合错乱是颌骨骨折最常见、最明显的症状,是判断有无骨折及骨折移位的重要依据,也是颌骨骨折治疗的主要内容之一。

咬合错乱是下颌骨骨折后,下颌体错位的结果。各部位骨折段的移位不同,随之引起的咬合错乱也不同。

(二)骨折段移位

下颌骨处于一种悬空状态.颌骨的位置受颌骨肌群的牵拉,处于一种动态平衡。骨折后,下颌骨的完整性遭受破坏,肌力平衡打破,必然导致下颌骨骨折段的移位。

如上所述,下颌骨骨折段的移位受以下几个因素的影响:①最主要是受肌肉收缩牵拉移位。骨折部位不同,附着的肌肉不同,移位的方向也不同。②骨折线的倾斜方向有时可阻挡骨段移位。③骨折段上牙的存在尤其是对颌牙有咬合者,可减少𬌗向移位。总之,各部位骨段移位有其规律性、相似性,同时又受其他诸因素的影响而有所不同。应结合临床检查和特殊检查,具体问题具体分析。

1.正中颏部骨折

颏部指之间的下颌骨体。此区有两个薄弱点:①正中联合是两侧下颌骨体在正中线上的结合部。②尖牙区因尖牙根长,致使该区骨质相对薄弱,容易在上述两个部位呈线性骨折。颏部是下颌骨的最前部,也是最突出部,极易受到撞击发生粉碎性骨折。

颏部骨折常见有:①单发的正中联合部线性骨折,由于骨折线两侧的肌肉牵引力对等,方向相反,常无明显移位。②颏部双线骨折,正中骨折段受颏舌肌的牵引向后下移位,舌随之后缩,但正中骨折段多呈梯形,舌侧窄,唇侧宽,后退受到一定限制。③颏部粉碎性骨折,舌后坠明显。加之粉碎性骨折创伤大,可能存在的口底血肿会加重舌及口底组织后缩,而且,两侧骨折段受下颌舌骨肌牵拉向中线移位,牙弓变窄,口底组织挤向后方,故此型骨折极易引起上呼吸道梗阻,呼吸困难,甚至窒息。

2.颏孔区骨折

颏孔多位于根尖下方。一般把之间的下颌骨体称为颏孔区。颏孔区骨折的移位情况,可代表尖牙区、前磨牙区和磨牙区下颌体骨折的移位情况。该部位骨折移位,除受肌肉牵拉外还与骨折线的倾斜度有关。下颌体部骨折线,多数是由下颌下缘斜向上、前,由舌侧骨皮质斜向前外。

短骨折段由升颌肌群的牵拉向上移位,并受附着于内斜线后份的下颌舌骨肌牵拉向内移位,并在升颌肌群等诸肌的合力下,发生轻度内旋;长骨折段则主要受降颌肌群的牵拉向下、后移位,健侧下颌舌骨肌还牵拉骨折段略偏向患侧,造成患侧后牙早接触。前牙开始。水平向也有错殆,有明显的咬合错乱。但如果骨折线从舌侧斜向前外侧,则水平向移位不明显;骨折线由上后斜向下前,则垂直向移位不明显。双侧下颌体骨折,移位情况同双侧颏部骨折,多有明显舌后坠和呼吸困难。

3.下颌角部骨折

单纯的下颌角部骨折,骨折线多由角部斜向前上,如果骨折线在咬肌和翼内肌附着区内,则多不发生移位;当骨折线在咬肌前缘,则有明显移位。短骨折段受升颌肌群牵拉向上前,长骨折段被降颌肌群拉向下后,向前的升支与下颌体部分重叠,压迫下牙槽神经血管束,伤者多有下唇麻木的症状。

4.髁突骨折

以髁突颈部骨折多见。折断的髁突被翼外肌拉向前内,位于颞下区较深的部位;下颌升支受升颌肌群的牵拉向上,出现典型的咬合紊乱;单侧髁突颈骨折时,患侧后牙早接触,前牙及健侧后牙开殆;双侧髁突颈骨折时,则为:双侧后牙早接触,前牙开殆。由于髁颈骨折常伴下颌骨体部的骨折,移位情况则视具体伤情而定。

5.多发性骨折

下颌骨多发性骨折比较多见。

骨折片的移位和咬合关系的改变,因骨折段的多少、部位不同而有较大的差别。对其移位判断,一般情况下是:有肌肉附丽的骨折段随肌肉牵引方向移位;无肌肉附丽的骨折段,则沿暴力方向移位。当然,还要考虑骨折线方向,骨折段上牙的情况。真实的移位情况,靠临床检查和三维 CT 等特殊检查,综合分析。

6.喙突骨折

喙突骨折后,一般不发生移位,但因颞肌肌腱挫伤,可导致颞肌痉挛,出现张口受限。如果喙突折断,因颞肌牵拉向上移位至颞凹,移位至颞肌筋膜间隙内,骨折片在数周后,可由纤维结缔组织包裹,不会妨碍功能,可不处理。如果骨折片大,且明显侧方移位,可影响张口功能。经口内下颌升支前缘切开,取出骨折片,或将骨折片复位,骨内固定。

(三)下颌骨活动异常

下颌运动是整体运动,骨折后,则出现分段活动,即所谓的假关节活动。断端两侧的下颌骨、牙弓动度不一致,发生相对运动。

(四)张口受限

多因下颌运动时骨折断端摩擦而剧痛,咀嚼肌运动失调和反射性痉挛、颞颌关节创伤等,使下颌活动受限,不能张口,影响语言、进食和吞咽。

(五)呼吸困难

见于下颌体粉碎性骨折和双侧下颌体骨折,舌体、口底后坠出现呼吸困难。

(六)下唇麻木

下颌骨内有下牙槽神经,骨折断端的移位、摩擦或重叠,均可能压迫、损伤神经,出现患侧下唇麻木。

四、咬合错乱及对策

上、下颌牙在三维空间上的位置关系,是口颌系统在长期的咀嚼过程中形成和不断完善的结果。上、下颌骨固有的位置关系是正确的咬合关系的解剖学基础。下颌骨升颌肌群和降颌肌群在下颌骨静止状态和运动过程中受神经—肌肉系统的调节,协调作用,并在长期的功能活动中,将协调的肌张力记忆下来,使下颌骨处于正常的颌位,则是正确咬合关系的生物学基础。如果颌骨骨折出现移位,附着于颌骨上的牙齿必将随之移位,上、下颌牙的尖、窝对应关系将会出现颊舌水平向、前后向和垂直向的相对位移,出现早接触、开𬌗、反𬌗、锁𬌗和其他尖、窝位置关系紊乱,以及𬌗干扰和创伤𬌗,将严重影响咀嚼等一系列功能,创伤𬌗还会进行性加重牙周创伤,所以必须在骨折后采取措施,恢复正常咬合。

咬合错乱,是口腔颌面部骨折和牙脱位后最常见的症状,也是损伤治疗的主要内容,同时,也是伤后疗效的重要指标。口腔颌骨损伤后,如果出现单个牙的𬌗紊乱,多为牙脱位致单纯性的牙位改变;如果是相邻多个牙的𬌗紊乱,摇动一个牙,相邻牙同步运动,则可能是牙槽突骨折;如果一侧牙或全口牙咬合错乱,牙弓连续性中断,说明颌骨骨折并有错位。可以说,多数牙的咬合紊乱一定是颌骨骨折后错位的结果。

不同部位的骨折,因错位方向和程度不同,可出现不同的咬合紊乱。

不同程度的咬合紊乱,应采取不同的方法来纠正。损伤后立即出现的𬌗紊乱,多因牙、骨段的错位所致,牙、骨段的准确复位可以起到立竿见影的效果。颌间牵引复位和颌间固定可以保证伤后恢复良好的咬合关系。如果因为治疗上的偏差或治疗时机的延误,造成颌骨的错位愈合,轻度错位形成的轻度错𬌗,可通过调𬌗纠正错和;如果再严重一点,则必须通过正畸方法,才能纠正错和;如果下颌磨牙颊尖与上颌磨牙舌尖呈尖尖相对,甚至无咬合,则必须重新切断骨折处或行正颌外科手术,重建上、下颌骨的正常位置关系,方能重建正常的咬合关系。有时,需根据具体伤情,综合采用上述多种方法,方能获得完善的咬合。

调𬌗是矫正轻度咬合紊乱的主要手段,简便、易行,不增加患者的痛苦,易被患者接受。

(吴清华)

第九章　口腔颌面部肿瘤

第一节　良性肿瘤和瘤样病变

一、口腔颌面部软组织良性肿瘤及瘤样病变

(一)色素斑痣

色素斑痣为皮肤先天性良性色素病变。

1.临床表现与诊断

色素斑痣从出生时可见。但多数发生在青春期以后,较明显可见,生长缓慢,可以自行消失或停止生长。交界痣表皮无毛,大小多在几毫米之内。皮内痣或复合痣表面较粗糙,生长较大可见几厘米,多数表面有毛。有毛痣不恶性变。痣长大可引起颜面部畸形。毛痣可发生毛囊炎,出现疼痛症状,压痛。如毛脱落出现痣出血,皲裂,痣长大迅速者,应怀疑恶性变可能。

2.治疗

绝大多数痣可不需治疗。如颜面部痣影响美容时,可手术切除。颜面部痣可以分次切除,也可以一次切除后行游离植皮,一般主张移植全厚皮片。

(二)乳头状瘤

乳头状瘤分为鳞状细胞乳头状瘤和基底细胞乳头状瘤两类。后者包括老年性角化症,称为日光角化肿瘤,肿瘤表面为增生鳞状上皮,覆盖着结缔组织构成柱状核心。

1.病因

乳头状瘤是一种良性上皮肿瘤,多由慢性机械刺激和慢性感染引起。

2.临床表现与诊断

老年性角化症好发于50岁以上老年人,常发生于颞、颊、内眦、额部、手背或前臂暴露皮肤。病变皮肤有色素沉着,呈扁平斑状,表皮棕褐色界限清楚、粗糙有鳞屑。少数疣状增生溃疡可发生癌变。口腔黏膜乳头状瘤呈乳头状突起。表面高低不平,分有蒂或无蒂两种。周界清楚,无粘连。局部常有不良刺激和残根、义齿。口腔乳头状瘤可见在白斑基础上发生。此型有较大恶性变倾向,如恶变时局部生长迅速,有溃疡、出血、疼痛、基底部有浸润。唇、颊、龈及皮肤多发性乳头状瘤伴牙发育不良,多指、并指畸形以及虹膜、脉络膜缺损或斜视时,称为多发性乳头状瘤综合征。

3.治疗

手术切除。基底部切除时应注意切除深度,有足够安全切除缘。标本送病理检查,以明确诊断,排除恶变。

(三)角化棘皮瘤

以前将角化棘皮瘤分类在原发性(特发性)假上皮瘤样增生中,目前已列为一种单独疾病。

1.病因

可能与日晒、长期接触煤焦油及矿物油有关。

2.临床表现与诊断

好发于40～70岁男性,可单发,也可多发,但多数为单发。病变主要累及暴露皮肤,如面、颈、耳、头皮等部。初发时皮肤为坚硬丘疹,生长迅速,成半球形,突起呈粉红结节,中央凹陷似火山口,其中含角质栓,表面毛细血管扩张,去除角质物可见绒毛状基底,3～5周后可增长达1～3cm,甚至5～8cm。但增长到一定程度可静止一段时间,病变逐渐减退,残留瘢痕。口腔黏膜角化棘皮瘤主要发生于唇红部。初起为一小头状病损,生长较迅速。临床常误为癌,以后趋于稳定。本病可自行停止生长,甚至可自愈,故曾有人称为"自愈性上皮瘤"。

3.治疗

在明确诊断的基础上,手术切除或冷冻治疗。术后标本应做病理检查。

(四)皮角

1.病因

皮角为一种癌前期病变,多认为与过度日光暴晒、离子放射等刺激有关。

2.临床表现与诊断

多见于老年,病程较长,可达数十年。好发于颜面部如颅顶、额、颞、唇等。局部肿物为坚硬的角化物,大小不等。表面粗糙,顶端有角化明显,基底部黄或灰黄色。有时皮角可自行脱落,亦可再度生长。

3.治疗

手术切除。

(五)皮脂腺瘤

1.临床表现与诊断

多见于中老年患者,常为单发。好发于眉弓、眼睑及鼻周。病程长,生长缓慢。肿瘤呈圆形结节,表面微黄色,有时中心可见有凹陷呈脐状。

2.治疗

手术切除。

(六)假上皮瘤样增生

1.病因

又称假癌样上皮增生。多因慢性刺激所致表皮良性增生。病变限于溃疡及其附近炎性细胞浸润或内芽组织处。

2.临床表现与诊断

发生于皮肤者可能来自于慢性肉芽性疾病(结核、梅毒或烧伤后创面)基础上。发生于黏膜常伴有牙周炎,不良修复体甚至异物,多来自于特异性炎症基础上。局部病损呈结节、斑块或溃疡,可误为癌,最后确诊需作病理切片检查。

3.治疗

先去除局部刺激因素。应用抗生素。经抗炎治疗无效者,应手术活检。

(七)牙龈瘤

牙龈瘤是泛指发生在牙龈上的一组肿瘤或类肿瘤疾病,根据病理组织结构和临床表现,可将牙龈瘤分为肉芽肿型牙龈瘤、纤维瘤型牙龈瘤、血管型牙龈瘤、先天性龈瘤及牙龈纤维瘤病。

1.肉芽肿型牙龈瘤

(1)病因:由局部刺激因素引起的牙龈区肿物,类似于炎性肉芽组织。

(2)临床表现:牙龈瘤多为牙龈乳头肿块,易出血,粉红色肉芽组织。有蒂或无蒂,基底较宽。

(3)治疗:去除局部刺激因素,包括龈上下洁治,去除不良修复体。切除龈瘤,复发者拔除病牙,刮除牙周膜。

2.纤维型牙龈瘤

(1)病因:为一种真性肿瘤,即牙龈部纤维瘤,也可为局部刺激炎症性增生或肉芽肿型,龈瘤纤维成分增多。

(2)病理:肉芽组织并发纤维化。细胞及血管成分少,而纤维成分多。在较大胶原纤维之间有少量慢性炎性细胞浸润。

(3)临床表现:牙龈瘤不易出血,呈灰白色,有弹性较硬,有蒂,表面呈分叶状,波及牙槽突。

(4)治疗:手术切除。应包括牙槽突和受累牙拔除。如疑恶性变,应送冰冻切片。

3.血管型牙龈瘤

(1)病因:多为妊娠期妇女内分泌变化而发生。

(2)临床表现:龈瘤极易出血,紫红色,柔软,有蒂或无蒂。妊娠所致者可为多发性。

(3)治疗:妊娠期应予观察;如果妊娠后不再消退者可手术切除。

4.先天性牙龈瘤

(1)病因:胚胎发育异常所致。

(2)临床表现:此瘤见于新生儿,牙龈上有肿物。上颌前区牙龈好发。表面光滑圆形,有蒂或无蒂。

(3)治疗:牙龈瘤切除,不易复发。

5.牙龈纤维瘤病

牙龈纤维瘤病亦称牙龈橡皮病。

(1)病因:可分为先天性牙龈纤维瘤病和药物性牙龈纤维瘤病。前者认为是常染色体显性遗传,有阳性家族史。后者为药物引起,如长期服用苯妥英钠引起药物性牙龈增生。

(2)临床表现:上下颌牙龈弥散性增生,其质地坚韧,色泽正常与牙龈相似。先天性比药物性增深更甚。可使牙移位,或将牙冠大部或全部覆盖。

(3)治疗:将增生的牙龈切除,但有可能复发。

(八)脂肪瘤

脂肪瘤是一种肿瘤实质细胞为脂肪细胞的良性肿瘤。

1.临床表现

好发于多脂肪区如颈部、面颊部,位于口内者可发生于口底部。病程一般较长,生长缓慢,无自觉症状。肿块周界尚清楚,质地柔软,有时有分叶呈假波动感。与皮肤无粘连,肿块大小不随体位改变而变化,亦无压缩性。位于黏膜者可呈泛黄色,穿刺抽吸无内容物,此点可与囊肿、血管瘤鉴别。

2.诊断与鉴别诊断

B超可显示为实性肿物。应与先天性浸润型脂肪增生症相鉴别。浸润型脂肪增生症,又称脂肪过多症。为脂肪组织成浸润性增生的瘤样病变,多见于婴幼儿或青少年。临床上可在头颈部一个或多个区域脂肪组织大量增生,并向周围组织尤其肌内浸润。此瘤极罕见,可引起面部严重畸形。如波及咽部时,可引起呼吸困难。

3.治疗

手术切除,较少复发。对于先天性浸润型脂肪增生症的治疗,手术应彻底,否则复发率可达 62% 左右。

(九)纤维瘤

纤维瘤是起源于骨膜、黏膜及牙周膜的结缔组织良性肿瘤。

1.病理

由成纤维细胞、纤维细胞和胶原纤维细胞组成。排列呈束状,纵横交错,细胞长轴与纤维平行。

2.临床表现

可发生面部或口腔内黏膜。发生于面下部皮肤者质地硬,大小不等,表面光滑。界限清楚。发生于口腔内者,常见于牙槽突、硬腭、舌及口底部黏膜,呈圆形突起,有蒂或无蒂,表面光滑,覆盖正常黏膜。发生于牙槽突者可发生牙移位。纤维瘤如处理不当,或手术不彻底极易复发,多次复发可恶性变。

3.治疗

手术切除,切除缘要宽。如位于牙槽突者应拔除有关牙和刮除牙周膜及骨膜,由于纤维瘤与低度恶性纤维肉瘤难以在临床上区别,术中应送冷冻切片检查,以排除纤维肉瘤。

(十)血管瘤

血管瘤为先天性良性肿瘤或血管畸形。

1.临床表现

(1)毛细血管瘤由大量错综交织的毛细血管构成,管腔较小,有时呈未开放毛细血管,有时只见内皮细胞聚集,而未形成管腔。毛细血管间为少量纤维组织,无炎性细胞浸润。毛细血管瘤主要发生于颜面部皮肤,口腔黏膜少见。多数在婴儿或出生后发现。女性多于男性。有两种类型:一种称葡萄酒斑状血管瘤,即病变与皮肤表面平,周界清楚,呈鲜红或紫红色。大小不一,手指压迫肿瘤,表面颜色可退出,而去除压迫时,即恢复原来大小和色泽。另一类型称杨梅状样血管瘤。血管瘤突起于皮肤,高低不平,似杨梅状。

(2)海绵状血管瘤由大小不等的血窦所组成,窦壁内衬内皮细胞,血窦有菲薄结缔组织为隔。有时血窦内有血栓,血栓钙化形成静脉石。海绵状血管瘤好发于口腔颌面部颊、颈、眼睑、唇、舌及口底。一般在皮下及黏膜下,呈淡蓝色或紫色。如果血管瘤较深时,皮肤黏膜色泽正常。肿瘤界限不清楚。压之体积可缩小,压力去除后即恢复正常。扪诊时可检及静脉石,质地柔软、光滑。体位试验阳性。穿刺可抽出血液且可凝固。

(3)蔓状血管瘤又称葡萄状血管瘤,是一种迂回弯曲不规则而有搏动性的血管瘤。主要由血管壁显著扩张,动脉与静脉直接吻合而成,故亦称为先天性动静脉瘘或畸形。由厚壁的静脉和动脉型血管所构成的病变,为胚胎期血管畸形的真性肿瘤。临床上蔓状血管瘤常见于成年人,好发于颞浅动脉所在颞部或头皮下组织。皮肤色泽不变或呈红斑;有时皮下可见血管呈念珠状迂曲,扪诊有明显搏动,听诊有吹风样杂音,局部皮肤温度较正常皮肤高。蔓状血管瘤可与毛细血管或海绵状血管瘤同时并存。

2.诊断与鉴别诊断

主要依据病史和各类型临床表现可以做出诊断。鉴别诊断要考虑以下几点。

(1)皮肤毛细血管瘤与皮肤血管痣的鉴别皮肤血管痣表面血管扩张,皮肤内有红色素沉着,压迫时不发白。

(2)蔓状血管瘤与动脉瘤或后天性动静脉瘘的鉴别动脉瘤为动脉壁中层弹性纤维病变所致的一种瘤样扩张。甚至破裂通入伴行静脉所致,一般位于较深和局限。

(3)蔓状血管瘤与假性动脉瘤的鉴别假性动脉瘤常因动脉破裂,血液潴留于软组织内而形成的一种搏动性病损,病理检查可见纤维壁及血凝块。为了明确肿瘤的侵犯范围还应行以下特殊检查:海绵状血管瘤位于深部者常需作瘤腔造影,以明确血管瘤范围及侧支循环情况。蔓状血管瘤:治疗前常需作颈动脉造影。常用经股动脉选择性血管瘤造影及数字减影血管造影术(DSA)。对血管瘤不作活检,也不主张盲目穿刺或盲目探查,否则有引起大出血的危险。

3.治疗

(1)观察对于真性血管瘤尤其是婴幼儿期,有缓慢消失特点,因此可以考虑严密观察;但如发展迅速时,也应及时手术切除。

(2)激素治疗仅适用于婴幼儿血管瘤(海绵状型、毛细血管型或混合型)。此外,如果血管瘤极大,生长迅速或用其他方法治疗有困难者,可试用激素治疗。具体方案:隔日1次,顿服2~4mg/kg泼尼松(强的松),1个月为一疗程,间隔4~6周可继续另一疗程,但应注意,用药过程无效时应停药。如患者有结核或急性感染应禁用。有作者曾用倍他松或大剂量醋酸泼尼松行瘤内注射,也获得血管瘤缩小的结果。此外,应用激素于婴幼儿血管瘤,可达到缩小瘤体,术中减少出血的目的。

(3)手术治疗适用于能手术切除的患者,也适应于颌骨中心性血管瘤及蔓状动脉瘤。对于巨大型海绵性血管瘤,术前必须先行瘤腔造影,了解波及范围及侧支循环情况,多采用综合治疗,手术仅是治疗中的一种手段。对于蔓状动脉瘤,术前更应周密计划,可以采用明胶海绵选择性栓塞技术栓塞血管后,再进行蔓状动脉瘤切除手术。

(4)硬化剂治疗适用于海绵状血管瘤,采用5%鱼肝油酸钠,可采用小剂量多点瘤腔内注射,每次间隔7~10d,也有人报道采用大剂量5%鱼肝油酸钠瘤腔内注射,但一次最大剂量不超过8~10mL。5%鱼肝油酸钠硬化剂治疗机制是促使血管瘤内膜反应性增生或形成栓塞,闭塞管腔,使血管瘤纤维化。

(5)冷冻治疗适用于黏膜下海绵状血管瘤。激光治疗,主要采用钕钇铝石榴石 Nd:YAG激光。对于口腔黏膜下海绵状血管瘤可有特别好的治疗效果。氩离子激光,主要适用于葡萄酒色斑,有一定疗效。

（6）微波热凝治疗杨振群报道应用微波热凝结合手术治疗大型海绵状血管瘤，采用 WBL4 型 2450nm 肿瘤微渡热凝治疗机，最大输出功率为 200W，单根或多根辐射天线，将针状天线直接插入瘤体，进行热凝，治疗功率为 20～80W，持续 30～180s，经微波热凝后，瘤体组织发生热凝固变性，失活组织可液化和吸收，为纤维结缔组织替代，手术仅切除碳化了的瘤体组织即可。

微波热凝为大型海绵状血管瘤综合治疗方法之一。微波热凝治疗海绵状血管瘤，手术创口愈合时间常延迟，其原因是热凝对切缘皮肤的损伤。有部分病例可直接损伤面神经，尤其腮腺咬肌或颊区海绵状血管瘤。

（十一）淋巴管瘤

淋巴管瘤是淋巴管发育畸形所形成的一种良性肿瘤。

1.临床表现

根据临床表现组织结构可分为 3 种类型：毛细管型、海绵型及囊肿型。

（1）毛细管型好发于舌、唇、口腔黏膜内，软组织表面可见黄色透明物突起，小圆形囊性结节状呈点状病损，无色柔软，无压缩性。毛细管型伴合并有毛细血管瘤时称淋巴血管瘤，可导致巨舌症。毛细血管型淋巴管瘤在显微镜下可见由错综交织的毛细血管构成，管腔常甚小，可见到未开放毛细血管或内皮细胞聚集而形成管腔，毛细血管间有少量疏松纤维组织。

（2）海绵型好发于颊部皮下组织。可波及皮肤全层，扪诊柔软，周界不清，压之体积无缩小。体位试验阴性。海绵型淋巴管瘤在显微镜下可见淋巴管极度扩张弯曲，构成多房性囊肿，似海绵状。

（3）囊肿型又称囊性水瘤。多为出生时即发现，90％病例在出生 2 周时发现。国内文献报道多见于颌下；颈后三角应为好发部位。为多房性囊肿，扪诊柔软，有波动感。穿刺可抽出淡黄色清亮液体，体位移动试验及压缩试验均为阴性。显微镜下，囊性水瘤由大小不等形态不一的管腔和裂隙组成，腔内可见有少数淋巴细胞，腔壁为结缔组织，内衬一层扁平的内皮细胞，可见到淋巴管硬化及阻塞。

2.治疗

（1）毛细管型可选用低温冷冻或激光治疗；也可行手术部分切除。

（2）海绵型由于肿瘤周界不清，手术难以达到根治。手术切除的目的主要为改善外形。近年来，有学者报道应用平阳霉素行瘤内注射，可使海绵状淋巴管瘤病情稳定，其远期疗效尚待进一步观察。

（3）囊性水瘤多主张手术切除，如果病情稳定可以观察在 1 周岁左右为宜，如果病情发展迅速，影响呼吸者，应及时手术切除。手术切口要充分暴露手术野，术后行预防性气管切开，有利于术后呼吸道通畅，避免呼吸道梗阻。对囊性水瘤未能完全切除干净者，对局部残留肿瘤组织用苯酚烧灼，酒精还原，生理盐水冲洗。术后还应严密随访，观察有无复发。

（十二）神经鞘瘤

1.病因

神经鞘瘤又称施万细胞瘤来源于神经鞘膜细胞的良性肿瘤，全身各部位均可发生，其中以头颈部多见，头颈部又好发于颈部和舌部。

2.临床表现

好发于青壮年,男女比例约 1.5:1,肿瘤生长缓慢,无痛性肿块,质地中等或偏硬。肿块周界清重,有时呈分叶状,质地较硬,有的可呈囊性,穿刺抽吸时可抽出褐色血性液体,不凝固,可区别于血管瘤。肿瘤活动度与神经的方向有关,一般只能侧向移动而不能向长轴上下移动。临床症状与神经来源关系密切:来自末梢神经者表现为无痛或有压痛的肿块,来自颈交感神经者常使颈动脉向前移位,并可出现颈交感神经综合征;来自迷走神经者,颈动脉向前向内移位,偶尔可出现有声音嘶哑的症状;来自面神经者,常误为腮腺区混合瘤,有时有抽搐的前驱症状;来自舌下神经者,可表现为颌下区肿块。

3.诊断与鉴别诊断

一般情况神经鞘瘤诊断不困难,可借助于 B 超波或穿刺液体做出诊断。但对于颈上部深层部位的神经鞘瘤,常应与颈部动脉体瘤、腮腺深叶肿瘤、颈部恶性淋巴瘤及颈部转移癌等相鉴别,有时尚需借助于 CT、MRI,或动脉造影、数字减影(DSA)技术。

4.治疗

手术摘除神经鞘瘤;行包膜内剥离术(又称囊内摘除术)可避免神经断裂,减少并发症。来自于重要神经干者,更应仔细沿长轴方向细心分离,切禁贸然切断,否则可造成功能障碍的后遗症。有学者提出对迷走神经或面神经来源者,主张充分显示神经与瘤体后,在显微镜下沿神经纵轴方向仔细分离,以保全神经功能。如重要神经万一被切断,应尽可能立即行端端神经吻合术或移植术。神经鞘瘤如手术彻底很少复发,但亦有个案报道恶性变者。

(十三)神经纤维瘤

1.病因

神经纤维瘤是由神经鞘细胞及纤维母细胞两种成分组成的良性肿瘤。

2.临床表现

青少年多见,甚至儿童期也可见。生长缓慢,好发于额、颞、颈皮,也可见于颈部和腮腺区,口腔内多见于舌部。颌面部神经纤维瘤特点表现为:皮肤呈大小不一的棕色斑,或呈黑色小点成片状病损。肿瘤呈多发的结节或丛状生长。皮肤松弛呈悬垂状下垂,遮盖眼部造成面部畸形。如感觉神经扪诊可有明显压痛。肿瘤质地软,血运丰富,但不能压缩,可压迫邻近骨壁吸收,枕部神经纤维瘤可伴有先天性枕骨缺损。多发者全身皮肤均有色素斑点或皮下结节状病损,称神经纤维瘤病。凡体表棕色斑大于 1.5～3cm,有 5～6 个以上者,即可确诊为神经纤维瘤病。神经纤维瘤病可有家族史,为显性染色体遗传。

3.治疗

手术切除。对于局限性神经纤维瘤可以一次性切除。对于巨大肿瘤应根据具体情况定手术方案,一般做部分切除以改善畸形及部分功能。如果对巨大神经纤维瘤病行一次全部切除时,应该充分做好术前准备,制订周密计划,备好血源,采用低温,降压全麻。因为大多数神经纤维瘤组织血管丛生,存在大小不等静脉血窦,皮下组织脆弱,术中难以彻底止血。手术切除肿瘤宜在正常组织内进行分离,大面积组织缺损时,可采用皮瓣或肌皮瓣游离移植修复术中采用颈外动脉栓塞技术,也可减少术中出血。

(十四)嗜酸性淋巴肉芽肿

1.病因

嗜酸性淋巴肉芽肿的病因尚不清楚,主要为淋巴结肿大,淋巴增生及嗜酸性粒细胞浸润,并可侵犯淋巴结外的软组织,呈肉芽肿病变。

2.临床表现

嗜酸性淋巴肉芽肿好发于男性。男女比例为10:1。发病年龄从幼儿到老年均可发生,但以30~40岁最常见。好发于腮腺区、颊部、颌下区及肘部;也可腮腺区及肘部同时发生。本病主要侵犯颜面皮肤、皮下、结膜下组织、涎腺淋巴结。病变肿物与皮肤粘连,界限不清。局部病变皮肤粗糙、增厚、色素沉着。自觉皮肤发痒,局部有皮肤抓痕。淋巴结肿大除见于腮腺区外,多见于肘部后侧淋巴结。化验嗜酸性粒细胞绝对计数升高,常超过$300×10^9/L$以上。

3.治疗

(1)对放疗敏感,应酋放射治疗为首选。

(2)激素治疗也可有明显效果,多发者可以用小剂量环磷酰胺化疗和激素一起应用。

(3)手术不易彻底,术中渗血较多,但局限性病变也可采用,术后辅助放疗。

二、颌骨良性肿瘤及瘤样病变

根据组织来源,可分为牙源性肿瘤和颌骨瘤样病变。

(一)牙源性良性肿瘤

牙源性良性肿瘤是由牙源性上皮和牙源性间叶组织发生的一类肿瘤。

1.成釉细胞瘤

成釉细胞瘤是牙源性良性肿瘤中最常见的一种类型,根据国内5所口腔医学院校口腔病理科的统计,占口腔颌面部肿瘤的3%,占颌骨肿瘤中35%(不包括颌骨囊肿),占颌骨牙源性肿瘤约63.2%左右。

(1)临床表现:多发生于20~40岁青壮年,以20~29岁为最多见的年龄,男女性别无明显差别。80%~90%发生于下颌骨,约70%位于下颌骨磨牙区及升支部,约10%发生于上颌骨,还可发生于口腔软组织,极少数可发生于垂体和四肢长骨。长骨好发于胫骨。壁性成釉细胞瘤占所有成釉细胞瘤患者的约5%。肿瘤生长缓慢、病程较长,最长可达数十年。早期无自觉症状,后期颌骨膨隆,压迫性生长可引起面部畸形和功能障碍。上颌骨的成釉细胞瘤增大时,可波及鼻腔发生鼻塞,侵入上颌窦波及眼眶、鼻泪管时可使眼球移位、流泪及复视。下颌骨肿瘤增长时;可引起骨密质压迫性吸收变薄后。可在部分区域内扪及乒乓球感。穿刺时呈黄色、黄褐色液体,可含有胆固醇结晶。肿瘤侵犯牙槽嵴时可引起牙松动、移位和脱落。瘤表面黏膜受到对殆牙的咬伤,可出现有牙痕和溃烂,少数病例有继发感染,局部疼痛。可因切开或拔牙等原因,牙槽窝中见到肿物或不愈瘘道,有稀薄脓性液。成釉细胞瘤的X线中表现有4种类型,其中以多房型最多见,其次为蜂窝型、单房型,局部恶性破坏型最少见。多房型以大房为主,房隔清晰,分房大小相差悬殊,成圆形或卵圆形相互垂直重叠,有清晰的边缘,边缘有切迹及有密度增高的线条。肿瘤含牙或不含牙,骨密质压迫变薄呈膨胀变化,以唇颊侧为甚。牙可被推移位,牙根呈锯齿状或截根状吸收。

根据囊状分房大小又可分为两种:一种是囊状分房大小相差不大,此型与多房性牙源性囊肿不易区别；另一种囊性分房大小相差悬殊，大如核桃或更大，小如黄豆大小。多房型成釉细胞瘤与多房性囊肿在 X 线上有两点可作为鉴别参考：多房性囊肿分房大小均匀，成釉细胞大多是大小相差悬殊；多房性囊肿常使牙及牙根移位，偶有压迫吸收，而成釉细胞瘤可使邻牙侵蚀呈锯齿状吸收。

（2）诊断与鉴别诊断。根据病史，临床表现，X 线特点，一般可做出诊断与鉴别诊断。术前如抽出有囊液，一般呈黄褐色，无脱落上皮细胞及黄白色片状角化物，可与角化囊肿鉴别。

（3）治疗。主要为手术治疗。鉴于成釉细胞瘤属临界瘤，局部呈浸润性生长，切缘要求在肿瘤外正常组织 0.5cm 以上行颌骨切除术，截骨后骨缺损作立即骨移植术修复骨缺损，或用钛合金板暂时固定骨折端两侧。如有继发感染一般应先控制感染，如感染创口需立即植骨者。应首选血管化髂骨肌瓣修复骨缺损。对范围较局限，保证足够切除缘时可作下颌骨方块切除，保留下颌骨连续性。此外，目前也还有学者，特别在日本，主张做保守性彻底刮除术。术后定期严密随访，如有复发，再作刮除或截骨术。对壁性成釉细胞瘤，目前多采用囊肿治疗的术式，采用彻底刮除术，一般不会复发。上颌骨成釉细胞瘤，应考虑行上颌骨切除术，缺损区用赝复体修复。

近年来有学者报道用冷冻自体肿瘤下颌骨再植获得成功的病例，但应严格掌握适应证，主要适应于下颌骨连续性尚未破坏者。成功的关键是术中尽量去净骨腔中残余瘤体，遵守快速冷冻，缓慢复温，反复冻融原则。最大限度地杀灭肿瘤，还可尽量保留骨段的原有长度和外形。对于下颌骨下缘已遭受肿瘤侵蚀或软组织不足的患者，不宜选择自体骨冷冻再植术。

2.牙源性钙化上皮瘤

牙源性钙化上皮瘤是较少见的牙源性肿瘤，1958 年 Pindborg 首先将其肿瘤描述为独立病理类型的牙源性肿瘤。因此，此瘤又称为 Pindborg 瘤，以往曾称为非典型成釉细胞瘤或囊性牙瘤等。

（1）病因：为起源于成釉器的中间层细胞牙源性良性肿瘤。

（2）临床表现与诊断：牙源性钙化上皮瘤极少见，占牙源性肿瘤中 1%～2% 左右。临床多见于中年人，无性别差异。约 2/3 病例肿瘤发生于下颌骨前磨牙及磨牙区。病变部位可含有埋伏牙，一般无自觉症状，仅见颌骨膨胀而引起面部畸形。少数可发生于颌骨外的黏膜中，下颌牙龈区及颌下区。X 线片显示：颌骨内有一界限清楚的透光阴影，其中有大小不规则钙化点，阴影可呈单房或蜂窝状，临床易误诊为含牙囊肿或成釉细胞瘤。

（3）治疗：手术切除肿瘤，因手术有不彻底易复发特点，故主张做颌骨部分或半侧下颌骨全切除。肿瘤较小者做下颌骨方块切除术。

3.牙瘤

牙瘤是由成牙组织发生高分化的混合性牙源性良性肿瘤。由一个或多个牙胚组织异常发育增生形成。

（1）临床表现与诊断：多见于青年人。肿瘤生长缓慢，早期无自觉症状。牙瘤所在部位骨质膨隆，牙瘤压迫神经者可引起疼痛、麻木。大多数在拔牙或继发感染时才发现牙瘤。X 线片示：颌骨膨胀，有很多大小形态不同，类似发育不全的牙影像，或透射度似牙组织的一团影像，与正常骨组织之间有清晰阴影。牙瘤与囊肿同时存在者称为囊性牙瘤。

(2)治疗:手术摘除。

(二)骨源性良性肿瘤及瘤样病变

为来自于骨骼系统的良性肿瘤。

1.颌骨隆突

颌骨隆突又称骨疣。为颌骨局限性发育畸形。

(1)临床表现与诊断:主要发生于硬腭中缝及下颌骨前磨牙舌侧。前者称腭隆突,后者称舌隆突。临床表现为无痛性肿块,常在义齿修复时无意中发现。X 线片示骨密度增生的透光区。

(2)治疗:一般无须处理。如果影响全口义齿固位时,可做局部铲平。

2.骨瘤

骨瘤是一种常见良性肿瘤,仅发生于膜内外骨的骨组织,为起源于成骨细胞的良性肿瘤。

(1)临床表现与诊断:多见于 40 岁以上的中年人。发生于骨内者称为中央型;发生于骨表面者称为周围型。中央型引起颌骨膨胀,周围型常表现为圆形、卵圆形骨性肿物,界限清,表面光滑,与颌骨之间有狭窄的骨性蒂或宽广的附着。骨瘤好发于颅骨、额骨;也可发生于上、下颌骨。肿瘤生长缓慢,界限清晰,扪诊时质地硬。部分病例可造成面部畸形。如果发生于额骨或眶骨者还可能压迫视神经。X 线片见到比正常骨组织密度还要高的团块状钙化影,周界清晰。骨瘤一般不恶变。可为多发性,常有遗传倾向。

(2)治疗:一般可以完全切除。额面骨瘤向颅前凹发展,压迫视神经时,完全切除有一定困难。应与神经外科、眼科合作,作颅骨部分切除或部分咬除减压术。对于多发性骨瘤伴有表皮样囊肿者,应定期检查直肠,排除多发性肠息肉癌变,并应及时处理。

3.骨化性纤维瘤

骨化性纤维瘤为颌骨内常见良性肿瘤,来源于颌骨内成骨性结缔组织。由于所含纤维组织多少及其钙化程度不同,又分为骨化纤维瘤和纤维骨瘤两类型。

(1)临床表现与诊断:多见于儿童与年轻人,女性好发。病损为单发性,上下颌骨均可发生。但以下颌骨;常见。早期无自觉症状,以后逐渐出现颌骨膨胀及面部畸形。下颌骨骨化纤维性瘤可因继发感染出现类似骨髓炎的症状。上颌骨骨化纤维瘤常可波及颧骨和引起咬合错乱。有时临床上骨化性纤维瘤难与骨纤维异常增生症鉴别。X 线表现:根据骨化程度不同,表现不一。颌骨局限性膨胀,密质变薄,周界清楚,密度的降低透光区。可为单房或多房,可含有或不含致密钙化影。

(2)治疗:手术治疗。原则上应行肿瘤切除术。下颌骨切除后如骨质缺损过多应立即行植骨术;上颌骨缺损应行赝复治疗。

4.骨纤维异常增生症

骨纤维异常增生症又称为骨纤维结构不良,属颌骨骨纤维病损,为骨内纤维组织代替骨组织的增生,过程。

(1)临床表现与诊断:多见于儿童及青年时期发病。女性多见,男女之比为 1:2。颌骨呈进行性肿大,青年期后可停止或速度减慢。多见于上颌骨及颧骨。可为单骨性,也可为多骨性。多骨性最常见于颅骨、颌骨,还可累及肋骨、盆骨及长骨。后期常引起颌面部畸形及咬合功能障碍或眼球移位、鼻塞等症状。

X线影像表现多种多样,常可分为毛玻璃型、硬化型、囊肿型及混合型4种,以毛玻璃型占多数,约为50%以上,其次为混合型。硬化型及囊肿型少见。典型X线表现为颌骨膨胀,周界不清的毛玻璃状密度阴影。骨纤维异常增生症同时伴有皮肤色素沉着及性早熟时,称为奥尔布顿特综合征。

(2)治疗:对单骨性能手术根治者应行全切除术;对多骨性一般行保守性外科治疗,局部切除以改善外部畸形与功能。

(程传花　杨美静)

第二节　口腔颌面部软组织囊肿

口腔颌面部软组织囊肿分两类:潴留性囊肿和发育性囊肿。潴留性囊肿多见于涎腺囊肿,如舌下腺囊;肿、颌下腺囊肿、腮腺囊肿。本节重点讨论口腔颌面部常见潴留性囊肿和发育性囊肿。

一、皮脂腺囊肿

皮脂腺囊肿为皮脂腺排泄管阻塞而形成的潴留性囊肿。

(一)临床表现与诊断

皮脂腺囊肿可以发生在面部任何部位,但好发于面颊及额部。囊肿生长缓慢,周界清楚、呈圆形,质地软,顶部与皮肤粘连,中央有一小黑点,囊肿内容物为乳白色粒状或油脂状物,可常伴有继发感染而出现有疼痛和化脓症状,极少数病例可癌变为皮脂腺癌。

(二)治疗

手术切除皮脂腺囊肿。切除时应包括囊肿及粘连皮肤一并切除。有继发感染时,应先控制炎症后,再行手术。

二、牙龈囊肿

牙龈囊肿来源于牙板上皮剩余或龈上皮钉的囊性变。也可以为外伤性植入上皮,可分为婴儿牙龈囊肿和成年牙龈囊肿。

(一)临床表现与诊断

新生婴儿1~2个月内,下颌前牙黏膜上见到白色球状物,大小似粟粒状,数目不等成年牙龈囊肿好发于下颌尖牙前磨牙区、游离牙龈或附着龈。

(二)治疗

婴儿牙龈囊肿不需治疗,待观察。成人牙龈囊肿局部手术切除,无复发倾向。

三、甲状舌管囊肿

甲状舌管囊肿为胚胎时甲状管退化不全,残留上皮而形成囊肿。在胚胎第4周时甲状腺始基因舌盲孔部开始向下生长,第7周时发育成甲状腺向下延伸的上皮索条,中间空心为甲状导管,此导管在第8~10周即消失,如未消失在舌盲孔与甲状腺峡部之间上皮管道残留即形成甲状舌管囊肿。

（一）临床表现

多见于1～10岁儿童，亦可见于成年人。80%在30岁以下，50岁以上占8%左右。囊肿位于胸骨切迹至舌根部中线或稍偏中线，也可位于舌骨水平或舌骨之上，约1%左右在中线，38%在中线旁，位于舌骨上方约占17%，位于口底及舌肌，占1%～5%。囊肿生长缓慢，周界清楚，呈圆形，质地软与皮肤无粘连。

囊肿可随伸舌上下活动。囊肿穿刺可抽出透明或微黄的黏稠液体。甲状舌管囊肿可继发感染，溃破后形成甲状舌管瘘，也可无炎症史而形成瘘称为原发瘘。甲状舌管瘘可扪及到一条坚韧索条。

（二）诊断及鉴别诊断

主要依据位于颈中线或中线旁，肿块呈圆形，质地软，随吞咽、伸舌肿块上下活动。穿刺为黄色黏稠液体。甲状舌管囊肿也可用B超协助检查，或以瘘道碘油造影，X线片检查以明确瘘道行走方向。甲状舌管囊肿应与皮样囊肿、颏下淋巴结炎、血管瘤、脂肪瘤及异位甲状腺等鉴别。

（三）治疗

以手术为主，应行甲状舌管囊肿切除术或甲状舌管瘘切除术。甲状舌管囊肿或瘘手术复发率与手术方法密切相关。如手术不当复发率可高达38%左右。复发主要原因是未切除舌骨中份。因此，甲状舌管囊肿或瘘切除术，必须切除舌骨中1/3份舌肌内瘘管，周围行柱状切除。位于舌肌或口底者则不必切除舌骨中段。

四、鳃裂囊肿

鳃裂囊肿是胚胎鳃裂残余而形成的囊肿，属于鳃裂畸形。

（一）临床表现

多见于青少年，生长缓慢，常因上呼吸道感染，囊肿骤然肿大，伴有疼痛。囊肿位于面颈侧方，发生于下颌骨角部水平以及腮腺者为第一鳃裂来源；发生于颈中上部者（大多数在舌骨水平，胸锁乳突肌前1/3附近）为第二鳃裂来源；发生在颈下部者多为第3,4鳃裂来源。临床上以第二鳃裂来源为最常见。囊肿表面：光滑，质地软，有波动感，无搏动，应与神经鞘瘤及颈动脉体瘤相鉴别。囊肿穿刺可抽出囊液，见有棕色或胆固醇结晶的液体。鳃裂瘘可为原发性（先天未闭），亦可为因囊肿继发感染溃破形成。单侧或双侧。可同时有内外两个瘘口或仅有外瘘无内瘘。

第一鳃裂内瘘开口于外耳道；外瘘口通常在下颌角部。瘘道通常在面神经总干内方行走。第二鳃裂瘘口在腭扁桃窝上后方。瘘道越过舌咽神经，穿过颈动脉分叉，沿胸锁乳突肌前缘下行，在舌骨平面至胸锁关节平面任何一点穿过颈阔肌开口于皮肤，形成外瘘口。第三鳃裂内口多位于梨状隐窝在喉上神经内支层侧面进入梨状隐窝或食管入口。

（二）诊断

根据病史及临床表现、穿刺内容物诊断不困难。若鳃裂瘘仅有内瘘口，为不完全瘘，胸锁乳肌深面反复肿胀，扪诊有条索状物通向咽部是重要线索。瘘道造影或咽腔吞钡造影有助于鳃裂瘘的诊断。B超可协助诊断鳃裂囊肿。极少数病例可恶变或囊壁上找到原位癌，但要排除任何转移癌可能性后才能确诊。

(三)治疗

行囊肿摘除术或瘘管切除术。有继发感染者,应先控制感染,待炎症消退再行手术治疗。鳃裂囊肿手术若不适当,复发率极高。手术关键是内瘘口应严密缝合封闭。第一鳃裂瘘与面神经关系密切,紧贴其深层或浅面,或在其上方或下方。在解剖瘘管时应仔细保护面神经。部分病例可能有瘘管或囊肿与腮腺内面神经粘连严重或腮腺有慢性炎症者,可行腮腺浅叶切除术。

五、皮样囊肿及表皮样囊肿

皮样囊肿及表皮样囊肿为胚胎发育时遗留于组织中上皮细胞发展而形成囊肿;也可由于损伤、手术使上皮细胞植入而形成。

(一)临床表现与诊断

皮样囊肿常位于口底部,在下颌舌骨肌、颏舌骨肌、颏舌肌之肿物向口内突出。如在下颌舌骨肌、颏舌骨肌、颏舌肌之下,肿物多向颏部突出。表皮样囊肿还可发生于额部、眼睑.眶外缘.耳后等。肿块质地硬度中等,有面团状感觉,与皮肤或黏膜无粘连。穿刺时,抽不出内容物或抽出白色干酪样物质或乳白色豆渣样分泌物。

(二)治疗

囊肿摘除术。一般囊壁较厚,可行钝性剥离。如囊肿在口底部,手术由口内进路;囊肿位于下颌舌骨肌以下者,手术应从口外进路。

六、畸胎样囊肿

畸胎样囊肿是一种先天性囊性病损,亦称口腔异位胃肠囊肿。

1.临床表现与诊断

多见于儿童,生长缓慢,病程较长,无自觉症状。多位于舌体、口底,也可位于面颈及其他部位。临床上畸胎样囊肿难与皮样囊肿相鉴别。主要鉴别为标本病理内含有胃肠道上皮(或组织)。鳞状上皮或呼吸道上皮较丰富。

2.治疗

囊肿摘除术。

(程传花　杨美静)

第三节　颌骨囊肿

颌骨囊肿的发生率比全身骨骼内发生率为高,因为颌骨内有许多牙发育时期残留的残余上皮,在某种特定条件下,可发生囊肿的始基。颌骨囊肿根据其组织来源、发生部位分为牙源性、发育性和其他三大类。

一、牙源性囊肿

(一)根尖周囊肿

1.临床表现与诊断

根尖周囊肿多发生于上颌骨前牙区,其上方有深龋、残根或死髓牙,大约有85%的根尖周囊肿可引起唇颊侧骨质变薄膨隆,其骨膨隆较其他囊肿(含牙囊肿、角化囊肿)明显。扣诊有乒乓球感。X线片示:单房囊状影像,病灶牙根尖如在囊肿内,该牙的牙周膜及骨硬板影像消失。邻近牙根可被推移位。

2.治疗

根尖周囊肿刮除术。切口通常采用:①弧形切口。主要适用于病变范围小,病牙可保留者,但需作根管治疗、根尖切除术。②梯形切口。适用于病牙不能保留,病变较大的颌骨囊肿。

囊肿与上颌窦穿通或上颌窦本身有炎症时,则应同时作上颌窦根治术,将囊壁与上颌窦整个黏膜一并刮除,填入碘仿纱条,并行下鼻道开窗术。碘仿纱条引出,口腔切口严密缝合,填塞纱条在 3～5d 内抽出完毕,每次剪除一段,直至完全抽出。

(二)始基囊肿

1.病因

始基囊肿发生在成釉器发育的早期阶段,即在牙釉质和牙本质未成形之前发生。这阶段因受到炎症或其他原因,使成釉器的星网层发生变性和液化,渗出的液体潴留形成囊肿。

2.临床表现与诊断

好发于青年人,多发生在下颌第三磨牙及升支部。扣诊有乒乓球弹性感。X线片示:边缘整齐的圆形或卵圆形的透光阴影,多为单房也可为多房性,临床可伴有先天性缺失牙。临床上始基囊肿常不能排除成釉细胞瘤,须在术中冰冻切片做出最后诊断。

3.治疗

囊肿摘除术或囊肿刮除术。囊肿摘除术,骨腔处理十分重要,对较小囊肿可任血液自然充满机化愈合。对较大囊肿刮除术后骨腔则需用碘仿纱条填塞骨腔,术后 3d 再逐步抽除。有学者采用自体髂骨骨松质充填骨腔;也有人报道用经抗原处理后的异体骨充填骨腔,以诱导新骨形成。采用羟基磷灰石充填骨腔也可引导骨形成。

(三)含牙囊肿

1.病因

釉质完全形成之后,在多余上皮与牙冠之间有液体渗出和蓄积形成囊肿。故此,该囊肿内含有一颗牙。如果囊肿来自多个牙胚者,可发生多个含牙囊肿。

2.临床表现与诊断

好发于下颌第三磨牙及上颌尖牙区,也常见到上颌第三磨牙及下颌磨牙区。常有缺牙,如囊肿增大、颌骨膨胀明显可扪及乒乓球感,穿刺抽吸出淡黄色或草绿色囊液。X线片示:囊肿在 X 线片上可显示出一清晰圆形或卵圆形的透光阴影,边缘清晰,周围有白色骨质反应线,同时见到含有完整牙,牙冠朝向囊肿,囊壁连于牙冠与牙根分界处。囊肿多为单房亦可见到多房含有囊肿,其房差大小相近。多房含牙囊肿常应与角化囊肿、成釉细胞瘤相鉴别。此外,极少数个案报道有含牙囊肿癌变为颌骨中心性鳞状细胞癌者。

3.治疗

手术治疗。一般行囊肿刮除术,少数巨大型含牙囊肿引起严重畸形者作颌骨部分切除术。

(四)角化囊肿

1.病因

角化囊肿来自于牙板和牙板残余,也有人认为来自于口腔黏膜基底细胞之错构。世界卫生组织将其归于始基囊肿。但不能解释为什么其含牙率高达 25%～43%。囊内的黄白色油脂样物与始基的清亮液体不同。因此，不少学者认为角化囊肿常表现为始基囊肿，但并非所有始基囊肿都是角化囊肿。

2.临床表现

囊肿多见于 20～30 岁青年患者，好发于下颌骨磨牙区及升支部。下颌骨多于上颌骨，上下颌骨比例为 1：(2～3)。

患者一般无自觉症状，生长缓慢。但常因囊肿继发感染有局部肿胀、溢脓、疼痛，或拔牙后创口不愈合流出豆腐渣样分泌物。颌骨呈膨胀性生长，有 1/3 病例主要向舌侧膨胀，可穿破舌侧骨壁向周围软组织扩张。X 线片表现：囊肿以单房多见，主要位于下颌第三磨牙及升支部，可含牙囊肿较大，常有沿长轴向生长的特点。

3.诊断与鉴别诊断

角化囊肿诊断，主要借助于 X 线片。角化囊肿在 X 线片上表现呈多形性改变，可含牙或不含牙。可为单房也可为多房性。易与牙源性肿瘤如成釉细胞瘤、含牙囊肿混淆，常需借助其他检查和病理检查方能确诊。囊液检查：角化囊肿为全囊性可抽出乳白色或黄色脂样物质。成釉细胞瘤仅少数病例为囊性病损，抽出褐色囊液。含牙囊肿可抽出黄色或草绿色囊液。如囊液作涂片检查。角化囊肿可看到角化上皮，不同角化物。

4.治疗

颌骨囊肿彻底刮除术。病变未引起骨质大部破坏者，可保留骨质，不致引起病理性骨折。囊肿彻底刮除干净后，骨腔用生理盐水冲洗，擦干后，再用苯酚或硝酸银等腐蚀剂作局部烧灼，或用－186℃液氮局部冷冻以消灭子囊。如病变范围太大，已穿破颌骨密质骨波及周围软组织或多次保守治疗复发病例，应行截骨术。无明显感染着可用游离骨移植术立即修复。如有感染创口，则可行显微外科血管吻合游离骨肌瓣游离移植术。如果双侧全下颌骨大部分切除后缺损者，不能立即植骨术时，也可行钛合金板骨连接或钢板骨连接术。对复发性角化囊肿应行截骨术。对于多发性角化囊肿，应对其子女追踪观察。

二、面裂囊肿

面裂囊肿由胚胎发育过程中残留于面突连接处的上皮发展而来，称为非牙源性上皮囊肿，包括球上颌囊肿、鼻腭囊肿、正中囊肿和鼻唇囊肿。

(一)球上颌囊肿

1.病因

胚胎发育时，由球状突与上颌突之间联合缝处的残余上皮发展而来。

2.临床表现与诊断

球上颌囊肿发生于上颌侧切牙与尖牙之间，牙常被排挤而移位。鼻唇沟部黏膜膨隆。上颌咬合片显示侧切牙与尖牙根尖有囊肿阴影。牙根被推移分开。

3.治疗

囊肿摘除术。于口内前部黏骨膜上作弧形切口，按囊肿摘除术常规进行手术。

(二)鼻腭囊肿

1.病因

由鼻腭管(切牙管)残余上皮发展而来。

2.临床表现与诊断

囊肿常出现在切牙的后方或囊肿发生于切牙孔。

3.治疗

囊肿摘除术。

(三)正中囊肿

1.病因

囊肿发生在上颌骨和下颌骨正中央的联合缝内。由上颌左右腭鼻突联合时残留上皮而发生。

2.临床表现与诊断

囊肿位于上颌牙槽骨正中囊肿或位于下颌骨中缝中。一般无自觉症状,多数在牙片偶然发现,腭中央有周界清楚的圆形阴影。

3.治疗

手术摘除囊肿。

(四)鼻唇囊肿

1.病因

胚胎时球状突、侧鼻突的上颌突连接处残余上皮发展而成囊肿。

2.临床表现与诊断

囊肿位于上唇底及鼻前庭内。X线片上颌骨骨质无破坏。

3.治疗

囊肿摘除术。

三、非上皮性囊肿

(一)血外渗性囊肿

血外渗性囊肿亦称单纯性骨囊肿或损伤性骨囊肿。

1.病因

损伤后引起骨髓内出血,机化渗出后而形成,与牙无关。

2.临床表现与诊断

囊肿位于颌骨内。多发生于男性青年人。以下颌骨前磨牙区及骨联合处为好发部位;上颌骨较少见,可发生于颌骨前部。约 50% 的病例有病变部位损伤史。囊肿可呈进行性生长,伴有疼痛。X线片可见到圆形透光区,位于牙根之间,但牙根没有吸收和分离。囊肿边界不清。

3.治疗

手术治疗刮除囊肿内容物,切开囊肿可引起出血,应迅速刮除内容物后,用明腔海绵填塞止血。

(二)动脉瘤性骨囊肿

动脉瘤性骨囊肿是骨组织良性病变,可发生于躯干的任何骨骼中,以四肢长骨及脊柱为多见,颌骨较少见。

1.病因

外伤是致病原因之一。一般认为动脉瘤性骨囊肿是由于某种血循环紊乱,血流动力学改变,导致动静脉吻合,静脉压力增高,血管床扩张、充血,压迫破坏骨组织吸收所致。这种密质骨板内膜被吸收。形成所谓"内吸收"病变,外面有骨膜覆盖,骨膜外有一层新骨沉积,形成薄壳覆盖动脉瘤性骨囊肿。

2.临床表现与诊断

多见于青少年。下颌骨多于上颌骨。以颌骨膨胀、压痛为特征。有近期生长加快史。可引起牙移位,咬合紊乱。囊肿增大时。可引起面部畸形。X线表现无典型特异征象。囊肿呈透光影像,骨膨胀,似球状单房多见,少数为多房或蜂窝状、泡沫状阴影。可见有骨小梁或骨膜反应增生。呈日光放射状或羽毛状密度增高阴影,常需与颌骨中心性血管瘤、巨细胞瘤、囊性成釉细胞瘤和骨肉瘤等行鉴别诊断。最后确诊需病理诊断。动脉瘤性骨囊肿,可合并其他骨病变,最常见的是合并孤立性骨囊肿、巨细胞瘤、骨瘤、骨化性纤维瘤、骨母细胞瘤、血管瘤等。

3.治疗

手术治疗。诊断不明时可在术中行冰冻切片检查。诊断明确后,应作局部彻底刮治。骨腔可用碎骨充填。较大囊肿,行下颌骨切除术,可减少术中出血和术后复发。骨缺损可行立即骨移植修复骨缺损。

（程传花　杨美静）

第四节　恶性肿瘤

一、唇癌与口腔癌

(一)唇癌

1.临床表现

唇癌多发生在唇之一侧,特别常见于中外 1/3 部,此处正是烟斗接触的部位。平均病程可达 2 年以上。病变可表现为增生、疣状等外生型,亦可表现为溃疡型。随病情进展可同时伴有增生和溃疡,边缘外翻高低不平。病损表面常出现血痂及炎性渗出,甚或继发感染。晚期病例可侵及全唇并向颊部、肌层、前庭沟、甚至侵犯颌骨。下唇癌由于影响口唇的闭合功能,可伴严重的涎液外溢。不少病例可有慢性唇部病变历史或在癌周伴有白斑等癌前病损。根据淋巴流向,可出现颏下、颌下、颈深上淋巴结转移;对上唇癌患,者应注意检查腮腺淋巴结。

2.诊断与鉴别诊断

唇癌的临床诊断比较容易,常规行活检当可予以证实,在不能明确的一些唇部慢性病变,更应早期或定期活检,以达到早期诊断的目的。唇癌除应与角化棘皮瘤、梅毒性唇下疳、乳头状瘤等相鉴别外,还应与慢性唇炎及盘状红斑狼疮相鉴别。

3.治疗

唇癌位置表浅,早期病例,各种疗法均可取得较好的疗效;对晚期病例则多采用主要以手术或手术加放疗的综合治疗。

(二)口腔癌

口腔癌一般系指鳞癌而言。来自口腔内小涎腺的癌肿应归入涎腺癌之中;发生自口腔内的其他组织,如间叶组织或造血组织的恶性肿瘤也应纳入其相应的各病理类型之中。

1.舌癌

按严格的解剖学定义,舌癌应分为舌体癌(舌前2/3)与舌根癌(舌后1/3)两类。舌体癌应属口腔癌;舌根癌应属口咽癌。因此,本段主要讨论舌体癌。

(1)临床表现:舌癌早期可表现为溃疡、外生与浸润3种类型。有的病例的第一症状仅为舌痛,有时可反射至颞部或耳部。外生型可来自乳头状瘤恶变。浸润型表面可无突起或溃疡。溃疡型及浸润型癌常伴有自发性疼痛和程度不同的舌运动受限;外生型一般舌运动障碍不明显,较少自发痛。舌癌进入晚期可直接超越中线或侵犯口底,亦可浸润下颌骨舌侧骨膜、骨板或骨质。向后则可延及舌根或咽前柱和咽侧壁。此时舌运动可严重受限、固定.涎液增多外溢。进食、吞咽、言语均感困难。疼痛剧烈,可反射至半侧头部。舌癌较多发生淋巴结转移,文献报告可高达60%~80%。转移的部位以颈深上淋巴结群最多。以后依次为颌下淋巴结、颈深中淋巴结群、颏下淋巴结及颈深下淋巴结群。转移率及个数随T分类而逐渐增加。T_4及晚期复发病例可转移至颈后三角淋巴结群(即横链与副链的淋巴结)。侵犯中线、越过中线或原发于舌背的舌癌则可发生双侧淋巴结转移。舌癌至晚期可发生肺部转移或其他部位的远处转移。

(2)诊断与鉴别诊断:舌癌的诊断一般比较容易,但对早期舌癌,特别是浸润癌要提高警惕。触诊对舌癌的诊断比望诊更为重要。为了明确诊断应进行活检。舌癌应与压疮性溃疡及结核性溃疡鉴别。前者常可发现创伤因素,后者常有持续性疼痛及潜形溃疡。临床上在去除刺激因因素积极局部处理后仍不见溃疡好转者,应及时行活检。以便早期确诊,早期处理。

(3)治疗:早期高分化的舌癌可考虑放疗、单纯手术切除或冷冻治疗。晚期舌癌应采用综合治疗。根据各自的条件,采用放疗加手术,或化疗、手术加放疗的综合治疗。

2.口底癌

口底癌系指发生于口底黏膜的鳞癌,应与舌下腺起源的涎腺癌相区别,后者应称为舌下腺癌。

(1)临床表现:口底癌以发生在舌系带两侧的前口底最为常见。局部可出现溃疡或肿块。由于口底区域不大,极易侵犯舌系带而至对侧;并很快向前侵及牙龈和下颌骨舌侧骨板;进一步侵入松质骨后,可使下前牙发生松动,甚至脱落。向后侵犯,除波及后口底外,还可深入舌腹肌层。晚期向深层侵犯口底诸肌群。侵犯舌体后可导致舌运动障碍,固定于口内。此时患者多有自发性疼痛,流涎明显。有时口底癌可起自一侧后口底;源于后口底的口底癌更易早期侵犯舌腹及下颌骨。口底癌较多发生颈淋巴结转移,一般约在40%左右,国外报道可达70%。前口底癌易发生双侧颈淋巴结转移。最易侵及的是颏下及颌下淋巴结。后期则多转移至颈深上群淋巴结。

(2)诊断与鉴别诊断:早期口底癌需与溃疡性疾病,如复发性口疮或创伤性溃疡鉴别;后期病例的临床诊断一般无问题,病理检查可以确诊。对浸润性的口底癌需与舌下腺癌相鉴别,后者位置深在,黏膜早期大多完整,后期可见黏膜血管扩张,但极少出现溃疡。

(3)治疗:除口底癌可采用放疗外,应以手术治疗为主。

3.牙龈癌

(1)临床表现:牙龈癌在临床上可表现为溃疡型或外生型,其中以溃疡型为多见。起始多源于牙间乳头及龈缘区,溃疡呈表浅、淡红,以后可出现增生。由于黏骨膜与牙槽突附着甚紧,致易早期侵犯牙槽突骨膜及骨质,进而出现牙松动,并可发生脱落。牙龈癌常发生继发感染。肿瘤被以坏死组织,触之易出血。体积过大时可出现面部肿胀,浸润皮肤。牙龈癌无论起自颊(唇)或腭(舌)侧均可通过牙间隙向对侧蔓延;向外侧各自向唇颊沟,向内侧则各自向口底及腭部侵袭;向上可破坏上颌窦底;向下可波及下颌骨。晚期甚至发生病理性骨折。牙龈癌侵犯骨质后,X线可出现虫蚀状不规则吸收的恶性肿瘤骨质破坏特征。根据国内学者的研究:下颌牙龈癌侵犯骨质的X线表现可分为压迫吸收和浸润破坏两种类型。前者90%属于病理分化Ⅰ级;后者近40%属于病理分化Ⅱ和Ⅲ级。压迫吸收型在临床上多表现为外生型,浸润破坏型在临床上则多见于溃疡型。

(2)诊断与鉴别诊断:牙龈癌的诊断并不困难。活检确诊也很方便。早期的牙龈癌,特别是局限在牙龈缘或牙间乳头部时很易误诊为牙龈炎或牙周炎;其次,早期的特别是弥散性牙龈边缘的溃疡病变伴有疼痛时还可误诊为牙龈结核。临床上在诊断上述疾病时应警惕牙龈癌的可能性。

(3)治疗:牙龈癌由于早期侵犯骨质,故其治疗主要是外科手术,其他均为综合治疗的辅助措施,或作为姑息治疗。

4.颊癌

从解剖部位理解,颊癌可包括来自黏膜或皮肤的癌肿,然而习惯上通常对皮肤起源者划归面部皮肤癌;只对原发于颊黏膜的癌才称为颊癌。颊癌90%以上来自口腔黏膜上皮,少数可来自颊部黏膜下的小涎腺,后者通常归并在涎腺癌中进行讨论。

(1)临床表现:颊癌早期多为溃疡型,出现颊黏膜溃烂。以后向四周及深层组织浸润蔓延;有时可向口内增生突起。早期可无张口受限,一旦颊肌,甚至咀嚼肌等被侵犯时即逐渐出现张口受限,直至最终牙关紧闭。按照临床生物学行为及原发部位可将颊黏膜人为地化分成前中后份3个区;也可分为前后2个区。一般发生在后区者恶性程度最高,向后、向外、向深部侵犯最剧烈且易发生颈淋巴结转移,发生在前区者易早期发现,生物学行为较好,发生转移机会也较少。晚期的颊癌可以越过龈颊沟,侵犯上下颌骨,并向软硬腭、口底、口角等处蔓延;甚至向外浸润穿越皮肤,在面颊部即可见肿瘤外露。颊癌的淋巴结转移以颌下淋巴结最多。

(2)诊断与鉴别诊断:颊黏膜癌的诊断一般比较容易,临床上须注意的是如何判定癌前病损或癌前状态已发生恶变。对这一点目前也仍是一个需要继续研究的课题。活体组织检查可以协助早期诊断,但在弥散性病变时取材的部位十分重要,有时可利用荧光法以协助定位取材,如此获得的资料和病理检查报告可能更具有可靠性。对晚期侵犯深部病例应行CT摄片检查以确定深部侵犯的范围和情况。可协助制订治疗方案;对张口受限病例则更为必要。

（3）治疗：①原发癌的处理以手术为主的综合治疗。早期较表浅且系来自癌前病损的局限性病例也可考虑行冷冻治疗或放疗。②转移癌的处理。由于颊癌的颈淋巴转移率较高，故主张行选择性颈清术。肩胛舌骨上淋巴清扫术也可用于选择性病例。行颈清扫术时切勿忽略颊及颌上淋巴结的清除。

二、上颌窦癌

上颌窦癌分原发性与继发性两类。原发性系指癌瘤源自窦内黏膜；继发性主要是指原发于上牙龈、腭部或鼻腔、筛窦的癌瘤侵入上颌窦所致。本节主要讨论原发性上颌窦癌。

（一）临床表现

早期，由于癌瘤局限于上颌窦内，患者可以毫无症状而不被发觉。当肿瘤发展到一定程度后才出现明显症状而引起患者的注意。临床上可根据肿瘤不同的原发部位而出现不同的症状：如肿瘤发生自上颌窦内壁时，常先出现鼻阻塞、鼻出血、一侧鼻腔分泌物增多、鼻泪管阻塞有流泪现象；肿瘤发生自上颌窦上壁时，常先使眼球突出、向上移位，可能引起复视，当肿瘤发生自上颌窦外壁时，则表现为面部及颊部肿胀，以后皮肤破溃、肿瘤外露，眶下神经受累可发生面颊部感觉迟钝或麻木；肿瘤发生自后壁时，可侵入翼腭窝而引起张口困难；当肿瘤发生自上颌窦下壁时。则先引起牙松动、疼痛、颊沟肿胀，如将牙痛误认为牙周炎等而将牙拔除时，肿瘤突出于牙槽部，创口不愈合形成溃疡。晚期的上颌窦癌可发展到上述的任何部位以及筛窦、蝶窦、颧骨、翼板及颅底部而引起相应的临床症状；诸如头痛、牙关紧闭、皮肤浸润直至破溃等等。由于上颌窦癌临床表现的多样性，致使患者可首诊于各不同的临床科室，包括耳鼻咽喉科、眼科、口腔科以及神经科等。上颌窦癌常转移至颌下及颈部淋巴结，有时可转移至耳前及咽后淋巴结。远处转移少见。

（二）诊断与鉴别诊断

上颌窦癌的早期诊断常常是治疗能否成功的关键，临床医师应有高度的警惕性。常规 X线片，华氏位颅底位虽有一定参考价值，但在判断有无原发肿瘤及定位上远不及 CT，因此对上颌窦癌的诊断，CT 应作为首选。上颌窦穿刺，冲洗液浓缩涂片可作为早期可疑病例的诊断方法之一，但常常只能凭细胞学检查做出诊断。随着内镜的发展，选用内镜行上颌窦探查也是可取的方法，并有望通过活检，确立诊断。临床上对早期怀疑为上颌窦癌而上述方法都不能确诊时，上颌窦探查活检也许是最好最可靠的方法；如果冰冻切片能确定诊断，则同期诊断手术一次完成也是可能和可行的。晚期的上颌窦癌已穿破周围组织而呈现于鼻腔、口腔、眶内甚至皮下时，则通过钳取、吸取或切取活检都已不成为问题。

（三）治疗

多年来的经验指出：上颌窦癌的治疗应是以手术为主的综合治疗，特别是结合放疗的综合疗法。上颌窦癌的淋巴结转移率不高，因而除已证实淋巴结阳性外，颈淋巴清扫术应分期进行。鉴于其转移部位较高，一般应行根治性颈淋巴清扫术。

三、中央性骨癌

中央性颌骨癌亦称中心性颌骨癌、原发性颌骨内癌或原发性牙槽内癌。

（一）临床表现

中央性颌骨癌的发病年龄以 50～60 岁最多见。男性稍多于女性。中央性颌骨癌好发于下颌骨,特别是下颌磨牙区。患者早期无自觉症状。以后可以出现牙痛、局部疼痛,并相继出现下唇麻木。肿瘤自骨松质向骨密质浸润,穿破骨密质后。则在相应部位颊舌侧出现肿块,或侵犯牙槽突后出现多数牙松动、脱落,肿瘤自牙槽窝穿出。肿瘤也可沿下牙槽神经管传播,甚至超越中线至对侧;或自下牙槽神经孔穿出而侵犯翼颌间隙。晚期可浸润皮肤,影响咀嚼肌而致张口受限。分析中央性颌骨癌的 X 线片特征,可以分为两类:一类为骨质溶解性破坏,边缘不规则,骨密质完整性可被破坏,这一类酷似骨髓炎或骨肉瘤的表现;另一类则呈囊肿样改变,可为单房阴影,也可为分房性阴影,这一类易被诊断为囊肿或成釉细胞瘤。中央性颌骨癌易发生区域性淋巴结转移。中央性颌骨癌也可发生远处转移,但失败仍以局部复发为主。

(二)诊断与鉴别诊断

与上颌窦癌一样,中央性颌骨癌的早期确诊较困难,临床上往往易与牙槽脓肿、下颌骨骨髓炎及神经炎相混淆,因此要求临床医师一定要十分提高警惕。X 线早期表现为病损局限于根尖区骨密质之内,呈不规则虫蚀状破坏;以后才破坏并侵蚀骨密质。为了确诊,有时可将病变区牙拔除一个,自牙槽窝内刮取一块组织作病检;如已穿破骨密质形成肿块者,则活检更为容易。中央性颌骨癌须与慢性骨髓炎相鉴别。中央性颌骨癌如来自囊肿或成釉细胞瘤恶变,则兼有囊肿及成釉细胞瘤的 X 线表现。诊断中央性颌骨癌时还应排除颌骨转移性癌。转移性癌也易侵犯下颌骨磨牙或升支区,X 线表现多为不规则的骨质溶解破坏。转移性颌骨癌常可发现患者已有原发癌存在,诸如乳腺、肾、肺癌等。在没有原发病灶可见的情况下,则只能靠病理检查方可确诊。

(三)治疗

1.原发癌的处理

手术治疗是治疗中央性颌骨癌的主要方法。根据中央性颌骨癌的病变沿神经管道扩散的特点,下颌骨的切除范围应更加广泛。限于一侧者一般应做半侧下颌骨切除;如邻近中线或超越中线者,应根据解剖特点于对侧下颌骨颏孔或下颌孔处截骨;或甚至行全下颌骨切除术。

2.转移癌的处理

鉴于有近 50% 的区域性淋巴结转移率,对中央性颌骨癌应行选择性同期根治性颈淋巴清扫术。为了预防远处转移,还可配合术前后应用化学药物治疗。

(程传花　杨美静)

第十章　唾液腺疾病

第一节　唾液腺炎症

根据感染性质,唾液腺炎症(sialadenitis)以化脓性、病毒性及特异性感染为主,也可由放射性损伤、药物过敏等原因所致。腮腺最常见,其次为下颌下腺,而舌下腺及小唾液腺极少见。

一、急性化脓性腮腺炎

急性化脓性腮腺炎(acute pyogenic parotitis)常见于腹部大手术以后,故又称为手术后腮腺炎(postoperative parotitis)。由于加强了手术前后的处理,注意体液平衡和口腔清洁,以及有效抗菌药物的应用,手术后并发的腮腺炎已很少见,多系慢性腮腺炎基础上的急性发作或邻近组织急性炎症的扩散。

(一)病因及病原菌

急性化脓性腮腺炎的病原菌是葡萄球菌,主要是金黄色葡萄球菌,其次为链球菌,而肺炎双球菌、奋森螺旋体少见。这些细菌通常存在于口腔内,当罹患严重的全身疾病,如脓毒血症、急性传染病等,患者机体抵抗力及口腔生物学免疫力降低;且因高热、脱水、进食及咀嚼运动减少,唾液分泌也相应减少,机械性冲洗作用降低,口腔内致病菌经导管口逆行侵入腮腺。严重的代谢紊乱,如腹部大手术后,由于禁食,反射性唾液腺功能降低或停止,唾液分泌明显减少,易发生逆行性感染。

腮腺区损伤及邻近组织急性炎症的扩散也可引起急性腮腺炎。腮腺淋巴结的急性化脓性炎症,破溃扩散后波及腺实质,引起继发性急性腮腺炎,但其病情较上述原发性急性腮腺炎轻。

(二)临床表现

常为单侧受累,双侧同时发生者少见。炎症早期,症状轻微或不明显,腮腺区轻微疼痛、肿大、压痛。导管口轻度红肿、疼痛。若处理及时,可使炎症消散。若未能及时控制,炎症进一步发展,则可使腺组织化脓、坏死。此时疼痛加剧,呈持续性疼痛或跳痛,腮腺区以耳垂为中心肿胀明显,耳垂被上抬。进一步发展,炎症扩散到腮腺周围组织,伴发蜂窝织炎。皮肤发红、水肿,呈硬性浸润,触痛明显,可出现轻度开口受限,腮腺导管口明显红肿,轻轻按摩腺体可见脓液自导管口溢出,有时甚至可见脓栓堵塞于导管口。患者全身中毒症状明显,体温可高达40℃以上,脉搏、呼吸加快,白细胞总数增加,中性粒细胞比例明显上升,核左移,可出现中毒颗粒。

纤维结缔组织将腮腺分隔为很多小叶,腮腺炎形成的脓肿多为散在的多发性脓肿,分散在小叶内。腮腺浅面的腮腺咬肌筋膜非常致密,脓肿未穿破以前不易扪及波动感而呈硬性浸润块。穿破腮腺包膜后,脓液进入邻近组织或间隙,引起其他间隙的蜂窝织炎或脓肿。腮腺深面的包膜薄弱,脓肿穿破后可进入咽旁或咽后间隙,或沿着颈部间隙往下扩散到纵隔,向上可通过颅底扩散到颅内,通过这些途径扩散的机会不多,一旦发生,则病情严重而危险。

(三)诊断及鉴别诊断

急性化脓化腮腺炎依靠病史及临床检查,诊断并不困难。急性化脓性腮腺炎不宜行腮腺造影,以免造影剂透过肿胀、薄弱的导管壁进入腺体外组织。诊断时需与以下疾病相鉴别:

1.流行性腮腺炎

大多发生于儿童,有传染接触史,常双侧腮腺同时或先后发生,一般一次感染后可终身免疫。腮腺肿大、充血、疼痛,但腮腺导管口无红肿,唾液分泌清亮无脓液。外周血检测白细胞计数正常,分类中淋巴细胞比例增高,急性期血液及尿淀粉酶可能升高。

2.咬肌间隙感染

主要系牙源性感染,如下颌阻生智牙冠周炎,有牙病史。肿胀中心及压痛点位于下颌角部,开口受限明显,腮腺导管口无红肿,分泌清亮。

(四)预防

本病主要系脱水及逆行感染所致,故对接受腹部大手术及患严重全身性疾病的患者,应加强护理,保持体液平衡,加强营养及抗感染,同时应加强口腔卫生,食后漱口、刷牙,并可用过氧化氢或氯己定液清洗口腔。

(五)治疗

诊断一经确定,应立即采取积极的治疗措施。

1.针对发病原因

纠正机体脱水及电解质紊乱,维持体液平衡。必要时输复方氨基酸等以提高机体抵抗力。

2.选用有效抗生素

应用大剂量青霉素或适量头孢霉素等抗革兰氏阳性球菌的抗生素,并从腮腺导管口取脓性分泌物作细菌培养及药敏试验,选用最敏感的抗生素。

3.其他保守治疗

炎症早期可用热敷、理疗、外敷如意金黄散,饮用酸性饮料、口含维生素 C 片或口服 1% 毛果芸香碱(pilocarpine)3～5 滴(2～3mg),每日 2～3 次,可增加唾液分泌。温热的硼酸、碳酸氢钠溶液等消毒漱口剂也有助于炎症的控制。

4.切开引流

已发展至化脓时,必须切开引流。其指征是局部有明显的凹陷性水肿,局部有跳痛并有局限性压痛点;穿刺抽出脓液或腮腺导管口有脓液排出;全身感染中毒症状明显。切开引流的方法是局部浸润麻醉,耳前及下颌支后缘处从耳屏往下至下颌角作切口,切开皮肤、皮下组织及腮腺咬肌筋膜。脓液积聚于筋膜下者,即可得到引流。如无脓液溢出,可用弯血管钳插入腮腺实质的脓腔中引流脓液。因常为多发性脓肿,应注意向不同方向分离,分开各个腺小叶的脓腔。冲洗后置橡皮引流条,以后每天用生理盐水冲洗,更换引流条。

二、慢性复发性腮腺炎

慢性复发性腮腺炎(chronic recurrent parotitis)可见于儿童和成人,但其转归很不相同。

(一)病因

儿童复发性腮腺炎的病因较复杂。腮腺先天性结构异常或免疫缺陷,成为潜在的发病因素。儿童期免疫系统发育不成熟，免疫功能低下，容易发生逆行性感染。，上呼吸道感染或口腔内存在炎性病灶时，细菌可通过腮腺导管口逆行感染。成人复发性腮腺炎为儿童复发性腮腺炎延期愈合而来。

(二)临床表现

儿童复发性腮腺炎可发生于任何儿童期，但以 5 岁左右最为常见。男性多于女性。可突发，也可逐渐发病。腮腺反复肿胀，伴不适，肿胀不如流行性腮腺炎明显，仅有轻度水肿，皮肤可潮红。挤压腺体可见导管口有脓液或胶冻状液体溢出，少数有脓肿形成。间隔数周或数月发作一次不等。年龄越小，间隔时间越短，越易复发。随着年龄增长，间隙期延长，持续时间缩短。

(三)诊断及鉴别诊断

诊断主要根据临床表现及腮腺造影。腮腺造影显示末梢导管呈点状、球状扩张，排空迟缓，主导管及腺内导管无明显异常。

儿童复发性腮腺炎需与流行性腮腺炎相鉴别。流行性腮腺炎常双侧同时发生，伴发热，肿胀更明显，腮腺导管口分泌正常，罹患后多终身免疫，无反复肿胀史。

成人复发性腮腺炎需与舍格伦综合征相鉴别。后者多见于中年女性，无自幼发病史，常有口干、眼干及结缔组织疾病。腮腺造影显示主导管扩张不整，边缘毛糙，呈葱皮样或花边样改变。

(四)治疗

儿童复发性腮腺炎具有自愈性，大多在青春期后痊愈。因此，以增强抵抗力、防止继发感染、减少发作为原则。嘱患儿多饮水，每天按摩腮腺帮助排空唾液，用淡盐水漱口，保持口腔卫生。咀嚼无糖口香糖，刺激唾液分泌。若有急性炎症表现，可用抗生素。腮腺造影本身对慢性复发性腮腺炎也有一定的治疗作用。

三、慢性阻塞性腮腺炎

慢性阻塞性腮腺炎(chronie obstructive parotitis)又称腮腺管炎，以前与慢性复发性腮腺炎一起，统称为慢性化脓性腮腺炎。

(一)病因

大多数患者由局部原因引起。如智牙萌出时，导管口黏膜被咬伤，瘢痕愈合后引起导管口狭窄。少数由导管结石或异物引起。由于导管狭窄或异物阻塞，使阻塞部位远端导管扩张，唾液淤滞。

(二)临床表现

大多发生于中年。多为单侧受累，也可为双侧。患者常不明确起病时间，多因腮腺反复肿胀而就诊。约占半数患者肿胀与进食有关，称为进食综合征(mealtime syndrome)。发作次数变异较大，多者每次进食都肿胀，少者 1 年内很少发作。大多平均每月发作 1 次以上。发作时伴有轻微疼痛。有的患者腮腺肿胀与进食无明确关系，晨起感腮腺区发胀，自己稍加按摩后即有"成味"液体自导管口流出，随之局部感到松快。检查时腮腺稍肿大，中等硬度，轻微压痛。导管口轻微红肿，挤压腮腺可从导管口流出混浊的"雪花样"或黏稠的蛋清样唾液，有时可见黏液栓子。病程久者，可在颊黏膜下扪及粗硬、呈索条状的腮腺导管。

(三)诊断及鉴别诊断

主要根据临床表现及腮腺造影。腮腺造影显示主导管、叶间、小叶间导管部分狭窄、部分扩张,呈腊肠样改变。

慢性阻塞性腮腺炎需与以下疾病鉴别。

1.成人复发性腮腺炎

有幼儿发病史,造影片上两者明显不同。成人复发性腮腺炎除非有逆行性感染而使主导管稍扩张不整外,叶间、小叶间导管均无变化,只是末梢导管呈散在点、球状扩张。而阻塞性腮腺炎以导管系统,即主导管、叶间、小叶间导管扩张不规整为特征。

2.合格伦综合征继发感染

亦可有腮腺反复肿胀流脓史,鉴别在于:①发病多为中年女性;②有口干、眼干及结缔组织疾病;③造影片上以末梢导管点、球状扩张为特征,主导管出现特征性改变。

(四)治疗

多由局部原因引起,故以去除病因为主。有唾液腺结石者,先去除唾液腺结石。导管口狭窄,可用钝头探针扩张导管口。也可向导管内注入药物,如碘化油、抗生素等,具有一定的抑菌和抗菌作用。也可用其他的保守治疗,包括自后向前按摩腮腺,促使分泌物排出。咀嚼无糖口香糖,促使唾液分泌。用温热盐水漱口,有抑菌作用,减少腺体逆行性感染。采用唾液腺镜冲洗导管并灌注药物,效果良好。经上述治疗无效者,可考虑手术治疗,行保留面神经的腮腺腺叶切除术。

四、唾液腺结石病和下颌下腺炎

唾液腺结石病(sialolithiasis)是在腺体或导管内发生钙化性团块而引起的一系列病变。85%左右发生于下颌下腺,其次是腮腺,偶见于上唇及唇颊部的小唾液腺,舌下腺很少见。唾液腺结石常使唾液排出受阻,并继发感染,造成腺体急性或反复发作的炎症。

(一)病因

唾液腺结石形成的原因还不十分清楚,一般认为与某些局部因素有关,如异物、炎症、各种原因造成的唾液滞留等,也可能与机体无机盐新陈代谢紊乱有关,部分唾液腺结石病患者可合并全身其他部位结石。

唾液腺结石病多发生于下颌下腺,与下列因素有关:①下颌下腺为混合性腺体,分泌的唾液富含黏蛋白,较腮腺分泌液黏滞,钙的含量也高出2倍,钙盐容易沉积;②下颌下腺导管自下向上走行,腺体分泌液逆重力方向流动。导管长,在口底后部有一弯曲部,导管全程较曲折,这些解剖结构均使唾液易于淤滞,导致唾液腺结石形成。

(二)临床表现

可见于任何年龄,以20～40岁的中青年为多见。病期短者数日,长者数年甚至数十年。小的唾液腺结石一般不造成唾液腺导管阻塞,无任何症状。导管阻塞时则可出现排唾障碍及继发感染的一系列症状及体征:①进食时,腺体肿大,患者自觉胀感及疼痛。停止进食后不久腺体自行复原,疼痛亦随之消失;但有些阻塞严重的病例,腺体肿胀可持续数小时、数天,甚至不能完全消退;②导管口黏膜红肿,挤压腺体可见少量脓性分泌物自导管口溢出;③导管内的结石,双手触诊常可触及硬块,并有压痛;④唾液腺结石阻塞引起腺体继发感染,并反复发作。

炎症扩散到邻近组织,可引起下颌下间隙感染。慢性下颌下腺炎患者的临床症状较轻,主要表现为进食时反复肿胀,检查腺体呈硬结性肿块。

(三)诊断及鉴别诊断

根据进食时下颌下腺肿胀及伴发疼痛的特点,导管口溢脓以及双手触诊可扪及导管内结石等,临床可诊断为下颌下腺结石并发下颌下腺炎。确诊应做影像学检查。下颌下腺结石可选拍下颌横断殆片及下颌下腺侧位片,前者适用于下颌下腺导管较前部的唾液腺结石,后者适用于下颌下腺导管后部及腺体内的唾液腺结石。超声和 CT 对不同位置的唾液腺结石均有较高的诊断率。钙化程度低的唾液腺结石,即所谓的阴性唾液腺结石,在 X 线片上难以显示。在急性炎症消退后,可做唾液腺造影检查,包括常规 X 线造影、数字减影造影和 MR 唾液腺造影(MRsialography)。唾液腺结石所在处表现为圆形、卵圆形或梭形充盈缺损。对于已确诊为唾液腺结石病者,一般不做唾液腺造影,以免将唾液腺结石推向导管后部或腺体内。

典型的唾液腺结石病诊断不难,有时需与下列疾病鉴别。

1.舌下腺肿瘤

应与下颌下腺导管结石鉴别。绝大多数舌下腺肿瘤无导管阻塞症状,X 线检查无阳性结石。

2.下颌下腺肿瘤

呈进行性肿大,无进食肿胀或下颌下腺炎症发作史。

3.下颌下间隙感染

患者有牙病史并能查及病原牙。下颌下区肿胀呈硬性浸润,皮肤潮红并可出现可凹性水肿。下颌下腺导管分泌可能减少,但唾液正常,无唾液腺结石阻塞症状。

(四)治疗

很小的唾液腺结石可用保守治疗,嘱患者口含蘸有柠檬酸的棉签或维生素 C 片,也可进食酸性水果或其他食物,促使唾液分泌,有望自行排出。能扪及、相当于下颌第二磨牙以前部位的唾液腺结石,可采用口内导管切开取石术。位于下颌下腺导管、腺门及部分腺内导管、体积不很大以及多发性结石,可采用唾液腺内镜取石术。唾液腺内镜通过导管口进入下颌下腺导管,在明确诊断唾液腺结石及其位置的同时,采用钳子或套石篮取出结石。以上方法无法取出的唾液腺结石,以及下颌下腺反复感染或继发慢性硬化性下颌下腺炎、腺体萎缩,已失去摄取及分泌功能者;可采用下颌下腺切除术。

(程传花　杨美静)

第二节　舍格伦综合征

舍格伦综合征(Sjogren syndrome)是一种自身免疫性疾病,其特征表现为外分泌腺的进行性破坏,导致黏膜及结膜干燥,并伴有各种自身免疫性病征。病变限于外分泌腺本身者,称为原发性舍格伦综合征;同时伴有其他自身免疫性疾病,如类风湿关节炎、系统性硬皮病、系统性红斑狼疮等其他自身免疫病者则称为继发性舍格伦综合征。

一、病因

确切的病因及发病机制尚不十分明确,一些研究结果表明其发病可能与病毒感染、遗传和性激素异常等多种因素有关,在这些因素的共同作用下,机体可因 T 淋巴细胞、B 淋巴细胞、树突状细胞和巨噬细胞等多种免疫细胞浸润攻击而使免疫系统受损,组织损伤。

二、临床表现

多见于中年以上女性,出现症状至就诊时间长短不一。患者的主要症状有眼干、口干、唾液腺及泪腺肿大,类风湿关节炎等结缔组织病症。由于唾液腺腺泡细胞萎缩,唾液分泌减少,出现口干。严重者言语、咀嚼及吞咽均困难。检查见口腔黏膜干燥,口底唾液池消失,唇舌黏膜发红。唾液腺肿大以腮腺为最常见,也可伴下颌下腺、舌下腺及小唾液腺肿大。多为双侧,也可单侧发生。腮腺呈弥散性肿大,边界不明显。少数病例在腺体内可触及结节状肿块,质地中等偏软,一个或多个,此为类肿瘤型舍格伦综合征。由于泪腺受侵,泪液分泌停止或减少,角膜及球结膜上皮破坏,引起干燥性角结膜炎。患者眼有异物感、摩擦感或烧灼感,畏光、疼痛、视物疲劳。泪腺肿大可致睁眼困难,睑裂变小,特别是外侧部分肿大明显,因而呈三角眼。约占半数的患者伴有类风湿关节炎,约占 10% 的患者伴系统性红斑狼疮。此外,尚可有硬皮病、多发性肌炎等。

三、诊断

除询问病史及一般体检外,可做下列检查以帮助诊断:施墨(Schirmer)试验检测泪液分泌量降低;荧光素染色检查显示角膜程度不等的着色;全唾液流量下降;核素唾液腺功能测定显示核素摄取和分泌功能降低;唾液腺造影主要表现为末梢导管扩张,排空功能减退;实验室检查显示血沉加快、r 球蛋白增高,血清 IgG 明显增高,自身抗体如类风湿因子、抗核抗体、抗 SS-A、SS-B 抗体、抗 α-胞衬蛋白多肽抗体等可能阳性。唇腺活检主要表现为腺小叶内淋巴、浆细胞浸润,腺实质萎缩,导管扩张,导管细胞化生。

四、治疗

主要为对症治疗。眼干可用人工泪液滴眼,也可以用硅酮栓行泪点封闭,以缓解眼干状。口干可用人工唾液湿润口腔,缓解不适感。亦可用茴三硫(环戊硫酮)等催唾剂,刺激唾液分泌。注意口腔卫生,减少逆行性感染的机会。伴发急性炎症时可用抗生素治疗。继发念珠菌感染时,应用抗真菌药物。中药治疗亦可缓解症状,阻止病变进展,治则为"养阴生津,清热润燥"。免疫调节剂,如胸腺素,可调节细胞免疫功能,使其与体液免疫相平衡。免疫抑制剂如羟氯喹、泼尼松、雷公藤总苷等,对继发性舍格伦综合征有类风湿关节炎或类肿瘤型舍格伦综合征患者可考虑应用。对于类肿瘤型舍格伦综合征,可采用手术治疗,切除受累腺体,以防止恶性变。

(程传花　杨美静)

第三节　唾液腺肿瘤和瘤样病变

肿瘤是唾液腺组织中最常见的疾病,其病理类型十分复杂。不同类型的肿瘤其病理特点及生物学行为均不相同,故其治疗和预后也不相同。

一、临床病理

(一)病理分类

唾液腺肿瘤在临床上大多有其共同特点,但在组织病理学上却不相同,唾液腺肿瘤可来自唾液腺上皮和间叶成分,来自间叶成分者较为少见,且与身体他处间叶来源的肿瘤病理学表现基本相似。唾液腺上皮性肿瘤的组织相较复杂,分类意见也不一致。

2004 年,WHO 经过第二次修订,提出了第三版唾液腺肿瘤组织学分类。

1.腺瘤

(1)多形性腺瘤

(2)肌上皮瘤

(3)基底细胞腺瘤

(4)Warthin 瘤(腺淋巴瘤)

(5)嗜酸性腺瘤

(6)管状腺瘤

(7)皮脂腺瘤

(8)淋巴腺瘤

(9)导管乳头状瘤

1)内翻性导管乳头状瘤

2)导管内乳头状瘤

3)乳头状唾液腺瘤

(10)囊腺瘤

2.癌

(1)腺泡细胞癌

(2)黏液表皮样癌

1)高分化

2)低分化

(3)腺样囊性癌

1)腺样

2)管样

3)实性

(4)多形性低度恶性腺癌(终末导管腺癌)

(5)上皮—肌上皮癌

(6)非特异性透明细胞癌

(7)基底细胞腺癌

(8)皮脂腺癌

(9)囊腺癌

(10)低度恶性筛孔状囊腺癌

(11)黏液性腺癌

(12)嗜酸性腺癌

(13)唾液腺导管癌

(14)腺癌

(15)肌上皮癌(恶性肌上皮瘤)

(16)多形性腺瘤中的癌

(17)癌肉瘤

(18)转移性多形性腺瘤

(19)鳞状细胞癌

(20)小细胞性未分化癌

(21)大细胞性未分化癌

(22)淋巴上皮癌

(23)涎母细胞瘤

(24)其他癌

(二)各种肿瘤病理特点及生物学行为

因间叶肿瘤较少见,在此只叙述较常见的上皮性肿瘤。

1.良性肿瘤

(1)多形性腺瘤(混合瘤):肉眼见多形性腺瘤为圆形或椭圆形,表面大多为结节状,肿瘤大小不一,一般直径为 3~5cm,包膜较完整,剖面呈灰白色,其中可见浅蓝色的软骨样组织、半透明的黏液样组织及小米粒般大的黄色角化物。有的发生囊性变,囊内可含无色透明或褐色液体。复发肿瘤常为多个瘤结节,即多发中心,每个瘤结节有包膜环绕。当多形性腺瘤癌变时,剖面有不同表现,一部分呈良性多形性腺瘤结构,周围有包膜;癌变部分组织松软易碎,包膜消失,与周围组织界限不清。

镜下见组织相复杂,常呈腺管样结构,腺管内层为立方形上皮,外层为梭形或星形的肌上皮细胞,腺管内有红染同形质物。肌上皮细胞可呈片状或条索状排列。也可见鳞状化生,中央形成角化珠。此外常见黏液样组织和软骨样组织。肿瘤的包膜大多完整,有时包膜内有瘤细胞侵入或一部分包膜消失。

多形性腺瘤癌变时见一部分为良性多形性腺瘤表现,另一部分为腺癌或鳞状细胞癌结构,在两者之间有移行部分,为大片变性、坏死无结构物,其中有散在的瘤细胞团块,细胞大小不一,有核浓染及核分裂象。

多形性腺瘤的生物学特点为生长缓慢,无明显症状,有包膜,但有时不完整,术后可复发,可与手术未彻底切净有关,也可由于手术中切破瘤体种植而复发。

(2)肌上皮瘤:是完全或几乎完全由肌上皮细胞组成的唾液腺肿瘤。肉眼见肿瘤呈类圆形,与周围组织界限清楚,剖面灰白色,实质性。浆细胞样型或发生于腭部的肌上皮瘤常无明显包膜,而梭形细胞型或发生于腮腺的肌上皮瘤可有菲薄的包膜。光镜下,肌上皮瘤可分为三种组织类型。梭形细胞型占大多数,肿瘤由紧密聚集的梭形细胞组成,细胞间纤维组织及基质稀少。梭形细胞呈片状或束状排列,或互相交错成漩涡状。浆细胞样型细胞较少,成簇排列,被大量疏松的黏液样基质所分隔。有的胞浆内含大量嗜伊红的玻璃样变物质,胞核被挤向细胞一侧。浆细胞样及梭形细胞两者混合存在者为混合型。肌上皮瘤中可有透明细胞存在,有时以透明细胞为主。肌上皮瘤的生物学行为与多形性腺瘤基本相似,治疗原则也相同。

(3)Warthin瘤:又称腺淋巴瘤、淋巴乳头状囊腺瘤。

肉眼见肿物呈圆形或椭圆形,肿瘤一般直径在3～4cm左右。肿物有较薄的包膜,有时包膜不完整,质较软。剖面见肿物为实性,也可为囊性,囊腔内有黏液,有的囊内有干酪样坏死物质。肿瘤可有多发中心。

镜下见此瘤有,上皮及淋巴样组织两种成分,其间有基底膜相隔。假复层上皮细胞形成腺管或囊腔。柱状细胞自基底膜达腺腔表面,锥形细胞与基底膜相连,但不达腺腔表面。其间可散布着黏液细胞,也可有鳞状化生。有时肿瘤的淋巴样成分极为丰富,伴有淋巴滤泡形成。在Warthin瘤周围的淋巴结中,可以见到最早期的Warthin瘤的改变。

此瘤是良性病变,但由于有多个中心,且肿瘤的发生常与腮腺淋巴结有关,因此,手术时应将淋巴结较集中的腮腺后下部和腮腺后缘的淋巴结一并切除,以免出现新的肿瘤。

此瘤来源于唾液腺导管上皮或腮腺内、外淋巴结内迷走的腺体。

(4)囊腺瘤:肉眼见肿瘤大小不一,以1～3cm直径者多见。剖面呈灰白色或白色,可见大小不一的囊腔,腔内含黏液,较大的囊腔内可见细小乳头突入。肿瘤大约有半数包膜不完整,有的呈多中心生长。

镜下见肿瘤由黏液细胞和立方细胞构成,形成腺管样、乳头状囊性及团块样结构。囊腔及乳头表面大多被覆一层黏液细胞,深面为数层立方细胞。大多乳头中心为纤维性轴心。

此瘤虽为良性肿瘤,但由于肿瘤包膜不完整,有的还侵犯周围腺体,还有少数为多发中心,因此,若手术未切净,易造成复发。

(5)基底细胞腺瘤:约占唾液腺肿瘤的2%。

肉眼观为圆形或卵圆形,表面光滑,直径大多为2～3cm。肿瘤大多包膜完整,少数包膜不完整,剖面为实性或实性和囊性并存,呈灰白色。

镜下见瘤细胞形态一致,为柱状或立方形,似基底细胞。瘤细胞排列多样化,有的呈网状排列,有的呈腺管状,有的为团块状,在每个肿瘤内往往会出现一种以上的形态。以网状型或管状型结构为主者均有包膜;以团块型结构为主者,包膜可不完整,术后可复发,且可癌变。

2.恶性肿瘤

(1)腺泡细胞癌:肿物直径多为3cm,一般包膜不完整,剖面呈灰白色实性,有时有坏死区和囊性变。

镜下见腺泡细胞为圆形或多边形,胞浆内有嗜碱性小颗粒;核小、偏位、染色深。此外可见空泡细胞和透明细胞。瘤细胞排成片状或腺泡状,有时可形成囊腔并有乳头突入,有时呈滤泡样与甲状腺滤泡相似。肿物包膜内可有瘤细胞侵入,在包膜外也可见肿瘤灶。

腺泡细胞癌属低度恶性肿瘤,生长缓慢,病程长,但有局部浸润,术后易复发,偶见转移。

(2)腺样囊性癌:为唾液腺较常见的恶性肿瘤,其特点是侵袭性强且易发生血行转移。

肉眼见此瘤为圆形或结节状,较硬,剖面为灰白色,多为实性。肿物无包膜,常侵犯邻近组织。

镜下见肿瘤由基底样细胞和肌上皮细胞构成多种结构,可呈筛孔状排列,也可呈小条索、小团块和小导管样结构,还可呈实质性上皮团块。此瘤侵袭性强,与血管关系密切,常沿血管扩散,甚至侵入血管内。易侵犯神经,且沿神经束衣蔓延,因此,临床出现疼痛、麻木等症状。

因此瘤侵袭性强,浸润的范围往往超出手术时肉眼看到的肿瘤范围,常可见骨髓腔内充满了肿瘤细胞而骨小梁未破坏。此瘤易经血行转移至肺、肝、骨等处,淋巴结转移较少、术后易复发。其早期表现常为疼痛,虽临床检查无复发征象,亦应高度怀疑复发。此瘤发展慢,病程长,部分患者复发后亦可带瘤生存多年。

(3)黏液表皮样癌:肉眼见大多数呈结节状,直径以 2~3cm 者多见,大多数无包膜,与周围组织界限不清。剖面为灰白色,可见大小不一的囊腔,腔内含黏液,少数为实性。

镜下见由黏液细胞、表皮样细胞和中间细胞组成。高分化者黏液细胞及表皮样细胞较多,中间细胞较少,瘤细胞形成团块,但常形成大小不一的囊腔,较大的囊腔有乳头突入腔中,腔内有红染黏液,当囊腔破裂时,黏液溢入间质中,形成黏液湖。低分化者表皮样细胞及中间型细胞较多、黏液细胞少,实质性上皮团块多,囊腔少,常见肿瘤侵入周围组织,瘤细胞间变明显,可见核分裂,核浓染。

高分化者恶性度低。低分化者恶性度高,易复发,可发生转移。Spiro 等报告 15% 患者有转移。高分化者术后五年生存率可达 92%,低分化者五年生存率为 49%。刘瑗如等报告中有14.5% 复发,淋巴结转移率为 7.1%,远处转移率为 1.2%,五年生存率为 91.9%。

(4)囊腺癌:也称为乳头状囊腺癌,肉眼见肿物为圆形或结节状,肿物大小不一,一般直径为 2~4cm。肿物大多无包膜,剖面为灰白色或呈粉红色,见有大小不等的囊腔,腔内有黏液,在较大囊腔中,可见细小乳头自囊壁突入。

镜下见瘤细胞呈立方形或圆形,瘤细胞体积大。胞核为圆形或卵圆形,大小不等,可见核异型和核分裂。瘤细胞呈腺管样及囊腔样排列,腔内含乳头,乳头表面和囊腔上皮被覆多层瘤细胞,排列紊乱。有些瘤细胞排成大小不一的团块,其中有小囊腔形成,有小乳头突入腔中。根据瘤组织中团块和囊腔的比例将此瘤分成高分化型和低分化型。高分化型腺管及囊腔多,团块少;低分化型以团块及小囊腔成分多,而大腔及乳头少,团块中坏死灶较多,瘤细胞异型性明显,核分裂多见。

生物学行为根据国内报告,五年生存率高分化型为 65%,低分化型为 47.1%。有人认为此瘤淋巴结转移率高,预后差。其预后介于腺样囊性癌和黏液表皮样癌之间。

(5)腺癌:肉眼见不规则硬块,和周围组织界限不清,发生于口腔黏膜的腺癌,表面常有溃疡,肿瘤无包膜。

镜下见瘤细胞异型性明显,核分裂象多,结构不一,有的呈实性团块或小条索状排列,有时见少量腺管样排列。肿瘤纤维间质多少不一,间质多者肿瘤较硬称为硬癌。

肿瘤一般生长较快,易复发,可发生局部淋巴结和远处转移。

(6)未分化癌:唾液腺的未分化癌较少见,肿瘤生长迅速,分化度低,镜下见瘤细胞为圆形或梭形,异型性明显,核分裂多。瘤细胞呈片状或条索状排列,常有坏死和出血。此瘤易侵入邻近组织,有局部和远处转移,预后不良。

(7)鳞状细胞癌:唾液腺的原发性鳞状细胞癌很少见,往往将黏液细胞极少的黏液表皮样癌误诊为鳞状细胞癌。

镜下所见与黏膜上皮发生的鳞状细胞癌一样,有上皮团块及角化珠形成。此瘤呈浸润性生长,术后易复发,常有局部淋巴结转移。

二、临床表现

(一)腮腺肿瘤

大唾液腺肿瘤接近80%发生于腮腺,腮腺肿瘤中,良性肿瘤约占80%。而良性肿瘤中,多形性腺瘤约占80%。最常见于30~50岁的青壮年,女性较多于男性。病程较长,缓慢生长,可达数年直至十几年之久,常在无意或体检时发现。除临床有肿块外,可无任何症状。腮腺组织任何部位均可发生肿瘤,但以耳垂为中心及耳屏前方的腮腺组织最为常见。触诊肿物表面光滑或呈结节状,界限清楚,活动,无压痛,质地中等硬。

腮腺肿瘤中,10%以上为Warthin瘤。在临床上,Warthin瘤具有下列特点:①男性明显多于女性,男女比例为6:1;②50岁以上老年人多见,50~60岁为发病高峰;③绝大多数位于腮腺后下极;④可表现为双侧腮腺肿瘤或同侧腮腺多灶性肿瘤,其比例约占10%;⑤肿瘤表面光滑,质地柔软,可有弹性感;⑥常有消长史,患者可有程度不等的胀痛感。

腮腺肿瘤绝大多数发生于腮腺浅叶,但约有12%发生于深叶。根据肿瘤所在位置,临床可分为三种类型:①颌后肿块型:最为常见,瘤体在下颌升支后缘与乳突间,或耳垂稍下的颌后凹内,当肿瘤主要位于升支后缘与乳突之间时,由于受到骨性结构的限制,触诊肿物活动度差,界限不甚清楚。肿瘤主要位于耳垂下区时则多活动,其表现类似腮腺浅叶肿物;②哑铃型:瘤体一端突向咽侧、软腭,另一端突向耳下区,呈哑铃状,在耳垂下和咽侧均可见肿物,其特点是双手扪诊时,可感到瘤体活动;③咽侧突出型:肿瘤位于咽旁间隙,向咽侧及软腭突出。此型早期诊断有困难,只有当肿瘤长到相当大,向咽侧和软腭突出使咽腔缩小时,患者感到呼吸或吞咽困难,并有异物感才被发现。肿瘤常在扁桃体上方,并向内上伸入软腭,使腭垂偏向对侧。尽管肿物较大,但黏膜表面光滑,不出现溃疡。这类肿瘤极易与原发于咽旁或软腭的肿物相混淆。其鉴别诊断常依赖于CT检查。

极少量肿瘤发生于副腺体,在颊下出现包块,易误诊为颊部肿瘤。

腮腺恶性肿瘤约占腮腺肿瘤的20%。肿瘤生长较快,局部有疼痛、麻木感,肿物质地较硬,常与深层组织发生粘连,与周围组织界限不清,活动受限;累及咀嚼肌群则产生开口困难;也可累及皮肤,甚至向外破溃;累及面神经时,可发生部分或全部面神经瘫痪。部分恶性肿瘤可发生颈淋巴结转移;少数病例,特别是腺样囊性癌,可发生远处转移。低度恶性肿瘤的临床表现与良性肿瘤相似,有时在临床上难与良性肿瘤相区别。

腮腺肿瘤绝大多数是原发的,但因腮腺内含有较丰富的淋巴结和淋巴管,恶性肿瘤可以转移到此区,称为腮腺转移癌。原发部位以同侧眼睑、前额、颞部、后颊及耳郭前区为常见。鼻咽部也是最常见的原发部位之一。病理类型以腺癌、鳞癌和恶性黑色素瘤为最常见。

(二)下颌下腺肿瘤

下颌下腺肿瘤中,良、恶性肿瘤比例大致相当,或良性肿瘤略多于恶性肿瘤。良性肿瘤绝大多数为多形性腺瘤。恶性肿瘤以腺样囊性癌、恶性多形性腺瘤和腺癌居多,好发年龄和性别与腮腺肿瘤相似。

下颌下腺肿瘤表现为下颌下三角区肿块。良性肿瘤生长缓慢,界限清楚,可活动,无任何自觉症状。恶性肿瘤生长较快,局部常有疼痛,麻木感;肿物较硬,常与深层组织及下颌骨骨膜粘连,固定而不活动。开口肌群,如下颌舌骨肌、二腹肌受累可产生轻度开口受限。如面神经下颌缘支受累则出现下唇运动障碍;舌神经受累则患侧舌麻木,并可有耳部放散性疼痛;舌下神经受累则出现患侧舌肌瘫痪,伸舌歪向患侧。也可皮肤受侵破溃。有时可出现颈淋巴结转移或远处转移。

(三)舌下腺肿瘤

舌下腺肿瘤比较少见,如发生肿瘤,90%以上为恶性。恶性者腺样囊性癌居首位,其次为黏液表皮样癌及腺癌。

舌下腺恶性肿瘤不易为患者早期察觉,有时做口腔检查时才发现。当患者诉一侧舌痛或舌麻木时,除仔细检查舌体外,应双手口内外触诊舌下区,如有硬结存在而非下颌下腺导管结石,应考虑肿瘤。累及舌神经有舌麻木及舌痛,累及舌下神经有患侧舌肌瘫痪。

(四)小唾液腺肿瘤

小唾液腺肿瘤最常发生于腭部,其余部位有报告依次为颊、舌及舌根、上唇、磨牙后腺及下唇。病理组织类型与大唾液腺者相同。

腭部者一般发生于一侧腭后部及软硬腭交界处,恶性者占 1/2,以腺样囊性癌居首位,其次为恶性多形性腺瘤及黏液表皮样癌,腺样囊性癌亦好发于上颌窦。

唇部唾液腺肿瘤好发于上唇。

磨牙后腺好发黏液表皮样癌。

舌部及舌根部肿瘤不易察觉,有时患者有异物感、吞咽障碍或痰中带血等症状。

三、诊断

(一)影像学诊断

为了防止唾液腺肿瘤,特别是腮腺和下颌下腺肿瘤的包膜破裂而造成种植性扩散,一般情况下,禁忌作组织活检。影像学检查是术前诊断的重要手段,其中包括唾液腺造影、超声显像、CT 扫描、磁共振显像及核素显像等。

1.唾液腺造影

唾液腺造影对于肿瘤诊断的有效性不如炎症和舍格伦综合征。根据腮腺肿瘤的 X 线表现,可分为五型(良性征、具有侵袭性的良性肿瘤征、低度恶性征、恶性征及 Warthin 瘤征)。Warthin 瘤可有特征性表现,即肿瘤的所在区分支导管排列紊乱、扭曲及扩张不整,并常伴有主导管及末梢导管点状扩张。体积较小(直径小于 1.5cm)的肿瘤,唾液腺造影片上常不能显示。腮腺淋巴结结核,甚至非特异性炎症,有时也可与肿瘤混淆。

目前,已较少应用唾液腺造影来诊断唾液腺肿瘤。

2.CT 扫描

CT 检查对肿瘤的定位十分有益,可确定肿瘤的部位及周围组织,包括重要血管之间的关系,特别适用于腮腺深叶肿瘤,尤其是与咽旁肿瘤难以区分者,以及范围非常广泛的肿瘤。

根据肿瘤形态,可将大唾液腺肿瘤分为三类:①界限清楚的圆形肿瘤:多为良性肿瘤;②界限清楚的分叶状肿瘤:多为具有侵袭性的良性肿瘤,如多形性腺瘤或低度恶性肿瘤;③弥散性的浸润性肿瘤:为恶性肿瘤。脂肪瘤的密度很低,CT 值常为-100Hu 左右。囊肿或实性肿瘤囊变时,密度与水接近,CT 值为 0～10Hu。部分血管瘤可见静脉石,这些肿瘤可根据 CT 做出明确诊断。

3.超声显像

超声显像的优点是无创伤,可重复进行。其作用为:①确定有无占位性病变:临床表现为腮腺肿大或颌后区丰满,难以将腮腺良性肥大、腮腺炎性肿块等与腮腺肿瘤相鉴别时,可首选超声显像;②确定囊实性病变:典型囊肿在声像图上具有特征性表现,即内部为无回声区,后壁及后方回声明显增强。但当囊肿继发感染、囊腔内含黏稠脓液或较多胆固醇结晶时,与实性肿瘤不易区分;③为确定肿瘤的良、恶性提供信息:根据声像图,上肿瘤的周界是否清楚完整,内部回声是否均匀,后壁及后方回声是否存在或有无增强等表现,可初步判断肿瘤的可能性质。

4.⁹⁹ᵐ锝显像

根据肿块所在区核素摄取量的多少,分为"冷"结节、"温"结节和"热"结节三类。"冷"结节指肿瘤所在区核素摄取低于周围正常腺体组织,"温"结节指肿瘤所在区核素摄取与周围正常组织相似,"热"结节指肿瘤所在区核素摄取高于周围腺体组织。仅对 Warthin 瘤有诊断意义,即表现为"热"结节。其他肿瘤表现为"冷"结节或"温"结节,无诊断意义。临床怀疑为Warthin 瘤时,可考虑作⁹⁹锝显像,并建议作动态显像。

5.磁共振显像

与 CT 相比,磁共振显像具有下列优点:①不注射增强剂,即可获得清晰的大血管影像;②不改变体位,即可获得横断面、矢状及冠状图像;③不接受放射线;④对软组织的分辨率高于CT。磁共振显像可用于肿瘤范围广泛者。

(二)细针吸活检

唾液腺肿块性病变绝大多数需行手术治疗,若在术前能确定肿块性质,则对选择良好的治疗方案更加有利。细针吸细胞学活检(fine needle aspiration biopsy)是采用外径为 0.6mm 的针头,吸取少量组织,涂片做细胞学检查,这种方法简便无害且准确率高。

据马大权等 122 例细针吸细胞学检查结果,和组织病理学诊断完全一致的诊断符合率为83.3%,细胞学定性诊断的准确率为 97.6%。

唾液腺肿瘤的种植性复发是众所周知的,Eng-Zell 等报告 157 例唾液腺多形性腺瘤,细针吸细胞学检查后随诊 10 年,无 1 例因针吸后产生种植性复发。其他学者也有类似的报告。

细针吸细胞学检查虽然安全、简便,能较迅速地做出诊断,但仍有其局限性:①针吸组织是肿物某一点,获取组织很少,不能根据少量组织的涂片概括肿瘤的全貌,更不能因针吸涂片未见瘤细胞而否定肿瘤的存在;②位置深在的小肿瘤可能漏诊,此时,如在超声引导下作细针吸活检,明确针头进入肿瘤组织,则可避免漏诊;③根据细针吸的细胞学检查虽然能做到定性检查,但明确组织病理分类还有一定困难。尽管如此,在区别唾液腺炎性肿块与肿瘤,肿瘤良性与恶性方面,细针吸细胞学检查仍是一项有价值的诊断方法。

(三)冰冻切片活检

冰冻切片为一种最省时、快速的制片方法,常用于临床手术时的病理诊断。文献报告冰冻切片检查诊断唾液腺肿瘤的正确率,良性肿瘤为 92%～98%,恶性肿瘤为 36%～87%。据

Miller 等的报告,良性肿瘤的冰冻切片没有假阳性,但在恶性肿瘤却有 24%~29%假阴性,故不能仅根据冰冻切片诊断做出治疗决策,病史和临床检查仍是很重要的。

　　根据肿瘤的生物学行为,大致上可将唾液腺恶性肿瘤分为三类:①高度恶性肿瘤:包括低分化黏液表皮样癌、腺样囊性癌、唾液腺导管癌、腺癌、鳞状细胞癌、肌上皮癌及未分化癌。这类肿瘤颈淋巴结或远处转移率较高,术后易于复发,患者预后较差;②低度恶性肿瘤:包括腺泡细胞癌、高分化黏液表皮样癌、多形性低度恶性腺癌、上皮—肌上皮癌等。这类肿瘤颈淋巴结及远处转移率较低,虽可出现术后复发,但患者的预后相对较佳;③中度恶性肿瘤:包括基底细胞腺癌、囊腺癌、多形性腺瘤中的癌等。其生物学行为及患者预后介予上述两者之间。

四、治疗

(一)手术治疗

1.手术基本原则

　　唾液腺肿瘤的治疗以手术为主,多数肿瘤,即使是良性肿瘤,包膜也不完整,采用单纯包膜剥离的方法,常有复发。放手术原则应从包膜外正常组织进行,同时切除部分或整个整体。如位于腮腺浅叶的良性肿瘤,作肿瘤及腮腺浅叶切除,面神经解剖术。位于腮腺深叶的肿瘤,需同时摘除腮腺深叶。

2.面神经的处理

　　腮腺肿瘤除高度恶性肿瘤以外,如果肿瘤与面神经无粘连,应尽可能保留面神经,并尽量减少机械性损伤。如果与面神经有轻度粘连,但尚可分离,也应尽量保留,术后加用放射治疗。如果术前已有面瘫,或手术中发现面神经穿过瘤体,或为高度恶性肿瘤,应牺牲面神经,然后作面神经修复。

3.颈淋巴结的处理

　　一般来说,唾液腺恶性肿瘤的颈淋巴结转移率不高,约在 15%左右。因此,当临床上出现肿大淋巴结,并怀疑有淋巴结转移者,作治疗性颈淋巴清扫术。当颈部未触及肿大淋巴结或不怀疑有转移者,原则上不作选择性颈淋巴清扫术。但对唾液腺导管癌、鳞状细胞癌、未分化癌、腺癌及低分化黏液表皮样癌,其颈淋巴转移率超过 30%,可考虑作选择性颈淋巴清扫术。此外,原发癌的部位也是考虑因素之一,舌根部癌转移率较高,也可考虑选择性颈淋巴清扫术。

(二)放射治疗

　　唾液腺恶性肿瘤对放射线不敏感,单纯放射很难达到根治效果,但对某些病例,放射治疗有可能降低术后复发率,这些病例包括腺样囊性癌、其他高度恶性肿瘤、手术切除不彻底有肿瘤残留者,肿瘤与面神经紧贴、分离后保留面神经者。鉴于放射治疗可能出现的并发症,如放射性口干、放射性龋,甚至放射性骨坏死,对于病理检查肿瘤切缘为阴性的患者,是否选择术后放疗,尚需进一步研究。

(三)化疗药物治疗

　　唾液腺恶性肿瘤有可能发生远处转移,特别是腺样囊性癌及唾液腺导管癌,远处转移率在 40%左右。因此,术后还需配合化学药物治疗加以预防,但目前尚未发现非常有效的化疗药物。

五、预后

唾液腺癌患者治疗后的近期生存率较高,但远期生存率持续下降,3 年、5 年、10 年及 15 年生存率呈明显递减。根据北京大学口腔医学院 405 例唾液腺癌的临床分析资料,3 年、5 年、10 年及 15 年生存率分别为 77.8%、69.6%、55.8% 及 36.7%。唾液腺癌患者的预后观察,5 年是不够的,宜在 10 年以上。

六、唾液腺囊肿

有腮腺囊肿、下颌下腺囊肿、舌下腺囊肿及黏液囊肿,后两者多见。

(一)舌下腺囊肿

舌下腺囊肿(sublingual cyst ranula)是一种黏液囊肿。

1.病因病理

现认为有两种:①导管远端部分堵塞,尔后扩张形成有上皮衬里的囊肿,这种是极少数;②导管破裂,黏液外漏入周围组织间隙而形成囊肿。舌下腺囊肿的囊壁并无上皮衬里,而是纤维结缔组织或肉芽组织所形成。北京大学口腔医学院口腔颌面外科及口腔病理研究室对 144 例舌下腺囊肿分析,无上皮衬里者 141 例,占 97.7%,而有上皮衬里者仅 3 例。

2.临床表现

好发于儿童及青少年,有反复破裂、流出蛋清样黏液的病史,但不久后又肿大。囊肿多位于口底一侧的黏膜下,长大时可越过中线,呈淡蓝色,形似蛤蟆的咽囊,故又称蛤蟆肿。囊壁较薄,触之柔软。大的囊肿可通过口底肌肉扩展到下颌下、颏下区,也可波及对侧口底。囊肿伴有继发感染时,可出现肿胀、疼痛,可将舌推向对侧或后上方抬起,影响进食和说话,严重时可引起呼吸困难。

3.诊断与鉴别诊断

根据上述临床症状,诊断不难,但需与以下疾病鉴别:①局限于下颌下区或舌下区的血管瘤:血管瘤无反复肿胀史,不会自行消失,穿刺可见血液;②口底皮样囊肿:扪诊有面团样感觉,穿刺有黄白色皮脂样物;③下颌下区囊性水瘤:常见于婴幼儿,穿刺检查见囊腔内容物稀薄,无黏液,淡黄清亮,涂片镜检可见淋巴细胞。

4.治疗

本病主要治疗方法为行舌下腺摘除术。已扩展至下颌下、颏下者经口内作舌下腺摘除术后,应将残余液体抽空,加压包扎 1~2 周。对全身情况不能耐受舌下腺切除的患者及婴儿,可作简单的成形性囊肿切开术,即袋形缝合术,切除覆盖囊肿的部分黏膜和囊壁,放尽液体,填入碘仿纱条。待全身情况好转或婴儿长至 4~5 岁后再行舌下腺切除。

(二)黏液囊肿

黏液囊肿(mucocele)常发生于下唇黏膜,其次为颊黏膜及舌部。

1.病因病理

黏液囊肿通常由轻微的外伤使黏液腺导管破裂,黏液溢入组织内所致;也可能是黏液腺导管被阻塞,黏液滞留,使腺导管扩张而成。组织结构有两型:一是黏液囊肿无上皮衬里,绝大多数属此型,显示为小的或大的囊腔间平上皮。

2.临床表现

有损伤病史,常反复发作,破裂后流出透明无色黏液。好发于下唇内侧、舌尖舌腹。呈淡蓝色半透明状柔软的肿物,边界清楚,有时突出表面呈鱼泡状。一般直径在 0.5～1cm 左右。多次复发后,囊肿周围有瘢痕,也可与黏膜粘连,囊肿呈白色小硬结。

3.治疗

(1)囊肿摘除术:适用于囊肿与黏膜无粘连者,在切口周围暴露的黏液腺最好一并切除,以减少复发的机会。

(2)囊肿切除术:适用于多次复发或局部瘢痕多,囊肿与黏膜有粘连者。可作梭形切口,将黏膜与囊肿一并切除。

(3)保守治疗:为抽尽囊液后向囊腔内注入纤维硬化药物如 2.5%～5%碘酊 0.2～0.5ml,保留 2～3 分钟,再将碘酊抽出。亦可采用液氮冷冻法。

(程传花　杨美静)

第四节　唾液腺发育异常

唾液腺发育异常(developmental abnormality of salivary gland)是一种少见疾病,根据文献报道及作者经验,可归纳为 5 类。

一、唾液腺先天缺失或发育不全

大唾液腺先天缺失(congenital absence of salivarygland)少见,任一唾液腺均可缺失,可双侧或单侧,病因不甚清楚,与其他外胚叶发育不全不无联系,与家族发病或遗传因素是否有关尚不清楚。唾液腺缺失可伴有头颈部其他异常,如鳃弓综合征。

腮腺或下颌下腺缺失或发育不全时,可出现口干症状。导管口未发育,探针不能进入。有的作者报告,外科探查腮腺区,可见腮腺缺失或极度发育不全。病理报告为腮腺碎块,其中有少量淋巴组织成串状。治疗为对症性治疗。

二、导管口闭锁

一个或更多的大唾液腺导管闭锁(salivary gland atresia)或缺失,临床极为少见。如果发生,可致涎液滞留,形成囊肿。

三、唾液腺异位

临床上可见两种表现。

(一)迷走唾液腺(aberrant salivary gland)

指唾液腺内的部分始基异位于正常情况下不含唾液腺组织的部位,而正常唾液腺可存在。常见于颈侧、咽及中耳,其他也可见于颌骨体内、牙龈、扁桃体窝、脑垂体及小脑脑桥等处。唾液腺组织迷走到下颌骨体内者,通常穿过舌侧骨皮质,以蒂与正常下颌下腺或舌下腺相连,称作发育性唾液腺舌侧下颌骨陷窝(developmental lingual mandibular salivarygland depression),又称静止骨腔。

（二）异位唾液腺（heterotropicsalivarygland）

指腺体的位置异常，腮腺和下颌下腺均可单侧或双侧发生异位。腮腺常沿咬肌前缘或其下缘异位。下颌下腺可异位至扁桃体窝、颌舌骨肌之上的舌下间隙，有的与舌下腺融合。

1.临床表现

异位唾液腺一般无症状。但可发生涎瘘，继发炎症、囊肿或肿瘤。我们在临床上发现数例腮腺异位，有单侧，也有双侧者，均移位至耳前区近颞部，表现为该处凸起如肿块；有的是在刮脸时偶然发现，疑为肿瘤来诊；有的是体检时发现。患者均诉进食时该处发胀。

2.X 线表现

唾液腺造影时，该处明显凸起，X 线片上显示为发育不全的腮腺。

3.治疗

异位唾液腺无症状者不需治疗。继发感染、炎症、囊肿、肿瘤或有明显胀感者，可手术摘除异位唾液腺或与其相伴的囊肿或肿瘤。

四、导管异常

导管异常可有导管缺失、扩张及开口位置异常，导管扩张包括主导管扩张及末梢导管扩张。

（一）临床表现

导管开口位置异常，位于颊、下颌下缘、上颌窦等部位，可发生先天涎瘘。我们曾见 1 例腮腺导管口位于口角，并伴有同侧大口畸形和副耳。导管扩张常因继发感染就诊。我们曾见 2 例末梢导管扩张，3 例主导管扩张，均为继发感染就诊，4 例为腮腺，1 例为下颌下腺，且均为双侧，挤压腺体有大量涎液射出，射程可达 10cm，继发感染侧可伴有脓液。

（二）X 线表现

腮腺主导管扩张，我们所见为一侧主导管中段呈梭形扩张，边缘光整，该腮腺从无任何不适；而另一侧主导管高度扩张，边缘不整，并延及某些叶间导管，该腮腺有反复肿胀史。下颌下腺主导管扩张显示为双侧下颌下腺主导管前段正常，腺内段及叶间导管高度扩张，呈囊状。手术切除有肿胀史的一侧下颌下腺，见该侧下颌下腺较大，主导管腺内段、叶间导管高度扩张，导管壁光滑。

唾液腺在出生时，即可有单个或多个末梢导管扩张，唾液腺造影显示腮腺轮廓正常。但末梢导管呈点状扩张影像，与复发性腮腺炎相似。有的学者注意到末梢导管先天性扩张与支气管扩张同时存在。

先天性唾液腺导管扩张无继发感染者，宜多饮水，每天按摩腺体帮助排空唾液，保持口腔卫生，以预防继发感染。若有急性炎症表现可用抗生素。唾液腺造影本身对继发的慢性炎症有一定疗效。主导管呈囊状扩张者多需手术，作导管结扎术或腺体摘除术。

五、唾液腺肥大

唾液腺先天性肥大罕见，腮腺及下颌下腺均可发生，在唾液腺造影片上不易与病理状态所致唾液腺良性肥大区别。

唾液腺先天性肥大常无症状，可不处理。

（程传花　杨美静）

第十一章　先天性唇腭裂和面裂

第一节　唇裂

一、唇裂的病理解剖

单侧唇裂患侧的上唇形态及表面标志点与健侧相比有如下特点：①患侧唇峰点一分为二；②与健侧相连的患侧部分唇峰点较健侧高，且唇高较健侧短；③患侧的独立部分唇峰点解剖位置不明显；④患侧裂隙网侧的人中嵴解剖特征不明显。

单侧唇裂患侧的上唇肌肉解剖与健侧的上唇肌肉解剖相比有如下特点：①患侧口轮匝肌完全或部分不连续；②患侧口轮匝肌的附着异常；③走行异常。单侧唇裂患侧的鼻部形态同健侧相比有如下特点：①鼻底不连续，鼻孔横径过大；②鼻底嵴的正常解剖形态丧失；③鼻底无骨组织支持；④鼻小柱及鼻中隔偏向侧；⑤鼻端偏向健侧；⑥鼻翼塌陷。

虽然单侧唇裂的程度不同，可以从完全性唇裂到上唇隐裂，但畸形的特点非常相似。

双侧唇裂形态及表面标志点与正常上唇相比有如下特点：①双侧的唇峰点丧失，分别一分为二；②双侧人中嵴解剖结构特点丧失；③前唇的唇高严重不足；④唇峰至唇谷的距离不定。

双侧唇裂上唇肌肉解剖与正常上唇相比有如下特点：①上唇双侧口轮匝肌完全不连续；②双侧口轮匝肌的附着异常；③前唇内无肌纤维的组织结构，组织量严重不足。

双侧唇裂鼻部形态同正常鼻部形态相比行如下特点：①双侧鼻底不连续，鼻孔过大；②鼻小柱过短，随前颌骨的突出程度而加重；③双侧鼻底无骨组织支持；④正常鼻尖的解剖特点丧失。

由于唇裂的解剖结构异常导致部分唇功能的丧失，如吸吮、发音以及接吻等功能障碍。

二、唇裂手术的术前准备及术后处理

(一)唇裂修复手术的目的

(1)恢复正常上唇形态，单侧唇裂的患者要使修复后的患侧同正常侧对称，双侧唇裂的患者不仅要两侧对称，而且要尽量符合正常的上唇解剖形态；

(2)恢复口轮匝肌的连续性，使上唇在行使功能时具有正常形态；

(3)尽量恢复患侧鼻部的正常解剖形态；

(4)对于初次修复手术不能完全矫正的畸形，要为下一次继发畸形矫治留有余地。

(二)唇裂手术的适应证、禁忌证以及患儿的术前准备及术后护理

唇裂修复术属择期手术类，无绝对的手术适应证和禁忌证，最大的手术风险来自麻醉。只要患儿的全身情况可耐受全麻插管麻醉及手术创伤的打击，即可进行唇裂修复术。多年来被广泛接受并采用的"患儿三个十"的标准，至今仍可以作为唇裂手术适应证选择的参考，即：体重达 5kg，血红蛋白 10g/L，手术时间至少为患儿出生后 10 周。手术应避开患儿身体抵抗力

下降的时间阶段,如感冒发烧,接种后 1 星期内、患病毒感染等。对于唇:裂伴有其他先天畸形的患儿,特别是伴有先天性心脏病的患儿,进行唇裂修复术要慎重,首先进行必要的特殊检查,同相关学科会诊,共同制订治疗方案。对于化验指标异常的患儿也应慎重进行手术,首先要查找原因,进行专科对症治疗,待异常指标正常或接近正常后再行手术。而手术局部区域组织的炎症或近期的外伤也不能使手术如期进行。唇裂患儿的术前准备包括:①患儿家长的心理准备。术前要同家长充分沟通,交代围手术期及术后 24 小时可能出现的情况,以及术后的手术效果;②改变患儿进食方法,但不是必需的准备工作。因唇裂修复术后的短期内(术后至拆线的 5 天时间)需要减少唇部的运动,最好由母乳或奶嘴喂养改为勺喂;③手部运动的束缚。需准备限制手运动的束缚带或夹板,以免患儿的手抓伤口;④血化验、肺部及心脏的 X 线检查;⑤患儿术前的资料记录;⑥术前的即刻准备,包括术前 6 小时禁食水、术前抗菌素的给予等。

　　唇裂患儿的术后处理包括:①麻醉恢复期的处理:该阶段一般为术后 4～6 小时,主要监测各项生命指征,而局部的护理只是沾除伤口的渗血;②患儿清醒后及时进食,以牛奶及清水为主;③唇部伤口的减张。对于不完全唇裂,或裂隙不大的完全性唇裂,减张似乎不是非常重要的问题;但是对于裂隙宽的患儿或双侧完全性唇裂的患儿,则需要进行适当的减张。除唇弓减张方法外(现已较少应用),主要应用减张胶条,但应及时观察是否有皮肤过敏现象;④唇部伤口的局部清洁。术后的伤口应在术后 24～48 小时进行清洁,不宜过早。如伤口无明显渗血分泌物不多,不需进行特殊清洗;⑤全身抗菌素的应用。在无特殊情况下,(如先天性心脏病,感染性疾病)抗菌性应用不超过术后 24 小时;⑥伤口局部药物应用。伤口局部可以应用抗菌及除瘢痕的药物;⑦拆线时间一般为术后 5 天,对于手术年龄稍大患儿或裂隙过宽、张力过大的患儿也可间断拆线或 6 天拆线。拆线一般在全麻下进行。

(三)唇裂修复的基本手术器械

唇裂修复的手术器械与一些整形手术器械类同,主要包括牵引、切开、分离及缝合的器械。

(四)唇裂修复术的麻醉,患儿的体位以及术者体位

唇裂修复术的麻醉可以采用基础麻醉加局麻的方法,也可以采用全麻的方法,而后者更为安全,已被广泛使用。患儿的体位为仰卧位,术者可在患者头部的上方,也可以在患者的右侧。

三、唇裂手术的基本方法

最基本的修复原则就是尽量保留正常组织和人中结构,为唇畸形的再次矫正创造好的条件。

(一)单侧唇裂

较常用的有以下 3 种方法:

1.直线缝合修复

是简单易行的修复方法,其切口瘢痕与人中嵴位置相同,在鼻底及唇峰可精确定点,操作简单,但牺牲组织较多,直线瘢痕的收缩可造成患侧上唇过短。一般适用于 I 度唇裂或隐性唇裂。

切开时视唇裂的程度决定全层切开还是保留黏膜层,创缘分 3 层缝合(如果是全层切开)。黏膜及肌层可用 5/0Vicryl 可吸收线,皮肤可用 6/0Prolin。

2.上三角瓣缝合修复

上三角瓣缝合法(也称旋转推进法,MillardI 式或 MillardII 式法),是在唇裂修复术中应用最广泛的方法。基本原理是在裂隙缘的两侧分别形成两个三角瓣,互相旋转移位后缝合,健侧的小三角瓣旋转移位后位于白唇上方的鼻底处。上三角瓣缝合修复的优点是切除组织少,鼻小柱及鼻翼畸形矫正效果较好,鼻底封闭好,并能形成近似正常的人中嵴及唇弓。此方法灵活性较大,需要相当的临床经验。本方法突出的不足之处是如掌握不好或经验不足时易导致患侧的鼻孔过小和患侧唇长度不足。

为克服上述方法的不足,Millard 本人提出改进方案,设计了 MillardII 手术修方法。同 MillardI 式相比较,主要区别在于健侧小三角瓣的下边末端产生向下的回切,使患侧的唇高得到进一步的延长。

3.下三角瓣缝合修复

下三角瓣修复方法的基本原理是在患侧裂缘直线切口的下方形成小的定点向中线向,上的小三角瓣并将其同健侧裂缘下方在增加唇高过程中形成的三角间隙对位缝合。下三角瓣的优点是定点准确,可有效延长患侧的唇高,术后瘢痕收缩不明显,但是此方法在修复鼻底,矫正患侧鼻翼偏斜畸形方面不够理想;切口破坏了患侧人中嵴的解剖结构,远期效果可表现患侧上唇过长且二期手术难以矫正。

(二)双侧唇裂的修复

双侧唇裂修复要按正常鼻唇的解剖标志使双侧鼻唇对称。双侧唇裂的修复方法也有许多,但是基本的方法有如下两种:

1.前唇原长修复法

此方法目前应用较为普遍,定点明确,将术后的瘢痕范围缩减至最小,但鼻外形恢复以及鼻底修复的效果不尽如人意。

2.前唇加长修复法

加长法又称矩形瓣法或 Barsky 法,为典型的早期术式。原理是应用两侧唇的矩形瓣在前时下方相对缝合增加上唇的高度。此方法的缺点较突出,如.上唇过长过紧,人中形态差等,对于这种较落后的修复方法应当慎用。Abbe 式瓣是矫正其术后畸形的常用方法之一。

对于双侧唇裂前颌骨明显突出的婴幼儿,尽量不行前颌骨的截骨术,因为应用此方法手术后前颌骨很难自行同骨性鼻中隔愈合,影响前颌的稳定,并影响上颌骨的生长发育。

以上介绍的只是唇裂修复基本的手术方法,因每位患者唇裂的具体情况不同,可以将基本的手术方法联合使用形成个性化修复。成功的修复手术应达到以下标准:①皮肤、肌肉及黏膜精确地对位;②唇红缘对称连续;③上唇轻度外翻;④瘢痕轻微;⑤双侧鼻孔对称;⑥鼻翼基底的位置对称;⑦恢复人中,红白唇嵴及唇珠的解剖形态。

四、唇裂术后继发畸形

唇裂术后继发畸形可有多种类型,每一种畸形都有其产生的原因,因此了解畸形产生的原因对预防及矫正继发畸形都有重要的临床意义。

唇裂的手术可以从三部分评价:红唇部分、白唇部分和鼻。红唇的畸形可以有:患侧红唇过厚、患侧红唇过薄、患侧红唇口哨畸形、患侧唇峰至口角距离过短及"丘比特"弓不连续。红唇的修复灵活性强,需要丰富的临床经验。但由于红唇不易形成明显瘢痕,因此只要有足够的红唇组织,继发畸形的修复难度不是很大。白唇最易出现畸形,可以表现为:患侧唇高不足或过长、患侧瘢痕过大、患侧白唇组织丰满度不足以及上唇行使功能时肌肉不连续等,其继发畸形的产生源于适应证选择不当或未进行口轮匝肌成形等原因,而患者的畸形程度也明显影响白唇的修复效果。白唇的继发畸形矫正一般来说需要重新切开皮肤及肌层,将肌肉对位缝合,切除皮肤的瘢痕,并根据畸形的特点进行矫正。鼻畸形是唇裂术后发生率最高的,包括患侧鼻孔过大、鼻小柱过度偏于健侧、患侧鼻孔过小、患侧鼻底过度塌陷以及鼻翼基底的位置过高或过低。

　　双侧唇裂继发畸形与单侧唇裂类似,但大部分畸形以对称的形式出现,而鼻小柱的畸形是十分突出的问题。红唇畸形包括:唇正中口哨畸形、红唇过紧红唇过厚以及"丘比特"弓不连续。白唇畸形包括:双侧瘢痕明显、双侧唇高不对称、白唇过长以及口轮匝肌错位愈合。鼻畸形包括:鼻小柱过短、鼻底过宽和鼻底塌陷。唇裂的鼻唇继发畸形的修复方法灵活,时间不定。总的原则是在骨组织的畸形矫正后再进行软组织的畸形矫正。

（程传花　杨美静）

第二节　其他面裂

一、面裂的分类
　　面裂有以下 3 种分类方法:
(一)美国唇腭裂协会分类
　　1962 年美国唇腭裂协会根据面部的解剖结构对颅面裂进行分类,主要为 4 大类:下颌裂、鼻-眼裂、口-眼裂和耳裂。该分类忽视了骨结构的异常,现在很少使用。
(二)VanderMeulen 分类法此分类法
　　是根据人类胚胎面部发育顺序进行的。分为脑-颅发育不全脑面发育不全、颅面发育不全以及其他起源的颅面发育不全。
(三)Tessier 裂分类法
　　Tessier 于 1976 年提出了该分类法后以其名命名而称为 Tessier 分类法,并被广泛接受。
　　在颅面裂畸形中,骨及软组织均被累及,但程度不一。从矢状中线至眶下孔,软组织的累及较骨组织严重,从眶下孔至颧骨,骨组织累及较软组织严重,耳的累及除外。几种典型的颅面裂包括:正中面发育不全;额鼻发育不全;第一、二腮弓综合征和下颌骨-面骨发育不全综合征,当然还包括唇腭裂、唇正中裂、面横裂和面斜裂等。

二、几种常见的面裂畸形及修复
(一)唇正中裂
　　唇正中裂在 Tessier 分类中为"0"号裂。
　　由于胚胎 6 周时两个球状突或两个下颌骨部分全部未融合或未发育所致,不常见。可表现为上唇或下唇正中部裂开,不同类型裂开程度轻重不一。上唇正中裂常并有鼻裂,偶可见鼻小柱前牙胚、前唇及唇系带均缺损,鼻中隔缺损,偶可见双重鼻。严重的下唇正中裂可表现为下唇、下颌骨、口底及舌均裂开。

唇正中裂的治疗可根据裂的程度进行分期或一期修复手术。为防止术后唇中部形成直线瘢痕挛缩,一般按"Z"成形术原则行对偶三角瓣移位缝合修复。对于全层裂畸形的患者应行全层切开,全层修复,重要的解剖结构一定要对位缝合。严重的裂可分期修复。

(二)面横裂

面横裂在 Tessier 分类中为"7"号裂。

由于胚胎时期的,上、下颌突发育障碍所致的部分或全部未融合,可为单侧或双侧,程度不一。程度较轻仅累及口角者也称为口角裂,如裂隙超过颊部嚼肌前缘者称面横裂。面横裂可以单独发生,也可以作为第一、二鳃弓综合征的畸形之一。

修复时期的选择与唇裂相同,早期修复可以使面颊畸形早期矫正。

手术修复中确定口角的正确位置非常重要,单侧裂可以以健侧口角位置为标准定位。双侧裂的口角位置的确定可利用口角外侧水平线同经眼裂中、外三分之一的垂线的交点来确定。手术应全层切开,分 3 层缝合。裂隙较长的畸形可做两个附加切口形成对偶三角瓣,避免术后的直线瘢痕挛缩。在定点及修复过程中应避免裂隙侧的口角过低。

(三)面斜裂

面斜裂为胚胎时期侧鼻突和上颌突上部来融合所致,其程度及位置有不同,Tessier 分类法将面斜裂分为 3,4,5,6 号裂。3 号裂为鼻眶裂,其骨性裂位于侧切牙经梨状孔向上,4 号裂的骨性裂位于侧切牙与尖牙之间,在梨状孔外侧与眶下孔内侧之间,终止于眶下缘与眶底内侧部,梨状孔完整。5 号裂极少见,其骨性裂位于尖牙与前磨牙之间,上行经眶下孔外侧至眶下缘和眶底中 1/3 处。6 号裂为颧骨上颌骨裂,由于覆盖表面的软组织萎缩,从口角至下眼睑外侧呈沟状,下眼睑外 1/3 外翻。

手术修复应根据畸形程度不同而做具体设计,一般采用"V-Y"改形术、局部旋转皮瓣或 Z 成形术等基本术式。修复时应注意泪腺的功能。手术常需要分期进行。

三、面裂的修复原则

(1)首先对面裂患者进行全身检查,治疗威胁生命的全身性疾病。面裂软组织缺损的修复时间取决于影响功能和解剖整体的严重程度。新生儿期在生理上处于不稳定期,或者有其他威胁生命的畸形。当婴儿生长一段时间后,既可以更好地耐受手术,同时在技术上较易操作,其弹性随着生长而增加。

(2)在修复之前对缺损的部位、特点要有足够的认识及全面的评价,从皮肤开始,至肌层及黏膜衬里,然后是骨支持组织。累及所有上述组织的畸形必须按层次进行修复。

(3)充分利用所有的剩余正常软组织恢复面部软组织"外套性"功能,软组织正常功能的恢复有利于骨骼的生长发育。必须注意到瘢痕对生长发育的限制。并尽量避免瘢痕。

(4)尽可能完全保留或恢复具有明显解剖标志的结构,如唇红缘、内眦、睫毛缘等部位,保持泪腺引流通畅,保留所有耳部结构和眶内容物。

(5)沿修复线减张,尚有组织缺损时说用其他组织进行修补,主要应用方法有两种:"Z"成形术和旋转皮瓣。近年来皮肤扩张器的应用为修复严重的组织缺损的面裂带来希望,但应用至幼小的婴儿有一定的困难。

（程传花　杨美静）

第三节　腭裂

一、正常腭部的解剖生理

正常的腭部解剖结构分为硬腭和软腭,硬腭位于口腔的前部,软腭位于硬腭的后方,口腔的后部。口腔内的硬腭和软腭将口腔和鼻腔分隔,使食物不进入鼻腔,鼻腔的分泌物也不能进入口腔,而软腭的运动可以有效地控制鼻腔气流,使口腔与鼻腔彻底分割,对吞咽及发音功能起到关键的作用。

硬腭由上颌骨的腭突和腭骨的水平板组成,上颌骨腭突的前方和侧方为牙槽突,硬腭以切牙孔为界分为前部的原发腭,和后部的继发腭。硬腭表面有黏膜覆盖,黏膜由一层致密的结缔组织与骨紧密相连,这层致密的结缔组织与覆盖在表面的腭黏膜一起称作黏骨膜。黏骨膜中有无数唾液腺。硬腭前部的血液供应来自上颌动脉的蝶腭支,它通过切牙管出切牙孔同静脉及神经一起形成鼻腭血管神经束;大部分硬腭的血液供应来自,上颌动脉的腭大动脉分支,该分支通过翼腭管下降出腭大孔向前形成腭前动脉(腭大动脉),同静脉及神经一起形成腭大血管神经束,这对动脉穿出腭大孔后走行于上颌第三磨牙的内侧向前,仅发出几个小支向后至软腭。腭中及腭后神经由腭小孔穿出向后负责部分软腭的血液供应。腭升动脉、咽升动脉和扁桃体动脉也发出分支供应软腭。硬腭的感觉是由三叉神经上颌支的蝶腭神经和腭大神经的分支来管理的。软腭由肌肉及其表面覆盖的黏膜组成。软腭前部经结缔组织(称腭腱膜)与硬腭后缘相连,软腭后部游离。软腭由5对肌肉组成,它们分别是腭帆提肌、腭帆张肌、舌腭肌、咽腭肌和腭垂肌。

腭舌肌是软腭口腔面最表面的肌肉,此肌肉起于腭中线,呈横向旋转放散状向外下至舌外侧缘,形成扁桃体前柱。腭咽肌是软腭咽腔面最表面的肌肉,此肌肉在咽腔的部分多于软腭的部分,形成扁桃体窝后柱,其肌肉呈放散状向上进入软腭。应用此肌肉可进行腭咽肌瓣成形术。舌腭肌和咽腭肌的正常功能是使软腭向下,帮助咽侧壁向内运动。腭垂肌在咽腭肌的深面,肌纤维沿软腭中线呈纵向走行,向后进入腭垂,其功能是使腭垂向上向前。腭帆提肌是软腭的最大肌肉,起于颅底岩骨的尖部,沿咽鼓管软骨的内侧,呈放散状向前、向下,在近软腭的中间部分进入软腭,位于腭垂肌与咽腭肌前份之间。此肌肉收缩可抬高软腭,使软腭向后上运动,使咽鼓管的咽口开放。腭帆张肌广泛起源于翼内板蝶骨的舟状凹和咽鼓管软骨的外侧,于翼内肌及翼内板之间的前方向下至翼钩,肌纤维与翼钩突纤维性粘连,然后肌纤维放散向内,以直角进入腭部,在与硬腭后缘附着的同时,与对侧的同名肌肉在中线融合。此肌肉也行开放咽鼓管的功能。软腭肌肉除腭帆张肌外由迷走神经支配,腭帆张肌的神经支配为三叉神经的下颌支。

腭腱膜是腭部的重要的筋膜系统的组织。筋膜是肌肉的产物,它们互相融合交错,形成了网状支持组织。筋膜与肌肉和骨之间有形态学、组织学和种系发生及发育方面的联系。腭腱膜由原始的腭咽肌衍化而来,从种系发育上位于咀嚼区和腭咽区之间。是骨(硬腭后缘)与软组织(软腭肌肉)之间的连接部,是腭部肌肉前方附着的部位。

二、腭裂腭部的解剖生理

(一)硬腭畸形

硬腭的畸形程度因腭裂程度的不同而不同。

单侧完全性腭裂(UCP)表现为腭部自后向前全部裂开,绝大部分情况下与唇裂同时存在。鼻中隔与健侧硬腭相连。健侧硬腭周围及后部都与正常腭部相似,但中线部分较正常腭部短而高拱。患侧硬腭及上颌骨体积较健侧小。患侧腭大孔及腭小孔位置常较健侧前移,鼻腭孔裂开不完整,鼻神经血管束的主要部分在健侧。鼻中隔发育较差。

双侧完全性腭裂(BCP)主要表现在两侧腭突均不与鼻中隔相连,只有前颌骨连接于鼻中隔,前颌骨常呈明显前突,常伴行双侧唇裂,鼻中隔完全暴露于口腔内,鼻中隔发育差。

不完全腭裂(ICP)的硬腭后部呈不同程度的裂开,硬腭的裂开可以向前直至切牙孔,鼻中隔暴露于口腔,硬腭后缘可以完整或呈凹陷畸形,主要表现在软腭裂或腭隐裂的患者。其他的解剖结构同正常腭部类似。

(二)软腭畸形

随腭裂类型的差异软腭形态畸形有不同。完全性单侧和双侧腭裂以及硬软腭裂的软腭全部裂开,而单纯的软腭裂黏胶及肌肉可部分裂开,腭隐裂的软腭黏膜可以完整而两侧肌肉在中线不连接。

腭裂的腭帆提肌、舌腭肌及腭垂肌有一定程度的失用性萎缩。

腭帆提肌起点同正常人,而止点前移,由于中线未融合,双侧腭帆提肌不能形成吊带。该肌的外束在止点处与同侧腭咽肌腭垂肌融合,前内束附着于薄弱的腭腱膜外侧,部分纤维与软腭的其他肌肉一起附着于鼻后嵴,并沿裂隙向前伸延至裂隙前端,形成裂缘的肌肉层。该肌是完成腭咽闭合的主要肌肉,在腭裂时由于止点前移,两侧不能融合形成吊带而影响发音功能。因此,在行腭裂手术时不仅将裂隙封闭,而且要彻底游离腭帆提肌的止点,使其后推复位并与对侧肌肉对位缝合,以达到完好的腭咽闭合。

腭帆张肌的起点及走行同正常人,但肌肉在中线不相连,由于前部缺乏腭腱膜,该肌同腭帆提肌的部分肌束以及腭咽肌和腭垂肌融合形成"腭裂肌束"腭板中线两侧的骨裂隙缘。腭咽肌发育正常,在中线不连接,与腭帆提肌、腭帆张肌、腭垂肌纤维相混合,附着于硬腭后缘至翼钩之间的粗糙骨面,并沿裂缘镶嵌延伸,与覆盖其上的黏膜紧密相连。舌腭肌束大小正常,腭垂肌发育差,难以单独解剖分离。

腭裂患侧的腭部动脉的起点及走行均与正常人相同,在完全性腭裂患者两侧腭大动脉、腭升动脉被裂隙所隔,不能在中线部位吻合。又由于软腭肌肉附着点前移,咽升动脉穿入软腭的部位前移。在患侧腭大动脉不能与鼻腭动脉吻合,双侧完全性腭裂患者两侧腭大动脉均不能在切牙孔处与鼻腭动脉吻合。

三、腭裂修复术的术前准备及术后处理

(一)腭裂修复术的适应证、禁忌证、术前准备和术后处理

腭裂修复术是属于择期手术,也就是说,需要在患儿的身体状况良好可耐受全麻时进行手

术。除全麻的一般适应证和禁忌证外,对于行腭裂修复术的患儿还要全面了解以下情况。①患儿的肺部情况,要在患儿肺部无感染的情况下进行;②患儿的气道情况,在一些有综合征和序列征的患儿,腭裂常伴有小下颌畸形,为全麻插管以及全麻术后管理造成一定的困难,如果要进行腭裂修复术,一定要对气道的情况有充分了解,并充分准备应对措施;③患儿是否患有先天性心脏病,腭裂伴有先天性心脏病的比例比单纯先天性心脏病的患病率要高,对于严重的先天性心脏病患者,须先治疗心脏疾病;④患儿的营养状况及血红蛋白指数,对于营养状况差或血红蛋白过低的患儿应慎重。

腭裂修复术的术前准备除常规全麻气管插管的准备外,需要有患儿的面像、腭部情况的照片和模型记录,患儿的资料需入数据库。而腭裂修复术的术后护理在防治复裂中更为重要。术后护理的重要环节包括注意饮食方式种类和防止患儿的哭闹。腭裂修复术后半个月流食,半个月半流食,而后可改为普食;婴幼儿的腭裂患儿术后一定避免奶瓶喂养一个月;尽量避免因静脉输液或肌肉注射引起的患儿哭闹;同患儿家长确定术后的复查时间以及语音评价和语音训练时间。术后常规使用抗菌素预防感染。口内伤口缝合使用可吸收线者不拆线,术后2～3天可以出院。如果口内伤口缝合使用丝线应在术后两周拆线,如无缝线反应也可不拆线。

(二)腭裂手术常用器械

腭裂手术的常用器械同唇裂修复术略有不同,合适有效的腭裂开口器是保证腭裂修复术能否顺利进行的重要环节,手术器械要适合于口内操作。腭裂手术的麻醉及体位腭裂手术的麻醉方法为全麻插管,一般为口插。患者的体位为仰卧位,头后枕平面与手术台平面约呈50°～60°,必要时可将患者的肩部垫起。术者为头位,即站患者的头上方。

四、腭裂手术的基本方法

腭裂修复的目的是封闭口鼻腔的裂隙,恢复软腭的长度及功能,恢复正常的腭咽闭合功能。目前,普遍应用的仍是简单的改良兰氏腭裂修复术。其手术原理是制作裂隙两侧的双蒂瓣,使其向中间移位,将两瓣在中线缝合后封闭腭部的裂隙。下面就手术步骤进行简单介绍。

(1)面部常规消毒,铺巾。上开口器。

(2)口腔内冲洗、消毒。

(3)局部注射麻醉药物:通常位用1%利多卡因,必要时可加入肾上腺素以达到更好的止血效果。

(4)制作松弛切口:在腭部黏膜上,距两侧牙龈缘2～4mm处自前(通常自单尖牙)向后,绕上颌结节,继续向后外约10mm。硬腭切口深达骨面。

(5)裂隙切口:自裂隙前端沿裂缘中间至腭垂尖端纵行切开硬腭处的黏骨膜及软腭处的黏膜,深达肌层。

(6)游离黏骨膜瓣:用骨膜剥离子由松弛切口插入,掀起口腔侧黏膜骨膜瓣,松解腭大血管神经束。在上颌结节后方推断翼钩,使腭帆张肌减张。

(7)分离鼻腔黏膜:将剥离器鼻腔插入,做广泛分离,松解鼻腔两侧黏膜使其可在中线对位缝合,尽量消灭鼻腔侧创面。

(8)剪断腭腱膜:在硬软腭交界处,从裂隙切口向外剪断腭腱膜和"腭裂肌"与硬腭裂隙缘的附着。

(9)压迫止血后,在无张力的情况下进行三层缝合(鼻腔黏膜、肌肉层以及口腔黏膜),可用4/0可吸收线也可用1号丝线。

(10)术毕,两侧松弛切口暴露,如无活泼出血,不需填塞,如确实需要止血,可以在松弛切口内放置明胶海绵,但应将松弛切口做无张力的拉拢缝合,防止明胶海绵脱落。

除上述的改良兰氏手术方法外,还有许多其他的方法延长软腭如:软腭裂后推术、软腭的反向双"Z"成形术,腭部岛状瓣修复术以及腭部颊瓣修复术等。但疗效因患者及术者而异,有些手术方法因过于复杂,且影响颌骨的生长发育,目前并不提倡。

五、腭裂术后并发症及处理

下面列出常见的腭裂术后的短期和长期并发症及处理原则。

(一)喉头水肿

少见,但属危重的并发症,可导致呼吸道梗阻而威胁生命通常发生在全麻拔管后6小时内,主要是由于气管插管对声门的刺激所致。在术后围手术期必须密切观察,可用适量激素进行预防,必要时需做气管切开。

(二)术后出血

大部分患者在全麻苏醒期有少量渗血或唾液中带血,可不进行特殊处理。作为术后并发症的出d血是指在短期内有大量血液流出或被吞咽,腭裂术后出血并不多见,分为术后即刻出血或延期出血。术后即刻出血主要是由于术中止血不完善,或患儿过度哭闹。出血的部位常见于切口前端的鼻腭血管或黏骨膜瓣边缘,也可来自断裂的腭大血管或腭大血管的分支,鼻腔侧创面也是常见的出血部位。而延期出血则多因术后感染或血液系统性疾病。止血的方法以压迫止血为主,对于全身系统疾病造成的出血应给予全身的治疗,如患者不合作或出血部位止血困难可在全麻下检查出血部位并止血。

(三)术后腭部穿孔或复裂

发生部位常见于软腭裂交界处,也可发生在腭垂。发生时间一般在术后7天左右。发生腭瘘的原因有很多,主要原因如下:两侧黏骨膜瓣减张不够,在有张力下缝合,患儿喂养方式不正确,口内负压增加;术后伤口感染,过早食硬食物或外伤等。发现腭瘘后不需要立即修复,小的腭瘘如果发生在小年龄的患者可能自愈,对于经久不愈的裂孔需要待6个月后再行手术修复。

(四)腭咽闭合不全

为长期并发症,与裂类型及手术技术有关。如果需要进行咽成形术应该在学龄前进行,或者腭裂术后一年。

(程传花　杨美静)

第四节　唇腭裂的牙槽嵴植骨

一、唇腭裂的牙槽嵴裂畸形及牙槽突植骨的目的

牙槽嵴裂作为一种先天性畸形是完全性唇腭裂的一部分,也可以同唇裂并发。牙槽嵴裂

在与唇裂同时发生时,根据其裂的程度可分为完全性、不完全性和隐性,同唇裂的程度有关。

唇腭裂的牙槽嵴裂可导致唇腭裂患者的口鼻腔前庭瘘,患侧乳牙滞留、侧切牙畸形或阙如、恒牙阻萌或错位萌出,患侧鼻底丧失骨支持而显示鼻底塌陷畸形,上颌骨连续性的丧失影响正畸治疗以及外科正颌手术的治疗效果。

牙槽突重建的目的:①关闭口鼻腔前庭瘘;②重建牙槽突的完整性,使正畸及外科正颌达到最佳的效果;③矫正患侧鼻底及鼻翼基底的塌陷畸形;④增加上颌骨的稳定性,在双侧唇腭裂患侧尤为重要,为外科正颌奠定基础。

二、牙槽嵴裂植骨术的适应证及术前准备

任何类型的唇裂伴有牙槽嵴裂以及唇腭裂的牙槽嵴裂均适合行植骨修复手术,手术可以在任何年龄段进行,但是从成功率、外科手术操作的难易性以及修复所要达到的目的来看,混合牙列期是最合适的年龄阶段,而植骨的最佳时间则由患者的年龄及裂隙侧尖牙的牙龄共同决定,即患者的年龄应在 9～12 岁,裂隙侧恒尖牙尚未萌出,牙根形成 1/2～3/4。

在进行牙槽嵴裂植骨术时,患者应采用全麻,除全麻以及外科手术术前的常规的准备外,还需对以下几个方面进行特殊准备:

(一)术前 X 片拍照

植骨前需要全口曲面断层、上颌体腔片以及以患侧尖牙为中心的上颌前部咬合片,以了解整体牙齿发育水平、患侧恒尖牙位置以及牙根发育情况、与邻牙的关系等。拍照时间不应超过术前 1 个月。

(二)植骨区滞留乳牙、多生牙、畸形牙以及错位牙的处理

应与唇腭裂治疗组的正畸医生共同讨论决定。如需要拔牙,可在植骨前两周进行,或在植骨的同时进行。

(三)改善口腔卫生及牙周情况

是预防术后感染的重要措施,术前 1 周避免戴用义齿、义托和活动矫治器。术前牙周洁治。

(四)术前正畸

并不是所有植骨患者都需要术前正畸,只有恒牙萌出在植骨区,影响手术视野及操作的情况下可以通过正畸对牙齿的位置进行调整,保证手术的顺利进行。

(五)术前研究模型及照片的记录

术前研究模型取上、下颌的保存模型即可,照片记录主要应包括正位、侧位及仰头位面像以及正位、侧位合像和开口上腭位。

三、牙槽嵴裂植骨的手术操作

牙槽嵴裂植骨手术根据裂类型不同,手术年龄不同,手术区域的条件不同而难易程度不同,但总的原则是最大程度保留黏骨膜组织,植骨床内的骨面充分暴露,严密封闭植骨床。

(一)植骨区

1.黏膜瓣切口的设计

为唇颊黏骨膜及腭侧黏骨膜瓣的设计。切口沿口腔前庭瘘周缘以及近中和远中的牙龈缘切开,切口延伸的长度视口腔前庭瘘大小而定。

2.植骨床形成

植骨床形成后应是四面锥体的形状,其锥体的顶指向后方,锥体的上面为鼻腔底的黏膜骨膜瓣,锥体的下面是腭黏骨膜瓣,锥体的内面是软骨及骨性鼻中隔,锥体的外面是上颌骨的鼻面。完整植骨床形成的关键是切断并分离鼻腔黏胶和口腔黏膜。

3.创口关闭

充分松解唇颊黏骨膜瓣,在无任何张力的情况覆盖植骨区也是植骨成功的关键。

(二)供骨区

自体骨移植修复牙槽嵴裂的常用供区是髂骨的骨松质,其他的供区还包括颅骨、下颌骨颏区及下颌角等。

下面简述以髂骨为供骨区,取出骨松质的手术操作。

1.软组织及骨组织切口

软组织切口设计与传统髂骨取骨术的软组织切口设计的方向不同,传统髂骨取骨的皮肤切口与髂嵴平行,而牙槽嵴裂的髂骨取骨的皮肤切口与皮纹走行一致,与髂嵴交叉。骨皮质的切口为沿髂嵴的"工字形"开窗切口。切开皮肤后,在皮下深筋膜层,肌肉的表面做较广泛的分离,在髂嵴开窗时使骨瓣的蒂有骨膜及软组织相连,其下方切口距髂前上棘至少2cm。暴露骨松质。

2.松质骨的取出

骨松质暴露后,可用小弯骨凿或大号牙挺,用手施力挖出骨松质,取骨过程中注意保留两侧的骨皮质,沿髂骨的行度走行,谨防器械穿透内侧骨皮质,损伤肌肉或内脏。松质骨取出后放入小容器中待用。

3.伤口关闭

在关闭伤口之前,仔细检查骨髓腔中是否有活动性出血。止血后,首先用4号丝线关闭开窗的髂骨嵴伤口,恢复髂嵴原形,继而关闭皮下及皮肤。牙槽嵴裂区域的植入物除自体骨外,人工材料也可采用的另外一种方法。可以免除髂骨部取骨给患者带来的痛苦。但是人工材料植入的最大不足之处是牙齿不能从植入区萌出,正畸时也不能将牙齿移动至植入区。

四、牙槽嵴裂植骨术的术后护理及术后并发症

(一)牙槽嵴裂植骨术术后的护理除常规外,有如下特殊要点

1.饮食

全麻完全清醒后即可进少量水。术后1个星期流食,1个星期半流食,然后可改为普食。

2.抗菌素的应用

为预防感染,术后5天静脉点滴应用抗菌素,后改口服抗菌素2~3天。

3.局部清洁

术后24小时可开始口内清洁,每天1~2次由护理人员进行,患者同时应用漱口水自行清洁。

4.早期活动

在患者体力可承受的情况下,尽早下床活动。

5.患者出院日期的确定

无特殊情况,髂骨伤口术后 7 天拆线,患者可出院。如果应用可吸收线关闭口内伤口,则不需要拆线,如用丝线缝合则至少要术后两周拆线。也可不拆线,待自行脱落。

(二)牙槽突植骨术术后并发症分为即刻并发症及远期并发症

1.出血、疼痛、肿胀

同其他外科术后一样,可以出现出血、疼痛及肿胀的即刻并发症。出血的部位主要在颊黏骨膜瓣松弛切口,可加压止血,必要时缝合止血。疼痛主要发生在供骨区,可用止痛药缓解疼痛。肿胀主要发生在面部的术区,术后 3 天开始消退。对于肿胀严重的患者可应用激素减轻症状。

2.受骨区伤口裂开

主要是由于受骨区的软组织黏胶瓣张力过大,一般发生在术后 7~10 天,如有裂开发生,应用保守的方法处理,减少唇颊运动,保持口腔清洁,继续服用抗菌素,一般情况下伤口可自行愈合或缩小。

3.术后感染

很少发生术后的急性感染,慢性感染主要发生在术后 3~4 周,表现为鼻内及口内异味,植入骨排出,有脓血性分泌物。对于术后感染的处理仍以保守为主,仅取出暴露的死骨,必要时可用碘仿纱条覆盖伤口,口服抗菌素,口内清洁。一般在术后 2 个月左右彻底愈合。术后感染通常使植入骨部分丧失,牙槽嵴达不到理想的高度。对于需要二次手术的患者,应在至少半年后进行。

4.植入骨吸收

除感染可以引起植入骨吸收外,缺乏功能性刺激、手术年龄过大以及不适当的手术操作也可造成植入骨的吸收,一般发生在术后 3 个月左右。有极特殊不明原因的骨吸收可能与自身免疫有一定关系。对于植入骨严重吸收的病例,待牙槽嵴高度稳定后,需要进行二次植骨手术。

5.受区尖牙阻萌及牙根外吸收

由于术中的牙胚损伤、牙齿萌出区无附着龈存在、植入体不当等造成,可以通过外科助萌或结合正畸来治疗。

五、牙槽突植骨术后的效果评价

牙槽嵴裂植骨术后通常复查的时间应为术后 1 个月、3 个月和 6 个月,复查内容主要以临床检查及 X 线片为主。术后 1 个月可以不扣 X 线片,以临床检查为主,确定软组织的愈合情况以及是否行慢性感染存在,如发现有慢性感染存在,期及时处理。术后 3 个月复查时需要拍 X 线片,观察骨愈合情况,如果需要可以开始正畸治疗。术后 6 个月时,植骨区的植入骨已经趋于稳定,可以确定愈合后的骨量,如果需要可以进行外科正颌手术。对于在 9~12 岁尖牙尚未萌出的患者,可待尖牙萌出后再进行下一步的治疗安排。

对于植入区的牙槽嵴结构及形态的评价是植骨成功与否的最重要的指标。

对牙槽突植骨的术后评价除上述的对于植入区牙槽嵴结构及形态评价外,尖牙向植骨区的移动、植骨区萌出牙齿的牙周评价、植骨部位唇颊沟的深度、口鼻腔瘘和口腔前庭瘘关闭情况以及患侧鼻翼基底塌陷畸形矫正的程度等也包括在内。

（程传花　杨美静）

第五节　腭咽闭合和腭裂术后腭咽闭合不全

一、腭咽腔的解剖与生理功能

咽部上起颅底，下端相当于第6颈椎下缘或杯状软骨的高度与食管相接，是上口大，下口小，前后径短，左右径长的肌性管状通道。咽的前壁自上而下分别通入鼻腔、口腔和喉腔。后方为椎前筋膜，在两侧有颈部重要的血管和神经。咽部是进食及呼吸空气的必经之地，咽部的异常在临床上可以表现为吞咽呼吸及发音障碍。按咽部与口、鼻、喉腔相连通的位置依次可分为鼻咽、口咽及喉咽3部分。

鼻咽部也称为上咽部，位于蝶骨体和枕骨基底部下方，第1,2颈椎前方，前以鼻后孔为界与鼻腔相通，下界平至腭帆水平，口咽部也称中咽部，上方与鼻腔相通，下界平至会厌上缘平面以上，第2,3颈椎的前方，喉咽部也称下咽部，位于4~6颈椎前方，上起会厌软骨上缘，下至环状软骨下缘，紧接食管，前壁为会厌。

咽腔的重要体表解剖标志包括咽扁桃体、咽鼓管咽口、鼻咽峡、咽峡、舌腭弓、咽腭弓、扁桃体窝、扁桃体等。

咽扁桃体是鼻咽部后上壁黏膜下的淋巴组织，它在胚胎第4个月时发生，至6~8岁时开始萎缩，10岁左右完全退化。在儿童时可出现咽扁桃体异常增大成为增生体或腺样体，过度肥大的增生体可阻塞咽鼓管咽口引起中耳引流不畅，也可以引起开口呼吸。当增生体过度肥大引起临床症状时，需要行增生体切除术（或刮除术），但在腭裂患儿行增生体刮除术应慎重，以免引起或加重腭咽闭合不全。

咽鼓管咽口位于鼻咽部的侧壁，鼻甲后方约1cm处，为三角形漏斗状开口。咽鼓管是鼻咽部通至中耳的管道，腭帆提肌和腭帆张肌的运动影响咽鼓管的开闭。在腭裂患者，由于腭帆提肌和腭帆张肌的解剖异常导致咽鼓管的咽口开放和关闭的功能异常，进而使中耳的引流不畅而导致一些腭裂患者产生中耳疾患，听力受损。

鼻咽峡由软腭的鼻腔面及后缘与咽后壁及咽侧壁组成，形成鼻咽腔的底部。在静止时鼻咽峡呈开放状态，在吞咽和发音时多呈闭合状态。吞咽时，以腭咽肌收缩为主，使软腭向后向下运动，将口鼻腔分隔，防止食物反流鼻腔。发口辅音时，以腭帆提肌收缩为主，使软腭向后向上运动，将口鼻腔分隔，使气流从口腔呼出。当腭裂患者存在腭咽闭合不全时，则可形成鼻漏气致发音不清。

舌腭弓及咽腭弓内分别为舌腭肌和咽腭肌，这两对肌肉是腭帆提肌的拮抗肌，当它们收缩时，通过使软腭向后下运动以及提高舌根和咽壁使咽腔缩小，在舌腭弓及咽腭弓过短的情况下可导致咽腔过小、发音不清以及发音时腭咽闭合不全。

二、咽部肌群

咽部肌肉分为3组：咽缩肌组、提咽肌以及软腭的肌肉。

咽缩肌组由咽上、咽中及咽下缩肌组成,三块肌肉依次作覆瓦状排列。

咽上缩肌为一四方形薄片状肌肉,起自翼突内侧板下部及翼钩、翼突下颌缝、下颌骨内侧面、下颌舌骨肌的后部以及舌根的侧面,水平走行,先位于咽侧壁、后壁,在正中缝与对侧同名肌会合,在3个咽缩肌中位于最深层。咽上缩肌在吞咽及说话时均有收缩,在说话时的作用更大,动作快且动作时间长。

咽中缩肌起自舌骨小角、大角、茎突舌骨韧带,纤维呈扇形,其上部纤维向上遮盖部分咽上缩肌,下部纤维向下被咽下缩肌覆盖,在正中线与对侧同名肌会合。

咽下缩肌是3个缩肌中较强的一块,并覆盖咽中缩肌的大部分。

起自甲状软骨及环状软骨外侧,呈扁形止于正中线。

咽中及咽下缩肌位置低,主要功能为吞咽,不参与腭咽闭合。

三对咽缩肌由舌咽神经和迷走神经咽支支配。

咽提肌组主要由茎突咽肌、腭咽肌及咽鼓管咽肌组成。

咽部的肌肉还包括软腭的肌肉。

三、发音时腭咽闭合功能的评价

发音时需要腭咽闭合,即软腭向后上运动,抬高至硬腭水平或以上向后向上在第一颈椎水平及以上与咽后壁接近并接触形成腭咽闭合,将鼻腔及口腔彻底分开,在整个过程中咽侧壁也参与了闭合,参与发音。腭咽闭合的肌肉有腭帆提肌、腭帆张肌、咽上缩肌及参与组成咽侧壁的肌肉,任何原因引起软腭过短、运动不良、咽侧壁运动不良等都可以引起发音时腭咽闭合不全(VPI)。

腭咽闭合功能的评价从两方面进行:主观评价及客观评价。主观评价是指通过听觉的判听,以计分的方法判断;客观评价是利用仪器通过对解剖形态的观察或生理功能的测定判断。

(一)主观评价

过高鼻音及鼻漏气的评价是对腭咽闭合功能主观评价的主要内容,为分级评价,通常分3级:0级—不存在过高鼻音或不存在鼻漏气;1级—元音存在轻度过高鼻音或辅音存在轻度鼻漏气;2级—元音存在重度过高鼻者或辅音存在严重鼻漏气。

主观评价还对其他由于腭咽闭合不全引起的异常情况进行评价,如鼻湍流音、面部表情评价等。

(二)客观评价

主要应用静态及动态X片、鼻咽纤维镜、鼻音计、口鼻腔气流压力测定等,还有一些方法也可以用来评价腭咽闭合功能,如肌电图、CT和MRI等。每一种检查方法都有各自的优点和缺点,没有一种单一的方法可以得出全面的结论。

1.头颅侧位X线片

头颅侧位X线片是一种简单、应用广泛、应用时间较长的方法,为了对软腭的运动功能进行评价,在拍静止平片的基础上还要加拍发元音的X线片,所发元音一般选择/i/,头颅侧位X线片,示正常腭咽闭合和腭咽闭合不全。

单独使用此技术评价腭咽闭合是不全面的,因为该技术只从单一矢状面反映发单元音/i/时的状态,有时有假阳性或假阴性出现。

2.壁咽纤维镜

壁咽纤维镜是另外一种直接观察的检查手段,它不仅可以对腭咽部的形态和功能进行检查评价,指导手术方法的选择和治疗方案的确定,而且是反馈治疗的手段。

应用鼻咽纤维镜对于腭咽部进行观察只限于水平方向,在静止状态下可观察到增生体的大小,软腭形态是否对称、是否有咽扁桃体的存在;运动状态下可观察到腭咽闭合是否完全、腭咽闭合的类型、软腭及咽侧壁运动程度,如果腭咽闭合不完全,可观察腭咽开口的大小及位置。

应用鼻咽纤维镜观察正常人群的腭咽闭合,可以分为4种闭合类型:冠状闭合,环状闭合有咽后炎参与的环状闭合以及矢状闭合,正常人群中以冠状闭合为主。

腭裂术后腭咽闭合不全的鼻咽纤维镜观察有各种表现,对其评价主要从闭合程度、闭合类型、运动类型等方面进行。

3.鼻音计(nasometer)

鼻音计是近年开始应用于评价腭裂语音的较新的方法,通过分析声音共振能量—声能的输出,反映出发音者发音时的鼻音化程度。鼻音计是间接地反映腭咽闭合情况的仪器,同X片及鼻咽纤维镜相比,是非侵入性检查,对身体无任何伤害,无接受检查的年龄限制。同时可以应用鼻音计进行反馈性的语音训练。

四、腭裂术后腭咽闭合不全的治疗

腭裂术后腭咽闭合不全的原因有很多,主要是软腭过短、软腭肌肉运动不良、咽腔过大、咽侧壁运动不良。而造成上述解剖结构及功能异常的原因既有患者本身条件的因素,也有进行腭裂修复术时手术操作技巧的问题。腭裂术后腭咽闭合不全的治疗主要分3方面:手术治疗、矫形修复治疗和语音训练。

手术治疗是首选的方法,手术方法基本分为:咽后壁瓣手术;腭咽肌瓣成形术;咽后壁增高术以及延,长软腭手术。不同手术方法的选择取决于腭咽闭合的特点。矫形修复治疗:应用矫形修复技术为宽大腭咽腔、软腭及咽侧壁运动差的患者制作"语音球",机械地将口咽腔和鼻咽腔分开。

语音训练主要适用于具有腭咽闭合的功能但不能很好运用的患者,以及边缘性腭咽闭合的患者,反馈治疗是首选的语音训练方法。

(程传花 杨美静)

第十二章　口腔修复

第一节　牙列缺损

一、金瓷固定桥

金瓷固定桥,又称为金瓷桥,是用金属制作固定桥的基底桥架,再用低熔瓷熔附于桥架上以恢复缺失牙的形态和生理功能。它与金属树脂固定桥相比,具有硬度高、耐磨损、化学性稳定,不易变色、美观、生物相容性良好、不刺激口腔软组织等优点。但制作工艺较复杂,技术条件要求高。

(一)桥基牙预备

1.确定桥基牙的预备量

PFM 固定桥通常选用 PFM 全冠作为固位体,根据桥基牙所能磨除的量,选择部分瓷覆盖固位体或全瓷覆盖固位体。因此,桥基牙的牙体预备原则和要求与 PFM 全冠的牙体预备原则和要求基本相同,但需注意各桥基牙预备体之间的共同就位道(包括近、远中面和唇颊、舌腭面)。对于位置异常的活髓牙又需选作桥基牙时,考虑到牙体预备时有可能穿髓者,也可采取牙髓失活术,再行牙体预备。但失活后的牙质较脆弱,为避免基牙折断,有时需在根管内粘固螺纹钉或桩加固。若桥基牙已有较大缺损并累及牙髓者,应经过牙髓治疗或根管治疗后,视其缺损大小,可以采用螺纹针(钉)加固,以树脂或汞合金充填修补缺损,或制作金属铸造核桩,粘固于根管内,再作牙体预备。

2.对于咬合过紧的基牙应的预备

对于磨耗较严重的桥基牙,牙髓活力正常,若咬合过紧,上前牙舌面或后牙𬌗面不易磨出 PFM 全冠固位体所需间隙者,也可按照前牙金属舌面或后牙金属𬌗面冠固位体的要求进行牙体预备,可以在咬合面减少磨除量。前牙内倾型深覆𬌗,下前牙的唇面较难获得足够的修复体空间,可以采用金属 3/4 冠固位体的设计,不做基牙的唇面磨除。

(二)临床基本步骤

修复体制作前,牙体预备后的临床基本步骤包括:取印模、灌模、制作可卸代型、记录颌位关系、上𬌗架、比色、粘固暂时固定桥。桥基牙预备完毕,于取印模前,先行排龈处理,按常规法用藻酸盐或硅橡胶印模材料制取全口人造石工作模型和石膏对𬌗模型并制作可卸代型。

PFM 固定桥的制作必须在𬌗架上进行,最好采用可调节𬌗架以便正确恢复固定桥的正中𬌗与非正中𬌗关系。

暂时性固定桥的制作步骤和方法与 PFM 全冠中所述暂时冠基本相同。采用个别制作法,先在模型上完成桥基牙的塑料冠,再于缺牙区用白色自凝塑料塑造桥体牙外形,并与桥基牙上的塑料冠相连接,形成塑料暂时固定桥,经磨改外形并在口内试戴,调改使其完全就位,再行调𬌗,打磨、抛光后粘固。

(三)制作金属桥架

金属桥架包括固位体的金属基底、桥体支架和连接体。制作方法有以下两种。

方法一为整铸法，即将固位体金属基底和桥体支架的蜡型连接成整体进行铸造。整铸法制成的金属桥架，强度高，操作工序简化，为目前国内所普遍采用。但必须注意防止蜡型变形和铸金收缩补偿不足对铸件适合性的影响。整铸法多适合于制作牙单位少的短固定桥。

方法二为焊接法，即将固位体金属基底和桥体支架蜡型分别铸造，再焊接连接成金属桥架。焊接法由于每个桥基牙固位体和桥体的适合性逐一认可，如焊接顺利、准确，可获得适合性良好的 PFM 固定桥。

PFM 固定桥因其焊接先后不同又有两种：①前焊法：它是在上瓷以前，先将固位体的金属基底与桥体支架焊接连接，再行上瓷。前焊法使用的焊料熔点较高，操作较难，还有可能引起变形；焊料与瓷的结合强度较弱，若过度焊接，易使焊料成孔，导致瓷内产生气泡或裂纹，影响强度；另外，焊料抗腐性差，若腐蚀变色，影响美观。②后焊法：它是先将制成的固位体金属基底与桥体支架分别塑瓷烧结完成后，再置炉内焊接连接。它与前焊法相比，可获得更好的焊接强度，因其所用焊料熔点低，易熔化流布焊面，不需反复入炉焊接。由于目前焊接法在国内较少应用，以下着重介绍金属支架的整体铸造法。

1.制作金属桥架蜡型

按照 PFM 全冠金属基底的要求，在模型上完成固位体金属基底的蜡型，唯与桥体的接触面需用金属恢复，以便与桥体相连接。

桥体因瓷覆盖的范围不同，与 PFM 全冠一样亦有两种设计形式，即全瓷覆盖桥体与部分瓷覆盖桥体。全瓷覆盖桥体牙的表面，除舌侧颈环和邻面接触区为金属恢复，或仅邻面接触区为金属恢复外，其余部分覆盖瓷体。部分瓷覆盖桥体牙的表面，除前牙桥体舌面龈端的大部分和后牙桥体拾面、舌面以及前、后牙邻面接触区用金属恢复外，其余部分覆盖瓷体。此多适用于前牙桥唇舌径小或后牙桥拾龈间隙较小的情况。

在模型上制作桥体金属桥架拾型时，应当注意如下。

(1)在不影响桥体强度的情况下，桥体支架应尽可能缩小，并留瓷层足够而均匀的宅间。桥体支架过大，容易导致铸造缺陷。对后牙桥体过大者，也可做成中空支架，即从桥体龈面将桥体支架蜡型挖成洞形，但勿形成倒凹，再用体瓷恢复窝洞。这样可避免产生铸造缩孔。若用贵金属制作，还可节约金属用量和减轻重量。

(2)桥体与黏膜接触部位应覆盖瓷层，将金瓷交界处设置于远离牙槽嵴黏膜的区域。因瓷的生物相容性良好，不会刺激黏膜组织，而金瓷交界处表面粗糙，易为菌斑附着，成为不洁区。

(3)上颌磨牙若桥体为全瓷覆盖设计，应将桥体支架设计成能对抗和承受拾力的形式，因腭尖为功能牙尖，承受拾力较大，容易造成瓷折裂。下颌磨牙设计成一般全瓷覆盖形式是可以的。

(4)连接体的设计应综合考虑固定桥的强度、美观性和清扫性。因此，对连接体蜡型的制作要求有以下几点。

1)连接体应位于天然牙的邻面接触区部位。前牙断面呈三角形，后牙断面呈圆长方形。

2)为保证强度，连接体的切龈向和拾龈向厚度尽可能做厚些，且随桥体跨度的增大还可增厚，前牙可延伸至接近切缘，后牙至拾面附近。

3)从美观考虑,前牙连接体的唇舌向厚度,在不影响咬合关系的范围内应尽可能向舌侧龈方增厚,这是为了显示牙齿立体感唇侧邻间隙切入较深时,以免透露连接体金属而影响美观。

4)连接体的龈端应留出易于清扫、自洁的邻间隙,且龈端应呈"U"形凹面,而不应呈"V"形狭缝。

2.包埋、铸造及完成金属桥架

PFM 固定桥的金属桥架蜡型完成后,按常法包埋和铸造。铸件经初磨后,先在模型上试戴,检查桥架的适合性、咬合关系,以及是否留出瓷层足够的空隙,并进行必要的调磨。还可以在口内再试戴,做进一步检查与修改。

金属桥架表面处理:金属桥架的表面处理包括粗化、清洁、除气和预氧化,其操作方法与PFM 全冠金属基底表面处理相同。

(四)塑瓷烧结

由于固定桥是由多个牙单位组成,因此在塑瓷与烧结成形中必须注意如下。

1.恢复每个牙单位的自然外形,使其与同名牙对称、邻牙协调。牙冠轴面应有正常突度,才有利于牙周组织健康和美观。对于多个前牙缺失,若牙槽骨吸收较多,形成的桥体牙可能唇向倾斜度变大,而显上唇塌陷,影响美观。遇此情况,可将桥体牙的唇面近颈部略微突起,以改善面容。

2.各牙间应形成清晰的楔状隙(即邻间隙),使桥体具有立体感,美观自然,又便于自洁清扫。

3.尽量减小桥体龈面与牙槽嵴黏膜的接触面积。为便于清洁,可以拓宽其近远中及舌侧邻间隙,龈面尽可能形成凸面。

4.恢复正确的𬌗面形态和咬合关系。磨牙的𬌗面面积根据𬌗力大小尽可能缩小,以减轻桥基牙负担。

对于𬌗关系的恢复应在可调节𬌗架上进行,才能清楚地观察到咬合关系,以便塑瓷、磨改、添瓷、校正,使其达到正确的正中𬌗与非正中𬌗关系。因完成后的 PFM 固定桥,直接在口内调𬌗比较困难,必须先在𬌗架上作初步调𬌗。调𬌗的目的是,要求达到上下颌牙齿咬合接触时,𬌗力分布均匀,𬌗关系协调、稳定,无早接触或𬌗干扰。因此,必须遵循以下原则。

(1)在正中𬌗时,应使尽量多的上下颌牙齿接触。

(2)前伸运动时,应有尽量多的前牙发挥组牙功能𬌗,而后牙勿接触。

(3)侧向运动时,工作侧后牙应有尽量多的牙齿发挥组牙功能𬌗,而平衡侧牙齿勿接触。

(五)试戴及完成固定桥

PFM 固定桥初步完成后,于上釉前还需在口内试戴,进一步作外形修整和咬合调改,直至完全适合。必要时需再着色修饰,使其颜色自然逼真,最后上釉。按常法粘固固定桥切忌勿用过大力敲击就位,以防瓷碎裂。

二、全瓷固定桥

随着高强度陶瓷研究的不断开展,全瓷修复技术的临床应用日趋广泛。目前国内外的临床应用已从前后牙单冠发展到了前牙固定桥,乃至后牙的固定桥修复,展示出全瓷固定桥修复在口腔修复领域广泛的应用前景。

全瓷固定桥没有金属基底,无须遮色,具有独特的通透质感,其形态、色调和透光率等都与天然牙相似。长期以来,一直因陶瓷的脆性限制了其临床应用。随着材料学的发展,现已研制出多种机械性能、生物相容性、美观性都非常好的材料,推动了全瓷固定桥的应用。目前在临床上常用的有 IN-CERAM ALUMINA、IPS EMPRESS2、氧化锆材料等多种材料可用于制作全瓷固定桥。

(一)渗透陶瓷材料

该类材料包括渗透铝瓷、渗透尖晶石瓷、渗透锆瓷等。该技术先把氧化铝粉浆预烧结成一个多孔的基底。然后再用熔融的镧系玻璃渗透,充满氧化铝的孔隙,从而形成一个氧化铝和玻璃相连续交织互渗的复合材料,能有效限制裂纹的扩展,显著提高其桡曲强度,达到 320～600MPA。经过 5 年的观察,发现 90% 的 FPD 功能依然良好,LEVY 和 DENIEL 报道的全瓷固定桥的 5 年失败率仅为 1%。PROBER 和 DECHL 曾报道用此系统制作前牙 4 单位、5 单位固定桥,经过 2 年观察,仍有良好的效果,未见破损者。下面以渗透玻璃陶瓷全瓷固定桥为例介绍其修复制作原理和技术。

1.牙体预备

全瓷固定桥基牙预备的不同:其基牙牙体预备方法和步骤如常规全瓷冠的牙体预备基本相同,所不同的是因在舌面不需堆塑饰面瓷,仅需预备 0.7～1.0mm 的间隙

2.印模、代型的制作

排龈、取印模、预备工作模及代型与金属烤瓷桥相同。

3.底层瓷冠的制作

按制作全瓷冠代型修整的原则修整代型后,在桥体部分用蜡恢复一桥体支靠,用专用石膏材料复制专用代型.涂布 $45\mu m$ 的隙料。然后用超声振荡器将铝瓷粉和调和液混成均匀粉浆,涂塑完成全瓷桥体底层坯体,送入专用烤瓷炉内,从常温升温 6 小时至 120℃,再用 2 小时升温至 1120℃并保持 2 小时。

4.底层瓷冠的玻璃渗透

瓷冠底层烧制完成后,进行玻璃渗透程序。在其底表面涂一层以专用玻璃料和蒸馏水混合而成的糊剂,先在 600℃条件下预热数分钟,再用 30 分钟将温度升至 1100℃保温 6 小时,冷却后喷砂去除表面多余玻璃。

5.饰面瓷的堆塑

按常规在底层冠表面堆塑饰面瓷层,烧结完成后修形,在代型上试戴、上釉。

(二)IPS EMPRESS 2 铸瓷

采用了锂基陶瓷(即以二硅酸锂成分的锂辉石为主要成分的陶瓷),强度是第一代的 2.5 倍,可以用于第二前磨牙前的三单位固定桥。铸瓷由于具有良好的半透性,所以主要用于对美观要求较高的前牙三单位桥。

(三)氧化锆材料

氧化锆材料是近年来国内外研究的热点。它具有优良的力学性能。尤其是断裂韧性远远高于氧化铝瓷。部分稳定氧化锆瓷的抗弯强度可达 1000MPA 左右。断裂韧性最高甚至可达 15MPA·$M_{1/2}$。近年来被广泛用于前、后牙三单位、四单位甚至更多单位的固定桥的修复,尽管目前有争论认为,在口腔环境下氧化锆材料的强度和韧性会随时间减低,但 SHIMIZU 等的研究表明,氧化锆瓷材料的机械性能的稳定性足以使其用于临床。由于氧化锆陶瓷材料制作

后牙全瓷桥的时间还较短,因此还需更多的研究来评价其临床长期应用前景。

(四)机加工全瓷固定桥

什么是机加工全瓷固定桥? 机加工是指计算机辅助设计和计算机辅助制作(CAD/CAM),采用机加工制作全瓷固定桥。但机加工通常是制作全瓷固定桥的支架部分,饰面瓷的堆塑等步骤还是手工完成。全瓷固定桥的 CAD/CAM 系统常规包含:在牙体预备后,建立数字化模型、修复体智能设计和自动数控加工等步骤。为达到颜色逼真的美观效果,可对全瓷冠进行个别着色或堆塑面瓷。近年来,随着氧化锆陶瓷的逐渐广泛应用,机加工全瓷固定桥在临床应用日渐广泛。先后出现了 CERCON、EVEREST 和 LAVA 等系统,这些系统不仅可用于前牙桥的修复,甚至还可用于 4 单位后牙全瓷桥的制作。以 CERCON 系统为例说明机加工全瓷桥的制作。

CERCON 系统包括带激光扫描装置的电脑铣切设备、二氧化锆瓷块、表面饰瓷、高温烧结炉等,在牙体预备后取模,灌注工作模,然后在模型上制备固定桥底冠蜡型,计算机扫描蜡型,同步加工出经计算机放大的二氧化锆瓷雏形,送高温炉内烧结,制成高强度的二氧化锆全瓷底层支架,然后再在底层表面堆塑面瓷,烧结修形完成全瓷固定桥。

以上三类全瓷材料是目前临床常用的全瓷固定桥材料,每种全瓷材料都有各自的优点和使用局限性,应根据临床实际情况选用适当的材料。如高应力区应用氧化锆类高强度材料,前牙区域所需材料要有好的透明度,可用强度略低一些的铸瓷材料,中间区应用强度和透明度都比较好的材料如 IN-CERAM SPINELL 或 EMPRESS 2。

关于全瓷固定桥近期的研究显示,与金瓷固定桥相比,全瓷桥连接体的厚度对全瓷桥的折裂强度有很大的影响,如 IN-CERAM ALUMINA 要求连接体尽可能的大,EMPRESS2 要求最小 $16mm^2$,CERCON 要求最小 $7mm^2$。因此应更多地关注连接体厚度。

另外,连接区外展隙的曲率半径与三单位固定桥的抗折裂能力之间也有关系,有研究显示,随着龈外展隙半径从 0.25mm 增加到 0.90mm,平均折裂负荷增加了 140%。而殆外展隙的曲率半径对三单位固定桥的易折裂性影响很小。

三、金属－树脂联合固定桥

金属－树脂联合固定桥是以金属铸件作为固位体及桥体支架,以树脂恢复桥体及固位体唇颊面形态的固位体。

金属－树脂联合固定桥的制作方法步骤如下。

(一)基牙预备

如果固位体位于前牙区、前磨牙区或后牙区,设计为金属树脂全冠作为固位体者,基牙的预备原则和方法同金属烤瓷固定桥。如果固位体位于后牙区,以铸造金属全冠作为固位体,则基牙的预备方法同铸造金属全冠。

(二)印模及模型

其方法和步骤同金属烤瓷固定桥。

(三)金属支架的制作

常规修整工作模型,预备可卸代型,涂布间隙隙料,完成固位体及支架蜡型,固位体唇颊面树脂的部分,可用开窗回切法在蜡型上预备出唇颊面树脂占据的空间。蜡型的桥体唇颊面去除至少 2～3mm 厚的蜡,并在殆面及龈底处至少保留 0.5mm 厚的蜡层,切端保留 0.3～0.5mm

・实用口腔疾病诊疗学・

厚的蜡层。为增加金属—树脂界面的结合强度,可采用微型蜡球失晶粗化、增加固位形等方法。采用带模铸造法以保证其精确性。金属桥架完成后,在可卸代型上试戴,在𬌗架上调𬌗,磨光后备用。

(四)树脂部分的完成

金属桥架的金属—树脂粘接面做喷砂、超声清洗、干燥处理,然后在粘接面上涂布遮色剂、粘接剂或结合剂,将体层树脂、釉质层树脂分层堆塑,用光固化或热压固化等方式成型,最后修形,抛光。

(五)粘固

同金属烤瓷固定桥。

四、树脂类固定桥

哪些情况下使用树脂固定桥?树脂类固定桥主要是指固定桥采用树脂制作。一般来讲,由于树脂易于老化,强度不足,对牙龈等有一定刺激,故目前一般仅用树脂类固定桥作为暂时性固定桥使用。下面以暂时性固定桥的制作来介绍树脂类固定桥的制作。树脂类暂时固定桥一般采用间接法制作,包括以下几种方法。

(一)采用印模成形法树脂桥

1.准备牙体预备前的石膏模型,在桥体处用成品牙恢复,然后在石膏模型上制作一薄膜阴模。

2.牙体预备后取模,翻制石膏模型,并将其置于薄膜阴模内检查是否精确就位,任何妨碍就位的邻间隙突起都应磨除。

3.在石膏模型的牙预备体及相邻牙上涂布分离剂,干燥备用。

4.将调拌均匀的塑料注入阴模内,并在模型上就位,待塑料硬固后,去除石膏模型,取出塑料桥,打磨抛光,临床调𬌗,粘固。

(二)热凝丙烯酸塑料桥

牙体预备、取印模、灌制石膏、脱模后在石膏模型上制作固定桥的蜡型、装盒、充填塑料、热处理、完成丙烯酸塑料桥的制作、口内试戴、调𬌗、抛光、最后粘固。

(三)自凝丙烯酸塑料桥

在牙体预备后的石膏模型上用笔刷法蘸自凝塑料单体逐层涂塑制成暂时塑料桥。此法制作的桥体方便,但色泽、外形、塑料质地控制等方面存在不足。

(四)硬质复合树脂桥

牙体预备后取印模灌制石膏模型,在石膏模型上涂布分离剂,用蜡恢复缺损牙的牙冠外形,组织面必须完全贴合,边缘密合,雕刻合适后取下桥体蜡型。调拌少许人造石膏,滴入蜡型内,避免产生气泡,同时插入一根金属棒,以免石膏代模折断。蜡型近远中接触区加一小滴蜡,使修复桥体有良好的邻接关系。将多余石膏堆于玻璃板上,将蜡型舌面水平向压入石膏内,注意不要有气泡,埋入约1/2的蜡型。石膏硬固后,用蜡刀在四周做定位凹槽,修整倒凹,然后涂分离剂,再倒上半部石膏,覆盖蜡型及下半部石膏。等石膏硬固后,撬松上下两层石膏,用开水将蜡冲净。在有代模的模型上填塞硬质塑料。先填舌侧,由一侧填塞至另一侧至有多余的树脂溢出为止。唇侧按配色要求,选择适合的树脂,先填牙颈部层,然后体层切端层分层堆塑,形态修整合适后,盖上两层石膏模型用手捏紧并加压,使上下两块石膏模型基本贴合,然后分开,

・254・

去除多余树脂,修整满意后表面涂硬化剂,置聚合锅内加水至浸没模型,加压,升温至 120℃后维持 7 分钟。打开聚合锅,去净冠内石膏,磨光、试戴,粘固即可。

(赵增美)

第二节　牙列缺失

在国际上比较权威的口腔修复学专业词表 GPT 中,全口义齿的定义是:"A REMOVABLE DENTAL PROSTHESISTHAT REPLACES THE ENTIRE DENTITION AND ASSOCIATED STRUCTURES OFTHEMAXILLAE ORMANDIBLE."即修复上下颌整个牙列及其相关结构的口腔活动修复体。

什么是 GPT?

GPT,GLOSSARY OF PROSTHODONTIC TERMS,是国际修复学领域顶级期刊 JOURN,AL OF PROSTHETIC DENTISTRY 定期公布的权威专业词表,它目前的最新版本是于 2005 年发表的第 8 版。

和以往的版本相比较,我们可以看到在第 8 版 GPT 中,口腔及颌面部修复体的英文命名体系发生了较大的变化,很多我们熟悉的称谓或是"改头换面",或是"面目全非"了。

在该命名体系中,所有的义齿或颌面部修复体均被称为"PROSTHESIS",而"DENTURE"一词不再作为标准的用法。这样,各种各样修复体的英文名称按照 MODIFIER+TYPE+"PROSTHESIS"+DESCRIPTOR,即修饰语+种类+"PROSTHESIS"+补语的方式命名。

新的命名体系已经逐步被国外口腔修复学界所接受,并在国际专业期刊和学术专著中得到了越来越多的使用。为了国内外的相互交流和接轨,国内的修复医师和技师应当主动学习并适应这样的变化趋势,促进学科的发展。值得欣慰的是,这样大的变革不是一蹴而就的,新旧更替还需要较长的时间,我们大可不必担心 DENTURE 等老朋友会马上拂袖而去。

GPT 第 8 版中全口义齿的英文名称已经从 COMPPLETE DENTURE 变为了 COMPLETE REMOVABLE DENTAL PROSTHESIS(COMPLETE RDP)。

在新命名体系公布的同时,GPT 还发布了美国口腔修复学会新的牙列缺失修复学诊断标准。该 PDI 根据下列 4 个指标:①下颌骨高度;②上下颌位关系;③上颌剩余牙槽嵴形态;④咀嚼肌的附着位置,将无牙颌患者分为了四类。

第一类为上述 4 个指标均较理想,或者其生理或病理变化不影响常规修复治疗的无牙颌患者。具体表现为:①下颌骨剩余牙槽嵴高度不小于 21mm;②上下颌位关系正常,人工牙能够排列到正常的𬌗关系;③上颌剩余牙槽嵴形态能够保证全口义齿基托在垂直向和水平向的固位和稳定;④咀嚼肌附着位置正常,有利于义齿的固位和稳定。

第二类无牙颌患者口腔内为义齿提供支持的解剖结构,发生了持续性的轻微病损,表现为:①下颌骨剩余牙槽嵴的最小高度为 16~20mm;②上下颌位关系较为正常,人工牙能够排列到正常的𬌗关系;③上颌剩余牙槽嵴形态能够基本对抗义齿基托在垂直向和水平向的脱位;④咀嚼肌附着位置基本不影响义齿的固位和稳定。

第三类无牙颌患者上述 4 个指标发生了实质性的病损,表现为:①下颌骨剩余牙槽嵴的最小高度为 11～15mm;②上下颌牙槽嵴顶的垂直距离为 18～20mm,以及(或)存在颞下颌关节紊乱;③上下颌位为 ANGLE Ⅰ、Ⅱ 或 Ⅲ 类关系;④上颌剩余牙槽嵴形态能够在最小程度上为义齿基托提供固位和稳定;⑤咀嚼肌附着位置基本对义齿的固位和稳定产生轻微的影响。

第四类无牙颌患者上述 4 个指标发生了较为严重的病损,需进行修复前的外科处理或采用特殊修复技术进行治疗的情况。表现为:①下颌骨剩余牙槽嵴的最小高度不超过 10mm;②上下颌位为 ANGLE Ⅰ、Ⅱ 或 Ⅲ 类关系;③上颌剩余牙槽嵴形态不能对抗义齿基托的脱位;④咀嚼肌附着位置明显影响义齿的固位和稳定。

一定要注意:虽然有学者指出,针对全口无牙颌患者提出的 PDI,其数据标准还需要进一步的实验和临床工作验证,但由于综合了无牙颌与全口修复有关的主要解剖标志,而且形成了一定的体系,所以这一 PDI 对于全口义齿临床适应证的判断,还是具有明显的参考价值。

一、无牙颌

牙列缺失患者的上下颌称为无牙颌。牙列缺失患者的修复与无牙颌的解剖标志关系密切。

(一)无牙颌的解剖标志

1.牙槽嵴

牙列缺失后牙槽突逐渐吸收和改建,形成牙槽嵴,或称剩余牙槽嵴,包括牙槽嵴顶与其唇颊侧和舌腭侧斜面。牙槽骨的表面为致密的骨皮质,内部为骨松质。其上覆盖的黏膜表层为高度角化的复层鳞状上皮,黏膜下层与骨膜紧密相连。正常情况下,黏膜厚度约为 1mm,可以承受较大的咀嚼压力。从组织学角度,可把和义齿基托组织面接触的黏膜分为以下 3 型。

Ⅰ 型为咀嚼黏膜,主要为牙龈和硬腭区的黏膜。由于这些部位的角化上皮较厚,其下方的结缔组织也较为厚实致密,是最适合承担义齿咀嚼压力和摩擦力的黏膜组织。

Ⅱ 型为保护黏膜,又称为非功能黏膜,由牙槽嵴唇颊侧、舌下方、牙槽嵴下方黏膜和软腭黏膜组成。这类黏膜具有一定的弹性,支持力较差,不能承受较大的咀嚼压力,但可与义齿边缘紧密贴合,产生良好的边缘封闭作用,使义齿获得固位。

Ⅲ 型为特殊黏膜,为上皮已分化为特殊结构的舌背黏膜。

2.无牙上颌的解剖标志

(1)上唇系带:上唇系带位于口腔前庭内相当于原上颌中切牙近中交界线的延伸线上,是口轮匝肌在颌骨上的附着部,为从牙槽嵴唇侧黏膜至上唇黏膜之间的黏膜皱襞。通常只有一条,呈扇形或线形,随上唇的运动可有较大的活动范围。全口义齿的唇侧基托不能妨碍唇系带的活动,在此区应形成相应的切迹。

一定要注意:正常情况下,上唇系带末端离牙槽嵴顶 4～5mm,但个体差异明显。牙列缺失的患者牙槽骨吸收越多,其系带附着的位置越接近牙槽嵴顶,对义齿基托的宽度影响也越大。

(2)上颊系带:上颊系带位于上颌两侧前磨牙牙根部,附着在牙槽嵴顶的颊侧,呈扇形。数目不定,可以为一条、两条,或者更多。其动度比唇系带小,但义齿的唇颊侧:基托在此部位也应形成相应的切迹。颊系带将口腔前庭分为两部分,唇颊系带之间的部分为唇侧前庭或称前弓区,颊系带的后方为颊侧前庭或称后弓区。在颊系带的后方,不受颊系带影响的龈颊移行区由于没有肌肉的附着,只有黏膜覆盖,因此在此处可适当延长基托,以增强义齿的固位。

(3)颧突:颧突位于颊系带的远中,为颧骨下缘的延长,相当于左右两侧上颌第一磨牙颊侧根方的骨性突起。其表面覆盖黏膜较薄,且牙槽嵴吸收越多,颧突越明显,因此与之相应的基托边缘应适当缓冲,以免造成压痛或以此为支点的翘动。

(4)上颌结节:上颌结节为上颌牙槽嵴两侧远端的圆形骨突,其颊侧常形成明显的倒凹。上颌结节区是义齿固位的重要区域。上颌结节颊侧与颊黏膜间形成颊间隙,义齿的颊侧翼缘在这个区域应尽量伸展,覆盖整个上颌结节,形成有效的封闭作用。但也有部分患者的上颌结节过于突起,形成较大的组织倒凹,使义齿基托无法通过上颌结节颊侧最突出部分与其上部牙槽嵴侧面及颊侧前庭沟组织贴合,影响基托的伸展和义齿的就位,造成修复困难,需要配合修复前手术修整。

(5)切牙乳突:切牙乳突位于中切牙腭侧的中线上,上颌腭中缝的前端,为一卵圆形或不规则的软组织突起。切牙乳突下方为切牙孔,有鼻腭神经和血管通过,义齿基托组织面在此区域应做适当的缓冲处理,以免压迫切牙乳突产生疼痛。

在天然牙列,切牙乳突与上颌中切牙之间的位置关系较为稳定。通常上中切牙唇面位于切牙乳突中点前 8~10mm,两侧上颌尖牙牙尖顶的连线通过切牙乳突的中点。因此,切牙乳突可作为排列义齿人工前牙的重要参考标志。但在牙列缺失后,由于上颌前部牙槽嵴唇侧骨板吸收较快,牙槽嵴顶距切牙乳突的距离也变小。因此,当唇侧牙槽嵴吸收较多时,人工牙的位置不能机械地按照天然牙与切牙乳突的关系排列,而是应该参考患者的面部形态、上下颌骨的位置关系以及颌弓的形态等因素来排列。

(6)腭皱:腭皱位于上颌硬腭前部腭中缝的两侧,为致密的纤维结缔组织呈不规则的波浪形隆起的横嵴。多数学者认为,腭皱在发音的过程中,对舌起到"触觉定位"的作用,并使呼出的气流在此处产生湍流,可促进辅音的形成。而通常戴用义齿后,义齿的基托完全覆盖这部分组织,使舌失去了重要的定位标志,并影响湍流的形成。因此,有学者认为,在设计和制作上颌义齿时,可考虑在基托上重建切牙乳突和腭皱。但也有学者认为,在基托上重建腭皱会增加基托厚度,对患者的舒适感和发音反而有害,只有在垂直距离足够的空间条件下,才可以考虑在上颌义齿基托上恢复腭皱。

(7)上颌硬区:上颌硬区又称为上颌隆突,为上腭前部腭中缝处的骨质隆起。其表面覆盖黏膜较薄,受压后易产生疼痛。为防止上颌义齿以此为支点而产生翘动和压痛,义齿基托组织面相应处需做缓冲处理。

(8)腭小凹:腭小凹在上颌左右翼上颌切迹连线中点的两侧,为一对大小相等、左右相对的小凹,其内有黏液腺导管的开口。上颌全口义齿的后缘应在腭小凹后 2mm 处。

(9)颤动线:颤动线又称"啊"线,是用来标记软腭可动部分前缘的一条假想线,从一侧的翼上颌切迹延伸至对侧的翼上颌切迹。"啊"线又可称为后颤动线,位于软腭腱膜与软腭肌的连接区。前颤动线在硬腭与软腭腱膜结合的连接区。前、后颤动线之间连接形成一个弓形的区域,宽约为 2~12mm,平均 8.2mm,称作后堤区。用钝性器械按压此处的黏膜组织,会发现它有一定的弹性,但又不像软腭后部那样容易活动。此区域即为上颌全口义齿基托的后缘封闭区。后堤区的前后向宽度由软腭的形态和长度决定,可以分为三种类型:第一类,腭穹隆较高,软腭短,几乎垂直向下弯曲,后堤区宽度小于 3mm,不利于固位;第二类,软腭与水平面的角度接近45°,后缘封闭区宽度为3~5mm,有利于义齿固位;第三类,腭穹隆较平坦,软腭长,几乎水平向后延伸,后堤区宽度可达5~10mm,有利于固位。

(10)翼上颌切迹:翼上颌切迹位于上颌结节后方,为蝶骨翼突与上颌结节后缘之间的骨间隙,表面覆盖黏膜凹陷成切迹,为上颌全口义齿两侧后缘的界限。

3.下无牙颌的解剖标志

(1)下唇系带:下唇系带为下颌正中唇侧黏膜从牙龈交界处至下唇黏膜之间的黏膜皱襞。与上唇系带相似,位置与之对应,比上唇系带短小,可以有一条或多条。义齿基托在此处应适当缓冲,形成相应的切迹。下唇系带的活动可由下唇向左右上方运动获得,取印模时应让患者作功能运动。

(2)下颊系带:下颊系带起于下颌前磨牙区黏膜、牙龈交界线下,与上颊系带相似,为1~3条,向后外方向,活动度较大,对义齿固位不利。义齿基托在此处亦应形成切迹。

(3)颊侧翼缘区:颊侧翼缘区位于下颌后弓区,在下颌颊系带至咬肌下段前缘之间。当下颌后部牙槽嵴吸收近平坦时,该区又称为颊棚区,外界为下颌骨外缘,内界为牙槽骨颊侧斜坡,前缘为颊系带,后缘为磨牙后垫。随着牙槽嵴的吸收,牙槽嵴高度降低,颊棚区变得平坦、宽阔,由于其表面骨皮质厚、致密,且与咬合力方向垂直,因此能够承受较大的咀嚼压力。

(4)远中颊角区:远中颊角区位于颊侧翼缘区之后,咬肌前缘之前。因咬肌前缘活动的限制,义齿基托在此处不能过多伸展,以免影响咬肌的运动。

(5)磨牙后垫:磨牙后垫位于下颌牙槽嵴远端的黏膜软垫,呈圆形或卵圆形,上皮无角化,黏膜下层为疏松的纤维结缔组织,含有唾液腺。翼下颌韧带止于磨牙后垫上缘的内侧。下颌总义齿基托后缘应盖过磨牙后垫的1/2。磨牙后垫位置稳定,是确定全口义齿殆平面和排列人工后牙的重要参考标志。

(6)舌系带:舌系带为连接舌腹与下颌骨的口底黏膜皱襞,位于口底前部中线处,呈扇行,活动度较大。当舌尖向后上方触及上颚时,系带被拉紧,在印模上形成一切迹。故在取下颌印模时,应嘱患者将舌抬向后上方,以取得该处功能状态下的印模。下颌总义齿舌侧基托边缘在此部位也应形成切迹,以免影响舌的活动。

(7)舌下腺:舌下腺位于舌系带两侧,左右各一。舌下腺可随下颌舌骨肌的运动上升和下降,如果义齿基托在此处过度伸展,舌的运动很容易导致义齿的脱位,故此区相应的义齿舌侧基托边缘不应过长。

(8)下颌隆突:约50%无牙颌的患者在两侧下颌尖牙和第一前磨牙,或第一、第二磨牙的舌侧根尖部附近有一椭圆形、大小不等的骨性突起,为下颌隆突。其大小、形状和数量的个体差异较大。下颌隆突表面覆盖黏膜较薄,义齿基托组织面相应处应缓冲处理。过分突出的下颌隆突,其下方形成明显的组织倒凹,影响义齿基托的伸展,应在修复前作手术修整。

(9)下颌舌骨嵴:下颌舌骨嵴位于下颌骨后部的内侧,从第三磨牙斜向前磨牙区,由宽变窄,又称内斜嵴。下颌舌骨嵴表面覆盖黏膜较薄,下方形成倒凹。义齿基托组织面在此处应适当缓冲,以免造成压痛。

(10)下颌舌骨后窝:下颌舌骨肌后窝为下颌舌骨肌远中的间隙,是下颌总义齿舌侧后缘的边界。它的前部为下颌舌骨肌,侧面为磨牙后垫,中后部及舌侧中部为舌腭肌。该区没有其他结构,因此有可能将义齿边缘延长到该区域。在印模边缘成形过程中,这一区域的边缘被强大的内部与外部的舌肌推入下颌舌骨肌后窝,在印模表面可见到所谓的 S 形。义齿基托进入下颌舌骨嵴至下颌舌骨后窝底的深度越深,下颌义齿的固位效果越好。

(二)无牙𬌗组组织结构特点与全口义齿修复关系

1.全口义齿的结构

全口义齿由基托和人工牙两部分组成,人工牙用以恢复天然牙列的外观、咬合和辅助发音。基托的作用是连接人工牙,恢复缺损软硬组织,并使义齿分别固位于上下无牙颌上。由此形成全口义齿的三个表面,即组织面、磨光面和咬合面,分别对义齿的稳定和舒适起着重要的作用。

(1)组织面:组织面是义齿基托与口腔黏膜组织接触的面。义齿在功能时承受的负荷通过组织面传递至支持组织。义齿组织面只有与其覆盖下的黏膜组织密切贴合,才可获得大气负压,形成良好的吸附力,是义齿获得固位的主要部位。

(2)磨光面:磨光面是义齿与唇颊软组织和舌肌接触的表面。磨光面应形成适当的凹斜面,使唇颊肌向内的作用力与舌肌向外的作用力应处于平衡状态,通过唇颊舌肌的作用使义齿基托贴附于牙槽嵴上,增强义齿的固位,保持义齿的水平稳定。

(3)咬合面:咬合面是上下颌义齿人工牙咬合接触的面。咬合时,咀嚼肌产生的咬合压力通过人工牙的咬合面传递至与基托组织面接触的义齿支持组织。因此要求义齿人工牙的咬合接触应平衡且广泛,使咬合压力在支持组织上均匀分布,有利于义齿的稳定。

2.无牙颌的功能分区

全口义齿基托覆盖下的无牙颌组织,不同的部位具有不同的组织结构特点,对义齿修复所起的作用也不同。根据组织结构和伞门义齿的关系,无牙颌可以分为四个区,即主承托区、副承托区、边缘封闭区和缓冲区。

(1)主承托区:包括上下颌牙槽嵴顶,以及除上颌硬区之外的硬腭水平部分。该区域的骨组织上覆盖着高度角化的复层鳞状上皮,其下为致密的黏膜下层,有一定的弹性,移动度小,能够抵抗义齿基托的压力,是承担义齿咀嚼压力的主要区域。义齿基托应与主承托区黏膜紧密贴合。

当下颌牙槽嵴重度吸收时,牙槽嵴后弓区颊侧的颊棚区趋于水平,由于其表面骨质致密,可承受较大的垂直向压力,亦可作为下颌义齿的主承托区。

(2)副承托区:包括上下颌牙槽嵴的唇颊侧和舌腭侧斜面。该区域黏膜上皮角化程度降低,黏膜下层疏松,黏膜下可含有脂肪和腺体,不能承受较大的咀嚼压力,只能协助主承托区承担咀嚼压力。义齿基托也应与副承托区黏膜密合。

(3)边缘封闭区:是义齿边缘接触的软组织部分,包括上下颌口腔前庭沟底、唇颊舌系带附着部、下颌舌侧口底黏膜返折处、上颌后堤区和下颌磨牙后垫。该区域黏膜下有大量疏松结缔组织,软组织活动度大,不能承受咀嚼压力。义齿在该区与组织应密切贴合,防止空气进入基托与组织之间,以达到良好的组织封闭作用。在上颌义齿的后缘,还可借组织的可让性,对组织稍加压力,制作后堤,形成完整的边缘封闭,增强同位。义齿基托边缘在此区域不能过度伸展.以免影响周围组织的功能活动或压迫黏膜。但义齿基托也不能过短,否则将减少基托与组织接触的面积,影响义齿的固位。

(4)缓冲区:主要为上颌隆突、颧突、上颌结节颊侧、切牙乳突、下颌隆突、下颌舌骨嵴以及牙槽嵴上的骨尖、骨棱等骨性隆突部位，其表面被覆黏膜较薄，不能承受咀嚼压力，全口义齿基托组织面在上述的相应部位应做缓冲处理，以免因压迫导致疼痛，或形成支点而影响义齿的稳定。

二、全口义齿修复的生物学和生物

有卫生统计表明，自 20 世纪 60 年代以后，随着口腔医学，尤其是牙齿保存技术的发展，人们口腔卫生保健意识的不断提高，以及社会医疗保健体制的发展和完善，欧洲、美国以及日本等发达地区和国家的无牙颌患者比例呈不同程度的下降趋势。越来越多的文献综述也指出，在短期内欧美地区需要采用全口义齿修复牙列缺失的患者会逐渐减少，而牙列缺损需要修复的患者比例会相对增加。但是，需要指出的是，首先，虽然无牙颌患者的比例在不断减少，但是也有不少学者指出全口义齿的修复需求仍然较高；第二，卫生统计学指出，无牙颌的出现概率随着年龄的增大而增加，而目前西方发达国家以及我国社会老龄化的趋势日益明显，无牙颌患者的绝对数量不会减少；第三，无牙颌状态在患者口内是一个进行性的过程，影响其发生和发展的因素错综复杂，采用全口义齿最大程度的恢复无牙颌患者的咀嚼功能、发音以及美观，对于每一个口腔修复医师和技师而言都是挑战。所以，无论牙列缺失的患病率或患病数量如何变化，都不应忽略无牙颌状态对患者生理和心理造成的影响，对全口义齿修复技术也不应轻视。

牙列的缺失对于口颌咀嚼系统整体性的破坏总是伴随着其对患者功能及美学的影响，本部分主要讨论无牙颌状态下，患者口颌系统生物学和生物力学的特点，及其在全口义齿固位和稳定中的作用。

(一)全口义齿的支持

全口义齿与天然牙的一个主要区别在于人工牙和天然牙与支持组织间的相互关系。

在天然牙，牙周膜在牙根表面的牙骨质和牙槽骨的骨硬板间形成一个弹性的连接。通过牙周膜，天然牙和颌骨两个咀嚼器官形成一个功能的整体。牙周膜允许牙齿在咀嚼力作用下，发生一定的位移.并将咀嚼力传递至牙槽骨。同时，由于牙周膜内含有极其敏感的本体感受器，人自身可以通过神经肌肉的反射弧，对咬合力进行精确的控制。这一 0.2mm 厚、单颌总面积约 45CM^2 的结缔组织，对于天然牙的支持和咀嚼功能的行使与调控起着关键的作用。

全口义齿人工牙固定于基托内，其支持特点与天然牙迥异，表现为以下几个方面。

1.咬合负载

天然牙的最大咬合力可达数十千克，而全口义齿能够产生的最大咬合力一般不超过 10kg，平均咬合力的数值则更低。实际上，全口义齿人工牙的咬合力往往为天然牙的 1/6~1/5。所以，全口义齿患者不得不对食物的硬度和韧性加以选择。

2.黏膜支持

与天然牙的牙周膜支持面积相比，无牙颌承托区的面积更小。有研究指出，正常上颌无牙颌承托区的平均面积为 22.96CM^2，而下颌更小为 12.25CM^2，而当存在牙槽骨的吸收时，承托区的面积将变得更小，尤其是在下颌。

同时，在全口义齿的主承托区，如牙槽嵴顶、腭穹隆等区域，其义齿支持机构为骨组织上覆盖的具有致密黏膜下层的角化复层鳞状上皮，其弹性和抗形变的能力无法和牙周膜纤维相提并论，更何况副承托区和需要对义齿进行缓冲的部位。这一相对薄弱的支持能力还可能受到诸如黏膜萎缩或老化等局部病变,以及贫血、营养不良、糖尿病等全身性病变的影响。

3.剩余牙槽嵴

剩余牙槽嵴是由义齿承托区黏膜、黏膜下层、骨膜和骨膜下的剩余牙槽骨组成。当天然牙缺失后 3 个月,剩余牙槽嵴的吸收最迅速,6 个月后吸收明显减缓,在牙缺失 2 年后趋于稳定而持续性地缓慢吸收。上下颌的骨吸收情况有所差异:一般上颌牙槽嵴的吸收方向呈向上向内;下颌则是向下向前向外。这样上颌牙弓逐渐缩小,下颌牙弓逐渐增大,表现为下颌的相对前突、颌间距减小、垂直距离变短等。

如前所述,天然牙存在时,𬌗力通过牙周膜纤维传递至支持牙根的牙槽骨,其受力方向总是与纤维形变的轴向一致;而无牙颌患者戴用全口义齿并受到口颌系统施予的外力时,黏骨膜受力方向既可为垂直向,也可为切向。同时,由于义齿承托区的面积一般小于全牙列天然牙的牙周膜总面积,所以相对天然牙牙周膜而言,全口义齿下方义齿承托区黏膜受到的力学载荷是较大的。

(二)全口义齿的固位

固位效果一直是评价全口义齿修复疗效的重要指标,也是国内外全口义齿研究的重点和热点。随着科技的不发展,各种各样的新手段被逐步应用于无牙颌患者的修复治疗,现有的一些技术也不断完善成熟。通常所指的全口义齿固位,实际上包括了其固位和稳定两个方面。它们为义齿的咀嚼、发音及美观等功能提供结构和力学基础,是全口义齿成败的关键。

1.全口义齿固位力来源及影响因素的新评价

传统理论认为,全口义齿固位力主要有:大气压力和吸附力(包括附着力和粘着力)以及重力等;影响因素包括:颌骨及黏膜的形态性质、基托的形态和边缘、唾液的质和量、咬合关系、排牙等等。CLARK、MURRAY、DERVIS 等认为:在全口义齿的固位力及影响因素中,较之吸附力,更主要是唾液的表面张力。它确保了在良好基托适合性和边缘封闭条件下义齿的固位效果。而且,不仅是义齿单纯去适合口腔黏膜,软组织也会在生理变化中适应义齿的形态,使固位能力得以增加。同时,义齿戴入时的就位力大小以及戴入后时间的长短也与固位有密切关系。SHAY 等还指出,可适当地使用组织倒凹,如下颌后牙区的舌侧、上颌结节的颊侧、上颌的前庭沟等以增强固位,但倒凹不宜过大,且应根据倒凹的深度和方向指导患者调节义齿的戴入方向。

对于以上各种因素在全口义齿固位中的主次地位,DARVELL 等进行了重新评价,认为相对次要的因素包括:大气压力、附着力、粘着力、基托的湿润程度、基托表面的粗糙程度以及重力;而较为重要的因素则是:唾液的表面张力、基托的适合性及其边缘封闭效果、义齿戴入及戴用的时间、义齿的就位力和软组织的厚度及弹性。

2.中性区在全口义齿固位中的意义

中性区又叫中立区,最早由 FISH 于 20 世纪 30 年代提出,是指天然牙位于唇颊肌、舌肌等肌群内外动力平衡的区域内,每个牙所处的位置受上述肌肉作用力的影响。当牙列缺失后,口内仍然存在这样的一个潜在间隙,它反映了口内及口周的肌动力平衡情况。将中性区原理应用于全口义齿修复治疗中,可更好地体现口颌系统的解剖生理基础。

ALFANO SG 研究表明,使用中性区原则确定的颌位关系更为稳定和准确;KOKUBOY、WEEAG、BERESIN VE 等也指出.在口周肌力、咀嚼效率、发音、患者满意度等方面,中性区全口义齿与传统义齿也存在显著差异。同时,前者更有利于舌体恢复到牙列缺失前的位置.从而可缩短患者对义齿的适应时间。

3.全口义齿稳固剂的应用

全口义齿稳固剂,又叫全口义齿自助式软衬材料、全口义齿粘托剂(DA),即用粘合材料制成的牙科制剂,涂布于义齿基托的组织面,使基托和义齿承托区之间产生黏附力,以暂时性地提高全口义齿的固位。相对于全口义齿的硬质重衬材料和长效型软衬材料,义齿稳固剂应用于全口义齿具有以下特点:操作简单,费用低廉;可显著增加其固位和稳定能力,尤其是对侧向移动的控制;可提高咬合力以及咀嚼效率;快速改善义齿的语音学效果;同时不少该类制剂还加入了抗菌或抑菌成分,可更好地保证义齿戴用者的口腔卫生,减少口臭等义齿戴入后问题的发生。

(1)全口义齿稳固剂的材料和分类:全口义齿稳固剂常用的材料分为动植物胶类(如明胶、果胶等)、纤维素类、高分子合成树脂类(如聚氧乙烯、聚醋酸乙烯酯等)。按溶解性质又可分为水溶性和非水溶性,水溶性稳固剂包括动植物胶类及纤维素类,特点是作用时间相对较短,但其分布较均匀,对𬌗力反应较为平衡;而非水溶性稳固剂多为高分子合成树脂类,其作用时间较长,对牙槽骨和黏膜的刺激相对较小。从制剂类型上,可以分为粉剂、膏剂、喷雾型和薄膜型等等。

全口义齿稳固剂产品种类较多,从以前的 SUPER POLIGRIP、SUPER WERNET'S 及FITWDENT,到现在的 SOFT RESERVE、FIXODENT、CUSHION GRIP、EFFERGRIP 等等;国内学者也进行了相关产品的开发,研制出了 COMFORT 全口义齿稳固剂。

(2)全口义齿稳固剂的适应证和禁忌证:全口义齿稳固剂的适应证和禁忌证是众多学者的讨论热点,总结起来有以下一些原则。

适应证包括如下。

1)新做义齿及即刻义齿。

2)牙槽骨吸收萎缩严重,义齿固位较差的患者。

3)承托区黏膜的厚度或弹性不足以承受硬质树脂基托的患者。

4)伴有口腔黏膜病及其他口腔疾病如口干综合征的患者。

5)特殊情况,如患有帕金森综合征等神经精神疾病患者等,或因特殊职业对固位及语音要求较高的患者,如音乐家、演讲者等。

禁忌证包括如下。

1)基托不密合或有戴入后痛点的义齿,尤为重要的是:义齿稳固剂不能作为弥补基托不良适合性的工具,必要时应对不良基托进行重衬或重新制作。

2)口腔卫生情况差,不能常规清洁义齿的患者。

3)对全口义齿稳固剂某些成分过敏的患者。

(3)全口义齿稳固剂使用的方法及注意事项。

1)尽量使用最少的制剂获得最好的固位效果。医师应指导患者通过反复使用调节稳固剂的用量,以获得个体满意的固位效果。

2)应将稳固剂均匀涂布于义齿的组织面。

3)涂布义齿前,应彻底清洗义齿。

4)当稳固剂用量过大取戴困难时,可指导患者去除基托的边缘封闭,必要时可先嘱患者含漱热水,增加稳固剂流动性。

目前,国内多数口腔医师和患者尚未常规使用全口义齿稳固剂,但作为一种简单、价廉、方便的增进义齿固位的方式,全口义齿稳固剂应当被我们列入到修复治疗及医嘱的常规中去。

4.全口义齿软衬

义齿软衬材料又称弹性义齿衬垫材料,是一类应用于口腔义齿基托组织面,固化后具有一定弹性的义齿衬垫材料。临床上常根据其固化方式分为自凝型、热凝型和光固化型等几类。

(1)义齿软衬材料的发展:1945年,MATHEWS首先使用增塑的聚氯乙烯作为软衬材料用于临床。该材料为粉、液型,粉剂主要是聚氯乙烯,还有少量的硬脂酸钙和氧化锌;液剂是增塑剂邻苯二甲酸二辛酯。由于聚氯乙烯凝胶温度高,需专用设备,工艺性能差,而且制成的软衬在口腔内固增塑剂长期缓慢析出,最终使软衬失去弹性而变硬。

在随后近20年中,相继作为软衬材料用的有天然橡胶、丙烯酸酯类软塑料和硅橡胶。天然橡胶的特点是吸水性大,吸水后体积变化大,使用较长时间后也容易变硬,并产生难闻的气味。这个时期出现的丙烯酸酯软塑料是甲基丙烯酸甲酯与丙烯酸丁酯的共聚物。该产品为顶成型的片材,使用时需将片经热压成形后用粘接剂黏附于基托组织面上,但粘接强度很低。

早期出现的硅橡胶软衬材料主要是聚二甲基硅橡胶。该橡胶的吸水率极低,但它的硫化温度很高,时间也长,流化过程中体积收缩较大,与基托的粘接性也差。

60年代和70年代是软衬材料研究活跃时期,相继出现甲基乙烯基硅橡胶、硅凝胶、室温固化硅橡胶、增塑的丙烯酸树脂类、聚甲基丙烯酸卜羟乙酯(PHEMA)水凝胶、聚氨酯弹性体等类型的软衬材料。

从70年代末开始,人们开始尝试用氟橡胶作软衬材料。氟橡胶具有良好的生物惰性,其耐油、耐溶剂、耐老化性能明显好于早期硅橡胶,长期吸水率也较低,不易滋生霉菌,机械性能也较优良。先后研发出热塑型、热固型及光固化型等剂型。

目前,在临床使用最多的软衬材料主要为硅橡胶和丙烯酸树脂两大类,同时还有新材料,如聚异戊二烯等,不断被投入使用。国内外广泛使用的软衬产品品牌已达数十余种。

(2)软衬材料的性能:义齿软衬材料的性能是决定其临床使用的基础,其中比较重要的是其理化和生物学性能。

1)理化性能:包括软衬材料的硬度、扯断强度、耐磨性和可抛光性、黏弹性及其持久能力、粘接性能及其破坏方式、吸水率及溶解性、润湿性能、抗染和抗变色能力、抗老化能力等。

2)生物学性能:包括抗微生物(真菌、细菌)黏附能力、生物学安全性和生物相容性等。

针对以上特性的国内外的研究,绝大多数是对现有商业产品的比较和评估,体现出各种产品组成和性能的差异较大。目前,在临床使用最多的软衬材料主要有硅橡胶和丙烯酸树脂两大类。前者的代表产品有MOLLOPLAST B、MOLLOSIL、UFIGEL C.UFIGEL P、PERMA-FIX等,后者则包括CEOSUPER SOFT、FTTT等。其中,多数产品的固化采用热凝或自凝方式,少数使用可见光光固化。以前有学者认为,由于义齿基托软衬强度减小,柔软性和弹性逐渐丧失、微生物附着、难以维持清洁、黏着失败、制作困难等,软衬材料与基托黏着失败为细菌生长、菌斑牙石沉积提供了内在条件,不能作为全口齿中的常规应用材料。现今,随着材料科技的进步,软衬材料的以上缺陷已经被部分或全部克服,以MOLLOPLAST B等为代表的产品在各个指标都有突出表现,主要体现在以下几个方面:①软衬材料与义齿基托的粘接性能提高。通过适当的表面处理,使用合适的义齿清洁剂和增加软衬液相中乙醇含量等多种方式,不同程度地减少了产生于软衬内部的内聚力破坏和产生于软衬与基托交界处的粘接力破坏,从而尽量避免了义齿软衬失败的这一首要原因。②吸水性、润湿性能及抗沾染性能的改进。多个研究表明,在这些指标方面,硅橡胶较丙烯酸材料优越,而随着时间的延长,这些性能指标虽有改变,但仍能满足临床要求。③抗微生物黏附性能提高。通过加入抗菌和抑菌成分,使用抗菌剂等办法,多个产品对于常见的义齿戴用发生的白假丝酵母病和细菌菌斑的黏附等,都有了明显的预防作用。

(3)义齿软衬材料的应用范围

1)牙槽嵴萎缩明显,黏膜变薄失去弹性、感觉敏感的牙列缺失患者。

2)牙槽突萎缩后形成刃状牙槽嵴,或牙槽嵴上有刃状或尖锐骨突,戴义齿后压痛明显者。

3)牙槽嵴颊侧或舌侧有明显倒凹。利用倒凹区来增加义齿固位时,需要在义齿组织面局部衬垫软衬材料。

4)用于上颌义齿硬区部位缓冲。

5)用于制做腭裂缺损的阻塞器:口腔修复治疗中,对于一些全口牙列缺失患者,特别是其中的老年人,牙槽嵴低平、软组织变薄且失去弹性,全口义齿基托不易与之贴合,容易形成点接触,导致义齿固位变差,受力时也容易产生压痛。在义齿的组织面上衬垫一层弹性材料,一方面通过弹性衬垫材料的弹性变形,可以提高义齿基托与牙槽嵴的密合性,改善义齿的固位;另一方面,通过弹性变形,可以缓冲冲击性咬合力,使义齿承受的咬合力均匀地传递到牙槽嵴上,避免局部压力过大,从而减轻或消除压痛。另外,通过软衬材料的弹性变形,可以利用牙槽嵴上的一些倒凹来提高义齿的固位力。由于我国国民经济的稳定发展,人民口腔卫生意识和修复治疗要求的提高,所以,也应逐步将义齿软衬列入全口义齿修复治疗的临床常规。

(三)增龄变化对无牙颌状态的影响

我国人口年龄结构变化的一个突出特点,就是"老龄人口比重上升",用人口学的术语来讲,就是人口老龄化的速度加快,程度加深。根据最新的第六次全国人口普查资料,2010年我国60岁及以上人口占总人口比例为13.26%,其中65岁及以上人口占8.87%。同2000年第五次全国人口普查相比,60岁及以上人口的比重上升2.93个百分点,65岁及以上人口的比重上升1.91个百分点。如果按照国际通行的65岁及以上老年人口占总人口7%,即为老年型人口结构类型,那么2010年,我国已经迈入老年型社会。同时,根据2010年第六次全国人口普查详细汇总资料计算,我国人口平均预期寿命达到74.83岁,比2000年的71.40岁又提高3.43岁。这些数据一方面表明我国人口平均预期寿命继续延长,国民整体健康水平有较大幅度的提高,另一方面也为口腔修复医生提出了更高的要求和挑战。

作为无牙颌患者主体的老年人,其无牙颌状态是失牙后的改变和增龄变化共同作用的结果。

1.软组织改变

牙列缺失后,唇颊软组织失去牙弓的支持,上下颌骨间咬合关系丧失,面部软组织也随之发生相应的变化,进而影响到患者的面部形态。牙列缺失后患者面部唇颊部组织由于失去支持而向内凹陷,丰满度差,鼻唇沟加深,面部皱纹增多。面下部1/3距离变短,水平唇面角变小,口角下垂,下颌前突,面容苍老。同时,随着牙槽嵴高度降低,前庭沟及口底深度变浅,口腔内空间增大,舌体由于失去牙的限制而变得肥大。

2.组织学改变

在组织学方面,随着牙列缺失和患者年龄增大,软组织出现退行性和增龄性改变。咀嚼黏膜上皮变薄,失去角化层,弹性差,黏膜下层疏松,转化为非咀嚼黏膜,敏感性增强,易致疼痛和损伤。肌张力平衡遭到破坏,肌肉松弛,弹性降低。有的患者还可出现味觉功能减退、唾液分泌减少、口干等问题。剩余牙槽骨的改变:牙齿缺失后,相应的牙槽骨失去了原有的功能需要,牙槽骨代谢能力下降,牙槽突逐渐吸收,形成了剩余牙槽嵴,上下颌骨逐渐失去原有的大小和形态。剩余牙槽嵴的吸收是一个慢性进行性和不可逆的过程,将持续终生。

(1)牙槽嵴吸收的影响因素:剩余牙槽嵴吸收受多种因素的影响,存在着明显的个体差异。影响牙槽嵴吸收的因素可分为全身因素和局部因素。

1)全身因素:牙槽嵴吸收与全身健康和骨代谢有关,全身健康情况差、营养不良、雌激素及降钙素分泌减少、甲状旁腺素及前列腺素分泌增加、骨质疏松者等均可导致牙槽嵴吸收速度加快。

2)局部因素:①牙缺失的原因:由牙周病导致的牙列缺失往往在初期牙槽嵴吸收已很明显。由龋齿、根尖周病导致的拔牙,其牙槽嵴吸收的程度受到病程持续时间的长短、病变的程度和拔牙的创伤程度的影响。单纯拔牙后的牙槽嵴吸收显著少于拔牙后又进行牙槽嵴修整术者。②缺失时间:牙槽嵴骨吸收的速率在拔牙后前三个月内最快,六个月时拔牙窝完全愈合,骨吸收速率显著下降,拔牙后2年吸收速度趋于稳定。平均吸收速度约为每年0.5mm。剩余牙槽嵴的吸收将终生持续,缺牙时间越长,牙槽嵴吸收越多。③骨密度:牙槽嵴吸收与骨质致密度有直接关系,骨质疏松的部位较骨质致密的部位明显。上颌牙槽嵴外侧骨板较内侧骨板疏松,外侧骨板吸收较内侧骨板多,因此牙槽嵴吸收的方向为向上向内。而下颌牙槽嵴内侧骨板较外侧骨板疏松,内侧骨板吸收较外侧骨板多,因而牙槽嵴吸收的方向为向下向外。④牙槽嵴受力情况:有学者认为,牙槽骨的吸收是一种"失用性萎缩",即未受到一定的生理限度力的刺激而导致的。也有一些学者认为,牙槽骨的吸收是由于义齿传递了过度的力所致。多数学者认为,无牙颌患者只能承受原天然牙咀嚼力的1/6～1/4。而且,在一定的压力下,受力持续时间越长,牙槽骨吸收越严重。因此,在使用全口义齿修复时,应避免使牙槽嵴局部压力集中,尽量利用坚硬的致密骨承力区承力,减小义齿所受的殆力,饭后睡前亦应取下义齿让牙槽嵴得到充分休息。

(2)牙槽嵴吸收的分级:由于无牙颌患者原有的解剖特征不同,牙槽嵴的吸收程度不同,使得不同患者的牙槽嵴,或同一患者牙槽嵴的不同时期,或牙槽嵴的不同部位可呈现不同的形态。当牙槽骨吸收较少时,牙槽嵴仍具有一定的高度和宽度,形态丰满;当牙槽嵴吸收较多,但牙槽嵴尚有一定的高度时,其宽度变窄,呈刀刃状;当牙槽嵴大量甚至全部吸收时,高度显著降低,则呈低平状。后两种形态的牙槽嵴常见于下颌,其全口义齿修复效果明显不如牙槽嵴丰满者。

ATWOOD根据无牙颌牙槽嵴的形态,将牙槽嵴吸收程度分为四级。

一级:牙槽嵴吸收较少,有一定的高度和宽度,形态丰满者。

二级:高度降低,尤其是宽度明显变窄,呈刀刃状的牙槽嵴。

三级:高度明显降低,牙槽嵴大部分吸收而低平者。

四级:牙槽嵴吸收达基骨,牙槽嵴后部形成凹陷者。

由于牙槽嵴吸收有一定规律可循,因此对牙槽嵴的吸收进行分类,将有利于临床医师间的交流以及选择适当的治疗方法,还可为评价不同的治疗方法提供客观基准,并预测全口义齿修复的预后。

三、全口义齿的印模和模型

印模是全口义齿制作的第一步,准确的无牙颌印模和模型是保证全口义齿具有良好的支持、固位和稳定作用,恢复功能,保护口腔组织健康的基础。无牙颌的印模是用可塑性印模材料取得的无牙颌牙槽嵴和周围软组织的印模。

(一)印模的要求

1.精确的组织解剖形态

印模应完整无缺,表面光滑无气泡,精确地反映无牙颌的解剖形态,以保证义齿基托与支持组织密合。在切牙乳突和骨性隆突的部位,应缓冲压力,避免戴用义齿后在此处造成压痛或支点。对于活动度大的松软牙槽嵴黏膜,也应缓冲压力,防止其受压变形。

2.适当扩大印模面积

印模范围的大小决定全口义齿基托的大小,而全口义齿的固位力与基托的接触面积成正比,接触面积越大,固位力也越大。因此,在不影响系带和肌肉等周围组织功能活动的前提下,应尽量扩大印模的范围,这样既可以增大义齿基托与组织的吸附面积,增强义齿固位力,又可以扩大支持组织的范围,减轻局部压力。

3.采取功能性印模

取印模时,在印模材料可塑期内应利用牙槽嵴周围组织的肌功能运动,进行印模的边缘整塑,使印模边缘准确地反映口腔内软组织以及唇、颊、舌系带在功能运动时的形态和位置,保证义齿基托边缘与功能运动时的黏膜皱襞和系带相吻合,使制作的义齿基托边缘既不会妨碍周围组织的功能运动,又能形成良好的边缘封闭。

(二)印模范围

1.上颌印模的唇颊侧边缘为唇、颊系带和前庭黏膜皱襞,后缘为翼上颌切迹和后颤动线的连线(或腭小凹后2mm),后缘的两侧应盖过上颌结节到达翼上颌切迹,尤其要注意上颌结节区是否完整。

2.下颌印模的唇颊侧边缘为唇颊系带、前庭黏膜皱襞,后缘盖过磨牙后垫,舌侧边缘为舌系带、口底黏膜皱襞和下颌舌骨后窝,应注意下颌舌翼区印模是否完整。

(三)印模方法

1.印模的分类

(1)一次印模法和二次印模法:根据印模的次数,无牙颌的印模可分为一次印模法与二次印模法。一次印模法是选用合适的成品托盘和藻酸盐印模材,一次完成工作印模。此方法的优点是简便省时,但由于成品托盘的形态与具体患者的口腔组织形态有明显的差异,托盘各部位与相应的组织间的距离不同,取印模时无牙颌各部位所受到的压力大小也不一致,因此印模准确性差,临床上较少使用。

二次印模法是先用成品托盘加印模膏或藻酸盐在患者口内制取初印模,然后灌注石膏模型,在模型上制作个别托盘,即与特定患者个体的无牙颌形态相适应的印模托盘,最后用个别托盘加终印模术取得终印模。此方法虽相对烦琐,但能准确地反映无牙颌的组织解剖形态和功能状态,是临床上较为常用的方法。

(2)解剖式印模和功能式印模:解剖式印模是在当承托义齿的组织处于静止,黏膜没有功能变形的状态下取得的印模,为无压力印模。取印模时,采用流动性好的印模材和有孔托盘,对黏膜无压力或只有微小压力。它可以准确地记录口腔内组织的解剖形态,以此印模制做出来的义齿对支持组织不产生压力。

功能性印模是在软组织受到功能性压力变形状态下的印模,又称为压力印模。对印模范围内的不同区域采取不同的压力,适当减小缓冲区的压力,故又称作选择性压力印模。取印模时,在印模材料的可塑期内进行肌功能修整,由患者自行进行或在医师的协助下模拟唇颊舌肌的功能性活动,塑造出功能状态下印模的边缘。

2.印模方法

(1)取印模前的准备

1)调整体位:将椅位调整到合适的位置,让患者舒适地坐在牙椅上,取下颌印模时,患者的下颌与医师的上臂中份大致相平,张口时下颌牙弓的𬌗平面与地平面平行。取上颌印模时,患者上颌与医师的肘部相平,张口时上颌牙弓的𬌗平面与地平面平行。在取上颌印模时,应特别注意避免印模材料向后溢出过多刺激软腭引起咽反射。

2)选择托盘:托盘应根据患者颌弓的形态、宽度和长度,牙槽嵴的宽度、高度及腭盖的高度等因素进行选择。成品无牙颌托盘多为无孔托盘,边缘较短,底部与牙槽嵴的外形相似,上颌托盘呈半椭圆形,下颌托盘呈马蹄形。托盘的宽度应比牙槽嵴宽2～3mm,周围边缘高度应离开黏膜皱襞2mm,唇颊舌系带处形成切迹。上颌托盘的长度在两侧应盖过翼上颌切迹,后缘应达到颤动线后3～4mm。下颌托盘后缘应盖过磨牙后垫。如选用的成品托盘边缘不合适,可进行适当地修改,边缘稍短时可用蜡片或印模膏加长。

(2)多次法取印模:为了取得精确的印模,反复修整印模边缘,国际上通常采用多次法取印模。

1)取初印模:在取上颌初印模时,将调拌好的藻酸盐印模材料置于选好的成品托盘上,医师用左手示指或左手持口镜牵开患者的左侧口角,在较深的倒凹区、颊间隙、上颌结节区、腭穹隆较高的腭顶上用右手指事先放置适量的印模材料,然后右手持托盘柄,从左侧口角以旋转的方式将托盘放入患者口内,托盘柄对准面中线,牵开上唇,托盘对准无牙颌,向后向上加压,使托盘就位,并保持稳定。在印模材料尚具有良好的可塑性的情况下,通过牙槽嵴周围软组织的功能运动,确定印模边缘的正确位置和形态。

印模边缘的肌功能整塑包括主动肌功能整塑和被动肌功能整塑。

主动的肌功能整塑是患者在医师的指导下自主进行的功能运动。主动肌功能整塑时,让患者闭口作吸吮动作,可整塑上下颌唇颊侧边缘;让患者做闭口咬合动作,可整塑远中颊角区;患者微闭口下颌左右侧方运动,可整塑上颌颊侧后部边缘厚度;轻微𬌗抬舌前伸并左右摆动,可整塑舌系带及口底黏膜皱襞处印模边缘,但为了保证舌侧口底印模边缘的准确度,应避免过分用力抬高舌尖或伸出口外。

被动的肌功能整塑是由医师牵拉患者的肌肉模仿口腔颊面部软组织的功能运动而达到的。牵拉患者上唇向下、两侧颊部肌肉向下前内方,可整塑唇颊系带及唇颊前庭黏膜皱襞,形成上颌印模唇颊侧边缘;牵拉患者下唇向上、两侧颊部肌肉向上前内方,可整塑下颌印模唇颊侧边缘。

取下颌印模法与上颌相同。

2)将初印模用石膏灌注模型。

3)制作个别托盘:①确定个别托盘的边缘:在石膏模型上,用变色铅笔沿前庭沟底和下颌舌侧黏膜皱襞沟底画一条虚线,上颌后缘线为腭小凹后 4mm,下颌后缘线包括整个磨牙后垫。在此虚线内向牙槽嵴方向 2mm 处,再画一条实线,此线即为个别托盘的边缘。②在属于缓冲区的部位(如切牙乳突、上颌隆突、下颌隆突)适当涂蜡,或粘固金属箔片进行缓冲。有倒凹的部位应填倒凹。③模型表面涂布凡士林或藻酸盐分离剂。④调拌适量的专用自凝树脂,压成 2mm 厚的片状,再铺塑在模型上,沿模型上所画的实线去除多余的部分,在前部牙槽嵴顶中线部位添加手柄,手柄的位置不要妨碍上下唇的活动。个别托盘也可采用普通的自凝树脂直接在模型上用三部法制作。还可采用光固化树脂制作,方法是先将 2mm 厚的预成光固化树脂膜在模型上压塑成型,去除多余的部分,然后在光固化灯下照射,即可硬固。⑤待树脂硬固后,将个别托盘从模型上取下,对托盘边缘进行打磨修整。

4)边缘整塑:用上述方法制作的树脂个别托盘的边缘应距离前庭沟底和下颌舌侧口底黏膜皱襞 2mm 左右,将专用的边缘整塑印模膏棒烤软后粘在托盘边缘,然后放入口内进行边缘整塑,可分段进行。边缘整塑时必须保证托盘完全就位和.稳定不动,印模膏不能进入托盘组织面与黏膜之间,进入组织面的印模膏可用锐利的雕刻刀刮除。完成边缘整塑的个别托盘应具有良好的边缘封闭和固位力。

5)取终印模:调拌终印模材,用调刀将其均匀地涂布于托盘整个组织面,直至托盘边缘的外侧。将托盘旋转放入口内,轻压就位并保持稳定,在印模材硬固前,进行边缘整塑。待印模材硬固后,从口内取出。

6)灌注入造石模型。

(3)二次印模法:其步骤如下。

1)选择合适无牙颌弓大小的通用托盘,将印模膏置于 $60\sim70℃$ 的热水中软化。将软化后的印模膏放置在托盘上,手指轻压印模膏表面形成牙槽嵴形状的凹形。将托盘旋转放入患者口内就位,分段进行肌功能修整。

2)用小刀将初印模的印模膏组织面及边缘均匀刮除一层($1\sim2$mm),去除组织面的倒凹,形成粗糙的表面,在相对硬区的部位可用小刀挖出一直径为 $3\sim5$mm 的减压孔,形成个别托盘。

3)调拌藻酸盐终印模材放入个别托盘中,旋转放入患者口内取印模,并做肌功能修整,多余的印模材料由托盘的边缘溢出。

4)取出印模,检查印模质量。由于终印模与黏膜组织紧密贴合,边缘封闭好,吸附力大.此时不可强行脱模。可先向印模边缘滴水,或者嘱患者发"啊"音,破坏边缘封闭后,即可较为轻松地将印模取下。终印模表面应完整,无气泡和缺损,组织纹理清晰,终印模材厚度适中、均匀,无印模膏暴露。

5)灌注入造石模型。

(四)模型

将模型材料灌注于全口义齿印模内形成的无牙颌阳模,即为全口义齿模型。由初印模灌制的模型为初模型,用于制作个别托盘。由终印模灌制的模型为工作模型,用于制作暂基托和全口义齿。普通石膏的膨胀率为 0.2%～0.4%,而人造石的膨胀率为 0.021%～0.025%,人造石的硬度较大,但价格较普通石膏贵。因此,初印模模型通常采用普通石膏灌注,而工作模型为了防止模型磨损,保证义齿制作的准确性,通常采用人造石灌制。

1.模型的要求

(1)模型应完整无缺,表面光滑清晰,能准确地反映印模所记录的无牙颌组织形态和边缘组织的功能运动状态。

(2)模型的边缘宽度以 3～5mm 为宜,模型最薄处不能少于 10mm。上颌模型的后缘在腭小凹后不少于 2mm,下颌模型在磨牙后垫前缘后不应少于 10mm。

(3)模型修整后底面应与预想的殆平面平行,底座部分高度应为工作部分的 1/2。

需要注意:模型石膏的调拌必须按照说明书的比例,严格称量后混合;调拌完成后必须采用振荡器尽量排除石膏内的气泡;必要情况下,在灌注时,可以使用超声机头震荡石膏,确保材料进入印模的细部结构。

2.模型修整

模型灌注完成待模型材料完全硬固后,应对模型进行适当打磨修整,使模型的底面、外侧和边缘光滑平整。

3.模型设计

(1)画基托边缘线:用变色铅笔在模型上的唇颊侧黏膜返折处画出连续的基托边缘线,上颌模型的后缘在腭小凹后 2mm,下颌在磨牙后垫前 1/3～1/2 处。

(2)后堤区的制作:后堤区在口内位于前后颤动线之间,宽 2～12mm,平均 8.2mm,全口义齿在此处与软硬腭交界处的黏膜组织紧密接触,对软组织稍加压力,能防止空气进入,形成良好的边缘封闭,有利于义齿固位。在制作后堤区时,先在两侧翼上颌切迹间画一连线,连线通过腭小凹后 2mm,用雕刻刀在此处刻一条深约 2mm 的沟,然后沿此沟向前约 5mm 的范围内,将石膏模型部分刮除,越向前、越近中线和牙槽嵴刮除越少,形成弓形后堤区。

四、颌位关系记录和上殆架

颌位关系是指下颌对上颌的位置关系,通常包括垂直关系和水平关系。垂直关系为上下颌在垂直方向上相对的位置关系,通常用鼻底至颏底的高度,即面下 1/3 的距离来表示,称为垂直距离。无牙颌患者的水平关系则为上下颌之间在水平方向上的相对位置关系。

当天然牙列存在时,下颌有三个最基本的位置。第一是牙尖交错位,牙尖交错位是指下颌在牙尖交错殆时所处的位置,此位置依靠牙尖交错接触或咬合关系而定,并随牙尖交错殆变化而变化,故又称为牙位。在此颌位时,上下牙列间有最广泛的牙殆面接触,髁突位于关节窝内适中的位置,两侧提颌肌群均等收缩,并可发挥最大的咬合力,此时前牙为正常的覆殆覆盖,后牙呈尖窝交错的锁结关系,天然牙列可以以此轻易地重复上下颌骨间的正中关系。第二是后退接触位。约有 90% 的人下颌从牙尖交错位还可以后退少许(髁突在关节窝内后退的距离为0.3～1.0mm)。因此,后退接触位是指下颌后退到最后,上下颌牙仍然保持咬合接触时上下颌骨的相对位置。对每个人来说,这个位置是相对恒定的,它受到解剖组织、颞下颌关节的韧带所限制,具有可重复性,这时下颌对上颌处于居中的位置,又称正中关系位,此颌位在建立无牙颌患者水平颌位关系中起着重要的作用。第三是息止颌位。正常人在自然状态时上下牙齿并不是咬紧的,而是轻微分开无殆接触,升颌肌群处于最小收缩,下颌处于休息状态,又称下颌姿势位。此时在上下牙列间有2~4mm的间隙,前大后小,称为息止殆间隙。息止颌位是确定无牙颌患者咬合垂直距离的重要标志之一。

当天然牙缺失以后,上下牙列间的锁结关系消失,最基本的颌位关系—牙尖交错位(正中殆位)也随之消失,上下颌之间只靠颞下颌关节、肌肉和软组织的连接,下颌失去了正中殆的定位,可向各种位置移动,上下颌骨间的位置关系变得不稳定,常导致患者面下1/3变短,下颌习惯性前伸。此时上下殆关系唯一稳定的参考位是正中关系位,因此需要使用颌位关系记录的方法记录在适宜面下1/3高度情况下的关节生理后位,以便在此基础上用全口义齿重建患者正确的咬合。

(一)颌位关系的记录

1.确定垂直距离的方法

垂直距离是指下颌在姿势位及天然牙列的牙尖交错位时面下1/3的高度,可分别称为姿势位垂直距离和咬合垂直距离。临床上常用鼻底到颏底的距离来表示。牙列缺失和牙周组织吸收后上下无牙颌牙槽嵴顶之间的距离为颌间距离。

为无牙颌患者恢复正确的上下颌间垂直关系,是全口义齿设计和制作的重要步骤之一。上下颌间的垂直距离恢复正确者,其面部表情自然、协调,咀嚼功能也能得到最大发挥。而如果垂直距离确定错误,咬合过高或过低,都会给患者的口颌系统带来不同程度的损害。

确定垂直距离的方法包括如下。

(1)息止颌位法:在天然牙列存在时,当口腔不咀嚼、不吞咽,不说话,下颌处于休息的静止状态时,上下牙列之间无殆接触,自然分开,形成一前大后小的楔形间隙,为息止殆间隙。一般息止无牙间隙的平均值约为2~3mm,因此,测量息止颌位时鼻底至颏底的距离,减去2~3mm息止殆间隙,得出的数据即为该患者咬合时的垂直距离。但当牙槽嵴重度吸收时,息止无牙间隙以减去4~6mm为宜。

(2)面部比例等分法:根据以往的研究表明,人的面部存在着大致的比例关系。在临床操作中,常使用患者端坐、两眼平视时,瞳孔至口裂的距离等于垂直距离的二等分测量方法。还有一种三等分法,即为额上发迹的边缘至眉尖点的距离等于眉尖点至鼻底以及鼻底至颏底的距离。

(3)面部外形观察法:在垂直距离恢复正确的时候,将殆托或义齿戴入口内,可见在正中咬合时上下唇自然闭合,口裂大致呈平直状,口角不下垂,鼻唇沟和颏唇沟的深度适宜,面下1/3与面部比例协调。

(4)拔牙前记录法:此法一般适用于患者在拔牙前口内有余留牙,且余留牙有正中咬合接触时。可在患者拔牙前测定口内或面部皮肤定点间的距离,作为拔除全牙列后确定全口义齿咬合垂直距离时的参考。

(5)临床检验法:以上各种方法,都有一定的局限。因为在皮肤标记点上测量两者之间的距离是难以十分精确的,而且息止无牙间隙的大小亦是因人而异,而瞳孔至口裂的距离也不是人人都与其鼻底至颏底的距离相等的。因此,不管使用何种方法初步确定无牙颌患者的咬合垂直距离后,均需利用上下无牙堤间关系作颌间垂直关系的检验。

2.确定水平颌位关系

水平颌位是指下颌相对上颌的水平位置关系,通常可分为:正中关系位、正中颌位、前伸位以及侧向位。

正中颌位是指在正中台时下颌的位置,即有牙颌者的牙尖交错位。此时上下牙列间有最广泛的牙𬌗面接触,髁突位于关节窝内适中的中央,两侧提颌肌群均等收缩,与升颌肌群肌力闭合道终点一致,可发挥最大的咬合力。正中颌位是口腔行使咀嚼、发音等功能的基本颌位,也是全口义齿颌位关系记录时需要寻找的水平颌位。

正中关系位是下颌在有𬌗接触时最极限的后退位。在该颌位时,髁突前、上部的关节面与关节盘无血管区的最薄处相接触,下颌能围绕着横向水平轴作单纯的绞链运动。正中关系的定位较注重于髁突在颞下颌关节凹内的位置及运动情况,而与上下颌牙的咬合接触无关。

在临床上可见到两种颌型。约80%~90%的成年人下颌从牙尖交错位(正中颌位)还可以后退少许(髁突在关节窝内后退的距离为0.3~1.0mm),这时下颌对上颌处于居中的位置,称为正中关系位,也叫下颌生理后位,或后退接触位。具有这种颌型的人,正中颌位和正中关系位不一致,临床上称为二位。另一种为在牙尖交错位时不能再后退,即正中颌位和正中关系位一致,被称为一位,在人群中的比例大约占到10%。

在20世纪60年代以前,正中颌位与正中关系位被认为是一致的,无牙颌患者的全口义齿的正中颌位就建立在正中关系位上。60年代以后,学者们研究发现了90%的正常人正中颌位和正中关系位不一致,于是对全口义齿的广泛接触狳只建立在正中关系位才是唯一正确的观念提出了疑问。1988年,国内学者对20例无牙颌患者在不同的颌位建𬌗制作总义齿并对修复效果进行比较,结果发现正中关系位并非是每个患者的最适颌位,多数患者的最适颌位在其稍前方的肌力闭合道终点,即与正中颌位一致。

目前普遍认为,戴全口义齿的患者对于在自正中关系到正中关系前约1mm的区域内建𬌗具有一定的可适应性。在牙尖交错位建𬌗是最适位,在正中关系位或在正中关系与牙尖交错位之间建𬌗是可适位。

(1)确定正中颌位之前的准备工作

1)心理准备:下颌的位置是受神经、肌肉共同控制的,在颌位记录过程中,任何能引起患者精神紧张的因素都应避免。因此,在颌位记录之前,医师首先应与患者做好良好的交流沟通和解释工作,让患者对医师建立起一种良好的信任感,以尽可能地配合医师的操作取得正确的颌位关系。

2)了解旧义齿的使用情况:如患者戴用过全口义齿,初诊时应认真询问其要求重做的原因和目的,以及1日义齿戴用的时间和使用情况。检查旧义齿的固位、稳定情况,垂直距离和正中关系是否正确,边缘的伸展等。如有黏膜破损或炎性增生等情况,应停用1日义齿1周,待炎症消退后再作修复。如1日义齿存在着明显的颌位异常时,亦应停止旧义齿的使用,以淡化旧义齿的颌位关系对患者下颌神经肌肉系统的异常引导作用。

3)检查基托:颌位记录时使用的基托应有良好的固位和稳定,且不易变形,体积要小巧,不能干扰唇、颊、舌组织的运动。由于蜡基托较为容易变形,固位和稳定差,因此颌位记录的基托材料最好选用自凝树脂。

4)检查蜡堤:蜡堤的高度在确定垂直距离时已经决定,在确定正中颌位时,应检查以下三个方面:①上下颌蜡堤之间应有良好的垂直向对位关系。上下颌蜡堤之间垂直对位关系差,易使基托出现翘动、变形,在模型上复位性差。②蜡堤的咬合面应平整光滑.如出现制锁,则会影响下颌的正常运动。③蜡堤应放置在牙槽嵴顶，不宜过于偏向舌侧，否则将占据舌的运动空间，引起反射性的下颌前伸。

5)调整体位：人体姿势可影响到下颌的位置。在自然放松条件下，头后仰时下颌有向后下方运动的趋势。因此，在确定正中颌位关系时，调整椅背和头枕的倾斜度使患者头稍后仰，可以借助舌和下颌组织的重量牵引下颌向后，对于预防下颌前伸可有一定的帮助。

(2)确定正中颌位的方法：在临床操作中，颌位关系的确定是一个连续的过程，即在记录垂直距离的同时，实际上也记录了正中颌位关系。但多数患者在牙列缺失后，由于肌张力的作用，下颌常常习惯性前伸，这就造成了错误的正中颌位关系记录。为了帮助患者将下颌回复到正常的位置，常用的方法有以下几类。

1)反复咬合法：由于正中颌位亦是肌力闭合道终点，因此在患者反复咬合，也能使下颌自然地回复到正中颌位。为防止患者在反复咬合的时候下颌前伸，可将下颌蜡堤前牙段削去一层，仅使后牙区的蜡堤咬合面接触。反复咬合时以轻力快速为好，防止用力过大引起的下颌偏斜。

2)吞咽咬合法：正常人吞咽第一时期的下颌位置较接近于正中颌位。因此，在患者上下𬌗托咬合的同时进行唾液的吞咽动作，亦可将咬合回复到正中颌位。在吞咽的过程中，医师可以用手轻退患者颏部向后，帮助其下颌后退。

3)卷舌后添法：WALKHOFF 在上颌腭托后缘制作一小蜡球，让患者舌尖卷向后上方舔抵蜡球，用以引导下颌后退，然后慢慢咬合至合适的垂直距离。故卷舌咬合法又称为 WALKHOFF 法。当舌卷向后上方舔蜡球时，舌向后上方牵拉舌骨，舌骨连带舌骨肌牵拉下颌后退。但边卷舌边咬合所获得的下颌位置并不恒定，可让患者先用较小的力卷舌，卷舌过程中不咬合，卷舌后再咬合，此时所取得的颌位才有可能接近正中颌位。

4)肌监控仪法：1969 年，JANKELSON 将低频双侧经皮电刺激器引入口腔医学领域，并展开了应用研究。JANKELSON 发明的这种肌监控仪主要由电极、脉冲发生器、脉冲强度调节器组成，可以放出微量电流，通过贴在耳垂前方上下约 4CM^2 范围内的表面电极作用于三叉神经运动支，使咀嚼肌有节律地收缩，可解除肌疲劳和肌紧张，处于自然状况，可以获得准确的息止颌位，确定息止颌垂直距离。再通过直接咬合法确定正中颌位，或加大刺激强度，直接确定正中颌位关系。

(3)颌位关系的记录的操作步骤：无牙颌患者的颌位关系记录主要借助𬌗托在口内完成。𬌗托由基托和蜡无牙堤两部分组成。颌位关系记录即是利用𬌗托恢复患者的垂直距离，并借助上下𬌗平面的定位锁结来记录正中关系。

1)上颌蜡𬌗托的制作：①制作上颌蜡基托：将蜡片在乙醇灯上烤软，铺在模型上，轻按蜡片，使之和模型的表面紧密贴合。沿基托边缘线切去多余的部分。增力丝埋入腭侧基托中以增加其强度。将蜡基托放入患者口内检查，要求其与黏膜密切贴合，边缘与黏膜返折线一致，缓冲系带。若蜡基托有翘动，则表明模型欠准确(应先排除蜡基托与模型不密合的原因)，应重新取模。牙槽嵴重度吸收者可用自凝树脂制作恒基托以增加其口内的稳定性。②制作上颌蜡𬌗堤：将蜡片烤软，折成一条宽 8~10mm 的蜡条，弯成马蹄形沿着牙槽嵴顶粘于蜡基托上，然后翻转模型，在玻璃板上加压，成为一前高后低的平面，双侧𬌗堤后端修整成斜坡状。将其戴入口内检查。蜡𬌗堤是暂时替代未来的人工牙列的，因此𬌗堤的唇面应能衬托出上唇的丰满度。在正面观要求无牙堤平面应位于上唇下 2mm,与瞳孔连线平行;侧面观要求无牙堤平面应与鼻翼耳屏线平行。未达到要求者,应取出口外调整。③制作下颌蜡殆托:按上述方法先做好下颌蜡基托,在口内检查与牙槽嵴贴合。然后将烤软的蜡条沿着牙槽嵴顶的方向粘在基托上,但不用玻璃板压平,而是放在口内咬合,以确定其高度和宽度。

2)确定颌位关系:通常在确定垂直距离的同时取得正中关系记录。

以卷舌后舔法为例。患者正坐,两眼平视前方,颌面部放松,用垂直距离尺测量患者在息止颌位时的垂直距离。垂直距离尺要求垂直,避免前后、左右倾斜;与鼻底.颏底皮肤接触的松紧程度要一致。同时配合面形观察法,观察其面下 1/3 的高度与面部长度比例是否协调自然。息止颌位垂直距离测量好以后,将上殆托置于患者口内使其就位,嘱患者小张口,练习用舌尖卷向后上方舔上颌蜡基托后缘处的小蜡球,再作咬合动作。待患者熟练后,将烤软的蜡条弯成马蹄状粘在下颌基托上,迅速放入口内就位。用两手将下殆托轻轻稳定住,嘱患者用舌尖卷向后上方,舔抵小蜡球,慢慢咬合,垂直距离尺测量咬合至合适的垂直高度,用冷水冲凉蜡记录,将殆托取出,检查蜡堤有无制锁关系,上下殆堤间垂直对位关系是否良好将蜡堤多余的部分去除,然后再次放入患者口内就位,反复作咬合动作,检查颌位关系是否正确。

3)在无牙堤唇面刻划标志线:上下殆堤形成以后,将殆给托于口内就位,在殆堤唇面用雕刻刀刻划上标志线以作为日后排牙的指导。①中线:此线即为以后排列人工牙时两个上中切牙的交界线,应与面中线一致。在确定中线时,可参考眉尖点、鼻尖、鼻小柱、人中、唇珠、上唇系带等解剖标志的中心线来确定。②口角线:当上下唇轻轻闭合时,在无牙堤上标记出两侧口角的位置,口角线应与殆平面平行。③唇高线和唇低线:又称为笑线。在患者微笑状态下,用雕刻刀画出上唇下缘和下唇上缘的位置,排牙的时候可参考其决定人工牙的高度。

(二)颌位关系的转移

1.殆架

殆架又叫咬合器,是模仿上下颌间和(或)上下颌与颞下颌关节间相对位置及运动关系的仪器。通过将颌位关系转移至殆架上,从而在口外对患者的上下颌及颞颌关系进行检查和诊断,并完成修复设计、排牙、蜡型制作、调殆等系列操作。殆架对于全口义齿、可摘局部义齿、固定义齿及种植义齿等修复治疗,有着十分重要的作用和意义。

按照模拟下颌边缘运动的程度,殆架可以分为以下 4 类。

(1)简单殆架:简单殆架,即Ⅰ类殆架,由上下颌体和连接两者的穿钉组成,仅能够模拟下颌垂直向的开闭口运动,由于不能模拟下颌的前伸及侧方运动,故又叫做不可调殆架。仅使用简单殆架制作的修复体常出现不同程度的咬合缺陷.如果调殆不能加以纠正,则容易在口内形成殆干扰,甚至造成颞下颌关节功能紊乱,所以简单殆架应仅用于诊断蜡型、单个嵌体或单冠等的制作。

(2)平均值殆架:平均值殆架,即Ⅱ类殆架,其髁球的间距、髁导斜度、切导斜度等颌位关系要素均为固定的平均值,能在有限的范围内让上下颌体做垂直向和水平向的相对运动,但并不模拟患者上下颌与颞下颌关节间的实际相对位置及运动关系。所以,平均值殆架的适用范围应为 3 单位以下的修复体制作,并须在口内进行一定的调殆。

(3)半可调殆架:半可调殆架,即Ⅲ类殆架(CLASSⅢ ARTICULATOR),其结构较前两类殆架复杂。半可调殆架可以在很大程度上模拟患者下颌的垂直向和水平向运动,本部分有关颌位关系转移的操作,是以此种𬌗架为例。

(4)全可调𬌗架:全可调𬌗架,即Ⅳ类𬌗架(CLASS Ⅳ ARTICULATOR),由于结构更为复杂,不同品牌间存在差异,对使用者的要求较高,所以目前多用于科研目的。

需要注意的是:全口义齿的修复属于全颌重建的范畴,使用半可调𬌗架配合使用面弓来进行颌位关系的记录和转移是必须的;同时,有研究表明在临床中使用半可调𬌗架与全可调𬌗架,在最终的修复效果上没有明显的统计学差异,颌位关系记录和转移过程中的系统误差和偶然误差往往可以通过调𬌗的方式得到解决。

2.面弓

面弓是一种将患者上颌相对颞下颌关节的位置关系转移到𬌗架上的工具,由𬌗叉和弓体两部分组成。弓体上有一个可以左右滑动的定𬌗夹,𬌗叉柄可从定𬌗夹内穿过。𬌗叉烤热后插入上颌蜡堤内,与𬌗平面平行,再将𬌗叉柄穿过定𬌗夹,用螺丝将𬌗叉固定在弓体上。定𬌗夹下端有一可调节长度的螺钉,可以调节固定在𬌗叉上的上𬌗托平面的位置。

弓体呈 U 型,两端分别有可以内外滑动的髁梁穿过,外侧有螺钉可以固定。髁梁上标有表示滑动距离的刻线。髁梁内端为凹槽,在𬌗架上可与髁杆外端相嵌合。在临床上转移颌位关系时,通常将髁梁插入外耳道来确定髁突的位置。

面弓转移上𬌗架的方法如下。

(1)检查并调整𬌗架:检查上颌体是否开闭自如,前后、侧向滑动灵活且无轴向摆动,上下架环是否与上下颌体连接稳固。将切导针上刻线调整至与上颌体上缘平齐的位置并固定,使上下颌体平行;前伸髁导斜度调至 25°的位置,髁球紧靠髁槽前端,锁好正中锁。侧向髁导斜度调至 15°,切针上刻线与上颌体上缘平齐,下端与切导盘中央接触。切导斜度调在 15°。

(2)面弓的固定与转移:将𬌗叉烧热,插入并固定于上颌𬌗托的蜡堤上,要求𬌗叉的叉尖距𬌗平面约 5mm,𬌗叉平面与𬌗平面平行,𬌗叉中线与𬌗托中线对齐。然后将下𬌗托和固定了𬌗叉的上𬌗托戴入患者口内就位,按正中颌位记录使上下𬌗托咬合在一起。松开面弓弓体上定𬌗夹和耳塞横杆处的螺丝,将𬌗叉柄穿过定𬌗夹的穿孔,弓体两侧耳塞完全插入外耳道,调整两侧髁梁于相同的刻度上后拧紧固定螺丝。在确定𬌗托无脱位的情况下,拧紧定𬌗夹螺丝,将𬌗叉与弓体稳固固定。松开耳塞横杆螺丝,将耳塞从外耳道抽出,再小心地将面弓与𬌗叉和上𬌗托整体取下。

面弓从患者面部取下后,将面弓的髁梁凹槽与𬌗架髁杆后方的定位杆对合,调整两侧髁梁长度一致后拧紧固定螺丝。调整定𬌗夹下端螺钉,使𬌗堤平面(𬌗平面)与𬌗架的上颌体平行。

(3)模型上𬌗架:打开𬌗架上颌体,将上颌石膏模型就位于上𬌗托,调拌石膏,使之固定在上颌体的架环上。待石膏硬固后,拆除面弓及𬌗叉。将𬌗架上下翻转,利用颌位关系记录对合上下𬌗托和模型,用同样方法将下颌模型固定在下颌体的架环上。

(4)确定前伸髁导斜度:髁道是指在下颌运动过程中,髁突在关节凹内运动的道路。下颌在做前伸运动时,髁突在关节凹内向前下方运动的道路称为前伸髁道,前伸髁道与眶耳平面的夹角称前伸髁道斜度。髁导是指𬌗架上髁球的运动轨迹,前伸髁导斜度是髁槽与水平面的夹角。使用可调节𬌗架时,应将患者的髁道斜度转移至𬌗架,在𬌗架上确定患者的髁导斜度。

CHRISTENSEN 发现,当天然牙列者前伸髁道斜度呈正度数时,下颌前伸至前牙切端相对,此时上下颌后牙𬌗面之间会出现一前小后大的楔形间隙,且此楔形间隙角度的大小与前伸髁道斜度成正比,前伸髁道斜度越大,楔形间隙也越大,这一现象称为克里斯坦森现象。前伸髁道斜度即可根据 CHRISTENSEN 现象在无牙颌患者下颌作前伸运动时取得。

在上下𬌗托的𬌗堤表面涂布分离剂,将蜡片烤软后叠成 3 层,弯成马蹄形,置于下和托𬌗平面上。嘱患者下颌前伸约 6mm 并轻轻咬合,待蜡记录硬固后将𬌗托及蜡记录从口内取出,将蜡记录从上𬌗托上撬离。

松开𬌗架髁导盘上的正中锁和固定髁槽的螺钉,将上下𬌗托分别与𬌗架上的模型对合,将上𬌗托对在蜡记录上,前后搬动一侧固定髁槽的螺钉,当上𬌗托𬌗平面完全与蜡记录接触时,此时的前伸髁导斜度即为患者的髁道斜度。固定髁槽,取下蜡记录,将髁球紧贴在髁槽前壁,拧紧固定的螺钉,然后用同样方法记录另一侧的前伸髁导斜度。

(5)确定侧方髁导斜度:下颌在做侧方运动时,非工作侧髁突向前向内向下的运动路径称为侧方髁道。侧方髁道与矢状面的夹角即为侧方髁道斜度。将侧方髁道斜度转移至𬌗架上,即体现为侧柱与正中矢状面的夹角,为侧方髁导斜度。侧方髁导斜度可以由测量获得.但通常用更为简便的 HANAU 公式:侧方髁导斜度(L)=前伸髁导斜度(H)/8+12 计算获得。

(6)确定切导斜度:下颌从正中咬合做前伸运动时,下前牙切缘沿上前牙舌面向前下方运动的路径称为切道.切道与眶耳平面的夹角为切道斜度。

切导斜度是切导盘与水平面的夹角。前伸和侧方运动时切导针沿切导盘滑动,用来控制人工前牙排列的覆𬌗覆盖关系。当上下前牙排好,形成较小的切道斜度后,松开固定切导盘的螺钉,推切导针使上颌体后退至上下前牙切缘接触,调节切导盘使切导针前后移动时,切导盘一直与切导针下端保持接触关系。扭紧螺钉,固定切导盘,此切导盘倾斜角度即为切导斜度。也可以先将切导盘固定在 10°,当切导针顺切导盘面向后上方滑动时,使排列的前牙达到切缘接触。

五、排牙

排列人工牙是全口义齿恢复无牙颌患者面容、发音和咀嚼功能的重要部分。全口义齿人工牙排牙,应尽可能恢复患者有个体特征的自然外观,保护剩余组织结构,恢复部分咀嚼和发音的要求。

(一)人工牙的选择

对于不同的患者,其全口义齿人工牙需要从质地、形态、大小、色泽等方面进行考虑和选择,并需要参考患者的意见。

1.人工牙的材料

目前人工牙主要有陶瓷牙和树脂牙两种。临床常用的树脂牙的成分为甲基丙烯酸甲酯。树脂牙的优点是质轻、韧性好、易于磨改,而且树脂牙与基托为同种材料,两者之间依靠化学结合,连接牢固。其缺点是色泽和质感上与天然牙有一定的差异,硬度和耐磨损程度较差。但目前新出品的采用甲基丙烯酸甲酯复合树脂的人工牙在硬度、耐磨损程度和质感上有较大的提高。瓷牙的优点是色泽和质感与天然牙近似,硬度高,耐磨损,可较长时间维持稳定的垂直距离。缺点是脆性大、易崩裂、不易磨改、排牙时有一定困难。而且瓷牙与树脂基托间没有化学结合,只能靠机械相嵌固位,因此瓷牙的前牙盖嵴面有固位钉,后牙盖嵴面有向内凹陷的固位槽。

2.人工牙的色泽、形态和大小

(1)人工前牙:人工前牙关系到患者的面部外形和美观,因此,人工前牙的选择和排列一般都在临床上进行,需要征得患者的同意。人工前牙颜色的选择要参考患者的年龄、性别和皮肤颜色,与患者的身份协调。通常情况下,中年面白的妇女选用颜色较白的牙,老年面色暗黄的男性选用颜色较黄的牙,但也不能机械照搬,牙色的选择应征求患者的意见。

人工前牙的形态通常是指其唇面的几何形态和唇面突度。选择前牙形态时,最好参照患者原来天然牙的形态,比如有拔牙前记录、模型、照片、拔除的离体牙等,否则应参考患者的面部形态。人类面部正面形态和倒置的上前牙唇面形态基本一致。

上前牙唇面可分为以下三种基本类型。

1)方圆形:上颌中切牙的牙颈部较宽,唇面平坦,唇面切 1/3 和切 1/2 处的近、远中边缘近乎平行,切角近于直角。适用于额部较宽\两颊侧面平行、下颌宽阔、下颌角明显的方圆形面部者。

2)尖圆形:上中切牙牙颈部较切端明显缩窄,唇面较突,呈圆三角形,近、远中面几乎呈直线,但不平行。近中切角较锐。适用于面部上宽下窄,下颌角不明显,颏部尖突、瘦削的患者。

3)卵圆形:上中切牙唇面颈部较切端稍窄,近、远中边缘向颈部缩窄不明显。唇面较圆突,两切角圆钝。适用于面型圆突、颏部和下颌下缘圆润的患者。

人工前牙的大小是指其宽度和高度,可根据颌位关系记录上颌蜡堤唇面上的标记线来确定。唇高线至𬌗平面的距离为上颌中切牙切 2/3 的高度。上颌蜡堤唇面上两侧口角线之间的距离约为 6 个上前牙的总宽度。下前牙大小与上前牙对应,并结合前牙的覆𬌗覆盖关系决定,唇低线至𬌗平面的距离为下中切牙切 1/2 的高度。

(2)人工后牙:人工后牙的作用主要是承担咀嚼功能。在选择人工后牙的时候,需要考虑的因素是与牙槽嵴状况相适应的后牙𬌗面形态,以及义齿承托组织的健康。

人工后牙的颊舌径通常小于天然牙,以减小义齿支持组织受的𬌗力。人工后牙的近远中宽度则由患者后牙区牙槽嵴的长度决定。

人工后牙的𬌗面形态根据其牙尖斜度的大小可分为解剖式、半解剖式和非解剖式牙三种类型。

1)解剖式牙:人工牙𬌗面形态与天然牙相似,有明显的牙尖和窝沟,牙尖斜度约为 30°。

2)半解剖式牙:半解剖式牙模拟老年人的𬌗面磨耗,牙尖斜度略低,约为 20°左右。

3)非解剖式牙:亦称为无尖牙,𬌗面仅有窝沟而无牙尖,上下后牙为平面接触。

牙尖斜度大的解剖式牙咀嚼效率高,但咬合时通过牙尖作用于义齿的侧向力也大,对于牙槽嵴低平或呈刃状者,不利于义齿稳定和支持组织健康。非解剖式牙可减小义齿受到的侧向力,有利于义齿的稳定和支持组织的健康,且正中𬌗咬合时有较大的自由度,适用于上下颌骨关系异常或牙槽嵴条件较差者,但咀嚼效率和美观性较差。在临床上,通常根据患者牙槽嵴的宽窄和高度来选择后牙的种类。牙槽嵴低平者,应选用牙尖斜度低的半解剖式牙或无尖牙,并减小颊舌径。对于牙槽嵴高而宽者,可选择解剖式牙。

(二)人工牙的排列原则

全口义齿人工牙的排列需要从固位、美观、咀嚼功能、组织保健等几个方面考虑。

1.固位原则

(1)平分颌间距离:全口义齿患者在进食时,𬌗面与食物接触处为力点,牙槽嵴顶为支点。根据杠杆原理,人工牙𬌗面离牙槽嵴顶远,力臂越长,产生的翘动的力也越大,稳定性越差。因此,在人工牙排列的时候,𬌗平面应平分颌间距,使上下人工牙的𬌗面与上下牙槽嵴顶的距离大致相等,这样既有利于上颌义齿也有利于下颌义齿的固位。但对于下颌牙槽嵴低平的患者,𬌗平面可有适当下降,以减少杠杆作用,有利于下颌义齿的固位。

(2)人工牙尽量排列在牙槽嵴顶:在咀嚼食物时,𬌗力沿着人工牙𬌗面传导至义齿下方的组织面。人工牙排在牙槽嵴顶时,力点与支点在一条垂直线上,不会出现翘动。但如果人工牙排在牙槽嵴的颊侧,将导致义齿功能时以牙槽嵴顶为支点的侧向力矩增大,义齿产生翘动的趋势。

(3)前牙排成浅覆𬌗:如前牙覆𬌗深,则切道斜度加大,需要人工后牙牙尖斜度也大才能达到平衡。后牙较大的牙尖斜度导致咀嚼时产生的侧向力也大,不利于义齿的固位。因此,前牙应排成浅覆𬌗,减小切道斜度和后牙的牙尖斜度,减小侧向力,有利于义齿功能状态下的固位。

(4)形成正确的𬌗曲线:恰当的补偿曲线和横𬌗曲线可使全口义齿在正中、前伸以及侧方运动时都能达到良好的𬌗平衡,防止义齿翘动。

(5)义齿位于"中性区":中性区的概念于1931年由FISH提出,是指天然牙位于唇颊肌和舌肌内外动力平衡的区域内,每个牙所处的位置受到上述肌作用力的影响,当天然牙缺失后,口腔内仍存在着一个潜在的间隙。全口义齿如能占据这个间隙,在行使咀嚼功能时,舌作用在义齿上的向外的力量与唇颊作用在义齿上向内的力量将达到互相平衡,有利于义齿的固位和稳定,也有利于衬托出唇颊的丰满度。如果人工牙的排列偏颊或偏舌侧,则唇颊舌的肌力不平衡,易导致义齿脱位。

2.美观原则

(1)牙列弧度要与颌弓型一致:颌弓的弓型通常也有方圆型、尖圆型和卵圆型三种,牙弓与颌弓要协调一致。

(2)上前牙的位置要能恢复患者面部丰满度:以下几点可以作为上前牙排牙的参考。

1)上中切牙唇面至切牙乳突中点距离一般为8~10mm,年龄大、牙槽嵴重度吸收者,此距离应适当缩短。

2)两侧上颌尖牙牙尖顶的连线通过切牙乳突中点,老年患者及牙槽嵴重度吸收者则通过其后缘。

3)上尖牙唇面与腭皱的侧面通常相距10.5mm。

4)上前牙切缘在唇下露出2mm,年老者、上唇长者露出较少。

(3)人工牙的排列要体现患者的年龄、性别和其他个性特征:人工牙排列可参考患者拔牙前记录或照片,尽量模仿其原有的天然牙排列,可排列成有轻度拥挤、扭转,有一定的磨耗,以及颈缘位置处理等,体现患者的个性特征,避免将人工牙排列过于整齐,导致无个性的、千篇一律的"义齿面容"。上前牙的排列应参考患者的意见,一般情况下应在患者的参与下完成。

3.组织保健原则

人工牙排列的位置与𬌗接触的情况影响义齿在功能状态下的稳定。全口义齿在行使功能时如不稳定,将会造成义齿支持组织的损害。因此,为保护支持组织健康,人工牙的排列应满足以下原则。

(1)人工牙的排列应不妨碍唇、颊、舌肌的功能活动,处于肌平衡的位置。

(2)𬌗平面与鼻翼耳屏线平行。

（3）人工牙的支持尖排在牙槽嵴顶上。如牙槽嵴吸收较多,则要根据牙槽嵴斜坡倾斜方向调整后牙倾斜度,使𬌗力尽可能以垂直方向传至牙槽嵴顶。

（4）上下人工牙要形成正常的覆𬌗、覆盖关系,正中𬌗、侧方𬌗和前伸𬌗平衡。

（5）前牙浅覆𬌗、浅覆盖,正中𬌗前牙不接触。

（6）减少功能状态下的不稳定,可适当降低非支持尖。

4.咀嚼功能原则

在保证支持组织健康的前提下,全口义齿人工牙的排列应尽可能地恢复患者的咀嚼功能,提高咀嚼效率。在支持组织健康条件允许的情况下,尽量选择解剖式或半解剖式人工牙,建立最广泛的尖窝接触关系和𬌗平衡。

六、平衡𬌗、选磨

平衡𬌗是指全口义齿在正中𬌗及下颌前伸、侧方等非正中𬌗运动时,上下颌相关的牙都能同时接触的咬合关系。

平衡𬌗对于全口义齿非常重要。全口义齿是靠大气压力和吸附力固位的,基托将人工牙连成一个整体,任何一个牙的早接触或𬌗干扰都会影响整个义齿的稳定和固位。全口义齿平衡𬌗的作用在于上下颌义齿在咬合接触状态下作前伸、侧方等非正中𬌗滑动运动时,在食物于前牙区或一侧后牙区被切咬后作进一步咀嚼研磨时,上下义齿的𬌗面间有三点或多点接触,使义齿稳定不移动。

（一）平衡𬌗的类型

1.正中𬌗平衡

下颌在正中𬌗位时,上下颌人工牙有最大面积的均匀接触而无𬌗障碍,为正中𬌗平衡。

2.前伸𬌗平衡

下颌在前伸运动过程中,上下颌相对的人工牙同时都有咬合接触而无𬌗障碍,为前伸𬌗平衡。

3.侧方𬌗平衡

下颌在作侧方运动过程中,工作侧上下后牙的颊、舌尖接触,平衡侧上后牙的舌尖与下后牙的颊尖也同时接触,为侧方𬌗平衡。

（二）前伸𬌗平衡

1.与前伸平衡𬌗有关的五因素

（1）髁导斜度:髁导斜度为髁槽与水平面的交角,是用前伸颌位关系记录将髁道斜度转移到𬌗架上的。此斜度的值因人而异,同一人左右两侧的髁道斜度也不都是相同的。它的范围一般在 $0°\sim60°$ 之间,多数在 $25°$ 左右。

（2）切导斜度:为切导盘与水平面的交角。切道斜度与切导斜度两者并不相等,而是成正相关。前牙排成浅覆𬌗,形成前伸𬌗平衡,对全口义齿的固位十分重要。

（3）牙尖斜度:下颌做前伸运动时,下后牙牙尖的近中斜面和上后牙牙尖的远中斜面接触滑动。此牙尖斜面与各自牙尖底的交角,为牙尖斜度。它是人工牙的固有斜度,与牙体长轴方向无关。牙尖斜度大的人工牙牙尖高,咀嚼效能好,但做非正中咬合时稳定性差;反之,牙尖斜度小,功能稍差,但对全口义齿的稳定较好。

（4）补偿曲线曲度:补偿曲线是全口义齿上颌的尖牙牙尖与所有后牙的颊尖相连所形成的

凸向下的曲线,也叫补偿曲线。该曲线半径的倒数即为补偿曲线曲度。

(5)定位平面斜度:通过上颌中切牙近中切角与两侧上颌第二磨牙远中颊尖的假想平面叫定位平面。定位平面与水平面间的夹角叫定位平面斜度。它是在排牙时与补偿曲线同时形成的。

上述五因素中,髁导斜度是由人体测得的髁道斜度转移到𬌗架上的,一般不能随意改变。其余四因素可人为地调整,使之与髁导斜度相适应以达到前伸平衡。

2.调整前伸平衡𬌗的方法

在𬌗架上达到前伸平衡𬌗的全口义齿,各后牙的牙尖工作斜面斜度有如下规律:当髁导斜度大于切导斜度时,牙尖工作斜面斜度由前向后逐渐加大。这时于各牙的牙尖处分别划一与牙尖工作斜面相垂直的线,可发现它们能在𬌗架的上前方交于一点,而且该𬌗架上髁导斜面、切导斜面的垂直延长线恰好也交于这一点。若以该点为圆心,用不同的半径作若干个同心圆,就会发现各牙的牙尖工作斜面、髁导斜面、切导斜面都分别与相应的圆弧相重叠,即均分别相当于各圆弧上的一段截弧。换言之,当髁导斜面、切导斜面和各牙尖工作斜面的法线(垂线)都交于一点,即构成同心圆关系时就可达到前伸平衡。此同心圆的圆心叫;旋转中心,也叫𬌗运中心。如果未达到平衡,就需要调整各牙的牙尖工作斜面斜度。

(三)侧方𬌗平衡

与侧方和平衡有关的因素,除与前伸平衡有关的五因素外,尚与下列因素有关。

1.平衡侧髁道斜度

下颌作侧方𬌗运动时,工作侧的髁突基本是转动,很少滑动,故其侧向髁导斜度可以看作0°;而平衡侧的髁突则向下内滑动,其侧向髁导斜度的大小与该侧的前伸髁导斜度有关。

2.侧方切导斜度

全口义齿在𬌗架上作侧方𬌗运动时,切针尖端沿切导盘滑动的轨迹与水平面间的夹角为侧方切导斜度。

3.侧向牙尖斜度

后牙牙尖的颊、舌斜面与水平面间的夹角叫侧向牙尖斜度。工作侧起作用的是上后牙颊、舌尖的舌斜面和下后牙颊、舌尖的颊斜面;平衡侧起作用的是上后牙舌尖的颊斜面和下后牙颊尖的舌斜面。

4.横𬌗曲线

上颌左右两侧同名磨牙颊、舌尖连成的弧线叫横𬌗曲线。

(四)同心圆学说

"同心圆学说"是三点接触前伸平衡咬合的理论依据,要求髁导、牙尖平衡斜面和切导分别位于同心圆的一段截弧,或髁导、牙尖平衡斜面和切导的法线都能交于一点 R(旋转中心或𬌗运中心),即同心圆的圆心。

根据同心圆学说,在前伸𬌗平衡时,髁导斜度和切导斜度间为反变关系,补偿曲线曲度.牙尖斜度和定位平面斜度间为反变关系。而髁导斜度或切导斜度与其他任何一因素都是正变关系。在前伸运动时,前伸𬌗平衡通常是通过调整补偿曲线曲度或切导斜度来获得。

在侧方和平衡时,若平衡侧的髁导斜面、后牙的侧向牙尖工作斜面和切导侧斜面三者也应为同心圆上的一段截弧。此同心圆的圆心在工作侧的上后方。要达到侧方𬌗平衡,通常是通过调整横𬌗曲线(实质上是调整侧向牙尖工作斜面斜度)来获得的。

(五)平衡𬌗理论的应用

全口义齿排牙达到正中𬌗平衡后,需要通过调整人工牙的倾斜度和高度来达到前伸和侧方𬌗平衡。可按下列原则进行。

1.髁导斜度大者,补偿曲线曲度和横𬌗曲线曲度也应较大;而髁导斜度小者,补偿曲线曲度和横𬌗曲线曲度也较小。

2.前伸𬌗时,若前牙接触而后牙不接触,可加大牙颈部近中向的倾斜度,即加大补偿曲线曲度。也可减小前牙覆𬌗或加大覆盖,即减小切道斜度。

3.前伸𬌗时,若前牙无接触而后牙有接触,可减小牙颈部的近中向倾斜度,即减小补偿曲线曲度。或加大前牙覆𬌗、减小前牙覆盖,即加大切道斜度。

4.侧方𬌗时,若工作侧接触而平衡侧无接触,即加大后牙颈部的腭向倾斜度应加大横𬌗曲线曲度。

5.侧方𬌗时,若工作侧无接触而平衡侧有接触,应减小后牙颈部的腭向倾斜度,即减小横𬌗曲线曲度。

6.前伸𬌗平衡和侧方𬌗平衡的调整需在良好的正中平衡的基础上进行。

七、试戴和完成

全口义齿的完成不应仅仅是将义齿戴入患者口内,寻找痛点和适合性不良的过程。由于制作全口义齿所涉及的材料和方法在处理过程中均可能发生不同种类的误差,所以在义齿试戴前和试戴过程中,都需要医师和技师通过一定的程序和手段,尽量消除这些误差,达到最佳的修复效果。

提到全口义齿的修复效果,著名口腔修复学大师 GEORGE A.ZARB 提出了"三方评价"的原则,即医师评价、患者评价和亲友评价共同决定义齿的效果。其中,由于口腔医技人员的专业人士身份,所以对医师评价的要求最高,他们必须诚实地面对修复体所存在的所有问题。ZARB 认为修复体的成败很大程度上取决于医师和技师的自律能力。患者的评价可以分为两个阶段,第一个阶段是初戴义齿时患者的感受,第二个阶段是经过医师指导后的长期戴用。整个过程强调亲友的参与,因为义齿除了咀嚼等以自我感受为主的功能外,其语音和美观功能更多的感受人为患者的亲友,这些患者身边的人往往能够提供更为客观和实际的判断。

全口义齿修复效果不良可能由以下三个方面的误差造成:医师诊断和计划造成的误差;技师操作中的失误;全口义齿修复相关材料本身的误差。

无论哪种误差,都应该尽量在义齿试戴前杜绝或发现,并及时加以处理。如果患者有旧义齿,应嘱患者在试戴新义齿前 12～24 小时予以取下,这样可以使口内的组织,尤其使软组织的形变得以回复,并保持口腔相对清洁和健康的环境。但过早取下旧义齿(长于 24 小时),一方面患者往往很难配合,另一方面会削弱其口内的一些本体感受,影响试戴。试戴过程中,医师可以从以下几个方面注意进行检查和处理。

(一)基托边缘和表面

在义齿戴入患者口内前,医师应首先检查基托组织面是否有缺陷.磨光面是否抛光.是否形成易于清洁的凹面,有无尖锐的点角或锋利的边缘,尤其是翼下颌切迹、系带、黏膜转折处等位置;基托的厚度是否合适,边缘是否圆滑;基托伸展范围是否恰当,有无过长的基托边缘。

戴入患者口内时,应首先检查有无基托边缘伸入倒凹区造成就位不良,并确定最佳的就位方向。义齿戴入后,可以牵拉患者口颊,检查基托伸展范围是否恰当,有无干扰系带等情况存在。

(二)义齿的适合性和固位稳定能力

有条件的情况下,简易使用专用的义齿压力指示膏检查其适合性。方法是将指示膏均匀涂抹在义齿组织面并在口内就位,医师双手分别放在两侧前磨牙区均匀施加压力。此时可以发现患者的痛点。取下义齿后还可检查基托的密合程度.如有适合性不均匀的情况.指示膏的分布可以清楚地显示其具体位置。具有良好适合性的义齿应具有与之匹配的固位力和稳定性,否则需要重衬或者重做。

(三)颌位检查

首先应该检查义齿形成的牙尖交错位和正中颌位是否一致。在天然牙存在时,仅有约15%的人两者一致,而约80%的人两个位置间存在0.5~1.0mm的差异。医师是通过颌位关系记录到患者的正中关系,并在该关系上用人工牙的牙尖交错咬合恢复患者的正中颌位,所以全口义齿修复后患者的牙尖交错位和正中颌位应是一致的。如果患者在戴用全口义齿并达到最大人工牙尖窝咬合接触后,出现3mm以内的下颌后退或者偏斜的情况,可以通过调改后牙尽量使两个颌位一致;如果这个误差超过3mm,多数情况下需要磨掉整个后牙,重新记录患者的颌位关系并排牙。

第二,应检查垂直距离是否恢复恰当。在检查正中关系的同时,应检查垂直距离的恢复是否正确。同样,当垂直距离误差超过3mm时,长期戴用这样的义齿,可能对患者的口腔黏膜、骨组织乃至颞下颌关节造成损害,应磨除后牙重新记录颌位关系,或者重新取印模制作义齿。

(四)咬合检查

如"颌位检查"中叙述的,当颌位恢复误差较小时,可以通过选磨的方法调整不良咬合接触。选磨是为了调整正中𬌗的早接触点,是正中𬌗达到广泛均匀的接触和稳定的尖窝关系,并调整侧方𬌗以及前伸𬌗的干扰,达到平衡𬌗的要求。

(赵增美)

第三节　牙体修复

嵌体(INLAY)是一种嵌入牙体内部以恢复缺损牙体的形态和功能的修复体。

一、嵌体的分类
(一)按制作材料
按制作嵌体的材料不同有金属嵌体、瓷嵌体、复合树脂嵌体等类型。
(二)按嵌体覆盖面
根据嵌体所修复牙面情况的不同,可分为单面嵌体、双面嵌体和多面嵌体。
(三)按嵌体的部位
以其修复的部位可命名为𬌗面嵌体、近中𬌗嵌体、远中𬌗嵌体、近中远中𬌗嵌体、颊𬌗嵌体舌𬌗嵌体等不同名称。

二、适用范围

严格意义上,所有以充填可修复的牙体缺损均可视为嵌体修复的适应证,嵌体特别适用于各种严重的牙体缺损需要咬合重建而不能使用一般材料充填修复及需恢复邻面接触点的后牙。而对于髓角位置高的年轻恒牙,牙体缺损范围大、残留牙体组织抗力形差(包括死髓牙),固位不良者则应作为嵌体修复的禁忌证。

三、牙体预备的基本要求

应根据牙体缺损的具体情况做好嵌体修复的设计,牙体预备时除遵照窝洞充填的预备原则,如去除腐质,作预防性扩展,底平、壁直、线角清晰。

嵌体箱状洞形的所有轴壁应微向𬌗面外展 $2°\sim5°$。洞形无倒凹,洞壁上如有任何倒凹,嵌体将无法在牙体上顺利就位。

洞缘应有斜面,通常在洞缘牙轴质内预备出 $45°$ 斜面,斜面宽度约 1.5mm,并可根据𬌗面情况对斜面深度和角度作适当调整。斜面预备的目的是:①去除洞缘无基轴,预防釉质折断;②增加嵌体的洞缘密合性与封闭作用,防止粘固剂被唾液溶解,减少微渗漏的发生。但洞缘斜面不能过大,否则会降低轴壁深度,影响固位力。斜面一般起于釉质厚度的 1/2 处。

邻面可作片切形。对患牙邻面缺损表浅、突度小,邻接不良的患牙,可作邻面片切形预备,以恢复缺损及邻接,改善其邻面突度。片切面的颊舌边缘应达到自洁区。根据需要可在片切面制备箱状洞形、邻沟或小肩台。

可在做箱状基本固位形之外根据需要加用𬌗面鸠尾固位形,或轴壁上加钉、沟固位形,也可采取钉、𬌗面固位形相结合的设计。

(一)𬌗面嵌体的牙体预备

1.去除龋坏:预防性扩展:包括邻近的沟、裂、点隙,使洞壁处于正常的牙体硬组织内。预备洞形时还应尽可能保护洞壁和𬌗面边缘。

2.𬌗面制洞:固位形抗力形的制备:洞的深度一般深度应大于 2mm。浅洞的洞底应预备成平面,以增强嵌体固位力。洞深者不必强求洞底平面,应以去除龋坏组织为主。

3.轴壁均应相互平行或向外展 $2°\sim5°$,并与嵌体就位道一致。金属嵌体洞缘以柱状砂石或金刚石车针预备成 $45°$ 斜面,最后精修出点、线角,完成牙体预备。

(二)邻𬌗嵌体的牙体预备

1.𬌗面部分的预备

除应达到𬌗面嵌体的牙体预备要求外,应做鸠尾固位形,鸠尾峡部的宽度一般不大于𬌗面的 1/2。

2.邻面部分的预备

金属邻𬌗嵌体的邻面预备可有箱状和片切两种形式,全瓷嵌体邻面一般为箱状。

箱(盒)状洞形:用裂钻在邻面接触点处与牙长轴平行方向预备出一条深达牙本质的沟,再向颊舌侧扩展至自洁区。然后预备出邻面洞形,其龈壁应底平,髓壁与就位道一致,龈壁及髓壁相互垂直。各壁无倒凹,洞缘做短斜面。轴壁可适当向外扩展 $2°\sim5°$。

(三)三面嵌体的牙体预备

三面嵌体用于后牙两个或两个以上牙面缺损,或用于双面嵌体其固位条件不够者。牙体预备的原则要求与双面嵌体者基本相同,但更要注意防止出现倒凹。

(四)高嵌体的牙体预备

高嵌体适用于𬌗面广泛缺损,或𬌗面严重磨损而需作咬合重建者,也用于保护薄弱的牙尖。高嵌体的固位主要靠钉洞固位。在𬌗面作牙体预备时,如𬌗面与对𬌗牙有接触关系,应沿𬌗面外形均匀降低患牙𬌗面,预备出至少 0.5~1.0mm 的间隙,并使嵌体𬌗面包括牙体𬌗面边缘及工作牙尖。如𬌗面已是低𬌗,则应稍加修整,去除过锐尖嵴即可。

四、嵌体的制作

(一)合金嵌体的制作

失蜡铸造法最为常用,也有用纯钛采用 CAD/CAM 火花蚀刻的技术制作金属嵌体的报导。蜡型是制作的重要步骤,蜡型制备技术有直接和间接法之分。

1.直接法

直接法是在口内牙预备体上直接制取蜡型的技术,适用于简单的嵌体蜡型制作。因没有印模、模型等操作可能导致的对精度的影响,蜡型准确,但占用椅位的时间长,复杂的复面嵌体等操作上存在难度。具体方法如下。

预备好的洞形洗净,吹干,涂液体石蜡分离剂;将嵌体蜡在酒精灯上烤软,取适量用小蜡刀将蜡压入洞形内,使之充满洞形内所有的点、线角、沟内;在蜡尚未硬固之前,请患者作正中及非正中𬌗运动,待蜡冷却后用雕刻刀雕成所需的解剖外形;用探针插入并取出蜡型,检查蜡型边缘及外形是否清晰完整。如有不足,可将其再放在洞形内,以灼热的探针插入加热蜡型,让患者加压咬合.修整边缘及外形;直径 1.2~1.5mm 钢丝或蜡条插入或固定在蜡型适当部位后,顺就位道相反的方向小心取出蜡型,确认完整即可包埋铸造完成。

2.间接法蜡型制备

牙体预备后取印模,灌注工作模型,涂布隙料。然后在工作模上完成蜡型,包埋后,焙烧使蜡挥发形成铸模腔,熔化合金注入铸模腔内,冷却后即成铸件,后期打磨抛光完成修复体。间接法可节约椅旁时间,便于观察并准确修整嵌体的边缘,恢复邻接及咬合关系。因此目前此技也是临床最常采用的金属嵌体制作方法。

(二)瓷聚合体嵌体的制作

瓷聚合体是一类以瓷粉为加强相的树脂-瓷复合材料。特点是色泽自然,制作简便。其牙体预备基本同金属嵌体,但洞底平面可不作严格要求,以去净龋坏牙体组织为准。洞壁如有倒凹,可预先用酸蚀、粘接方法充填并消除倒凹。牙体预备完毕后取印模,灌注入造石工作模。然后在工作模上涂布分离剂,把膏状的树脂分层充填到工作模的洞型内,塑形后将模型置于专门的光固化机内进行固化,取出修形,调𬌗、抛光完成。

(三)全瓷嵌体的制作

1.常规手工涂塑瓷嵌体

采用一定量的白榴石晶体粉末和长石瓷粉末混合在一起,用蒸馏水调拌成粉浆,涂塑在专用耐火代型材料上,经过高温烧结制成瓷嵌体。

2.热压铸陶瓷嵌体

热压陶瓷制作工艺类似失蜡法铸造技术。修复体蜡型用专用包埋料包埋,采用专门的热压铸炉加热软化瓷块,陶瓷材料在高温压力下注入型腔,完成瓷嵌体的成型。完成后的全瓷嵌体用与基体材料相似的表面釉粉进行着色和上釉处理;或只铸造一个嵌体的底层,然后表面饰专用饰面瓷后完成修复体的最终形态。分层堆塑获得的修复体颜色的层次感和美学性能较整体铸造的全瓷嵌体要好。

3.玻璃渗透氧化铝/尖晶石全瓷嵌体

采用 VITA IN-CERAM 的玻璃渗透 ALUMINA 氧化铝或 SPINELL 尖晶石材料。首先翻制耐火工作模型,然后调拌氧化铝或尖晶石的粉浆,手工涂塑的方法形成厚度约为0.5mm的嵌体底层,然后在 1120℃ 预烧结成多孔的雏形,然后专用的玻璃粉在 1100℃ 高温下渗透,熔融的玻璃通过毛细作用渗透入底层的空隙,成为玻璃一氧化铝/尖晶石复合高强度全瓷材料,然后再常规分层堆塑饰面瓷后烧结成型。因为有高强度的底层作支撑,因此此类嵌体的强度较高,同时具备良好的美学性能。

4.CAD/CAM 机械加工瓷嵌体

(1)牙体预备的光学印模:光学印模技术一为口腔内直接获得三维信息,取代传统的制取印模和灌制模型的程序;另一技术为从灌注的石膏模型上间接获得牙预备体的三维信息,然后电脑三维成像。前一种为椅旁模式,要求具备整套的 CAD/CAM 设备,因设备价格昂贵而应用受限;后者为非椅旁模式,是目前的常见模式。只需将模型送到具有 CAD/CAM 设备的加工所就可以进行修复体的制作,也可以只购置模型的扫描单元,将模型信息采集压缩后,通过 E-MALL 发送到加工所就能够完成修复体的制作。

(2)人机对话修复体设计:根据计算机显示屏上描绘出的嵌体边缘线、邻接线、切缘线、设计牙尖高度和中央凹等的深度确定𬌗面形态。根据电脑提示反复设计修改至合适后储存、可返回编辑模式修改。

(3)磨切:将适当颜色和大小的瓷块置于切削架上固定,设计数据传输到加工单元,完成修复体电脑控制自动切削。切削后的修复体表面釉瓷进行着色处理,也可只切削底层后期表面饰瓷。

这一技术具有自动化程度高、操作简单、省时的优点,在临床上的应用日趋广泛。

五、嵌体的粘固

(一)水门汀粘固

去除牙体洞型内的暂时充填材料。对于合金嵌体,最好不要先切除铸道,带铸道将嵌体在洞内试合。检查就位情况及适合性完成后,再切除铸道调改咬合,抛光。口腔内隔离除湿,嵌体及预备体用 75% 酒精消毒、吹干及隔湿;以牙本质处理剂或酸蚀剂处理牙面,冲洗吹干,嵌体粘接面及牙体粘接面涂布一薄层粘固剂,然后将嵌体就位;去除多余粘固剂,待粘固剂固化后,粘接界面抛光处理。

(二)树脂粘接剂粘固

树脂粘接可以获得更好的粘接性能和边缘封闭性能,同时通过树脂粘接剂与嵌体和剩余牙体的化学结合,可以起到增强牙体及修复体的作用。对于全瓷类的嵌体,首选树脂类粘接剂进行粘接。

牙体预备后可采用牙胶或不含丁香油的临时粘固材料封闭窝洞。去除牙体洞型内的暂时充填材料,消毒及隔湿后,酸蚀剂或专用的表面处理剂处理牙面,按所选用的粘接剂操作说明涂布粘接剂,调拌粘接树脂,部分材料涂布于牙面,用树脂完全涂覆嵌体粘接面,然后将嵌体完全就位于口内。去除边缘溢出的多余的粘接材料,垫棉卷加压咬合直至材料完全固化,对于光固化或双重固化材料,不同角度充分光照固化后,去尽多余粘接材料,然后用抛光砂针及橡皮抛光尖抛磨粘接界面。

(赵增美)

第十三章　口腔种植

第一节　下颌无牙颌种植

下颌无牙颌的种植修复设计愈来愈多地采用种植体支持的覆盖义齿修复,而其上部结构多见杆式结构、切削杆结构、球帽式结构、双套冠结构、按扣式以及磁性上部结构。无论其上部结构如何,种植体植入理想的位置与轴向并获得良好的骨结合是其前提。另外下颌无牙颌种植修复还要注意黏膜厚度、附着龈宽度、牙槽骨厚度,必要时须行软组织成形术。

一、手术切口

下颌无牙颌种植体植入的外科入路一般多采用牙槽嵴顶正中切口,至牙槽嵴顶骨面。其优点是暴露容易且充分,颊舌侧均可保留一定的附着龈,有利于种植体颈部的清洁与维护。

二、种植体植入的部位

下颌无牙颌种植的部位多选择下颌颏孔区,该区域一般在无牙颌状态时仍有足够的骨量以植入种植体,且骨质较好,这对于无牙颌的老年人而言极其重要,因老年人骨质质地均较疏松。该区域植入种植体的修复宽容度大,修复方式多为种植体支持的可摘修复。

由于下颌在功能运动,特别是在功能性负重时,下颌骨体部会有一定程度的弹性运动,而非刚性结构。故有学者认为下颌无牙颌行种植体支持的固定修复时,建议行分段固定修复。

三、种植体数目

下颌无牙颌种植时,植入颏孔区的种植体数目:

(一)两个种植体/3 个种植体

种植体主要用于固位及部分支持义齿作用,适应于患者年龄较高,希望易于清洁。两个种植体支持的义齿一般为覆盖义齿,其固位效果较好,但受力不够理想。可行球帽式覆盖义齿、锁扣式覆盖义齿、磁性固位覆盖义齿、杆卡式覆盖义齿等修复方式。种植体位置在下颌中线两侧各 10mm 处,即种植体中心间距离 20mm 为宜,过大则影响舌运动,过小则固位不良。如果解剖条件和患者经济条件允许,也可在下颌颏孔区植入 3 个种植体,远中的两个种植体位于颏孔近中 5mm 处,中央的种植体位于下颌中线处。三个种植体支持的修复体仍以活动修复为主,类似于两个种植体的修复方式,但其固位力较两个种植体好且在前后向抗旋转的性能较两个种植体好。

(二)4 个种植体

较为常用,修复的宽容度较大,可选择多种上部结构修复。种植体位置般是远中的两个种植体应位于颏孔近中 5mm 处。中线两侧的两个种植体距各自远中的种植体间至少应有 7mm 的距离。

(三)5 个种植体

如设计行切削杆上部结构,亦可植入 5 个种植体,即在中线处再植入一个种植体。但 5 个种植体不适合球帽式上部结构,也不适合杆卡式结构。

四、下颌无牙颌种植固定修复

若下颌无牙颌的解剖条件允许,即在前后牙区均有足够的水平和垂直骨量,同时上、下颌骨位置关系正常,也可植入 6～8 颗种植体,支持一个固定修复体,远中的种植体至少要位于第一磨牙位置。固定修复体可以是分段式金瓷桥体修复,也可以是一体式整体修复(钛支架或氧化锆支架)。

(杜艳秋)

第二节　下颌后牙区种植

下颌后牙区特别是游离端缺失的种植义齿修复被认为是疗效显著的修复方法。但也是种植风险较大的区域之一。首先是下颌后牙区殆力负重较大,种植体负担重;其二,下齿槽神经在该区域骨内穿过,要避免损伤之风险。

一、手术切口

下颌后牙区种植手术切口一般采用牙槽嵴顶正中切口,其近远中方向绕邻牙颈部分别向近远中作延伸切口,以充分暴露术野。其优点是术野暴露充分,根据植入种植体的需求,既可选择完全关闭伤口,也可选择连接愈合基台后修整软组织关闭剩余伤口,术后组织肿胀轻。若缺牙部位是游离端,可向近远中颊侧作适当附加切口,以暴露术野。

二、种植体的三维空间位置

下颌后牙区种植体植入必须位于下齿槽神经之上至少 1mm,以确保下齿槽神经不受损,这是该区域种植手术的基本原则。有报道称,根据下齿槽神经在下颌骨体的走向,可避开下齿槽神经植入足够长度的种植体。但多数报告认为,该方法因过多考虑下齿槽神经管的位置,往往导致种植体植入的轴向不理想,后期修复困难,故较少采用。当下齿槽神经位置距牙槽嵴顶小于 7mm,可以考虑下齿槽神经解剖术,游离下齿槽神经,植入足够长度的种植体。该方法手术风险大,不作为常规方法。

由于正常生理牙列的覆殆覆盖关系,正常情况下,下颌后牙区植入种植体的轴向在冠状面上应正对于上颌后牙的舌尖颊斜面,以保证修复后种植体的轴向受力及长期效果。有报道认为,植入 3 个以上种植体,则尽可能使种植体不要排列在一条直线上,以更有效地拮抗侧向受力,但临床实践中往往由于牙槽嵴顶宽度所限,难以实现。

三、种植体数目

(1)下颌后牙区种植修复时植入种植体的数目一般等同于缺牙数目,如当下颌第一、第二磨牙均缺失,形成游离端缺失时,一般植入 2 个种植体修复。

(2)当下颌第一、第二磨牙缺失,但对殆仅有第一磨牙时,可只修复到下颌第一磨牙,即植入 1 个种植体,支持游离缺失状态下的第一磨牙。

(3)当仅为下颌第一磨牙缺失种植时,因其间隙较大、生理受力也大,植入种植体的直径、长度也有所要求。一般情况下若其近远中间隙小于13mm,且骨量高度＞10mm,植入1个常规直径与长度的种植体,如直径≥4mm,长度≥9mm的种植体,则可满足修复及受力需求。

反之,有报道认为需考虑增加骨量或正畸缩小间隙后植入种植体。

(杜艳秋)

第三节　上颌前牙区单牙种植

口腔种植修复在早期成功地用于下颌无牙颌修复以后,其经验亦被用来进行上颌前牙区单牙种植修复。然而,上颌前牙区单牙种植修复的要求很高,难度远远大于无牙颌种植。

一、上颌前牙区单牙种植的问题

上颌前牙区因其特殊的位置和解剖结构,种植修复通常会面临更多的问题。

(一)骨量不足

上颌前牙缺失后,由于生理性吸收,患者就诊时常常伴有缺牙部位骨量的不足。据统计,60%～80%的上前牙缺失患者在种植时需行不同程度与方法的植骨术。

(二)种植体位置要求高

上前牙种植时,对种植体的位置与轴向要求极高,因其直接影响修复的美学效果。

(三)解剖条件要求高

要求间隙与对侧同名牙类似,要求正常覆𬌗覆盖关系,正常龈𬌗距离。

(四)美学要求高

如果微笑曲线高,则美学效果不但涉及单纯修复体的美学问题,而且还涉及到修复体根方牙龈美学效果,包括颜色、质地、轮廓、膜龈连合线。所以,微笑曲线位于牙齿高度以内,修复难度小;若微笑曲线位于牙龈上,则修复难度大。

总之,上颌前牙区种植修复是牙种植修复里难度较大的一种类型。现分步讨论。

二、临床检查

(一)缺牙原因

缺牙原因直接关系到缺牙区牙槽嵴的解剖形态。一个因长期牙周病或根尖周病缺失的牙齿,其唇侧骨板大都因炎症吸收而缺失。而一个外伤根折的患牙则可能伴有唇侧骨板的骨折,若外伤直接造成牙齿缺失或已急诊拔除患牙,则可能存在其唇侧骨板外伤性缺失,要预计其植骨的量与方式。因不能治疗的龋坏牙根或外伤尚待拔除的根折牙,则有可能是即刻种植的适应证。

(二)缺牙区的解剖形态

有无明显的软硬组织缺损,硬组织厚度可通过专用测量针探知,亦可通过CT确定。附着牙龈是否充分,膜龈联合线位置是否与邻牙区一致,若上述解剖条件不理想,则可预见其种植修复的美学效果会严重受限,此时要计划是先行该区域软、硬组织重建后再行二期种植,还是种植时同期行软、硬组织重建。

(三)微笑曲线与牙列状态

微笑曲线过高,牙列不齐都会加大美学难度,应建议患者正畸排齐牙列,并及时向患者解释修复后的美学问题。

(四)咬合关系

龈𬌗距离过小,深复𬌗、对刃𬌗及各种错𬌗等不利种植修复或修复后的长期效果。应在纠正不良的咬𬌗关系之后,再行种植修复。切忌简单种植。

(五)X 线检查

种植体植入术前,X 线检查均应行曲面体层片检查。即是单牙缺失亦应如此。需判断,相邻的颌骨主要解剖结构、缺牙间隙有无异常、邻牙位置等。在怀疑邻牙根尖有病征时,需加拍小牙片以确诊。若有条件时,应加拍缺牙区矢状 CT 片,其能提供牙槽突骨量的准确信息以及应患者要求解释手术设计、植骨的必要性等。但 X 线检查无法对软组织状态提供足够的帮助信息。

通过上述临床及 X 线检查,一般则可对是否种植修复的适应证、手术的难易程度、修复的效果包括美学效果做出初步判断。对非适应证的患者则可提供其他修复建议。

三、手术切口

上颌前牙区单牙种植体植入的手术切口,在不存在嵴顶或颊侧骨缺损的情况下,一般只做牙槽嵴顶正中切口则可;若存在骨量不足需作骨增量时则需做颊侧黏膜附加松弛切口,以充分暴露术野行骨增量术。

四、位置与轴向

(一)种植体植入深度

上颌前牙区种植体植入的深度与骨结合、良好的牙龈外形及理想的修复美学效果有直接关系。研究认为当缺牙后,牙槽嵴顶垂直向至少有 1mm 骨质发生吸收,所以在上前牙区域种植体植入时其肩台应低于邻牙的釉牙本质界 2～4mm,才能给种植体基台留出足够的垂直空间进行修复,并使修复体具有从龈下向龈上自然过渡的美学效果。当种植体肩台与邻牙釉牙本质界的距离小于 2mm 时,即种植体的植入深度不足时,则修复体与邻牙的形态不易协调。当种植体肩台在根方低于邻牙釉牙本质界大于 4mm 时,为补偿其位置过深造成的美学效果的不协调,常常需要较深的上部结构位于龈下和增加较多的软组织来覆盖修复体,其长期效果不佳,且易发生种植体周围炎症。故上颌前牙区种植体在垂直方向的植入深度不应大于邻牙釉牙本质界 4mm,而应恰好在 3～4mm 之内。

(二)种植体的轴向

在上颌前牙区种植修复的功能及美学效果取决于种植体的位置与轴向。特别是种植体轴向的轻微偏差,可能引起其美学效果较大的区别。为取得成功的种植修复,上颌前牙区的种植体植入必须根据上部结构修复要求确定种植体的前后轴向。从侧面观,理想的种植体的轴向延长线应位于邻牙切缘以内。从𬌗面观,其位于原缺牙的舌隆突的位置。如过于唇倾,则修复困难。如过于腭倾,则美学效果亦不佳。

(三)种植体的选择

为保证种植修复后牙尖乳头和其他软组织形态的美学效果,有研究认为,种植体距天然牙至少有 1.5mm 距离,同时认为颈部膨大的种植体易造成嵴顶部的软硬组织退缩,导致修复后的美学效果受限,而平台转移的种植体更加有利于软组织的丰满度。

(杜艳秋)

第四节　上前牙多牙缺失的种植修复

一、上前牙多牙缺失种植修复的问题

上前牙多牙缺失的种植修复,必须特殊考虑的有两个问题。其一,多个种植体必须均在三维方向上位于理想的位置与轴向;其二,种植体之间的牙龈乳头重建。前牙多牙种植修复不仅要求恢复生理功能,同时还要求恢复其美观功能。如前所述,这就需要种植体在三维方向上位于理想的位置与轴向,但多牙缺失种植时,缺乏参照物,定位效果困难,故建议尽可能应用外科引导模板,确定多个种植体在三维方向上的准确位置。重建种植体之间的牙龈乳头是上前牙多牙种植修复体重点。由于缺牙区牙槽间隙骨组织吸收,牙间乳头发生退缩,种植修复后该区域极易出现黑三角,直接影响美学效果。一般要求在种植手术或 II 期手术时进行纠正。

二、局部解剖条件

若以上局部解剖条件不能满足时,则种植修复的美学效果严重受限,须在配合检查之后,种植计划之前就向患者解释清楚。若近远中距离小于理想距离时,可考虑减少种植体数量以达到较理想的软组织美学效果。两个相邻的种植体间至少有大于 3mm 的间隔,才有可能维持种植体间的软硬组织形态,避免黑三角。如存在近远中距离过大、过小和(或)龈𬌗距离过大、过小时,须取研究模型,进行试排牙,与患者沟通后确认通过正畸方法或后期修复方法进行纠正或弥补。当存在骨量不足,软组织缺损时,也应在种植手术时或二期手术时通过各种软组织成形技术重建缺牙区正常软、硬组织量和解剖形态,以利于种植体长期稳定及最大程度重建缺牙区美学效果。

三、其他影响美学效果的因素

(一)患者对种植修复美学效果的期望值过高

患者,特别是年青患者,往往在,上颌缺牙后对修复的美观效果要求高于功能效果。也往往对种植修复的期望值高于其现实性。如果在治疗前没有对患者的期望了解清楚,没有及时详细地给患者做一合乎实际情况的咨询和解释,则有可能在修复后未能达到患者的期望值。

(二)微笑曲线过高

位于牙龈之上方此时,上前牙多牙种植修复要达到理想的美学效果,则难度增大,且软组织的生理学改建机制及结果难于精确地通过手术方法预测和控制,须将其难度向患者解释清楚。

(三)种植区域骨组织有垂直方向上的骨吸收

垂直方向上的骨吸收在种植手术时较难以矫正,而其恰恰对美学效果有影响。修复后牙冠长度较长与邻牙不协调;若仅行软组织成形;来掩饰垂直向骨高度不足,则上部结构及烤瓷冠过多位于龈下,易形成种植体周围炎症及唇侧牙龈退缩。

(四)牙龈厚度

多牙种植时其区域若牙龈厚度小于3mm时,很难形成牙间乳头,软组织移植是增加牙龈厚度、改善牙周生物型的可行方法。

(五)牙槽突唇侧凹陷

当牙齿缺失后,生理性骨吸收往往使上颌牙槽突唇侧出现凹陷。尽管其厚度仍可顺利植入种植体,但该凹陷会影响修复的美学效果。

(六)邻牙的牙周状态

研究认为:上颌前牙种植修复体周的牙尖乳头取决于邻牙的牙周状态。正常生理状态下,相邻两牙间的牙槽间隔会支持牙尖乳头的丰满度即充满牙间隙,该间隔顶点距两牙冠邻面接触点之间距离≤5mm,则两牙间隙会被牙尖乳头充满;当种植体相邻天然牙时,其宽容度变小,种植体和天然牙尖的牙槽间隔距两牙冠邻面接触点不能大于4.5mm,否则会出现牙龈乳头不能充满其间隙,即黑三角。如果种植体相邻天然牙周有病变则会导致骨吸收,必然发生牙槽间隔顶点的高度降低,继而种植修复体与邻牙间隙出现黑三角。

(杜艳秋)

第五节　上颌后牙区种植术

上颌后牙区是种植体植入难度较大的区域之一。原因是上颌后区的解剖位置及形态较为复杂,使其的生物力学特点较为复杂;上颌窦腔的存在限制了常规方法种植体植入的可行性,以及上颌后牙区在牙齿缺失以后牙槽骨质与量的生理性改变直接影响了种植体植入的可能性。

(1)手术切口:上颌后牙区种植手术切口一般采用牙槽嵴顶正中切口,其近远中方向绕邻牙颈部分别向近远中作延伸切口,以充分暴露术野。其优点是术野暴露充分,根据植入种植体的需求,既可选择完全关闭伤口,也可选择连接愈合基台后修整软组织关闭剩余伤口,术后组织肿胀轻。若缺牙部位是游离端,可向远中颊侧作适当附加切口,以暴露术野(同下颌后牙区)。

(2)由于下颌后区牙轴的舌倾,上颌后牙的天然轴向一般颊向倾斜以适应下颌牙的功能性位置。上颌后牙种植体轴向在上颌冠状断面上对应于下颌牙的功能颊尖上。

(3)种植体数目:参考下颌后牙区种植体数目考虑。

(4)特殊处理:上颌后牙缺失以后,往往伴有牙槽突垂直向与颊侧骨板的吸收,导致种植时牙槽突骨量不足。一般来说,若上颌后牙区牙槽嵴宽度≥8mm,牙槽突骨量高度≥11mm时,植入种植体可位于较理想的位置与轴向,反之,则需行特殊处理,如,上颌后牙区牙槽突颊侧上置法植骨术、上颌窦提升植骨术等以纠正骨量不足。若上颌窦底下方牙槽突高度小于6mm时,应考虑上颌窦底植骨术。若上颌后牙区牙槽突宽度≤6mm时,种植体植入的轴向会受到一定限制,上部结构修复时则有可能需要进行必要的技术调整。由于上颌后牙区牙槽突骨质在缺牙后较为疏松,故在种植备洞时,尽可能采用级差备洞的方法备洞,植入种植体,以取得良

· 291 ·

好的初期稳定性。上颌窦底提升植骨技术,骨再生引导膜技术,植骨后种植体周软组织重建技术等口腔种植外科技术不在本章　里详述。

(5)双尖牙区的种植术:上下颌双尖牙区的种植外科手术可参考,上下颌后牙区的种植外科原则。

(6)上下颌后牙区同时植入种植体时,也应遵循其解剖生理的轴向。

(杜艳秋)

第六节　上颌无牙颌种植修复术

上颌无牙颌由于缺牙前的牙周病变造成的骨吸收或缺牙后的生理性改建吸收常常伴有骨量不足,特别是上颌后牙区上颌窦的解剖二存在,使得上颌无牙颌种植修复附加骨增量手术的概率远远大于下颌种植修复。上颌无牙颌种植修复设计通常多选择种植覆盖义齿修复,固位方式可以为球帽式、locator,但更为常用的是种植双套冠或分段式切削杆固位。一般在行双侧上颌窦底植骨术后,在双侧尖牙、第前磨牙、第一磨牙共植入 6 枚种植体支持一个可摘义齿修复体。当上下颌位置关系正常时,也可考虑上颌用 6~8 枚种植体支持一个固定修复体。此时种植体的位置应当精确地位于设计的牙位上。在设计修复方式时应当注意的是种植覆盖义齿较种植固定义齿对上下唇支持的效果为好,这对于牙槽突重度骨吸收的患者的修复美学效果是有重要临床意义的。

(杜艳秋)

第七节　无牙颌种植即刻修复技术

在因为各种不同原因造成牙列缺失后,不同的患者,颌骨不同部位会发生不同的解剖生理性改建,改建后若颌骨的三维骨量能够满足种植体植入时,则可直接植入种植体进行修复,其原则应遵循无牙颌修复设计原则,按照修复设计的要求在相应的位置植入一定数量的种植体,该内容在无牙颌种植修复一章介绍,此处不赘述。这里仅就无牙颌种植即刻修复技术进行简单介绍。

一、"All-on-four"的理念与实践

种植修复经过四十余年的基础研究和临床实践已经取得了令人满意的临床效果。但经典的种植修复程序要求拔牙后 2~4 个月植入种植体,再需要经过 3~6 个月的愈合期方可进行修复。对于那些由于各种原因导致口内剩余牙齿无法保留,即将转变为无牙颌的患者来说,拔除剩余牙齿或常规种植后勉强佩戴数月过渡义齿等待骨结合完成,被认为是最为痛苦的过渡期,常常令许多患者对种植望而却步,迟迟不能下决心拔牙和接受种植治疗。拔除全部剩余牙后即刻种植、即刻修复可明显地缩短疗程,避免患者的缺牙期,在种植体植入后最短时间内完成义齿修复即全颌即刻种植修复,一直是国际种植学领域研究的热点。

· 292 ·

PauloMalo 于 2003 年和 2005 年先后报告了下无牙颌、上无牙颌 All-on-four 种植即刻修复的理念。即无牙单颌植入 4 枚种植体；颌骨前部垂直轴向植入两枚种植体，后牙区的种植体向远中方向倾斜植入。通过使用特殊的角度基台调整使 4 个种植体的上部结构取得共同就位道，利用 4 个种植体支持螺钉固位的即刻总义齿。上颌远中两颗种植体植入到位于上颌窦前下方的骨组织里，避开上颌窦，避免了，上颌窦底提升植骨，下颌后部两种植体从颏孔前部植入，斜向远中穿出，避免损伤下齿槽神经。上下颌后部的种植体斜行植入，从远中穿出有效地减小义齿悬臂梁的长度，使颌骨后部的种植体所受杠杆力减小，使整个义齿受力更为合理，义齿可修复到第一磨牙。

二、适应证

(1)因重度牙周病或其他原因最终将成为无牙颌并且要求固定修复的患者，面型外观美学因素符合无牙颌固定修复的基本要求。

(2)上下颌牙槽嵴宽度≥5mm，双侧尖牙之间的牙槽嵴最小骨高度≥10mm，至少允许单颌植入 4 颗长度 10mm 以上的种植体。并在种植体植入时能够获得>35N·cm 扭矩的初期稳定性。

三、临床过程

(一)手术过程

(1)有余牙的患者采用微创原则拔除单颌全部无法保留的患牙，彻底搔刮拔牙窝，3% 过氧化氢，0.2% 氯己定交替冲洗，彻底清除感染灶，修整牙槽嵴顶，磨除过尖、过锐、过突部分。

(2)根据患者颌骨的解剖形态在颌骨前部轴向植入两枚种植体，种植体可位于牙槽窝内，也可位于骨量较好的牙槽间隔上，远中部位根据情况倾斜或垂直植入种植体，单颌植入 4～6 枚种植体，均要避开上颌窦和下齿槽神经管。

(3)采用级差备洞技术和尽可能植入长种植体以利用双层骨皮质使其初期稳定性能达到 35N·cm 以上，方可以即刻负重，旋入扭矩小于 35N·cm 时，不能进行即刻修复。倾斜植入的种植体穿出部位为第二双尖牙远中或第一磨殆面。种植体直径为 3.75mm 或 4.0mm，长度 10mm 以上。种植体植入后安放专用的修复基台，根据情况分别安放直修复基台或以 30 度/17 度基台调整角度，使各个种植体在基台水平取得共同就位道。基台完全就位后分别以 35N·cm 或 15N·cm 力锁紧。覆以愈合帽后严密缝合。术后即刻拍全口曲面断层片，确认基台完全就位。

(二)修复过程

手术后即刻在专用基台，上将转移杆钢性连接后制取基台水平印模。灌制模型、在暂基托上确定颌位关系并试排牙。确认颌位关系无误，垂直距离、丰满度、中线位置均满意后，应用种植修复相应配件，采用注塑技术于术后 5～7 小时完成即刻修复的树脂牙义齿。根据远中种植体穿出的位置不同，即刻修复义齿为 10～12 个人工牙的塑料义齿。戴牙时确认义齿与基台之间达到被动就位，通过连接于基台上的纵向螺钉将义齿与种植体的基台相连固定，实现纵向螺钉固定的即刻义齿。义齿自两个远端种植体螺丝孔处分别向远中延伸 5～7mm，相当于一个双尖牙宽度。义齿完全就位旋紧螺丝后调整咬合。咬合调整原则：种植体支持的区域承担咬合力，殆力分散均匀，避免局部的应力集中。义齿在正中殆时广泛接触，侧方殆和前伸殆时多点接触。注意使远中游离端悬臂梁区域在咬合状态的各个位置均无咬合接触。嘱术后 2 个月内进软食,每餐后保持义齿清洁。

(三)永久修复

采用内置钛合金支架的固定修复方式。下颌即刻修复 4 个月后,上颌 6 个月后进行永久修复。

(杜艳秋)

第八节 上颌窦植骨与种植技术

一、上颌窦植骨术适应证、禁忌证以及种植体存留率

(一)上颌窦底植骨种植的适应证

1.牙槽突剩余高度≤6mm;若剩余骨高度≤3mm 先行上颌窦底植骨术,二期植入种植体;剩余骨高度≥3mm 可同期行上颌窦底植骨和种植体植入。

2.牙槽突宽度正常。

3.无上颌窦疾病病史。

4.上颌窦区域没有解剖结构异常。

(二)全身禁忌症

1.上颌区域有放疗史。

2.脓毒症。

3.重度医疗脆性患者。

4.尚未识别的系统疾病。

5.过度酗酒者。

6.严重吸烟者。

7.心理障碍患者。

(三)局部禁忌证

1.上颌窦感染者。

2.慢性上颌窦炎患者。

3.牙槽突切除术后。

4.牙源性感染患者。

5.局部病理性改变者。

6.重度过敏性鼻炎患者。

(四)上颌窦底植骨成功的标准和种植体存留率

上颌窦底植骨后骨高度能满足植入 11mm 以上的种植体即算植骨成功,无上颌窦内病变发生,并且通过种植体成功率来间接评价的。种植体成功标准通常是 1986 年的 Albrektsson-Zarb 标准。在相关上颌窦底植骨的临床研究中通常采用种植体存留率作为评价标准,但对于种植体存留定义的标准并不统一。其中临床较为简单、实用的定义是采用 1996 年 Wheeler 提

出的标准:"凡是由有经验的临床医生判断需要取出的种植体被界定为失败以外,其他仍然继续行使功能无不适主诉的种植体即算作存留。"目前有关上颌窦底植骨区种植体十年存留率报道一般在81%～87%,与植于上颌后牙区未植骨的种植体存留率是可以相比的。

二、移植材料的选择及应用

(一)移植骨材料与上颌窦植骨术

上颌窦底植骨术成功的重要因素之一包括能否选择具有较好性能的移植材料。理想的移植材料应是无毒,无抗原性,无致癌性,容易获取,费用不高,有一定的硬度,易于成形,有一定的抗感染能力,组织相容性好。

目前对于哪一种移植材料临床效果最好并没有定论。最早上颌窦底植骨采用的移植材料取自髂骨;1987年Smiler和Holmes第一次应用多孔经基磷灰石(porous hydroxyapatite,porousHA)作为移植材料应用于上颌窦底提升术。后来陆续有一些其他材料的应用报道如脱钙冻干异体骨、三磷酸钙硫酸钙、异种骨等。关于哪一种移植材料最好并无定论,尽管有人认为移植材料的金标准是自体骨,其次是骨替代品,但有文献应用Meta分析方法对10篇符合纳入标准的文献进行分析,得出自体骨、HA/自体骨混合骨、HA/DFDB(decaleified freeze-dried bone allograft,DFDB,脱矿冻干骨)或HA单独应用在作为上颌窦底植骨材料时临床成功率并无明显差别。相比较而言,自体骨的成功率稍高,而单独应用DFDBA成功率偏低。1996年上颌窦底植骨年会上有人报告骨替代品临床效果最好,甚至好于自体骨,但是没有统计学差异,分析原因可能与骨替代品应用的病例临床局部骨质条件较好有关。最终结论是所有的移植材料3～5年累积成功率90%,与上颌后牙区未行上颌窦底植骨的种植体成功率(85%)是可以相比的。

目前在口腔种植中常使用的移植材料来源主要为自体骨、异体冻干骨、人工合成骨、异种骨等。按一定比例混合应用在临床上较多见,可以充分发挥自体骨的骨诱导性和骨替代品的良好骨引导性。另外自体骨移植后会有吸收,文献报道髂骨移植后3个月吸收4%,6个月吸收可达40%,颏骨抗吸收能力较好。并且自体骨的获取需要开辟第二术区,许多患者不愿意接受;而骨替代品则吸收缓慢,在混合应用时可以作为支架保持空间、容许新骨长入。因而应用替代品、异体骨或者异种骨来完全替代或者部分替代自体骨联合作为移植材料更受患者和医生欢迎,临床效果肯定。

(二)移植骨材料的分类

1.自体骨

自体骨含有骨干细胞,另外可以释放骨生长因子,刺激局部受区骨细胞形成新骨,因此具有骨诱导和骨引导两种功能,而且没有免疫原性。髂骨、肋骨、颅骨外板、下颌骨正中联合、上颌结节、磨牙后区、下颌升支、额骨等都是可选择的自体骨取骨部位。一份组织学研究表明髂骨为最佳的自体骨来源。髂骨作为自体骨来源,可以满足临床骨缺损较大、需骨量较多的情况;但手术创伤大需要住院,并且术后有不同程度的并发症,如疼痛、血肿、麻木、行走障碍等。

取自下颌骨正中联合、磨牙后区、下颌升支部位的自体骨属于膜骨来源,其优点是吸收较髂骨慢,并且不需要开辟口腔以外的第二术区,局麻下可以进行,手术时间短,而且膜骨来源自体骨移植后血运重建早,形成新骨量多。比起软骨成骨来源自体骨体积在移植一年后只剩移植时体积的 25%,有报道发现膜骨来源自体骨愈合后比移植时体积有所增长,缺点是取骨量有限,如需要,可以联合上述几个部位共同取骨,可以增加取骨量。

2.骨替代品

包括 HA、磷酸三钙、硫酸钙、陶瓷骨。这类骨具有骨引导性无诱导性。常用的有 Bio-Oss(商品名)和 β 磷酸三钙(β-TCP)。

Bio-Oss:由于牙齿、骨骼中的主要成分是 HA,所以 HA 的生物组织相容性极佳,与骨的结合类似于天然骨之间的结合,具有良好的骨引导作用,与自体骨之间的区别仅仅在于自体骨含有生长因子和骨细胞而 HA 没有,因而不具有骨诱导作用。HA 有可吸收、不可吸收,孔状和无孔状几种。目前应用较多的是有孔状 HA(Bio-Oss),它是一种天然的具有骨引导作用的多孔移植材料,从牛骨中提取。4～6 个月即有新骨在 Bio-Oss 颗粒周围形成并且长入空隙内,3 个月左右 Bio-Oss 颗粒与新骨界限已经不是很明显了。但是在关于 Bio-Oss 的吸收问题上争论较大,动物实验证实了 Bio-Oss 的吸收,可是啮齿类动物兔的骨物理性能改建速度要高于人类 3 倍。有研究发现在人体上直到 1 年在 X 线片上仍可辨认到 Bio-Oss 颗粒的存在;有文献报道 90～180 天吸收 15%左右,完全吸收需要 1～5 年;另有报道完全没有吸收,只是有新骨长入。组织学上并没有证实有吸收腔隙和破骨细胞的存在,但新骨向孔隙内生长会导致 Bio-Oss 的部分生物性降解;实际上这种缓慢的物理性吸收对上颌窦底植骨术是有利的,因为植骨材料过快的吸收会影响种植体的稳定性。另外,一份研究显示新骨形成量没有随着愈合时间的增加而增加,骨与 Bio-Oss 之间的整合也没有随着愈合时间的增加而增强,而个体之间的差异较大,推测与患者个人的愈合能力有关。

3.冻干异体骨

目前使用趋少。具有骨诱导和骨引导作用,但其骨诱导作用受其获取、加工、存储等因素影响而作用较弱。其改建是通过爬行替代途径,过程缓慢,无活力骨与新生骨长期共同存在于移植骨块中,并且容易产生纤维组织。这种混合骨可能更容易出现应力疲劳从而影响种植体骨结合。近来有文献报道应用 DFDBA 或者与其他植骨材料按一定比例混合临床效果不是很满意。并且认为如果能选择涂层表面柱状种植体能提高临床效果,优于根形光滑表面种植体。Jensen 报道了单纯应用 DFDBA 作为植骨材料的成功率为 84%～96%,应用 DFDBA＋Bio-Oss 混合骨成功率为 90.2%。

三、种植时机与愈合时间的基本原则

根据术前骨高度,临床上一般遵循如下原则:上颌窦底剩余骨量小于 3mm 时采用少量自体骨和骨替代品为佳,剩余骨量大于 3mm 时可应用单纯骨替代品作为骨移植材料,上述条件一般应在植骨 4～5 个月时二次植入种植体。而上颌窦底剩余骨高度大于 3mm 时可以在植骨同时考虑同期种植,其取决于种植体植入后的初期稳定性。该稳定性主要与种植体的设计以及剩余骨高度的质和量有关。

通常认为自体骨混合替代材料愈合时间约 6 个月,形成的新骨量已经比较充足,骨质改建也比较成熟,可以考虑二期种植或者种植体暴露术;单纯骨替代材料需要 8 个月左右,但异体冻干骨需要的愈合时间要 12 个月或更长。有研究对不同移植材料在不同愈合时间后进行了组织形态学测量并予以评价,认为不同的移植材料对新骨形成量的差异并不明显,但愈合时间

长短对新骨形成量有明显区别。有研究通过对愈合时间的分组比较结果显示上颌窦底植骨术后愈合时间 9 个月以上组较少于 9 个月组种植修复成功率明显高,可是组织学结果显示愈合 6 个月组与愈合 9 个月组形成骨量并没有明显差别,分析原因与愈合时间延长后骨质量提高有关系。愈合时间也不是越长越好,愈合时间过长会导致一定的移植骨吸收抵消部分形成新骨量。髂骨吸收较多,在移植后 3 个月吸收可达 4%,6 个月吸收可达 40%,颏部取骨抗吸收能力最好。但从生物学观点来看,新骨形成、改建、成熟要 18 个月左右甚至更长,种植体才能获得良好的稳定性。因此,当骨质较差时,适当的延长愈合时间时有利于提高种植体的稳定性。术前上颌窦底骨高度也会影响该区域种植体的长期存留率,一般认为牙槽嵴高度小于 6mm 均是上颌窦底提升术的适应证。术前骨高度对种植体长期存留率起着主要作用。有研究按照术前窦底骨高度大于 3mm 和小于 3mm 分成两组,对植于上颌窦底植骨区的种植体长期效果进行比较,其 5 年存留率有差别。

四、上颌窦底植骨与同期种植

(一)适应证和原则

上颌窦底植骨同期种植最早报道来自 1989 年 Kent 和 Block。同期或者二期种植能否取得良好的种植体初期稳定性,主要取决于上颌窦底骨高度。一般上颌窦底骨高度大于 5mm 时,种植体可获得初期稳定性,即可采用同期种植;上颌窦底骨高度小于 5mm 时宜采用二期种植。种植体成功率方面同期或者二期种植方法并没有明显差别,采用同期种植的学者认为,同期种植可以减少植入骨的吸收,并对植入骨有生理刺激形成新骨作用。但二期种植由于有足够的时间允许移植材料和骨愈合进行重建,因而骨质可能更加理想,种植体与骨之间的接触更加紧密,能够提供更好的初期稳定性;另外二期种植有利于调整种植体植入角度,植于理想的位置。近来有研究报告在牙槽嵴高度只剩余 3~5mm 时行上颌窦底植骨并同期种植,螺纹锥度外型设计的种植体有利于取得初期稳定性。作者认为只要能提供足够的稳定性和保证理想位置植入种植体,就可以考虑同期种植。

国内关于上颌窦底植骨同期种植方法由林野于 1998 年第一次报道。

(二)技术原理与技术步骤

选择一个可以进入上颌窦腔的入路,完整无损地剥离起上颌窦底区域的上颌窦黏膜,并使其向上移位,然后在上颌窦底黏膜与上颌窦底之间植入自体骨或骨替代材料,同期植入牙种植体。

1.技术原理

上颌后牙区种植垂直骨量不足,种植体易穿入。上颌窦腔内,引起炎症造成种植失败。

缺牙区嵴顶向两侧延长切口翻开黏骨膜瓣,上颌窦前外侧壁开窗,直视下完整无损地上抬上颌窦黏膜,并向内旋转开窗骨片,使其形成植骨区的顶盖。然后行种植体逐级备洞。在抬起的上颌窦黏膜下方腔内侧先植入骨替代品或混入少量自体骨后,直视下植入种植体。

在植入的种植体周围植入碎骨块及骨替代品,复位黏骨膜瓣,严密缝合。

2.技术步骤

(1)麻醉:适量而充分的局部浸润麻醉是保证患者在上颌窦底植骨术中无痛和配合的基本条件。为防止术中疼痛引起患者的反应性或避让性突然移动,导致手术器械损伤性黏膜穿孔,笔者建议局部浸润麻醉的范围应包括整个一侧上颌骨颊侧范围,以及适当向腭侧和后方浸润麻醉。

(2)切口:影响上颌窦底植骨入路软组织切口的因素主要有:缺牙的范围,上颌窦底的位置,缺牙区近远中邻牙和上颌窦底的关系,牙槽嵴顶角化龈的位置。切口一般应在缺牙区牙槽嵴顶正中或偏腭侧,向近中延伸绕近中邻牙颈部至近中牙尖乳头然后拐向前庭沟作松弛切口,向远中切口至远中牙颈部、远中牙尖乳头拐向前庭沟做松弛切口。应注意近中松弛切口有足够高度以充分暴露手术区,而远中松弛切口适当,不宜过高,因该区域软组织血供主要是由后向前走行的血管提供。

(3)上颌窦外侧壁开窗:开窗的形状一般为卵圆形,其近远中向一般应大于7mm,垂直向应大于5mm,否则器械操作困难。具体定位的原则是窗口的下界应至少高于上颌窦底2mm,窗口的上界至牙槽嵴顶距离应≥计划植入种植体的长度,前界应尽量接近窦底前壁,后界距窦底后壁5mm左右。

(4)手术入路(access approach):迄今为止,这项技术的手术入路方法在不同的医生中略有不同,主要有:

1)传统的 Caldwell-Luc 入路,其恰好位于颧骨高点的前方。

2)上颌骨中份入路,从牙槽突与颧骨高点之间入路。

3)低位入路,在上颌骨外侧面,紧贴上颌牙槽突顶部入路。

作者在临床工作中多采用第2)种入路方法,因其进入上颌窦底较快。同时可将上颌窦开窗的骨片向内翻转,形成植骨区的顶,以帮助稳定碎骨块。

3.临床病例

(1)手术切口:手术切口一般从牙槽嵴顶正中或偏腭侧切口,并在颊侧缺牙区做两条松弛切口。然后向上翻起黏骨膜瓣,充分暴露拟上颌窦开窗区。

(2)用直径3.5mm球钻在上颌窦外侧骨壁上开窗,其窗口下缘应高于上颌窦底约至少2mm。在接近上颌窦黏膜时,改用超声骨刀去除剩余骨组织达上颌窦黏膜层。

(3)细心向上方分离抬起上颌窦底黏膜,并使开窗后的薄骨片连同抬起窦底黏膜一起向内旋转形成植骨区域的顶盖。

(4)检查黏膜未见穿孔,经牙槽嵴顶入路,逐级备洞完成后,先经侧壁开窗入路在已抬起的上颌窦黏膜与窦底至空间内侧部分置入骨替代品,然后植入相应长度的种植体。种植体必须有良好的初期稳定性。

(5)必要时可从上颌结节处取少量自体骨。将骨块在骨磨里粉碎后混入一定比例的骨替代品。

(6)然后将骨替代材料或混合的植骨材料植入种植体周围,为防止植骨材料移位也可在窗口覆盖胶原膜,复位黏膜瓣,关闭伤口。

(7)愈合6~7个月后行种植体二期暴露术,进而完成种植修复。

(8)种植体支持的烤瓷冠修复体侧面观和咬合面观。

五、上颌窦底植骨术的并发症及其处理

上颌窦底提升植骨病例的并发症并不常见。现就术中、术周及术后可能的并发症进行讨论,以便帮助大家预防及处理可能的并发症。

(一)术中并发症

1.黏膜穿孔

最容易出现的术中并发症是上颌窦底黏膜穿孔。上颌窦黏膜非常薄,窦底黏膜在制备骨窗、剥离黏骨膜、植入材料及植入种植体时均可能发生穿孔。但较少发展为上颌窦炎,这可以借其解剖结构解释。发生率与术者的临床经验、手术技巧、局部解剖结构(窦底骨性分隔等不规则形态),以及窦底黏膜与口腔黏膜直接接触相关。相关上颌窦黏膜穿孔发生率报道不一,但最高可达56%。通常穿孔容易发生于上颌窦底分隔附近,窦底转折处,骨窗青枝骨折处以及开窗口的前上象限内侧黏膜。

上颌窦底植骨术的目的是将骨材料植于上颌窦底黏膜与窦底之间,术中要尽最大努力避免上颌窦黏膜的穿破,但上颌窦黏膜质地菲薄,容易穿破。迄今为止,世界上也没有明确肯定的方法来处理上颌窦植骨术中的黏膜穿孔。但有两点是达成共识的,第一,上颌窦底的黏膜必须完全抬起,因为一旦植骨材料位于上颌窦黏膜之上,则植骨材料无法与上颌窦底骨组织相愈合,且极易感染。第二,任何穿孔都必须在一定时间内关闭,以防止植骨材料落入上颌窦腔内。

若穿孔小于5mm,建议首先充分抬起穿孔周围黏膜,使穿孔周围黏膜无张力后自然重叠,然后用可吸收胶原膜盖住穿孔,再行植骨术。若穿孔大于5mm时,则植骨材料极易进入上颌窦腔,引起感染,一般建议采用显微外科技术缝合大于5mm穿孔,或中止手术。

目前有文献经鼻上颌窦腔内照明技术,可以减少术中穿孔的发生率,另有内镜监视一侧方基底隧道技术可以同步监测窦底黏膜状态,有无穿孔以及穿孔的大小,形状,并可进行修补。另外可在内镜下更准确地将移植材料植入窦底种植区。

2.术中出血

术中明显出血多发生于骨壁开窗过程中,器械损伤上颌骨外侧壁上的血管束时。出血会使术野不清楚,建议使用少量骨蜡准确封闭位于骨壁中的小血管束后继续抬起上颌窦黏膜;出血还可发生在暴露抬起上颌窦黏膜过程中,由于炎症粘连、解剖变异等原因造成黏膜撕裂,所以在抬起窦底黏膜过程中出血明显增多,应该警惕黏膜损伤,及时予以处理。

3.邻牙损伤

上颌窦开窗过大易造成邻牙损伤,术前应仔细阅读X线结果,定位解剖结构,设计手术入路,避免盲目过大开窗是避免邻牙损伤的有效方法。

(二)术后并发症

1.常见术后并发症

术后并发症主要是伤口感染和上颌窦炎。伤口感染及裂开,会引起移植材料的漏出,并可能引起移植材料感染而失败。上颌窦黏膜的终末血运解剖特点一般不会出现大出血而致窦腔淤血堵塞窦口;由于窦口位置比较高,即使术后窦黏膜水肿,颗粒状移植材料移位一般也不会引起窦口阻塞。另外由于上颌窦底植骨后,窦底抬高,反而更加有利于引流。但若患者术前存在上颌窦病理性改变如黏膜炎性增厚,一旦窦口发生堵塞,引流不畅,则可能会发展为上颌窦炎,进一步导致移植材料感染,最终手术失败。上颌窦炎发生率在文献中报道情况不一,并且多以一过性炎症为主,可高达20%左右。上颌窦黏膜穿孔并不会直接导致上颌窦炎,但有文献报道上颌窦底植骨后上颌窦炎发生多在窦膜穿孔后未修补的病例。

术后,上颌窦囊肿:临床不多见,有文献报告上颌窦底植骨后发生囊肿的病例。通常认为并不是上颌窦底植骨直接引起上颌窦囊肿,而多是临床漏诊,即术前既已有病变,而手术刺激对囊肿可能有促进的作用。术前诊断已存在的上颌窦囊肿,有人认为是绝对禁忌证,但有报道认为不应一概而论,应根据其位置、大小、性质决定处理方法。较小的上颌窦囊肿一般不影响上颌窦底植骨,但直径大于10mm且恰好位于植骨区域的囊肿被认为是禁忌证,应考虑摘除后再行植骨术,以避免囊肿穿破引起植骨感染。

2.预防

减少手术创伤,减张缝合,术前、术后预防性抗生素应用,术后护理包括术后消炎药使用、局部注意清洁、冰袋冷敷、头部抬高(睡眠)、张口打喷嚏、不要擤鼻涕、不游泳等。上颌窦底植骨种植被认为是一种可靠的方法以解决严重骨吸收的上颌后牙区骨量不足时的种植难题。但上颌窦底植骨要求有一定的愈合期。自体骨需要3~5个月。骨替代品需要8~10个月,混合的自体骨及替代品植骨则需要≥6个月。故过早负重是造成上颌窦底植骨种植失败的首位因素。其次是口鼻腔瘘的存在,造成感染。逐级负重对于植骨区的改建,也极其重要。

3.并发症的处理

(1)术后抗生素应用7~10天。

(2)术后应告知患者避免在上颌窦腔内增加任何负压与正压,例如用吸管吸水,或用力从鼻腔排出分泌物。

(3)术后伤口裂开较为常见,多为缝合时软组织存在一定张力。缝合时做松弛切口,可以使软组织无张力关闭。同时应告知患者术后不能戴任何义齿直到软组织伤口完全愈合,约7~10天。以及嘱患者进软食。小的伤口裂开可以进行伤口冲洗,直到完全愈合。

(4)引导骨再生膜暴露后,一般需要取出,因其易被污染,造成骨块或种植体丢失。

(5)上颌窦口的堵塞会导致上颌窦分泌物的排除不畅或堵塞,造成感染。所以术前CT认真分析、诊断患者上颌窦结构可以避免此并发症。同时,术中应限制上颌窦底植骨高度在20mm之内,以避免堵塞上颌窦腔及上颌窦开口,以保持上颌窦腔的正常生理状态。

六、影响上颌窦植骨效果的因素和其他注意事项

(一)骨质

对种植体的稳定性起主要影响的是与种植体接触的骨结构质和量。研究认为皮质骨有利于种植体将负荷传递至周围骨结构中,而上颌后牙区骨质多为三类或者四类骨,皮质骨很少,因而相应的传递种植体所受负荷的能力稍差,从而使得上颌后牙区种植体容易受到过度负荷的危险。而下颌骨骨质很致密,其传递负荷的能力较好,因而下颌骨种植体成功率也要相对高一些。而植骨后其成功率与未行植骨的后牙区相比,并无明显差别。而且有文献报道上颌后牙区植骨组种植体存活率还要高于未植骨组种植体存活率,分析原因认为首先与上颌后牙区局部骨质条件较差无法保证种植体较好的稳定性有关,其次是与局部骨质解剖条件限制,植入种植体较短有关。如何提高局部骨质条件是目前研究热点,有人认为通过在植骨材料中混合骨生长因子联合应用被认为可以提高早期成骨的质量和速度,提高种植体骨结合程度,但目前尚无足够证据证实其作用。

（二）种植体选择

通常，上颌窦提升患者一般以选择粗糙表面螺纹柱状种植体为佳，优于光滑表面种植体，但尚无确切证据表明哪种种植体最好，至于种植体外形是柱状或者根形，临床效果并无区别。

一般认为粗糙表面结构种植体优于光滑表面种植体，表面粗化且带有极性的种植体可吸引骨细胞向种植体表面趋化，产生更快的骨结合。另外螺纹结构可以使得种植体获得更好的机械稳定性，并且在术中易于掌握种植体植入深度；在应力分散上，螺纹结构种植体好于柱状种植体。

关于上颌窦底植骨后不同种植体的长度对于长期存留率的影响并无统计学显著性差异，但对于植入较短的种植体（如 $7\sim9$ mm），则失败率明显上升。有研究显示上颌后牙区经过植骨后种植体的成功率较未经植骨组要高，分析原因可能与前者植入种植体长度都是 11mm 以上，并且种植体之间通过上部结构进行连接修复设计，对轴向力的分散有利有关，可以减轻单个种植体的负担，而后者则与解剖结构限制，植入 9mm 以下的种植体有关。

（三）吸烟与上颌窦底植骨的关系

吸烟对于骨愈合以及种植体骨结合会产生不利影响已经有报道。吸烟患者容易患过敏和感染类疾病，因为烟会干扰呼吸道黏膜纤毛上皮的运动功能及分泌功能。对上颌窦黏膜来说则由于 sIgA 和 IgM 反应能力下降而 IgE 反应能力提高，会出现免疫排斥和免疫抑制现象，而对上颌窦底植骨后黏膜恢复正常产生不利影响。

吸烟可能会干扰骨愈合过程，首先会增加外周血阻力延缓血流速度，造成血小板聚集；烟雾中的硫化氢以及一氧化碳会干扰伤口愈合；而尼古丁会干扰成骨细胞增生，并影响成骨能力，另外还会降低移植骨的血管化程度。另外吸烟会导致骨骼矿物质含量下降，骨密度减低达 $2\sim6$ 倍。

上述机制产生的直接不利影响就是吸烟患者的骨质条件较差，会导致种植体的支持稳定性下降。另外较差的愈合能力则直接导致移植骨血管化程度降低和成骨细胞成骨能力下降，而致种植体骨结合程度下降。

对于想接受植骨种植的患者建议术前戒烟一个月，直到术后骨愈合为止。

（四）其他注意事项

1.上颌窦底提升植骨已在 1996 年国际上颌窦专题研讨会上被统一认识后命名为上颌窦植骨术，取代了原先的上颌窦底提升植骨及其他多种提法。

2.上颌窦植骨术的绝对禁忌证为：急性上颌窦炎、上颌窦囊肿、肿瘤、上颌窦内牙根滞留、大剂量放疗史、尚未控制的糖尿病和免疫缺陷病。

3.上颌窦植骨术前 X 线的准确诊断，测量分析对于成功的手术至关重要。首先排除是否上颌窦植骨的禁忌证，其次仔细观察患者上颌窦腔的解剖形态、范围与结构，有无骨性上颌窦分隔（骨性分隔会造成操作困难），再次确认上颌窦底的位置，以便确定开窗的位置。

4.上颌窦植骨术可行同期种植与延期种植术。在能够取得种植体良好的初期稳定性的前提下，方可行同期种植术。一般来说，上颌窦底的剩余骨高度大于 3mm 时，方可取得初期稳定性，（当然骨的质地也有较大影响）；若其高度小于 3mm 时，则常常难以取得良好的初期稳定性，则需植骨后 3 个月方可行种植术。

5.上颌窦植骨术甚至双侧上颌窦植骨术一般都可在局麻下完成。但若患者有高血压病史,或需大量植骨(取髂骨时),也可在全麻下进行。

6.上颌窦区域多牙缺失的植骨术较单个牙植骨术更为安全。因单牙缺失后,其邻牙牙根有可能仍在上颌窦腔内,形成突起。造成上颌窦黏膜不易完整抬起,容易穿孔。而上颌窦区域多牙缺失后,上颌窦底趋于平坦,易于操作。

7.上颌窦植骨的各种可能的风险务必在术前与患者进行讨论使患者理解,因上颌窦植骨的并发症虽不常见,然一旦发生则较难处理,对效果可能影响较大。

七、牙槽突入路的上颌窦内提升植骨种植技术

(一)简介

上颌窦提升植骨种植技术成为口腔种植临床常用的植骨技术之一。上颌窦提升植骨技术分为上颌窦外侧壁开窗植骨种植技术和经牙槽嵴顶的,上颌窦内提升植骨种植技术。最早在1980年由Boyne和James根据Caldwell-Luc术式修改而成,被当时的口腔医学界所接受,成为解决上颌后牙区骨量不足的常规方法。之后许多学者对该技术进行改进,如Misch(1987)、Small等(1993)、Smiler(1997)、Block和Kent(1997),但外侧壁开窗法手术涉及范围较大,手术创伤较大,术后并发症发生率高,患者不适感极大。鉴于以上因素,Tatum于1986年提出了手术创伤较小的经牙槽嵴顶入路的,上颌窦内提升植骨种植技术。此方法主要是用平头或凹头的骨冲击器冲击上颌窦底层骨皮质,提升上颌窦黏膜,充填人工骨材料以增加骨高度。之后,Bori(1991)、Summers(1994)、Wheeler(1997)、Toffler(2001)、Fugazzotto(2002)、Winter(2002)、Kifer(2006)等人相继提出了用不同的器械及技术改良了经牙槽嵴顶上颌窦提升种植术式,达到增高骨高度目的。2008年Tan等人对经牙槽嵴顶上颌窦内提升技术进行的系统性综述结果提示3年种植体存留率为92.8%,随着牙槽嵴定距上颌窦底骨高度的降低,种植体存留率随之降低,上颌窦黏膜穿孔发生率为3.8%,术后植骨感染发生率为0.8%,证明在合理选择适应证的情况下,所用技术规范,上颌窦内提升植骨种植技术临床应用效果可靠。

(二)适应证和禁忌证

1.适应证

1996年由骨结合学会(Academy of Osseointegration,AO)组织的上颌窦提升植骨共识性研讨会中提出根据缺牙区剩余骨高度多少作为不同上颌窦提升植骨术式选择的参考指标:

(1)ClassA:如果剩余骨高度≥10mm,不需要植骨直接种植。

(2)ClassB:如果剩余骨高度在7~9mm,则采用经牙槽嵴顶入路的上颌窦内提升技术。

(3)ClassC:如果剩余骨高度在4~6mm,则采用上颌窦外侧壁开窗植骨同期种植技术。

(4)ClassD:如果剩余骨高度在1~3mm,则先行外侧壁开窗植骨,待植骨愈合成熟后再植入种植体。随着种植体设计的进步,种植体表面粗化设计增加骨结合率,而种植体螺纹设计增加了种植体植入时的初期稳定性,对于ClassA骨高度的限定目前认为>7mm即可不用植骨直接选用短种植体植入;剩余骨高度≥-5mm,可选择进行经牙槽嵴顶上颌窦内提升,应用骨冲击器提升的高度应<5mm,或选用其他器械提升上颌窦底黏膜到需要高度,植入或不植入植骨材料;剩余骨高度<5mm,采用外侧壁开窗法提升上颌窦底黏膜植骨,对于单个上后牙缺失也可采用水囊法经牙槽嵴顶入路提升上颌窦底黏膜到需要高度后植骨同期植入种植体。

2.禁忌证

(1)常规种植手术禁忌证,如未控制的全身系统性疾病、口腔黏膜病、牙周病等。

(2)急性上颌窦炎或慢性上颌窦炎急性发作期,对于慢性上颌窦炎如有上颌窦黏膜明显增厚,则需先行治疗后再行上颌窦植骨手术。

(3)上颌窦囊肿,且位置位于上颌窦预期植骨区内,则需先行摘除囊肿后再进行上颌窦植骨手术。

(4)严重过敏性鼻炎患者的上颌窦黏膜多增厚、质地脆,做上颌窦植骨手术时黏膜容易破裂穿孔,术中及术后并发症发生的风险增高,是手术的相对禁忌证。

(5)重度吸烟患者的上颌窦黏膜多发生不同程度的萎缩、变薄,如伴有慢性上颌窦炎则可出现增厚现象,此类上颌窦黏膜缺乏弹性和强度,术中及术后并发症发生的风险增高,是手术的相对禁忌证。

(三)临床步骤

1.术前准备

临床上仔细询问患者病史,包括有无上颌窦炎,患牙缺失原因,缺失牙拔除前是否有反复发作的炎症等。术前需拍摄曲面断层片用以判断上颌窦底处黏膜有无粘连,有无上颌窦分隔,有无上颌窦囊肿;必要时尚需拍摄计算机断层片(CT或CBCT)以明确诊断。术前测量去除放大率后剩余骨的高度,观察剩余牙槽骨的密度,计算预期提升高度。如患牙拔除前有反复的炎症,X线片检查如发现上颌窦底黏膜不均匀增厚,则宜采用常规外侧入路直视下将上颌窦黏膜抬起,降低内提升时上颌窦黏膜发生穿孔风险。

2.植骨材料的选择

临床上有各式各样植骨材料用于上颌窦提升植骨手术,来源几乎包括所有种类,如血凝块、自体骨、同种异体骨、异种异体骨、人工合成骨粉及不同骨粉按比例混合。但临床上具有长期且至少三篇临床报道的植骨材料只有血凝块、自体骨、同种异体骨(DFDBA)及异种异体骨(脱有机质小牛骨)。对于经牙槽嵴顶内提升病例,如需要提升上颌窦底黏膜高度<5mm,可以直接植入种植体,用血凝块作为植骨材料,已有大量研究(Boyne,1993;Lundgren,2003;邱立新,2006;Thor,2007;Nedir,2009;Lai,2010)证实该方法的可靠性,种植体周围能生成骨质包围种植体,但植骨者种植体的成功率似乎比不植骨者略高。

3.手术方法

(1)应用骨冲击器提升上颌窦底黏膜同期种植技术:局麻下牙槽嵴顶切口,翻起黏骨膜瓣,暴露牙槽嵴顶,球钻定点,2mm先锋钻确定种植方向,深度距上颌窦底1~2mm,即达到窦底皮质骨,根据骨质情况,采用不同直径的钻序列制备窝洞至终末钻,深度距上颌窦底1~2mm,选择专用上颌窦内提升骨冲击器,顶端为凹形,直径3.5~5.0mm,逐级预备,轻轻敲击,造成窦底骨质青枝性骨折,连同上颌窦底黏膜向上抬起2~5mm,植入相应长度的种植体。如骨质为Ⅳ类骨,则采用差级备洞,最终预备洞形直径小于植入种植体直径,增加种植体的初期稳定性,同时直接安装愈合基台,软组织瓣对位缝合,种植体直接暴露于口腔,不需进行Ⅱ期手术,愈合4个月后进行修复。

(2)经牙槽嵴水囊挤压法提升上颌窦底黏膜同期植骨种植技术:局部浸润麻醉后行牙槽嵴

顶切口,无需作垂直附加切口,翻起黏骨膜瓣,范围不超过牙槽嵴顶。球钻定点后,分别用直径 2.0mm～2.8mm 的先锋钻备洞,深度为距离上颌窦底 1mm 处停止。选择专用的冲击,上颌窦底器械逐级冲击上颌窦底直至完整将,上颌窦黏膜抬起 1mm,器械终末直径视解剖条件可选择 3.8mm/4.3mm 之一。检查上颌窦黏膜是否完整,方法是捏住患者鼻翼,让患者呼气,观察有无气泡从窝洞内溢出,安装水囊装置,将注射器内吸入 2ml 无菌生理盐水,排除气泡,轻轻推动注射器,反复几次将水囊打起,抬起上颌窦黏膜。根据剩余骨量计算提升骨高度。同样方法再次检查上颌窦黏膜是否完整,如上颌窦黏膜完整,则将骨替代材料用专用器械植入提升后的间隙内,骨替代材料为 Bio-Oss 和患者自体血制备的富血小板纤维凝胶(platelet-richedfiber,PRF),以 3:1 比例混合。植骨完成后植入相对应直径种植体,可吸收线缝合关闭伤口。如发现黏膜穿破,则关闭伤口,1 个月后采用外侧壁开窗法进行上颌窦底提升植骨种植术。

4.术后护理

口服抗生素(头孢拉啶 0.5g tid,替硝唑 0.5g bid)7 天,术后 2 周复查。0.12％氯己定漱口液含漱 2 周,tid。

(四)并发症

1.上颌窦黏膜穿孔

由于经牙槽嵴顶入路,手术视野受限,微小的上颌窦黏膜穿孔很难在临床,上发现,临床上常采用捏住患者鼻翼鼓气检查(Valsalvamaneuver)上颌窦底黏膜是否完整,如发生穿孔可选择短种植体植入或愈合 3 个月后再行外侧壁开窗植骨种植手术。

2.良性阵发性姿势性眩晕症

主要原因为在用骨挤压器和锤子敲击上颌窦时,震动的力量传导内耳椭圆囊中的耳石使之脱落,手术患者过度仰躺也容易使脱落的耳石漂流到半规管的内淋巴液中,刺激到三半规管而诱发眩晕。主要症状为当快速转动头部时,如患者从手术椅上迅速坐起来时,会有短暂眩晕感及眼部震颤的现象,通常 1～6 个月症状会自动消失。

3.急性上颌窦炎

常发生在患者本身患有慢性上颌窦炎或上颌窦病变(如上颌窦假性囊肿)或先天性上颌窦结构异常(上颌窦口狭窄)或存在肿瘤,而种植术前未能进行准确评估,进行上颌窦提升植骨手术时,术后,上颌窦黏膜充血、水肿,堵塞了,上颌窦开口,会使上颌窦无法正常引流黏液至鼻腔排出,干扰了正常上颌窦黏膜的自洁功能而发生急性炎症,种植体松动。

(杜艳秋)

第九节　种植体周围病

种植体周围病(peri-implantdisease)为种植体周围组织的病理改变的统称。它包括种植体周围黏膜炎(peri-implant mucositis):炎症仅累及种植体周围软组织;种植体周围炎(peri-implantitis):除软组织炎症外尚有深袋形成及牙槽骨丧失。如不及时治疗,就会导致种植失败。

一、种植体与周围组织的界面结构特点

(一)黏骨膜—种植体界面

黏骨膜的成功愈合是种植成功的关键因素之一。与其他种植体不同,牙种植体需要穿透上皮组织,建立一个良好的结缔组织封闭,为种植体提供防止口腔细菌及其毒素进入内环境的一道屏障。

种植体周围的上皮组织类似于自然牙周围的龈组织,也有口腔上皮、沟内上皮和结合上皮,无角化的沟内上皮与角化的口腔上皮相连续,与种植体之间形成种植体龈沟,在健康的位点,龈沟深一般为 3~4mm。种植体的沟内,上皮和结合,上皮的细胞层次较真牙少,沟内,上皮没有角化,由 5~15 层基底细胞和基底上细胞组成,结合上皮有 2~5 层细胞,与种植体表面黏附。对这一附着的超微结构研究显示,结合上皮细胞与种植体表面的附着为基底板和半桥粒,类似自然牙。基底板—半桥粒复合体与种植体表面是化学结合,两者间有 10~20mm 无定形糖蛋白层。

种植牙周围结缔组织的排列方向与自然牙不同。由于种植体表面无牙骨质,因此,胶原纤维平行于种植体表一面。对牙和种植体结缔组织成分的分析结果表明,种植体周围结缔组织较牙龈组织的胶原纤维多(85%:60%),成纤维细胞少(1%:5%)。换言之,种植体牙槽嵴上部分的钛表面的结缔组织是一种瘢痕组织,胶原丰富,血管很少。沟内上皮与牙槽嵴顶之间是由基本无血管的致密的环形纤维包绕种植体,宽约 50~100μm,约高 1mm,这些胶原纤维与种植体之间经超微结构研究发现,约有 20nm 厚的无定形层将种植体表面与胶原纤维和细胞突起分隔开。结缔组织似乎是粘在种植体表面,这种黏附可能阻挡结合上皮向牙槽嵴顶的根向增生。但是,与牙齿相比,这层相对无血管的软组织防御机制很弱。

(二)骨—种植体界面

对界面区的超微结构研究有许多技术难点,界面的本质仍不完全明确。超微研究发现,在骨整合区域,骨与种植体之间有一层无定形物质,用组织化学染色发现这一物质由蛋白多糖(proteoglycans)和糖胺多糖(glycosamin-oglycan,GAG)组成,它们的厚度因种植材料的不同在 100~3000μm 之间不等。这一无定形层与金属种植体表面的连结仍不清楚,可能是直接的化学连结(direct chemical bonding,如离子键 ionic covalent),也可能是弱范德华连结(weak van der waals bonding)或两者的结合,种植材料是决定这一界面性质的最重要因素,这一无定形层将牙槽骨中突出的胶原和细胞与种植体表面分隔。

(三)种植体周围组织的生物学宽度

种植体周围黏膜的生物学宽度:临床健康的种植体周围黏膜颜色粉红、致密。显微镜下可见角化良好的口腔上皮与约 2mm 长的结合上皮相延续,结合,上皮与骨之间有一层高约 1mm 的结缔组织相隔,不论是一阶段式还是二阶段种植体,与真牙一样有一恒定的生物学宽度,即包括 2mm 长的结合上皮和 1mm 高的结缔组织,这种附着保护了骨结合种植体免受菌斑及其他刺激因素的损害作用。

Beerglundh 和 Lindhe(1996)为了进一步证实黏膜、种植体附着宽度,在狗的模型上进行研究,拔除所有下颌前磨牙,并植入骨结合种植体。一侧保持原有牙槽嵴黏膜高度,另一侧降

低其高度约 2mm,经 6 个月的菌斑控制后,双侧临床健康的种植体周围均有 2mm 长的结合上皮和 1mm 高的结缔组织。这样,尽管在基台两侧黏膜高度不一致,但最终形成的黏膜、种植体附着是相同的,即生物学宽度是恒定的。

(四)种植体周围黏膜的血液供给

牙龈的血供有两个不同来源:首先来源于大的牙槽嵴骨膜上血管,它的分支形成:①口腔上皮下结缔组织乳头的毛细血管;②结合上皮旁的血管丛。第二个来源是牙周膜血管丛,由此分支向冠方,经过牙槽骨嵴,终止于牙槽嵴上方的游离龈。种植体周围无牙周膜,也因而没有牙周膜血管丛。其血供来源于牙槽嵴外侧的大的骨膜上血管,它发出分支形成口腔上皮下结缔组织乳头的毛细血管和结合上皮下方的毛细血管丛及小静脉。由于没有牙周膜血管丛,结合上皮的根方至牙槽嵴上方的结缔组织几乎没有血液供应。

二、病因

(一)种植体表面菌斑中细菌及其产物

虽然菌斑附着于钛表面的速率小于自然牙,但一旦开始堆积,其菌群的致病性是一样的,牙种植体和自然牙一样需要良好的黏膜封闭以保护无细菌的种植体根面。如果这一封闭被破坏,致病菌便获得到达种植体根面的通道,造成牙槽骨吸收,种植体松动以致失败。通过对一系列种植体的口腔微生物的研究得出以下结论:①健康种植体周围的菌群与健康自然牙相似;②因感染而失败或患病的种植体周围的菌群与患牙周病的自然牙相似;③部分缺牙患者的种植体周围的菌群与余留牙相似;④全口无牙患者种植体周围菌群与部分无牙患者的种植体周围的菌群大不相同;⑤种植体周围组织对菌斑引起的炎症防御能力及修复作用较真牙弱;⑥牙列缺损患者种植体周围的牙周致病菌比例明显高于无牙颌患者。

1.细菌的黏附

在自然的生态系统中,细菌通过短链弱键,主要是疏水作用黏附到物体表面。种植体及其修复体与自然牙一样,表面都覆盖着一层源于唾液糖蛋白的获得性膜。获得性膜上的受体就是细菌细胞黏附的特异结合位点。首先移居在获得性膜上的是血链球菌(strepto-coccus sanguis),并与获得性膜形成复合体。细菌的移居受黏附素介导,并能被细菌细胞表面的蛋白酶所阻断,或被直接抗黏附素蛋白的抗体与细菌细胞共孵而抑制细菌的移居。

影响细菌在种植体表面黏附的因素包括:①获得性膜表面受体与细菌表面黏附之间的特异反应;②非特异反应包括疏水性(hydrophobicity)、Zeta 电位(potential)、表面粗糙度(surfaceroughness)及表面自由能(surfacefreeenergy)。后两者对种植体的细菌黏附的影响更为重要。粗糙面则有利于细菌的黏附,粗糙面的菌斑堆积是光滑面的 2~4 倍。上部结构修复体粗糙度(Ra)可有 0.1~2.0μm 的不同。表面粗糙度比表面自由能对菌斑形成的影响更大,因此,应避免对种植体进行刮、擦、磨。

2.种植体基台的菌斑堆积

动物模型研究及种植体患者的观察都表明,种植体基台的菌斑堆积,会使结合上皮的半桥粒和细胞间桥粒减少,黏膜封闭遭到破坏,上皮的结缔组织有炎性细胞浸润,上皮细胞层附着松散出现溃疡,与牙相比菌斑导致的病损在种植体周围更为明显,累及的组织更广泛。如果菌斑向根方迁移,炎症浸润层可扩散至骨膜上的结缔组织层,并可达骨髓腔。炎症细胞的产物可以导致破骨作用,形成临床及 X 线片上可见的支持骨丧失。如果仔细、经常地去除基台表面菌斑能显著减少袋内细菌总数,增加革兰阳性菌的比例,减少螺旋体、牙龈卟啉单胞菌(P.gingivalis,Pg)、中间型普氏菌(P.intermedia,Pi)的比例,因此,种植体基台是种植体周围细菌的来源,应强调菌斑控制和口腔卫生对种植体患者的重要性。

3.牙种植体的龈下微生物

与自然牙一样,健康位点主要为革兰阳性球菌和杆菌,优势菌多为链球菌和放线菌。炎症位点以革兰阴性厌氧菌为主,如牙龈卟啉单胞菌(Por-phyromonas gingivalis,Pg)、中间型普氏菌(P.intermedia,Pi)、直肠韦荣菌(W.recta)、微小消化链球菌(peptostreptococcusmicros)、核梭杆菌属(fuso bacterium species)、螺旋体,也能发现少量的伴放线共生放线杆菌(actionbacillus actinomycetem-comitans,Aa)。失败种植体龈下有大量螺旋体、丝状菌、能动菌、弯曲菌、核梭杆菌属和产黑色素普雷沃菌属(black pigmented bacteroides,BPB)、螺旋体在活动病损中占较高的比例(可达 50％以上)。总之,感染失败种植体的龈下细菌与成人牙周炎相似。

4.无牙颌种植体与部分无牙颌种植体

通过相差显微镜、暗视野显微镜及厌氧培养,对无牙颌和部分无牙颌种植体龈下菌斑的研究已确认:部分无牙颌的种植牙和自然牙的龈下细菌种类几乎无差异,但与无牙颌患者种植体的龈下细菌却明显不同,产黑色素普雷沃菌和嗜二氧化碳嗜细胞菌占较高比例,球菌较少,能动杆菌较多,余留牙上的菌落可作为种植体接种或移居细菌的来源。所以要反复强调严格的口腔卫生的重要性,尤其对部分无牙患者。

5.菌斑导致种植体失败的可能机制

导致种植体失败的机制仍未明确。由于失败种植体的龈下菌群与牙周炎相似,因此认为种植体周围组织的破坏亦是内毒素(endotoxin)、细胞因子、周围组织内各种细胞相互作用的结果。内毒素是革兰阴性菌细胞壁普遍具有的成分,与种植体失败有关的革兰阴性菌包括Aa、Bf(B.forsythus,福赛类杆菌)、Pg、Pi、Wvecta 和口腔螺旋体(oral spirochetes)。内毒素首先激活巨噬细胞(macrophage)产生蛋白酶,降解胶原和蛋白多糖(proteoglycans),最终降解细胞外基质。进而,被激活的巨噬细胞产生白细胞介素-1(interleukin-1,IL-1)和地诺前列酮(prostaglandin E_2,PGE_2)。

IL-1 有两类靶细胞:巨噬细胞和成纤维细胞。IL-1 刺激巨噬细胞产生更多的 IL-1。IL-1又用两种方式激活成纤维细胞:一种是激活成纤维细胞产生能降解胶原和蛋白多糖的蛋白酶;另一种是被激活的成纤维细胞产生 PGE_2。

被内毒素激活的巨噬细胞和被 IL-1 激活的成纤维细胞产生的 PGE_2 的靶细胞是破骨细胞。PGE_2激活破骨细胞,而导致牙槽骨吸收和支持组织丧失。这一完整的循环反应使种植体周围软硬组织遭到破坏。

(二)吸烟在种植体周围病中的作用

长期的纵向研究已证明,吸烟是种植体周围骨丧失有关因素中最为重要的因素之一"。其主要依据是:吸烟者每年种植体边缘骨丧失为非吸烟者的 2 倍;如果吸烟者同时伴有口腔卫生不良,其骨丧失量是不吸烟者的 3 倍;吸烟量与骨吸收的高度呈正相关关系;种植术前后戒烟者可减少牙槽骨的吸收。

吸烟危害的可能机制:大多数的研究资料证实,吸烟者与非吸烟者的龈下致病菌(Aa,Pg,Pi)的水平无显著差异,但为什么吸烟者中种植体失败率明显高于非吸烟者? 最一致的观点是吸烟对免疫系统的作用。关于吸烟降低免疫功能的机制,可能是尼古丁(nicotine)及其代谢产物-cotinine,能使中性核白细胞氧化破裂(oxidative burst),抑制原发性中性脱颗粒(primary neutrophil degranulation)和增加继发性中性脱颗粒(secondary neutrophil degranulation)。无烟性烟草能刺激单核细胞分泌 PGE2 和 IL-1β,PGE$_2$ 和 I-1β 与破骨及骨吸收有关。

体外研究发现,尼古丁能改变成纤维细胞的排列,细胞内空泡随尼古丁水平增加而增加,核仁的数目亦增加,以致影响胶原的合成和伤口的愈合。尼古丁还可减少血浆中维生素 C 的水平,维生素 C 是牙周组织更新和愈合过程中的重要营养物质。另外,吸烟者组织中毛细血管直径变小,形状不规则,血流量有可能减少,不利于伤口的愈合。

总之,吸烟是种植体周围病的主要危险因素,随烟草用量增加,发病的相对危险性增加。当同时有菌斑、牙石存在时,更加重了对种植体周围组织的损害。无烟性烟草能引起与种植体周围组织破坏有关的炎症介质水平升高。对早期种植体周围炎进行治疗并配合戒烟能明显改善预后,曾吸烟者比继续吸烟者的种植体周围组织破坏减轻,继续吸烟者尽管接受治疗,仍可能会有进一步的周围组织破坏。

(三)殆力因素

1.负载过早

负载过早是造成种植体松动的早期因素。手术创伤所造成的骨坏死区必须被吸收和被新骨取代之,才能形成骨结合。如果负载过早,种植体松动就会导致纤维包裹种植体,抑制新骨形成,血管长入坏死区,种植体的松动又刺激了巨噬细胞释放细胞因子和金属蛋白酶。松动又促使种植材料磨损,产生颗粒状的碎屑和金属离子,又进一步刺激炎症细胞释放其他细胞因子和酶,改变间质细胞的分化,导致骨吸收和纤维包裹。愈合期的骨改建速度决定于骨局部坏死的量、骨局部的生理状态及患者的全身状况。因此,推荐种植体维持无负载状态 2～8 个月,具体时间应根据种植材料、种植部位及是否植骨等而定。

2.过大的殆力

种植体骨结合后,过大的殆力是失败的原因之一。过大的殆力常见于以下情况:①种植体的位置或数量不利于殆力通过种植体表面合理地分布到牙槽骨;②上部修复体未与种植体精确就位;③修复体的外形设计不良增加了负荷;④种植体植入区骨量不足;⑤由于患者功能异常而有严重的咬合问题。

不伴感染的殆力因素引起的种植体周围病,其临床症状主要是咬合疼、骨丧失及种植体松动,龈下菌斑为球菌和非能动杆菌,以链球菌和放线菌为主。但是随着骨丧失的进展,所形成的深袋易堆积菌斑,出现菌斑和殆力共同导致的骨吸收,所以殆力过大同时伴感染者,形成继发性的微生物相关的炎症反应而导致骨丧失,此时,除了有咬合疼及松动外,还有探诊出血、溢脓等临床症状,龈下菌斑与种植体周围炎的龈下菌群基本相同。

(四)余牙的牙周状况

牙列缺损患者的余留牙的龈下菌斑中细菌可移居到种植体,引起种植体周围炎。正在患牙周炎的患者种植体的失败率高,因此,种植前须先行牙周状况检查及牙周炎治疗,待病情稳定后再决定可否行牙种植修复。

（五）其他因素

某些全身因素不利于种植后的组织愈合，如骨质疏松症、糖尿病、口服避孕药，长期使用皮质激素、抗肿瘤药物、酗酒、精神压力等。手术时创伤过大，植入手术时温度过高（＞479C）亦不利于种植体早期愈合。附着龈的宽度对种植体成功亦有直接影响。

三、临床检查

（一）改良菌斑指数（mPLI）

菌斑是种植体周围组织炎症的主要致病因素，所以几乎对所有的种植体都需进行菌斑指数评价。Mobelli 等将常用的菌斑指数（plaque index，PLI；Silness 和 Le，1964）略作改动，提出了改良菌斑指数（modification plaque index mPLI）：0：无菌斑；1：探针尖轻划种植体表面可发现菌斑；2：肉眼可见菌斑；3：大量软垢。

Lindquist 将口腔卫生分 3 度：0：无菌斑；1：局部菌斑堆积（小于基台暴露面积的 25%）；2：普遍菌斑堆积（大于基台暴露面积的 25%）。

（二）改良出血指数（mSBI）

多数种植体可获得良好的周围组织状况，很少有牙龈炎症及探诊出血。种植体组织炎症与牙周炎一样，也有组织充血、水肿、探诊出血等典型的临床表现。一些常用的牙周指数，如龈沟出血指数（sulcus bleeding index，SBI；Mhlemann 和 Mazor1971）、出血指数（bleeding index，BI；Mazza 1981）、牙龈指数（gingival index GI；Le&Silness1967）也常被用来评价种植体周围组织状况。在上述这些指数中，牙龈的外形和颜色会影响其分值，而在种植体周围，软组织多为未角化黏膜，要比角化龈明显的红，而且种植体周围软组织的外形和色泽受术前植入区的软组织状况及种植体表面性质的影响，有些学者将充血和水肿单独记录。

Mobelli 等提出改良龈沟出血指数（modifcation sulcus bleeding index，mSBI）：0：沿种植体龈缘探诊无出血；1：分散的点状出血；2：出血在龈沟内呈线状；3：重度或自发出血。

（三）牙间乳头指数（GPI）

本指数可用来评价单个种植体周围的龈乳头位置，由 Jemt（1997）提出。牙间乳头指数（gingival papilla index）分 5 级表示龈乳头的大小，以通过冠修复体和相邻恒牙唇侧牙龈缘曲度最高点的连线为参考进行测量，测定从该参考线到自然牙、冠的接触点之间的距离：0：无龈乳头；1：龈乳头高度不足一半；2：龈乳头高度超过二分之一，但未达两牙的接触点；3：龈乳头完全充满邻间隙并与相邻牙的乳头一致，软组织外形恰当；4：龈乳头增生，覆盖单个种植修复体和（或）相邻牙面过多。

（四）探诊

多数有关种植体周围组织的研究都将探诊作为重要的检查手段。成功种植体的平均探诊深度（probingdepth，PD）小于 3～4mm，故有学者将 PD＝5mm 作为种植体周围组织健康与炎症的阈值。失败种植体的 PD 值增大，但 PD 大的并不一定都是失败种植体，因为植入时黏膜骨膜厚度对植入后的袋深有影响。

附着水平（attachment level，AL）能准确地反映组织破坏情况。种植钉与基台连接处可用作参考点。探诊力量的大小、组织的炎症状况对探诊结果有影响，在健康或仅有黏膜炎的种植体,探针尖止于结合上皮的基底,即反映了结缔组织附着水平。种植体周围炎时,探针尖止于炎症细胞浸润的基底,接近骨面。动物实验表明,当使用 0.5N 力进行探诊时,探针尖接近或达到骨面,而使用与牙周探针相似的 0.2N 力时,可获得与牙周探诊意义相似的结果。

探诊检查时应注意:①为减少对钛种植体基台表面的摩擦,推荐用带刻度的塑料或尼龙探针,而不用金属探针;②由于钛种植体周围的界面结构较薄弱,探诊的力量应控制在 0.2N 力,探针的直径≤0.5mm;③必要时行探诊检查,切忌反复多次探查。

(五)溢脓

与牙周炎一样,种植体周围组织炎症时,龈沟中白细胞数目增多,约为健康种植体的 5 倍,当种植体周围有溢脓时,表明已有大量中性粒细胞浸润;炎症已到晚期。溢脓不能作为种植体周围炎症的早期诊断指标。

(六)松动度

与自然牙不同,即使种植体周围组织的炎症很重,但只要有部分骨结合存在,种植体也可无松动,因而种植体的临床动度不能用于检测早期病变。牙周动度仪(periotest)近年来被用于种植体动度的检测,以读数(periotest value,PTV)表示,动度越大读数越高,成功种植体的 PTV 多在−8~+5 之间,失败种植体的 PTV 可达+50。

(七)X 线检查

成功的种植体周围无 X 线透影区,承受哈力后第一年的骨丧失不大于 2mm,以后每年的骨丧失不大于 0.2mm。由于种植体有明显的肩台、螺纹等外形特征,为骨高度的测量提供了一定的参考依据。用平行定位投照根尖 X 线片及计算机数字减影技术对骨高度进行纵向测量,提高了检测的灵敏度。

种植体周围骨质情况可分 3 度:1:松质骨包绕整个种植体;2:边缘有致密的皮质骨包绕;3:皮质骨包绕整个种植体,此指标不能定量。用平行定位投照根尖 X 线片及计算机图像密度分析仪可进行精确的定量分析。

(八)龈沟液及其成分的检测

与自然牙一样,种植体周围龈沟中也有龈沟液,其生物特性与真牙极相似。因而,龈沟液(GCF)的量及其成分进行监测亦是有价值的生化指标。对 CCF 量的检测结论不尽相同:①临床健康的种植体与自然牙的 GCF 量无明显差异;但另外的学者研究结论是真牙的 GCF 量为上部结构修复后种植体的 2 倍,因为种植体无牙周膜;②种植体的愈合期和功能改建期(大约种植体植入后一年至一年半)GCF 量增加;③种植体周围炎的 GCF 量高于健康种植体;④在有 Aa、Pg、Pi 聚集位点的 GCF 量明显增高。

GCF 中多种酶可作为监测种植体健康状况的生化指标。总的酶活性和浓度均与各临床指标和骨吸收程度呈正相关关系。种植体周围黏膜炎的 GCF 中胶原酶(cllage-nase)和弹性蛋白酶(elastase)的活性都较健康种植体高。种植体周围炎 GCF 中的弹性蛋白酶、髓过氧化物酶(myeloperoxidase,MPO)和 β-葡萄糖醛酸酶(β-lucu-ronidase,BG)水平明显高于成功种植体。天门冬氨酸氨基转移酶(aspartate aminotransferase,AST)和碱性磷酸酶(alkaline phosphatase,ALP)在螺旋体阳性位点明显高于阴性位点。因此,这些 GCF 酶水平可作为种植体失败的检测指标。另外,和真牙一样,种植体 GCF 中的糖胺多糖(glyco-saminoglycan, GAG,一种组织降解产物)的两种主要成分,即透明质酸(hyaluronie acid)和硫酸软骨素 4 (chondroitin 4 sulphate,C4S)与炎症状况有关,失败种植体的 C4S 及透明质酸明显高于成功种植体,它能反映骨吸收的程度。

四、临床分型及临床表现

(一)种植体周围黏膜炎

种植体周围黏膜炎仅局限于种植体周围的软组织,牙龈充血发红,水肿光亮,质地松软,龈乳头圆钝或肥大。刷牙、咬物或碰触牙龈时出血,探诊有出血。种植体与基台接缝处堆积菌斑或牙石,由于牙龈的炎症肿胀,龈沟深度超过 3mm,可达 4~5mm。X 线片检查种植体与牙槽骨结合良好,无任何透影区及牙槽骨的吸收。种植体不松动,炎症的晚期可有溢脓,并会出现疼痛。GCF 量增加,渗出增加,主要病因是菌斑,应着重强调控制菌斑。

(二)种植体周围炎

除了种植体周围黏膜炎的症状外,临床检查附着丧失,探诊深度增加,X 线检查出现透影区,牙槽骨吸收,种植体松动,早期骨吸收仅累及牙槽嵴顶,根方仍保持骨结合状态,种植体可以无松动。龈黏膜可能出现瘘管。单纯因创伤引起的种植体周围炎,如外科创伤、义齿设计不良、负荷过重等,可以只有咬合疼痛,没有感染的相关症状,而且龈下微生物与牙周健康者相似,主要为球菌和非能动杆菌,培养的菌落主要为链球菌属和放线菌属。相反,由于感染而失败者,显微镜下可见螺旋体、能动杆菌及非能动杆菌和球菌,培养的龈下细菌包括:牙龈卟啉单胞菌(Pg)、中间型普氏菌(Pi)、福赛类杆菌(B forsythus)、直肠韦荣菌(W.recta)、微小消化链球菌(peptostreptococcus mlcros),也能发现较少的放线共生放线杆菌(Aa)及较高比例的核梭杆菌属(fuso bacterium species)和产黑色素类杆菌属(black pigmented bacteroides),因此,感染和失败的种植体的龈下细菌与成人牙周炎的龈下菌斑相似。螺旋体在失败种植体的龈下菌斑中占很高比例,推测螺旋体是继发入侵者而不是原发致病菌,因为龈下菌斑中有 Pg 并不一定有牙密螺旋体,但有牙密螺旋体则总是有 Pg,认为 Pg 分泌某些物质刺激牙密螺旋体的生长。

五、种植体周围病的预防

(一)严格选择种植牙的适应证

已决定牙种植的患者必须建立良好的口腔卫生习惯,种植前牙菌斑指数应控制到 0。患边缘性龈炎者已治愈;早期牙周炎者经过系统治疗后病情稳定,牙周组织健康状况已得到恢复;吸烟者同意戒烟;患者有良好的依从性。

(二)定期复查

目前普遍认为种植体的长期成功很大程度上取决于种植体周围软硬组织的健康和适当的咬合力分布。术后至少应每 3 个月复查一次,并参照种植体成功的标准:①种植体无临床动度及 X 线片所示的透射区;②手术后第一年骨吸收不超过 2mm,行使功能 1 年后,每年的垂直骨丧失不大于 0.2mm；③无持久的疼痛、软组织炎症、溢脓及不适。每次复查的内容应包括：①菌斑控制状况；②用手工或自动探针细致地检查 PD 和 AL 随时间的变化；③拍摄标准根尖X 线片进行数字减影分析，以了解种植体行使功能期的骨变化；④牙龈的颜色变化、外形及肿胀情况；⑤探诊出血及溢脓等；⑥监测种植体周围细菌成分的变化，对于评价种植体周围组织的健康状况、评价致病的病因和选择抗生素等治疗方案均有利。

(三)种植体周围菌斑的清除

1.自身维护

患者自我维护的方法有局部用 0.12%～2%氯己定等含漱剂含漱或擦洗，含漱可以每天 2次，每次 30s～1min。自我用的清洁种植体的工具有间隙刷、单束牙刷、牙线、橡皮头等。

2.定期的专业去除牙石及菌斑

应定期地到医院请专业医师去除种植体的菌斑及牙石，一般间隔三个月至半年需取下种植体上部结构，使用碳纤维洁牙头的超声洁治既省时，又对钛种植体表面无损伤。塑料洁治器对钛种植体表面亦无损伤，但效率低。橡皮杯和磨光糊剂可用来去除菌斑和抛光。

六、种植体周围病的治疗

种植体周围病的治疗应包括以下步骤：首先要找出原因，如果是菌斑所致，应取下上部结构，清除基台及种植体表面菌斑。如因上部结构的不恰当修复所致，应重新制作上部结构，进行咬合调整，在此同时进行口腔卫生指导。如果已有附着丧失，应进入第二步，拍定位平行投照 X 线片了解牙槽骨吸收的情况。经过治疗后骨丧失仍持续增加，应进入第三步，即手术治疗，包括翻瓣术、引导组织再生术、骨移植术等。

去除种植体的参考指征：①快速进展的骨破坏；②一壁骨缺损；③非手术或手术治疗无效；④种植体周围骨丧失超过种植体长度二分之一以上，且种植体松动。

(一)种植体周围黏膜炎的治疗

种植体周围黏膜炎主要表现为软组织的炎症和水肿，种植体基台周围有菌斑的堆积，探诊有出血，X 线片显示，种植体有稳固的骨支持。主要病因可能是菌斑，治疗也应着重清除菌斑。一般采取非手术治疗。

和牙龈炎的治疗一样，对种植体周围黏膜炎的患者应进行口腔卫生指导，教育患者如果不清除菌斑会导致种植体周围组织病的进展，甚至种植失败。如果牙石存在于种植体一基台表面(应取下基台和修复体进行检查)，用碳纤维器械，塑料器械进行清洁，并用橡皮杯加磨光糊剂进行磨光，但不能用不锈钢器械和钛头器械，以防损伤种植体表面。

检查软组织情况，看是否有足够的角化附着龈维持种植体周围封闭，如果需增加附着龈的宽度，可行膜龈手术。

(二)种植体周围炎的治疗

种植体周围炎常因骨丧失和黏膜炎症而有进行性的深袋形成，除了有种植体周围黏膜炎的表现外，X 线片上有明显的骨丧失，探诊深度大于 5mm，常有探诊出血和溢脓。如果此时伴有种植体周围组织的增生，应先取下基台和修复体，可全身用抗生素一周，在不作药敏试验的情况下，常用的抗生素为多西环素和甲硝唑。如有条件做药敏试验，则可根据其结果选用适应的抗生素。当软组织的炎症得到控制后,探诊深度能在早期较准确地反映骨丧失的情况。此时,再拍根尖平行投照 X 线片,检查骨丧失情况。

由于过大的咬合力可造成骨的改变而导致种植体颈部骨的丧失。应全面地检查种植修复体,减少咬合干扰。如果有功能异常性的咬合力存在,应当用适当的咬合夹板或夜间导板。在纠正咬合关系以及软组织炎症得到控制后 1~2 个月,应对患者进行复查,检查组织对治疗的反应和口腔卫生。如果黏膜表现已属正常范围,出血和渗出已消退,骨水平稳定,那么可以让患者每 3 个月复查一次,每 6 个月拍一次 X 线片检查骨水平。如果探诊深度和 X 线片上的骨丧失进一步增加,应当采取手术疗法来阻止或修复丧失的牙槽骨。如果骨丧失很严重且已扩散到根尖三分之一的种植体松动,那么就应当去除种植体,因为此时种植体几乎不可能行使正常的功能。

手术治疗目前提倡用羟基磷灰石(HA)、同种异体的脱矿冻干骨、自体骨加 CTR 技术来治疗种植体周围的骨缺损。其他一些被推荐使用的方法包括:翻瓣术后清创、牙槽骨外形修整、附着龈加宽术。研究表明种植体周围骨组织有较强的再生的能力。

(杜艳秋)

第十四章 口腔正畸

第一节 方丝弓矫治技术

方丝弓矫治器(Edgewiseappliance)是固定矫治器的一种类型。edgewise 原词有"沿边""沿切"的意思。方形弓丝主要通过其边缘与托槽方形槽沟间的作用而施力,方形矫治弓丝是这类矫治器的一个重要特点,因而称之为方丝弓矫治器。虽然自 Angle 提出方丝弓矫治器以来,对于方丝弓矫治器的组成材料、附件形式、矫治步骤与方法等方面均有了很大的发展和变化,但这些改变仍然没有离开方丝弓矫治器的基本原理。自五十年代起,方丝弓矫治器已成为应用最为广泛的固定矫治器。在我国自八十年代开始,固定矫治器在全国范围内逐渐开展起来,方丝弓矫治技术已逐渐被越来越多的正畸医生与患者所接受和欢迎,近年来这一技术得到了迅速推广和应用。

一、方丝弓矫治器的组成

方丝弓矫治器由带环、托槽、颊面管、矫治弓丝及其他一些附件所组成。

(一)带环(band)

早期的方丝弓矫治器要求在绝大多数已全萌的牙上粘着带环,在带环上焊着附件,通过带环粘着于牙齿上而发挥作用。七十年代以后,由于口腔粘接技术的迅速发展,矫治附件已由粘接材料直接粘着于牙上,仅在支抗磨牙上粘固带环。

1.带环的种类

(1)成品预成带环根据牙齿的不同形态与大小,预先制作不同型号的成品预成带环,供临床直接选用。常用的型号为 18-25 号带环。

(2)个别带环特殊情况下(如牙冠短,固位形差),可取模做个别牙带环,使形态、大小更为合适,以增强固位。另外,根据带环有无焊缝接口,把带环分为有缝与无缝二种。

2.带环的要求

无论成品带环还是个别带环,均要求与牙齿密合,具有良好的固位作用;带环边缘长短合适,不刺激牙龈,不影响咬合。所以在选择和制作带环时应注意带环大小合适,边缘长短适中,形态良好,才能保证带环与牙齿的密贴与固位。

(二)托槽(bracket)

托槽是方丝弓矫治器的重要组成部分,弓丝通过托槽而对牙齿施以各种类型的矫治力。

1.托槽的种类

(1)按槽沟宽度与深度分

1)0.0180″槽:其槽沟(slot)宽度为 0.018″、深度为 0.025″。

2)0.0220″槽:其槽沟宽度为 0.022″深度为 0.028″。

（2）按托槽形态分

1）单托槽：单托槽为仅有一对托槽翼，是较早使用的一种，Tweed 矫治技术常使用单托槽，在前牙上使用的单托槽较窄，而使用在后牙上的较宽，单托槽的主要缺点是对于扭转牙的矫治有一定困难。

2）双托槽：有两对托槽翼，两对托槽翼之间约有 1.27mm 间隙。这类托槽对于扭转牙的矫正有较好的功能，这是目前最为广泛应用的一类托槽。

3）Lewis 托槽：Lewis 托槽是为解决托槽不能很好矫治扭转牙而设计，是由单托槽及带有叶状基板组成，其基板又分为平直型及带有弧形的两种。带有弧形的多用于尖牙及后牙上，Lewis 托槽还有一种类型是在有水平槽沟的同时带有垂直槽沟，可以插入附件作矫治牙轴用。

4）Broussard 托槽：在原来的单托槽上加一 0.46×1.17mm 的垂直向方形槽沟，也是以置入辅弓所用，Broussard 矫治技术主要是应用主弓及辅弓同时矫治。

5）转矩托槽：转矩托槽的特点是其槽沟的方向不同于普通托槽的水平向，而是托槽底呈一定角度，转矩托槽可代替在方形弓上所弯制的转矩，使用这种托槽时，当方形弓丝不加任何转矩力嵌入槽沟时就能产生转矩作用。

6）舌侧托槽：这类托槽是用在牙齿舌面上的，其形态及槽沟方向等完全与以上用于唇面的托槽不同，而专为舌侧矫正技术而设计。舌侧托槽矫治器可使牙面不露金属托槽及弓丝。但对严重错𬌗用此矫治技术较难完成。

（3）按不同制作材料来分

1）金属托槽：主要由不锈钢材料制作，能制做出极高精度，具有足够的矫治所需的强度，但金属托槽在美观上不如瓷质与塑料托槽。金属托槽可焊接在带环上，再粘着在牙唇面而发挥作用。但目前大部份金属托槽的底部都具有一定的梯形或燕尾固位形，可用粘合剂将托槽直接粘合在牙上称为直接粘合托槽（Bonding）。

2）瓷质托槽：近年来开始以高强度的生物陶瓷作为托槽的材料，这类托槽也是直接粘合托槽，其特点是具备了金属托槽的强度，又具有与牙色相似的色泽，但其价格目前较为昂贵。

3）塑料托槽：塑料托槽大部分都使用透明的高强度塑料制成，均为直接粘介托槽，但其强度较难满足方形弓丝的矫治力所需，因而未能在临床上广泛应用。也有塑料托槽的槽沟部分采用衬以金属片以增强其强度。

2.托槽的位置

托槽在牙面的位置必需正确，否则会影响矫治的结果。由于牙齿的形态及轴倾度等不同，以及不同的矫治原则，如拔牙矫治与不拔牙矫治，这些对于托槽的位置也有不同的要求。

（1）高度：托槽位置的高度是指由牙尖或切缘至托槽槽沟的𬌗向底面间的距离。新萌恒牙临床牙冠高度不足时，其托槽高度可在此基础上减小 0.5mm。近远中位置：托槽中心与牙冠的唇、颊面近远中心一致。

（2）轴倾度：正常牙齿排列中，牙齿长轴有一定的倾斜度。因而托槽的位置亦需考虑有一定的轴倾度。另外，在拔牙矫治中，为使牙齿保持良好的平行移动，托槽在牙面上的轴倾度也是十分重要的。

(三)颊面管

在支抗牙上(一般为最后一个牙)常粘着带环,而在带环的颊面常焊接一金属颊面管来代替托槽,颊面管主要使唇弓末端插入并使之固定。方丝弓矫治器的颊面管为方型,管与矫治方形弓丝相配合。颊面管的类别有单一的方型颊面管,也有圆形颊面管与方形颊面管同时焊接的,此圆形颊面管多用于口外唇弓的插入。另亦有两个方形颊面管与圆形管焊为一体的组合颊面管,两方形颊管可分别插入主弓及辅弓,在颊面管上常附有拉钩,以作牵引和末端结扎时用。

颊面管位于磨牙颊面近远中中心位置,并与牙面弧形一致距颊尖 4.5mm,上颌颊面管与𬌗面平行,下颌颊面管倾斜 6°。

(四)弓丝

方丝弓矫治器主要通过不同弓丝的作用使牙齿作各个方向的移动。所以,根据不同需要。对弓丝的弹性和刚性都有一定要求。

1.按弓丝材料分

(1)不锈钢丝:不锈钢弓丝是临床应用最多的一种,有不同粗细,不同形状的弓丝,可满足矫治中不同设计与不同阶段对弓丝弹性与刚性的要求。

(2)钛镍丝:也是临床上较常用的一种弓丝,其特点是弹性高,复位性好。以不同粗细的圆丝应用较多,也有方钛镍丝成品可供选用。钛镍弓丝的另一大特点是记忆特性。目前,钛镍丝经特殊加工后,其记忆特性也已用于临床矫治中。

(3)β-钛合金(TMA)丝:是一种其弹性与刚性介于不锈钢与钛镍弓丝之间的弓丝,可弯制、可焊接。因价格昂贵而较少使用。

2.按弓丝形状分

(1)圆形弓丝:因圆丝弹性好,与托槽间磨擦力小,有利于牙齿移动,所以常用于矫治初期。

(2)方形弓丝:方形弓丝与方托槽槽沟间的相互作用,有利于控制牙齿的移动方向,所以在矫治中期和后期多使用方形弓丝。

(3)编织麻花丝:是用数股直径较细的金属丝编织成麻花状,其断面成圆形或方形,麻花丝的特点是柔和、弹性高,所以多用于排齐牙列阶段。

临床治疗中可根据不同设计与不同要求,选择不同规格的矫治弓丝,以满足各种牙齿移动的要求。

(五)其他附件

1.牵引钩

牵引钩为矫治中各种牵引而设计,现代方丝弓矫治托槽上已根据不同需要而设计厂牵引小钩,如尖牙远中移动牵引小钩,前磨牙牵引小钩等。

2.舌侧钮扣

在拉尖牙远中移动中,为防止尖牙与磨牙扭转,在其舌侧粘贴钮扣状牵引钩,在尖牙唇舌侧同时牵引。

3.橡皮圈、弹力线及橡皮链

在矫治中常用橡皮圈、弹力线及橡皮链进行各种牵引。橡皮圈常用于各种颌间牵引,橡皮圈按直径不同分为 3/8in(大号)5/16in(中号)和 1/4in(小号)三种,临床中可根据不同需要选择使用。弹力线常用于个别错位牙的牵引矫治,如埋藏牙的导萌。橡皮链则常用于颌内牵引和关闭牙间隙用。

4.螺旋弹簧

螺旋弹簧由直径 0.25mm 的不锈钢丝或钛镍丝制成,根据其作用不同分为拉簧与推簧。拉簧可用于牵引牙齿移动,如拉尖牙远中移动。推簧则用于局部开辟间隙和推后牙向远中移动。不锈钢螺旋弹簧其刚度强,力量大,宜用作推簧,而钛镍螺旋弹簧柔软、复位好力量温和,宜用作拉簧。

二、方丝弓矫治器的特点和基本原理
(一)方丝弓矫治器的主要特点
1.较好地控制矫治牙齿的移动方向

正畸治疗主要是通过施力于矫治牙使其移至需要的位置而建立正常的𬌗关系。若牙齿的移动过程能够得到有效的控制,则必然缩短治疗时间,并有良好的治疗效果,同时可减少或消除牙周组织的损害。方丝弓矫治器能使牙作近远中、唇颊舌向、𬌗向及旋转等各方面的移动。并且在牙齿移动时能作到控根移动,即牙齿除能作根冠相反方向移动的倾斜移动外,也能作根冠同一方向的整体移动,及牙冠相对固定而只移动牙根,或根尖相对固定而只能移动牙冠。其上述作用的原理在于所有牙上均有托槽,而方丝弓嵌入槽沟后基本与之吻合,牙齿作水平的近远中移动时槽沟沿弓丝滑动。在前牙作唇舌向移动时,方丝弓沿方形颊面管滑动。在牙齿作𬌗向移动时,弓丝对槽沟壁施以使牙齿升高或压低的力,在作控根移动时(以上前牙舌向移动为例),当弓丝前部作适当的牙根舌向转矩后再嵌入槽沟施以转矩力时,使牙根舌向及牙冠唇向移动,当同时以后牙作支抗施于前牙舌向移动的颌内牵引力时,则产生前牙倾斜移动即冠舌向移根唇向移。而当此二种力同时施于牙上,并在二个力的大小间作不同的调节时,即可使牙作整体移动或只是牙根移动或只是牙冠移动的控根移动。当然控根移动只是相对而言并非绝对的,施力于生物体终究不同于机械体,但方丝弓矫治器对于牙齿的控根移动其效果是肯定的。

2.保证充足的支抗

方丝弓矫治器的另一特点是,由于每个牙上均有托槽而弓丝嵌入槽沟后经结扎丝固定,而使牙弓由弓丝连成一整体,具有较大的支抗力,能减少支抗牙的移位,在上下牙弓分别成一整体的情况下进行颌间牵引则有利于牙弓及颌骨位置关系的矫治。

以上两个特点的实现都与弓丝及托槽槽沟均为方形,两者能吻合有关。具有四个面的方形弓丝以其扁平的体部插入槽沟内,两个较大的面垂直于牙长轴,弓丝与槽沟间有较大的接触面及较小的可动度,这有别于圆形弓丝与托槽之间的点接触及可旋转与滑动,因而能充分发挥矫治力的作用。

(二)方丝弓矫治器的基本原理
1.弓丝的形变力作用

方丝弓矫治器使牙齿移动有两个原理,其一是使被弯曲矫治弓丝的形变复位。具有良好弹性的矫治弓丝,当被弯曲成各种形态时,便有趋于回复到原来位置的作用,而当这种弓丝的原来位置与理想的牙齿移动位置相一致时,亦即通过已弯曲成各种形态及弯制成各种弹簧、加力单位等,将发生形变的弓丝结扎在矫治牙上,此时,弓丝有回复到原来位置的作用,也就对矫治牙产生矫治力而产生需要的移动。

2.弓丝的固定与引导作用

是方丝弓矫治器的原理之二,应用保持性弓丝作为固定和引导,保持性弓丝是指本身不具有形变能力而与牙弓形态相一致的弓丝。这类弓丝结扎在支抗牙或需矫治的牙上,对牙齿的移动能起引导和控制作用。而这一类弓丝需要外力来移动牙齿,最常用的是借助于弹力橡皮圈或螺旋弹簧,而使矫治牙移动或矫正颌间关系。

(三)方丝弓矫治器矫治弓丝弯制的基本要求和方法

方丝弓矫治器在矫治弓丝的弯制中,有一些要求和方法是常规的。有3个常规序列弯曲,这3个序列弯曲,是按矫治牙作不同方向移动的需要而设计的。

在矫治弓丝弯制前,若取材于非预成的牙弓形态弓丝,则需要使用弓丝弧度形成器,先形成具有一定牙弓形态的弧度,并确定弓丝的中点(即中切牙中缝点),然后调整弓丝弧度使与经统计分析大量牙形态而制成的预成图上的弧度完全一致。

1.第一序列弯曲(first order bend)

第一序列弯曲是在矫治弓丝上作水平向的一些弯曲,主要有两种基本类型的弯曲。

(1)内收弯(inset):所成弯曲的弧度向内凹。具体弯制方法是用小尖头技工钳夹紧所需做内收弯的部位,在钳子的近中侧将弓丝向舌侧弯,远中侧则向唇、颊侧弯,该部位即呈内收弯。

(2)外展弯(offset):所成弯曲的弧度向外凸。具体的弯制方法是与内收弯的弯制方法相反,即在钳子的近中侧将弓丝向唇、颊侧弯,而远中侧向舌侧弯。

上颌矫治弓丝的第一序列弯曲包括在两侧中切牙与侧切牙间弯制内收弯及在两侧侧切牙与尖牙间、两侧第二前磨牙与第一恒磨牙间弯制的外展弯,并在弓丝末端插入末端管后部位向舌向弯曲。

下颌弓丝的第一序列弯曲包括在两侧侧切牙与尖牙间,第一前磨牙近中面后移0.5mm处,及第二前磨牙与第一恒磨牙邻接部位后1mm处做外展弯,而无内收弯。弓丝末端亦需做向舌侧的弯曲。

下颌弓丝开始弯制时,其前部的基本弧度应与预成弓形图上之前部弧段离开1mm,以使适应上下前牙间存在的正常覆盖关系。这样完成第一序列弯曲后的上下弓丝能完全协调一致。

所有第一序列的弯曲均为水平方向的弯曲,因而弯制后的弓丝应完全保持水平,而不应出现任何其他方向的扭曲。

经第一序列弯曲完成后的上下颌弓丝代表正常牙弓形态的自然弧度,矫治弓丝可以利用其弹力对轻度舌、唇、颊向错位及扭转的牙进行矫治。对于较严重错位牙的矫治则需在此弓丝的基础上另外添加各种矫治弹簧曲后才能完成。而弓丝的末端舌向弯,可以防止矫治过程中支抗磨牙的近中舌向扭转。

第一序列弯曲中上颌侧切牙区的内收弯及尖牙第一恒磨牙近中的外展弯均使矫正完成后

牙的排列具有正常牙弓的生理形态。下颌的尖牙、前磨牙及磨牙的外展弯的作用亦同。

2.第二序列弯曲(second order bend)

是矫治弓丝在垂直向的弯曲,这类弯曲可使牙升高或压低,亦可使牙前倾或后倾。第二序列弯曲有后倾弯(tip back bend)、末端后倾弯(terminal tip back bend)、前倾弯(tip forward bend)及前牙轴倾弯(axial positional bend)。

后倾弯的弯制方法是,将小尖头技工钳夹住所需作后倾弯的部位,在钳子远中将弓丝向龈向弯曲约30°,而于钳子近中部则将弓丝向𬌗向弯30°。而前倾弯的弯制方法,只是钳子近远中所弯的方向与后倾弯相反,钳子远中向𬌗向弯而近中向龈向弯。末端后倾弯则在弓丝插入末端管的部位做向龈向的弯曲。在上下颌弓丝弯制以上各弯方法相同。

第二序列弯曲中选用后倾弯还是前倾弯,一般依不同类别的错𬌗而定,因为后倾弯可以使后牙升高、前牙压低,同时有防止支抗牙前倾的作用力,因而在前牙深覆𬌗,或要移动前部牙向后的一些病例中选用。此弯放置的部位,常在第一、二前磨牙及第一恒磨牙的部位。末端后倾曲也有防止支抗牙前倾的作用,也有前牙深覆𬌗及矫治前牙移动向后的病例中常规应用。前倾弯的应用与后倾弯相反,可有压低后牙、升高前牙作用,故常用在前牙开𬌗的病例。

第二序列弯曲中的末端后倾弯,几乎是除前牙开𬌗外所有错𬌗矫正的常规弯曲。其作用是当此弯完全插入末端管后,其前部弓丝位置将上翘于上前牙龈方,当将弓丝于前牙托槽槽沟就位时,则弓丝对前牙有龈向力,有压低前牙的作用。而末端后倾弯同时对磨牙有向后上的力,也即增强了磨牙的支抗,可防止磨牙矫正过程中的前移或前倾。在弯有末端后倾弯的弓丝插入末端管的,在前磨牙区的弓丝位置亦在托槽龈方,因为此时将弓丝就位于前磨牙托槽槽沟,则可使前磨牙压低,其作用可加深前牙覆𬌗。因此为打开咬合,在第二序列弯曲的前磨牙区要弯制后倾弯曲,使弓丝在弯有末端后倾弯时,前磨牙区的弓丝位置在托槽𬌗向,这样当弓丝就位于前磨牙托槽槽沟中时,则使前磨牙有𬌗向抬高作用,与前牙压低结合就能加速咬合的打开和覆𬌗的减小。末端前倾弯及前倾弯一般在前牙开𬌗病例中使用,其作用与上述内容相反。

第二序列弯曲中,上颌弓丝还包括有切牙区轴倾弯,轴倾弯只在上中切牙和侧切牙部位弯制,使矫治过程中切牙保持正常𬌗时的轴倾度,以维持切牙的良好外观。

轴倾弯的弯制方法是以小尖头技工钳夹于上颌矫治弓丝之中点(上中切牙中缝),在钳子的近远中均做𬌗向弯曲,然后钳子移至弓丝的中切牙与侧切牙之间的部位,在钳子近中部弯向龈向,钳子远中部弯向𬌗向,而这一𬌗向的弯度应大于龈向的弯度,因正常侧切牙的轴倾度大于中切牙的轴倾度。下切牙一般不作轴倾弯,因为正常𬌗下切牙的轴倾角不大。

第一、二序列弯曲在方丝弓矫治器的应用中,可在圆形弓丝或方形弓丝上弯制。

3.第三序列弯曲(third order bend)

只能在方形弓丝上完成。这类弯曲是在方形弓丝上做转矩(torque),而使产生转矩力。转矩力的应用主要为对矫治牙作控根移动,使牙根作唇颊、舌向的移动,同时,可在拔牙矫治病例中使牙移动时保持牙根平行。

转矩可分为根舌向转矩(lingual root torque)及根唇(颊)向转矩(labial rottorque)。由于转矩力本身存在一对力偶,故根舌向转矩亦即为冠唇向转矩(labialcrown torque),而根唇(颊)

向转矩亦即为冠舌向转矩(lingual crown torque)。对牙施以根舌向转矩力时可使牙根舌向移动及牙冠唇向移动;而对牙施以根唇(颊)向转矩力时,可使牙根唇(颊)向移动及牙冠舌向移动。

在矫治弓丝上作转矩弯曲时,需要有2把专用的转矩钳。在做根舌向转矩时,将2把转矩钳以钳头相对的方向夹住弓丝需进行转矩弯曲的部位,左手持钳夹于所需加扭矩力弓丝之远中侧,钳头方向应向唇侧,右手持钳夹于所需加扭矩力弓丝之近中侧,钳头方向应向舌侧,两钳子的头部相互靠上,以左手钳子夹紧固定不动,右手钳子在夹紧弓丝的情况下做向龈向的旋转,而使产生转矩,转矩的大小与所作旋转的程度有关。这样弯制的转矩为根舌向转矩。而若在左手钳子夹紧固定不动,右手钳子紧夹弓丝的情况下作殆向的旋转,则产生的转矩为根唇向转矩。

转矩弯曲可在弓丝的前牙段、后牙段或局部牙位上进行,转矩的性质要根据牙需要移动的方向而定。

第三序列弯曲即转矩弯是方丝弓矫治器中的一个重要特征,是对牙进行控根移动的关键步骤。以控制上切牙的根向舌侧移动为例,在矫治弓丝上作了根舌向转矩弯曲后,方形弓丝与托槽之方形槽沟间已从原来方向一致,而被弯为形成了一定的转矩角,要将弓丝稍作旋转后才能插入槽沟。当弓丝插入托槽后由于弓丝的根舌向转矩力使牙根向舌侧移动,而牙冠唇向移动,这种牙移动的转动中心比牙倾斜移动时转动中心的位置更靠近牙冠。

假设转动中心的位置与切缘间距和根端间的距离之比为5:4,则当牙冠向唇向移动5mm时,牙根将向舌侧移4mm。若同时在牙冠上施以使牙冠向舌向、牙根向唇向的倾斜移动矫治力时,由于转动中心一般在牙根根尖1/3处,而切缘至转动中心距与根尖至转动中心距之间的比为5:1,当使牙冠舌向移动5mm时,则根尖唇向移动1mm。而这一使牙倾斜移动的矫治力与上述转矩力共同作用在牙上时,则牙冠部可因使唇移5mm的力与使舌移5mm的力相互抵消而不作移动。而牙根部则因舌移4mm之力与使唇移1mm之力相减而使牙根舌向移动3mm,达到控根移动的目的。因而转矩弯曲为了控根移动,往往要在牙上与另一个矫治力共同作用才能达到牙根移动而牙冠不动的目的。

近年来,方丝弓转矩力的应用,也可通过预制成不同倾斜角度的槽沟的托槽来获得,而不在弓丝上弯制转矩,其结果亦能获得转矩力。

三、方丝弓矫治技术的基本步骤与方法

(一)基本步骤

方丝弓矫治器的矫治方法极为灵活多变,并没固定的模式,临床医生往往根据自己的经验和习惯进行矫治方案的设计,并选用不同规格的矫治材料和弯制不同的功能曲。但是,在矫治的步骤上存在着一些共同的基本内容。例如,所有的矫治病例均可分为拔牙与不拔牙两类,而在拔牙矫治的病例中,就必然要包括有关关闭拔牙间隙的步骤。以临床多用的拔牙矫治为例,方丝弓矫治技术有以下四个基本步骤。

1.排齐牙列、整平牙弓

这是第一阶段矫治,主要使上下牙弓错位的牙齿排列整齐和使牙弓曲线平整,在这一阶段中,不解决牙弓间的错位关系。这一矫治阶段都以圆形钢丝作为矫治弓丝。在牙齿轻度错位

时,可以使用具备一定弹性和牙弓基本形态的弓丝,结扎在所有托槽中,利用其形变弹力而矫治牙齿的错位。而当牙齿错位程度较严重时,则需利用各类功能曲来矫治。因为在错位严重的牙弓中,不带矫治曲的矫治弓丝很难完全压入所有牙的托槽中。实验表明,若强压一直径0.018in的直弓丝进入错位牙的托槽中,弓丝弯曲1mm就会产生426克的力。如果以垂直曲的形态将曲压入1mm,则仅产生85g的力,所以当垂直曲嵌入托槽后,即可对矫治牙施力,使牙齿随垂直曲恢复到原来形状的位置。因而在排齐牙列的矫治阶段,为排齐各错位牙,较多采用能有较好弹性的圆形弓丝弯制的各类功能曲来进行矫治。功能曲的应用,实际上是增加了托槽间的弓丝长度,增加了弓丝的弹性,降低了牙齿的受力,这样就有可能使矫治弓丝完全结扎到托槽中去,而使错位牙得以排齐。第一根矫治弓丝通常由0.014in(0.36mm)或0.016in(0.41mm)直径的圆形弓丝来弯制,以后随着矫治的进展,更换为0.018in(0.46mm)及0.020in(0.51mm)直径的圆形弓丝,当牙齿排列整齐后。托槽的位置可在较为一致的水平,而为使用方丝弓创造了条件。在第一阶段矫治中,覆𬌗较深的病例,则需同时加大第二序列弯曲及末端后倾曲的曲度,在矫治牙齿排列不齐的同时使前牙压低,后牙升高,解除上下前牙的深覆𬌗,也为矫治深覆盖创造条件。

2.关闭拔牙间隙及矫治磨牙关系

这一阶段可开始使用方形弓丝,弯制成具有第一或第一、第二序列弯曲的方形弓丝插入颊面管,弓丝嵌入所有托槽并结扎固定。所有方形弓丝均以扁平的面嵌入槽沟。该阶段矫治包括拉尖牙向远中,关闭拔牙间隙,内收切牙,矫治前牙深覆盖及上下牙弓间关系等内容。这是整个矫治过程中较为关键和疑难的步骤。这一阶段矫治中要使用较大的牵引力拉尖牙及关闭拔牙间隙,同时开始使用转矩力对前牙作控根移动,若在矫治力与支抗力之间设计不当,则会出现支抗牙前移过度、倾斜、扭转、矫治间隙不足、𬌗关系紊乱等失误,影响矫治效果,甚至失败。

(1)拉尖牙向远中:拉尖牙向远中时,一般多以矫治弓丝为引导,通过附加牵引力拉尖牙远移。可在支抗磨牙与尖牙之间置链状橡皮弹力圈或螺旋弹簧来完成。在这一矫治过程中应注意防止支抗牙的前移及尖牙的倾斜移动。为防止支抗牙的前移可将上第二前磨牙、第一恒磨牙的托槽及第二恒磨牙的颊面管连续结扎,同时使用口外唇弓,以口外力推支抗磨牙,或设计腭杠、腭托等口内装置增强支抗,防止拉尖牙向远中过程中支抗牙的过度前移。为在尖牙移动过程中不发生倾斜,希望尖牙与第二前磨牙靠拢后,两牙的根呈平行关系,则可在橡皮弹力圈或螺旋弹簧对尖牙牵引的同时,在弓丝尖牙远中部位弯制"人"字曲,对尖牙施以一定的前倾正轴力,这样可防止其远中倾斜,保证尖牙的整体移动。

(2)切牙舌向移动关闭间隙、矫治深覆盖:在尖牙远中移动与第二前磨牙靠拢后,应更换矫治弓丝,在侧切牙与尖牙的托槽间弯制垂直张力曲或带圈闭合垂直曲来内收切牙,关闭前牙间隙。为达到切牙控根移动及保持正确的牙齿长轴关系,在方形弓丝的切牙段需施以一定的根舌向转矩力,而与垂直张力曲对切牙施加的舌向移动力之间组成一个力的复合,而使切牙整体舌向移动。在使前牙舌向移动的同时,根据磨牙错𬌗的类型及覆𬌗覆盖的程度,适时开始以弹力橡皮圈作颌间牵引,以使在关闭间隙的同时矫治磨牙关系。

3.牙位及咬合关系的进一步调整

当牙齿排列整齐,拔牙间隙关闭,磨牙关系得到基本矫治后,下一步骤是对个别牙存在的牙轴、牙位及𬌗接触轻度障碍的调整,以使上下牙弓的形态及功能达到较为完善的程度。这一阶段使用的方丝弓具有良好的牙弓形态及各个牙近远中轴倾角度的理想形态,故称这一弓丝为理想型弓丝(idealwire),使牙齿的位置能调整到良好的功能位。

4.完成与保持

矫治基本完成后,可先去除上下层弓,以结扎丝分别将上下牙弓由一侧颊面管至另一侧颊面管通过所有托槽进行横 8 字交叉的连续结扎固定 3~4 周。若牙齿及𬌗关系稳定无变化则改用保持器保持。多用 Hawley 氏活动保持器,有时下颌可选用 3+3 或 5+5 的舌侧固定丝保持器。

以上的四个步骤在临床应用时可灵活掌握。如有些患者前牙严重拥挤,可在排齐牙列的同时采用尖牙向后结扎的方法,逐步拉尖牙向远中进入拔牙间隙,以便为前牙的排齐开辟间隙。

(程传花　董作青)

第二节　直丝弓矫治技术

20 世纪 60 年代,Andrews 研究了 120 名未经正畸治疗的正常𬌗,提出了正常𬌗六项标准。在此基础上,于 70 年代初设计出直丝弓矫治器的系列托槽与颊面管。新的矫治器源于方丝弓矫治器,但却消除了在弓丝上弯制三种序列弯曲的必要,一根有基本弓形的平直弓丝插入托槽,就可以完成牙齿三方位的移动;治疗结束时,完成弓丝也完全平直,所以称为直丝弓矫治器(straight wire appliance,SWA)。直丝弓矫治器又称预调矫治器或预置矫治器(preadjusted appliance),该矫治器用托槽定位牙,很少弯制弓丝,不仅简化了临床操作、缩短了就诊时间,而且避免了因弓丝弯制误差造成的牙往返移动,使牙定位更精确、迅速,疗程也得以缩短。30 多年来,Andrews 直丝弓矫治器经过 Roth、Bennett、McLaughlin 等医师的改进(Roth setup,MBT Appliance),矫治器由多种系列的托槽发展成单一的系统,设计更为简洁合理,矫治技术也日趋成熟,将方丝弓矫治技术支抗控制下在方形弓丝上的牙整体移动与 Begg 矫治技术细丝轻力、组牙滑动有机地结合在一起,形成了独具特色的风格,已成为当今正畸临床使用最多的矫治器。

一、正常𬌗六项标准(six keys to normal occlusion)

(一)磨牙关系

上颌第一恒磨牙近中颊尖咬合于下颌第一恒磨牙近中颊沟上;同样重要的是上颌第一恒磨牙的远中颊尖的远中斜面咬合于下颌第二恒磨牙近中颊尖的近中斜面上,上颌尖牙咬合于下颌尖牙和第一前磨牙之间。

(二)牙近、远中倾斜(冠角、轴倾角)

牙临床冠长轴与𬌗平面垂线所组成的角为冠角或轴倾角(tip),代表了牙的近、远中倾斜程。临床冠长轴的龈端向远中倾斜时冠角为正值,向近中倾斜时冠角为负值。正常殆的冠角大都为正值。

正常殆牙的临床冠都向远中倾斜,冠角多为正值。

(三)牙唇(颊)-舌向倾斜(冠倾斜、冠转矩)

牙临床冠长轴的唇(颊)舌向倾斜度称为冠倾斜或冠转矩(torque)。不同牙有不同的冠转矩:上切牙冠向唇侧倾斜,冠转矩为正;下切牙冠接近直立;从尖牙起,上、下后牙牙冠都向舌侧倾斜,冠转矩为负,磨牙比前磨牙更明显,下颌比上颌为甚。

(四)旋转

正常殆应当没有不适当的牙旋转。后牙旋转后占据较多的近远中间隙;前牙正好相反,占据较少的近远中间隙。

(五)间隙

正常殆牙弓中牙都保持相互接触,无牙间隙存在。

(六)牙殆曲线

正常殆的纵殆曲线较为平直,或稍有 Spee 曲线,Spee 曲线深度在 0~2mm。Spee 曲线较深时,上颌牙可利用的殆面受限,上牙弓间隙不足以容纳上牙。整平较深的 Spee 曲线将使下牙弓的周径和弓长增加,使下牙弓的殆面能与上牙弓建立良好的殆接触。颠倒的 Spee 曲线为上颌牙提供的殆面过大,上牙的间隙过多。

二、直丝弓矫治器的原理

正畸治疗包括牙弓内(intra-arch)和牙弓之间(inter-arch)的治疗。弓内治疗确定牙在牙弓中的正确位置;弓间治疗协调上下牙弓之间及其与颅面之间的关系。标准方丝弓矫治器各个牙的托槽相同,只能通过在弓丝上弯制三种序列弯曲定位牙、完成弓内治疗。直丝弓矫治器的各个牙托槽的底厚不同,并预置有不同的轴倾角、转矩角,牙的定位是由托槽完成,不用在弓丝上弯制三种序列弯曲就能完成弓内治疗。这是 Andrews 直丝弓矫治器的要素,也是继 Andrews 之后形形色色的直丝弓矫治器所共有的特征。

(一)消除第一序列弯曲

正常牙在牙弓中的唇(颊)-舌位置有所差别,若以牙唇(颊)面的最突点至牙接触点连线的距离代表牙冠突度,各个牙的冠突度都不相同,这种差别在上牙弓较下牙弓更明显。例如上颌侧切牙较靠舌侧、冠突度较小;尖牙较靠唇侧,冠突度较大。

标准方丝弓矫治器需要在弓丝上弯制第一序列弯曲使牙到位并保持在这一位置;直丝弓矫治器通过调节托槽底的厚度,自动完成这种牙移动,使牙在牙弓中保持正确的唇(颊)舌位置关系。

上颌第一磨牙颊侧尖连线与牙接触点连线成10°角;下颌第一恒磨牙近中颊尖与远中颊尖连线与牙接触点连线平行。以此设计磨牙带环颊面管的补偿角度(offset)。

(二)消除第二序列弯曲

以上颌尖牙为例:正常上颌尖牙牙冠长轴向远中倾斜,冠长轴与殆平面垂线之间的成角为11°。标准方丝弓矫治器在粘着托槽时将托槽向近中适量倾斜或在弓丝上弯制第二序列弯曲来使牙达到这种位置。直丝弓矫治器托槽的槽沟包含了11°的角度,弓丝纳入槽内时将自动产生 11°的向远中倾斜的力,当弓丝恢复原来的平直形状时牙就完成了所需要的移动,冠向远中倾斜 11°。

直丝弓矫治器的托槽,根据不同牙的位置,在槽沟上加入了不同的近远中倾斜角度(tip)。注意此角度是依据临床冠确定,而不是依据整个牙长轴而确定。

(三)消除第三序列弯曲

正常𬌗上颌尖牙牙冠稍向舌侧倾斜,转矩角−7%。标准方丝弓矫治器在唇弓上弯制第三序列弯曲,加转矩力,然后,当弓丝固定入槽内时,牙会受力产生控根移动。直丝弓矫治器托槽在托槽底上加入了−7°的角度。当直丝纳入槽内后,将受扭曲而自动产生使牙冠舌向倾斜 7°的力,直至牙达到这一位置时,弓丝恢复直线并不再受扭力。同样,此角度是依赖临床冠长轴而不是牙根长轴。

三、直丝弓矫治器的设计

(一)Andrews 直丝弓矫治器

1970 年 Andrews 设计出标准直丝弓托槽(standard SWA),用于 ANB 角小于 5°的不拔牙病例,托槽所包含的角度数据源自于他研究过的非正畸正常𬌗的标准。不久,他又设计出拔牙病例用直丝弓托槽(translation SWA),根据支抗的需要,在托槽上增加了不同的抗倾斜(tip)和抗旋转(offset 或称 anti-rotation)成分,以防止拔牙隙两侧牙在受牵引移动时发生倾斜、旋转。同时根据 ANB 角的大小设计出三种不同的切牙托槽。

Andrews 设计的直丝弓矫治器托槽种类过于繁多。首先要根据拔牙或不拔牙选择"标准式"或"拔牙式";其次要根据患者 ANB 角的大小区分使用三种不同类型的切牙托槽;最后,对拔牙病例还要根据支抗的大小确定三种不同形式的尖牙与后牙托槽。Andrews 的初衷是使他的矫治器能做到"全程式化"并适合于每一个特定的患者,但结果却事与愿违。十多种不同托槽系列,每一系列中每个牙的设计又各不相同,如此繁杂的系统,使得临床使用很不方便。

(二)Roth 直丝弓矫治器

Roth 是功能𬌗的倡导者。功能𬌗是下颌功能运动时𬌗的状态,是正常𬌗的动态标准,也是正畸治疗的目标。功能𬌗的标准如下。

1.正中𬌗即最大尖窝接触位时髁突应位于关节凹正中位置。

2.正中𬌗时后牙接触均匀、受力均衡,𬌗力尽可能沿长轴方向;前牙应稍稍分离(0.005"),形成后牙对前牙的保护。

3.前伸𬌗时 6 个上前牙与 8 个下前牙接触,后牙稍稍分离,形成前牙对后牙的保护。

4.侧方𬌗时仅工作侧尖牙接触,其余牙分离,即尖牙保护𬌗。

Roth 根据功能𬌗目标和多年临床应用 Andrews 直丝弓矫治器的经验,于 1976 年对 Andrews 托槽进行了改良。Roth 改良的直丝弓托槽是一种拔牙托槽,其主要设计思想如下。

(1)一种托槽系列适合于大部分患者。

(2)托槽所包含的角度可以完成牙齿三方位的轻度过矫正。

(3)允许牙齿轻微倾斜移动,而不像 Andrews 托槽那样完全整体移动牙齿。

(4)切牙托槽的位置稍靠切缘,以省去弓丝的代偿弯曲。

(三)MBT 直丝弓矫治器

Bennett 与 McLaughlin 根据自己多年使用直丝弓矫治器的经验,特别是使用他们提出的滑动法关闭拔牙间隙的新的矫正需要,1994 年对直丝弓矫治器的托槽设计进行了改良。在此基础上,1997 年 McLaughlin、Bennett 和 Trevisi 发展出 MBT 直丝弓矫治器。

1.减小上、下前牙特别是尖牙的轴倾角。

2.增大上切牙根舌向转矩角和下切牙冠舌向转矩角。

3.增大上磨牙冠舌向转矩角。

4.减小下尖牙和后牙特别是磨牙冠舌向转矩角。

5.上第二前磨牙托槽底减薄,托槽仍为 0.022″槽沟,但在外形,上尖牙和前磨牙托槽不再附有牵引钩。

(四)基于正常殆中国人牙特征的直丝弓矫治器

北京大学口腔医学院正畸科于 20 世纪 80 年代末将直丝弓矫治器引入正畸临床,并于 90 年代初开发出国产直丝弓矫治器托槽和磨牙颊面管。1997 年对正常殆的研究得出中国人直丝弓矫治器全部基础数据;其后,对根据这组数据设计的矫治器进行临床应用,评价、验证并加以改进,2006 开发出基于正常殆中国人牙特征的直丝弓矫治器——Z2 矫治器。

四、直丝弓矫治器的安放

(一)托槽识别

直丝弓矫治器托槽专牙专用。为区分不同牙的托槽,每个托槽的远中龈侧翼上都有永久性识别标志:进口产品上颌为圆点,下颌为椭圆点;国产品上颌为圆点,下颌为线。有的产品在托槽网底面以激光数字标示牙位,有的以激光数字将牙弓象限和牙位分别标示在托槽殆向的两个翼上。

(二)托槽位置

直丝弓矫治器将托槽置于牙的临床冠中心。正确的托槽位置可以在最大限度减小弓丝弯制的情况下使牙的位置和排列更接近六项标准,是直丝弓矫治器取得高质量治疗结果的基础。

Andrews 用目测法确定牙的临床冠中心。这种方法简便易行,但却存在误差。MBT 技术推荐以临床冠中心高度确定托槽的位置,并借助定位器、使用光固化粘接剂粘接托槽。这种方法可以精确定位托槽,但却耗时、耗力。应当注意的是牙临床冠中心高度存在种族差异。

五、矫治程序

直丝弓矫治器源于方丝弓矫治器,遵循方丝弓矫治技术的治疗原则。经过 30 多年的发展,吸取了 Begg 矫治技术的细丝轻力、组牙滑动的特点,形成了当代直丝弓矫治技术如下。

1.强调托槽粘着位置的精确。

2.整个治疗中使用弱而持续的矫治力。

3.高弹性弓丝如热激活镍钛丝的广泛应用。

4.使用三种弓形,即尖圆、卵圆和方圆形。

5.重视牙弓完全整平,第二磨牙常包括于矫治器内。

6.第一阶段排齐整平牙弓时,为防止前牙唇倾与覆殆加深,采取尖牙向后结扎(laceback)和末端弓丝回弯(cinch back)。尖牙向后结扎指用结扎丝从牙弓最远中的磨牙颊面管至尖牙托槽之间进行 8 字形连续结扎。所有拔牙、不拔牙病例,只要不希望尖牙冠长轴前倾者都要采用。末端弓丝回弯是指将颊面管后方的末端弓丝紧贴颊面管向龈向弯折 45°以上。

7.第二阶段使用滑动法关闭拔牙隙:滑动法(sliding mechanics)是指牙弓完全整平后,使用 0.019 英寸×0.025 英寸不锈钢方丝,在尖牙托槽近中弓丝上置牵引钩,以弹性牵引方式、用 50～150g 颌内牵引力,一次完成 6 个前牙的后移和控根。在关闭拔牙间隙的同时,通过支抗控制调整磨牙关系。滑动法是直丝弓矫治技术特有的关闭拔牙间隙的方法。

8.完成阶段:对于直丝弓矫治器,一旦第一根弓丝结扎入托槽后,牙即向最终位置移动,整个治疗是一个缓缓向完成阶段过度的过程。若前两个阶段处理良好、治疗过程平稳,结束时仅需要小量的工作。

完成阶段的工作主要包括以下三方面。

(1)矫正治疗过程中因托槽位置、转矩与支抗控制不当等产生的问题。

(2)必要时的过矫正。

(3)去托槽之前,用细圆丝至少 6 周,可配合垂直牵引,使牙垂直向定位、尖窝关系更好。

直丝弓治器由于"托槽依牙不同而不同",实现了牙间的托槽个别化,这是矫治器发展史中的一大进步。然而,这种个别化只是初级的,迄今尚无一种"托槽依患者不同而不同"的真正个体化矫治器,矫治器与矫治技术都需要继续发展。

(程传花　董作青)

第三节　舌侧矫治器和矫治技术

一、舌侧矫治技术的发展

20 世纪 70 年代初,伴随着直丝弓矫治器的应用,在西方国家中要求正畸的人数不断增多,其中成年人所占比例越来越大。由于职业、美观等原因,部分成人不希望所戴用的矫治器被他人察觉。美国正畸专家 Dr.Craven Kurz 获得舌侧矫治器(lingual orthodontic appliance)专利,Ormco 公司正式生产出舌侧托槽。与此同时,日本正畸专家 Kinya Fujita 也发明了舌侧矫治器,并在美国正畸杂志发表相关文章 ,提出了蘑菇形舌侧弓丝(mushroom arch wire)。由于社会公众的关注和正畸医师们的热捧,舌侧正畸在欧美、日本等地风靡一时。

早期上前牙区舌侧托槽常因咬合力作用而脱落,后来对前牙区舌侧托槽改进并增加了导板(anterior inclined plane),这一改进不仅大大减小了,上前牙舌侧托槽所受的剪切力,而且还起到压低下切牙、打开咬合的作用。Dr.Kurz 先后推出了七代舌侧托槽和专用器械。

在 20 世纪 80 年代中后期,由于医师缺乏舌侧矫治技术的系统培训,且无配套的技工室间接粘接技术和预成舌侧弓丝,大量病例矫治效果不理想,出现了支抗丧失、后牙开𬌗、牙齿排列不理想等问题。同时随着唇侧陶瓷托槽的出现,使舌侧正畸暂时跌入低谷。随着舌侧托槽间接粘接技术、预成舌侧弓丝及生物力学机制研究等的突破和临床经验的积累,舌侧正畸重新繁荣。进入 21 世纪,意大利正畸医师 Dr.Giuseppe Scuzzo 和日本正畸医师 Dr.Kyoto Takemoto 合作开发出更小巧的舌侧直丝弓托槽 STb(Scuzzo/Takemoto bracket)。

德国正畸医师 Dirk Wiechmann 率先将 CAD/CAM 应用于舌侧矫治器制作,并使用机械手弯制弓丝,这就是最早的个体化矫治器,名为"incognito bracket"。该托槽底板大而薄、托槽体小,粘接牢固,患者感觉舒适,而且增加了托槽间距。个性化的弓丝弯制使得矫治的精确性大大提高。但该系统加工成本较昂贵。

二、舌侧矫治器和矫治技术

(一)舌侧矫治器的主要组成部分

舌侧矫治器主要由舌侧托槽、磨牙舌侧管、弓丝等组成。

1.托槽

舌侧矫治器托槽的种类有以下几种。

水平槽沟型:以 Kurz 舌侧托槽为代表。槽沟为水平方向,弓丝水平放入槽沟,易于控制前牙的转矩和倾斜度,但对扭转牙的矫治较困难。

垂直槽沟型:以 Fujita、Uniter、Forestadent 托槽为代表。槽沟呈垂直向,弓丝口从𬌗向入槽,临床操作简单,易于扭转牙的矫治,但不易控制前牙转矩和倾斜度。

目前临床上应用较多的舌侧矫治器为 Kurz 第七代托槽和 STb 托槽。两种托槽类似唇侧直丝弓托槽,但未包含第一序列弯曲,需要通过间接粘接定位。

2.磨牙舌侧管:舌侧管近中翼附球形钩

上前牙托槽导板使后牙分开,患者在矫治最初 2 个月咀嚼困难,可以在下磨牙𬌗面粘接复合树脂建立咬合,治疗过程中逐步磨除树脂。

3.弓丝

(1)弓丝的材质:常用铜-镍钛合金丝和镍钼合金丝(TMA),铜-镍钛合金丝弹性好,而镍钼合金丝上可以弯制曲。也应用镍钛丝和不锈钢丝。

(2)弓丝的形态特点:弓丝呈蘑菇状,尖牙和前磨牙间、前磨牙和磨牙间应弯制第一序列弯曲;对于临床牙冠较短的患者,尖牙和前磨牙间应弯制第二序列弯曲或向下的弯曲。

(二)舌侧矫治器的生物力学作用特点

舌侧矫治器力作用点位于牙冠舌侧,生物力学上与唇侧矫治器存在较大差异。从矢状平面上看,舌侧托槽距阻力中心的距离远小于唇侧托槽到阻,力中心的距离,因此,单纯的牙齿压入移动更接近整体移动。在垂直平面上,舌侧托槽距阻力中心的距离大于唇侧托槽距阻力中心的距离,因而在施以相同矫治力内收前牙的情况下,舌侧矫治器可获得更大的力矩,加大了前牙内收的过程中控制前牙转矩的难度。间接粘接时,可适度增加托槽冠唇向转矩以对抗前牙舌倾。多根牙阻力中心在根分叉附近往根尖方向 12mm 处,上颌磨牙的阻力中心偏腭侧,舌侧矫治器较唇侧矫治器更加接近阻力中心,压低上磨牙时产生有利的冠舌倾,而唇侧矫治器则正好相反;下颌磨牙的阻力中心基本位于牙颊舌侧中心,颊舌侧托槽对磨牙转矩作用相同。

在使用同样大小的内收力和压低力时,唇侧矫治器合力正好通过阻力中心产生整体内收,而在舌侧矫治器合力位于阻力中心舌侧,导致上前牙顺时针旋转,过度舌倾,改变上牙弓弓形。因此在应用舌侧矫治器内收上前牙时,应当减小内收力,相应增大转矩和压入力,改变合力角度,使之通过牙的阻力中心。

在内收前牙、关闭拔牙间隙阶段,由于舌侧矫治器作用于前牙的力通过牙齿旋转中心的舌侧,对前牙产生冠舌向转矩的同时始终对后牙产生远中直立的力量,从而增强了后牙的支抗。

三、舌侧矫治器的临床操作和矫治程序

准确的托槽定位是取得良好矫治效果的关键。与唇侧矫治不同,正畸医师很难通过目测将舌侧托槽直接黏着在正确的位置。因此,舌侧托槽必须采用间接粘接法(indirect bonding)。

(一)制取模型

制取模型及上殆架用藻酸盐或其他印模材料为患者取1~2副高质量的印模,灌硬石膏模型,模型要求精确、完整。将模型和设计单交给技工室,并列出矫治计划。

将硬石膏模型打磨,维持由基底到龈缘约8mm高度,然后将上下颌模型分别灌制到新的底座上。将模型通过面弓转移上殆架。

(二)技工室排牙

根据Andrews方法,在每个牙齿的颊面上标出牙长轴,长轴线延伸到基底。该记录有利于在排牙时观察牙位的变化。

将下牙弓一侧第二前磨牙到对侧第二前磨牙从模型基底锯下。尽可能自然地将牙齿分开,以避免破坏接触点。

排牙首先要确定下切牙的位置,然后是下尖牙、前磨牙,最后锯下磨牙修整,完成下牙弓的排牙。下牙弓排牙过程中,要注意建立正确的下切牙和下颌平面夹角,维持尖牙间、磨牙间宽度,整平Spee曲线。上颌牙齿排列在与下颌牙齿相对应的理想位置上,并根据头影测量分析确定的矫治计划分别确定上前牙、上后牙位置。

将上下颌模型装入完全可调式殆架。只有当所有后牙在最大尖窝咬合位时没有早接触,下颌进行各种功能运动时没有殆干扰,下颌能够咬在理想的正中验位时,才算完成了排牙。排牙后将舌侧牙面清理干净,涂分离剂。

(三)技工室托槽定位和间接粘接

在完成模型排牙后,由技师制作与所有托槽匹配的理想弓丝,使之尽可能贴近牙齿舌面。一旦确定所有的托槽定位正确,则制作每个牙齿的个体化托盘,该托盘与托槽贴近的内层为软树脂,外层为硬树脂。

1.托槽放置

将结扎有托槽的弓丝放在排牙模型上,检查每个托槽是否位于相应牙齿的中央并保证托槽网底与牙齿舌面间尽量紧贴,最后将弓丝用蜡粘接在模型上。

2.制作个体化的硬托盘

在排牙模型上涂一层分离剂。先用压膜片或硅橡胶材料制作的软托盘,修整软托盘使之仅覆盖于托槽表面,然后采用化学固化树脂制作个体化硬托盘。仔细地将弓丝和带着个体化硬托盘的托槽作为一个整体从排牙模型上取下。

3.个体化托槽基底

由于牙齿舌面的形态特点,托槽基底和牙面之间存在小间隙。将少量复合树脂放在托槽的网底背板上充填间隙。这样每个托槽基底都是根据牙齿的解剖形态个体化制作的,因此能够准确地与牙面贴合。

(四)临床粘接

常规清洁、隔湿、酸蚀、冲洗吹干后,在牙舌面及托槽底面上涂一薄层光固化处理液,在托槽底板涂少量光固化树脂。然后,将每个托盘仔细地放到相应的牙面上(核对托盘上的标号),去除多余的粘接剂,光照至少20秒。重复同样的步骤,直到全部托槽粘接完成,最后去除树脂托盘。

(五)临床治疗程序

以拔除4个第一前磨牙为例,矫治程序与唇侧直丝弓矫治技术类似。

1.排齐整平牙弓

在连续弓丝或片段弓上通过螺旋推簧和拉尖牙向远中可有效解除前牙拥挤。在拉尖牙过程中,一方面应防止侧切牙和尖牙间出现过大的间隙而影响美观,另一方面应避免后牙支抗丢失。由于舌侧托槽槽沟通常为0.018英寸,排齐整平用的弓丝依次可采用0.013英寸铜镍钛丝、0.016英寸铜镍钛丝、0.016英寸TMA丝、0.017英寸×0.017英寸铜镍钛方丝。

牙弓排齐整平完成后,在整体内收前有必要将6个前牙的转矩整平。应用0.0175英寸×0.0175英寸TMA弓丝和0.017英寸×0.025英寸TMA方丝,应使弓丝完全入槽,每个托槽实施双重结扎。没有充分整平转矩的前牙会成为支抗牙,易导致后牙支抗丧失。

2.整体内收前牙

舌侧正畸患者对美观要求很高,应尽量避免在前牙区出现大的间隙,因此前牙应整体内收,方法包括关闭曲法和滑动法。

(1)关闭曲法关闭间隙:关闭曲法关间隙主要应用在,上牙弓。关闭曲每8周左右加力一次,每次打开1mm。弯有T形曲的弓丝刚放入口内时不要加力,因为人字曲本身对牙齿有回收力作用。

(2)滑动法关闭间隙:上牙弓滑动法关间隙应用0.017英寸×0.025英寸TMA弓丝。与关闭曲法一样,要弯制人字曲和补偿曲线增加前牙压入力,防止垂直向弯曲效应。同时,从前磨牙远中渐进性弯制成弧形曲线,使弓丝结扎前在第二磨牙远中比现有牙弓宽一个牙尖,这样可以防止横向弯曲效应。内收时经常在侧切牙到后牙间放置弹力链。下牙弓滑动法关间隙应用0.016英寸×0.022英寸不锈钢方丝。整个回收过程中下牙弓弓形保持不变,不弯制人字曲、补偿曲线、前牙阶梯及其他垂直向曲,后牙段弓丝平直,不成弧形弓形。一般情况下,弹力链从第一磨牙的舌侧钩经过尖牙舌侧托槽,绕过侧切牙和尖牙的接触点挂在下颌第一磨牙的颊侧钩上,称环绕牵引。

3.精细调整

前牙整体回收、关闭间隙后,需要通过精细调整获得稳定的牙齿排列及尖窝咬合关系。由于舌侧托槽间距小,即使只有很小的内收外展、阶梯曲或转矩也很难完全入槽,建议采用0.0175英寸×0.0175英寸TMA弓丝和0.016英寸TMA弓丝。应将尖牙和第二前磨牙间"8"字结扎、弓丝末端回弯或向后结扎,以防止拔牙间隙复发。必要时可以在弓丝上弯制小的内收外展、阶梯曲完成精细调整。

(程传花　董作青)

第四节　无托槽隐形矫治技术

　　无托槽隐形矫治技术是用一系列透明活动矫治器实现牙颌畸形矫治的正畸新技术,口腔正畸领域的新突破。是现代正畸学理念与最新计算机三维重建技术、计算机辅助诊断设计技术、现代制造技术相结合的产物。其使用的矫治器(Angelaliner)是用医用高分子透明材料制成的、没有传统固定矫治器中的托槽和钢丝,可以满足患者既矫正牙齿又不影响美观的需求。与传统矫治器相比,时代天使隐形矫治器具有美观、舒适、方便、卫生等特点。

　　无托槽隐形矫治技术由 OrthoDs 牙颌畸形矫治数字化诊断设计系统及批量定制隐形矫治器的现代制造技术组成。OrthoDs 牙颌畸形矫治数字化设计系统以三维数字化牙颌模型为基础,完成整个牙颌畸形矫治过程的计算机模拟和演示,根据矫治设计,依托现代制造技术,加工矫治过程中的每一步无托槽隐形矫治器。患者在医生的指导下依次佩戴这一系列矫治器,便可实现牙齿的逐渐移动,最终达到满意的矫治效果。

一、无托槽隐形矫治器优点

(一)美观性

　　隐形矫治器具有透明、舒适且可摘戴的优点。矫治器是透明的,不易被人察觉,患者还可以在一些重要的私人或公开场所戴用它们。

(二)可摘性

　　隐形矫治器是可摘的,因此患者可以保持他们日常口腔卫生习惯,也可随意进食,不必担心食物粘在矫治器上或者损坏矫治器。

(三)舒适度

　　隐形矫治器是比较舒适的,因为隐形矫治器不像托槽和弓丝那样会刺激颊黏膜和周围软组织。因为不存在体积相对较大的托槽或弓丝,戴用矫治器的患者也不需要使用保护蜡和塑料套管装置等保护装置。

(四)适用于牙釉质存在缺陷的牙齿

　　有些患者因为对金属或镍元素过敏而无法戴用传统固定矫治器,或者因为牙釉质发育异常而不能粘贴固定矫治器,这种情况下就可以使用隐形矫治器。

(五)不易发生牙根吸收

　　对于戴用隐形矫治器的患者,尚未有牙根吸收发生的报道。隐形矫治器能精确掌控临床医生所定义的牙齿移动,每一步矫治器的牙齿移动量都是根据临床医生的要求而设置的。

(六)较少的不适感和疼痛感

　　一些青少年时期戴用过固定矫治器而今却接受隐形矫治的成年患者,他们都表示隐形矫治器治疗更为舒适且很少引起疼痛。隐形矫治的独特之处还表现在,对于一个治疗初始就有疼痛感的患者,临床医师可以通过逐步降低每一步矫治器的牙齿移动量来减轻疼痛。

(七)易于保持口腔卫生

　　隐形矫治的可摘性不会妨碍口腔卫生的防护,因此极少出现卫生不良的状况。目前普遍认为,如果患者在固定矫治期间刷牙不正确或者不彻底,就会出现牙釉质脱矿、龋齿或者牙周疾病等。和固定矫治的患者相比,应用隐形矫治器治疗的患者则显示出现低的牙釉质脱矿和患龋率。

(八)适用于有填充物或冠修复体的牙齿

当牙齿上有充填物和修复体时,在其上粘贴托槽是一个挑战。尽管可以用氢氟酸或陶瓷处理剂在冠修复体上进行粘结,但是这种技术需要额外的操作,且结果很难预测。另外,由于氢氟酸对组织有腐蚀性,使用时还需要放置橡皮障以保证安全。隐形矫治器是这类患者的理想选择,因为临床医生可以确定那些牙齿不需要粘接附件从而降低或者避免了这种操作上的难题。

(九)无碍发音

隐形矫治器不覆盖腭部,因此不妨碍发音。

(十)节省椅旁时间

它不需要带环、弓丝和托槽。同时也不需要如摘戴 A 型牵引或者 C 型链状橡皮圈的操作,可以免去所有固定矫治器所需要的器械和装置。

(十一)利于垂直向关系的控制

隐形矫治能有效控制前牙开颌或浅覆𬌗。应用传统的固定矫治器在初期排齐整平阶段很容易出现开颌,但应用隐形矫治是却可以减少这种倾向。

(十二)可用于深覆颌病例的治疗

伴有深覆颌的错𬌗畸形可以通过戴用隐形矫治器进行上下颌的同期治疗,无须使用前牙平导或后牙颌垫。

(十三)很少发生意外

隐形矫治器发生意外的情况要少于固定矫治。它不会出现托槽损坏或弓丝刺激软组织的情况,虽然偶尔会有患者丢失矫治器或发生矫治器损坏,但这些都不需要紧急处理。如遇上述情况,可以安排患者随后领取重新制作的矫治器。

(十四)可对单个牙齿的移动进行控制

隐形矫治器的独特之处,还在于临床医生可以精确指定在治疗中需要移动和保持不动的牙齿。有了这样的选择,可以让那些已存在牙根吸收和有修复体的牙齿在治疗过程中保持不动。

(十五)可在Ⅱ期治疗中取代固定矫治

隐形矫治适用于两侧第二磨牙间所有牙齿全部萌出的患者。当一个患者在混合牙列期进行了Ⅰ期矫治,如纠正了不良习惯、颌骨不调或严重的牙列不齐等,通常会对固定矫治进行Ⅱ期治疗产生厌烦。此时,一旦患者恒牙列完全萌出,就可以采用隐形矫治进行Ⅱ期治疗了。对于患者来说,隐形矫治能给患者带来良好的变化,又是一种美观的选择。

(十六)对夜磨牙的控制

隐形矫治器覆盖住牙齿的颌面从而起到一个保护的屏障作用,这样一来,就可以减轻因夜磨牙习惯而引起的牙齿磨损。

(十七)适于特殊患者群

由于隐形矫治器的可摘性和舒适性,运动员和乐器演奏者可以选择此种矫治器。

(十八)可在矫治过程中同时进行牙齿漂白

隐形矫治器的另一个作用是可以在矫治的同时进行牙齿漂白,所以说它可以提供全面的美观性治疗。

(十九)提前可视矫治过程

隐形矫治的设计首次就可让临床医生看到矫治从始到终的全程演示。

无托槽隐形矫治可以让患者在很多方面获益,不但美观,还使得正畸治疗更为舒适和简便。

二、适应证

无托槽隐形矫治技术的适应证原则:主要用于恒牙期牙𬌗畸形的矫治。

(程传花　董作青)

第五节　错𬌗畸形的预防和早期矫治

绝大部分错𬌗畸形是儿童在生长发育过程中,受遗传及环境因素影响而造成的牙、颌、颅面的畸形。错𬌗畸形可导致颌骨及颜面的形态异常、妨碍口颌系统的正常功能,影响个体的容貌美观甚至心理健康。因此,早期预防畸形的发生,及时对已发生的畸形进行早期治疗,阻断其发展,或通过早期控制,引导牙颌面良性发育,不仅对儿童口颌系统的正常生长发育、儿童心理的健康成长十分重要,而且可简化治疗方法并缩短疗程。错𬌗畸形早期一般可用很短的时间,通过比较简单的矫治方法和矫治器得到矫正,如果没有进行早期防治,畸形可能发展严重,给以后的治疗增加难度,甚至需要成年后采用外科—正畸联合治疗。充分了解并通过各种渠道向广大父母和儿童宣传预防错𬌗畸形的基本知识,掌握早期诊断、早期预防,早期治疗的方法是全体口腔医师的重要任务。

一、错𬌗畸形的预防措施

早期预防是指发生错𬌗畸形以前采取预防性措施,去除可能造成错𬌗畸形的危险因素,终止错𬌗畸形的发生。错𬌗畸形的预防应从妊娠期开始,注意母体的健康和胎儿的保护。婴儿出生后需要及时检查、定期观察,防止错𬌗畸形的发生和发展。

(一)早期预防

1.胎儿时期的预防

胎儿时期母体的健康、营养、心理以及内外环境随时影响着胎儿的生长发育。母亲应注意营养、卫生,保持良好心态,以保证身体健康,避免畸形的形成。母亲在整个妊娠期应摄入丰富的含糖、蛋白质、脂肪及钙、磷、铁等无机盐类的食物和多种人体所需的维生素,以满足胎儿生长发育的需要。妊娠期应避免接触有毒有害物质及污染的环境,如过量的放射线照射,服用某些化学药物,烟、酒、咖啡的过量摄入等。妊娠期还应增强体质,避免患急性发热性疾病,如流感、疱疹等。此外,保证正常分娩,防止分娩时对颅面的创伤而导致面部畸形,也十分重要。

2.婴儿时期的预防

(1)正确的喂养方法:母乳中含有婴幼儿生长发育所必需的各种物质,且易消化、吸收,因此提倡母乳喂养。正确的喂养的姿势为约45°的斜卧位或半卧位。如果采用人工喂养时,最好使用与口唇外形吻合的解剖扁形奶嘴,奶嘴孔不宜过大,以便有足够的吮吸功能活动刺激颌面部的正常生长。不论母乳喂养,还是人工喂养,婴儿都不能睡着吃奶,否则可能使下颌过度前伸而形成上下颌骨矢状向位置不调。人工喂养时,注意奶瓶与骀平面垂直或稍下10°左右适宜。奶瓶位置过高,会诱导下颌前伸,形成反骀畸形;奶瓶位置过低,会压迫下颌,使下颌发育不足,形成下颌后缩畸形。

(2)正确的睡眠姿势:从出生开始,应特别注意婴儿的睡眠姿势,必须经常调换位置,不可长期偏向一侧,以免一侧颌面经常受压而形成畸形。

(3)破除口腔不良习惯:婴儿时期常因吮吸活动不足或缺乏与亲人的情感交流,而出现口腔不良习惯,如吮拇、吮指、吮咬唇或咬物等。一经发现有口腔不良习惯应及早破除。

3.儿童时期的预防

(1)合理的膳食:儿童时期全身和颅、颌面的生长发育很快,饮食要平衡,不能偏食,应摄入富含营养并有一定硬度的食物,以促进和刺激牙颌的正常发育。

(2)防治疾病:预防呼吸道疾病及影响全身和牙、颌、面生长发育的疾病,对口颌系统的生长发育十分重要。鼻呼吸可使腭部在发育过程中正常下降,如有扁桃体过大、鼻炎、鼻窦炎等呼吸道疾病时,应尽早治疗以维持呼吸道通畅,避免用口呼吸。长期呼吸功能异常的患儿,可造成上颌前突、腭盖高拱等错骀畸形。此外,一些影响生长发育的疾病,如佝偻病等应及时治疗。

(3)防治龋病:儿童时期预防和治疗龋齿,维持乳牙列的健康完整,保障后续恒牙顺利萌出,可有效地减少错骀畸形的发生。要养成良好的口腔卫生习惯和饮食习惯,做到早晚刷牙,用含氟牙膏刷牙,饭后漱口,少吃零食。可用窝沟封闭防龋。定期检查,如已发生龋坏应及时治疗,恢复乳牙冠的正常外形,以保持牙弓的长度及正常刺激,以免骨量的丢失,导致牙列拥挤,牙错位萌出。

(4)心理维护:口腔不良习惯也可对幼儿造成不利的心理刺激,尤其是年龄稍大的儿童。当不良习惯及其所形成的牙颌畸形,常引起同学的讥笑和大人的责骂时,可造成儿童一定程度的心理伤害。对此,家长、老师和医师要对患儿进行正确的指导及恰当的治疗,维护儿童的心理健康成长。

(二)预防性矫治

乳牙期及替牙期的局部障碍,如乳牙或恒牙早失、乳牙滞留、恒牙萌出异常等,均可导致错骀畸形的发生。尽早发现这些局部障碍并及时正确处理,可预防由其导致的错骀畸形。

1.乳牙或恒牙早失

乳牙、恒牙早失均影响咀嚼或发音功能,乳牙早失后可导致恒牙错位萌出,邻牙向失牙间隙倾斜,对颌牙伸长,而致上下牙弓咬合关系紊乱。

(1)乳牙早失的处理:一般应维持间隙,保持牙弓长度,以便后继恒牙萌出时有足够的间隙,方法是采用缺隙保持器。

1)缺隙保持器的适应证及要求:①适应证:a.乳牙早失,X线片显示后继恒牙牙根尚未发育或仅形成不到1/2,牙冠𬌗面有较厚的骨质覆盖,间隙已缩小或有缩小趋势;b.一侧或双侧多数乳磨牙早失,影响患儿咀嚼功能者。②要求:a.不妨碍牙及牙槽高度及宽度的正常发育;b.能保持牙弓长度;c.能恢复一定的咀嚼功能。

2)常用的缺隙保持器:①丝圈式缺隙保持器:适用于个别后牙早失。注意丝圈应离开牙槽嵴1~2mm,不妨碍牙槽嵴正常发育,并与邻牙有良好的接触以保持缺隙的宽度。磨牙已向近中移动,缺隙变小的患者可在增加前段牙弓支抗后,用螺旋弹簧开展间隙,推第一磨牙向远中。②活动义齿式缺隙保持器:用于多数乳磨牙早失缺隙的保持,并可恢复一定的咀嚼功能。活动义齿式缺隙保持器,其结构与制作和一般的简单活动义齿类似,可设计双臂卡环,不用𬌗支托以免妨碍牙槽高度的发育。注意:3~6个月定期观察,不能妨碍新牙萌出,有必要时需重新制作。

(2)恒牙早失的处理:视情况采取保持缺隙的方法待以后义齿修复;或待乳牙替换完成后进行全面的矫治计划;对个别恒牙早失亦可经正畸治疗用邻牙代替早失牙。

1)上中切牙早失:可酌情将侧切牙移至中切牙的位置上,并保持中切牙宽度的间隙,待成年后做全冠修复,恢复中切牙的外形。同时让尖牙前移并磨改外形以代替侧切牙,第一前磨牙顺次前移代替尖牙,其余牙均顺次前移,使上下颌牙列建立良好的尖窝关系。

2)第一磨牙早失患者:如缺隙区牙槽宽度足够可利用双侧前磨牙、前牙、健侧第一磨牙作支抗,移动缺失侧的第二磨牙向近中以代替第一磨牙。矫治过程中应仔细观察,注意调𬌗并防止第二磨牙近中移动时牙冠倾斜,同时防止对颌磨牙伸长形成𬌗干扰。酌情让第二磨牙前移代替第一磨牙。

2.乳牙滞留的处理

乳牙未脱,X线片显示后继恒牙胚正常,牙根已形成1/2以上,对侧同名牙已萌,或后继恒牙已错位萌出,应尽早地拔除滞留的乳牙,以便恒牙在萌出的过程中自行调整。乳下切牙滞留,下切牙舌向萌出的患者,在拔除乳下切牙后,由于舌的活动,舌向错位的下切牙可能向唇侧移动到正常的位置。上侧切牙舌向萌出的患者,如与下切牙已建立咬合关系并形成反𬌗时,常需要矫正。乳磨牙粘连的患者拔除粘连的乳磨牙后,应密切观察前磨牙的萌出。如果前磨牙根已基本形成但又缺乏自行萌出的能力时,应根据患者的牙龄、上下牙列拥挤等情况全面考虑后再进行治疗。

3.恒牙萌出异常

(1)恒牙早萌的处理:恒牙萌出时间明显提前,临床检查有轻度松动,X线牙片显示牙根刚开始形成,其长度不足1/3或牙根未形成。即可诊断为恒牙早萌。多系先导乳牙根尖周感染破坏了牙槽骨及恒牙胚的牙囊而使后继恒牙过早萌出。由于牙根刚开始形成或尚未形成,过早萌出的恒牙易受外伤或感染而脱落。

对早萌牙的正确处理是阻止其继续萌出,方法是采用阻萌器。阻萌器是在丝圈式缺隙保持器,上加焊一根阻萌丝。定期观察牙根发育情况,如牙根已形成1/2以上时,可取下阻萌器让其萌出。

(2)恒牙迟萌、阻生及异位萌出的处理:恒牙在应萌出的年龄不萌,而对侧同名牙已萌出时为迟萌。X线牙片显示未萌恒牙牙根已大部分形成,位置异常,部分或全部阻生在牙槽骨中。常见原因有萌出间隙不足、乳牙滞留、恒牙萌出道异常等。

分析迟萌、阻生的原因,尽早拔除迟脱的乳牙、残根、残冠、额外牙,切除囊肿、牙瘤和致密的软硬组织。如恒牙牙根已形成 2/3 以上而萌出力不足时,可用外科手术开窗、导萌阻生牙及迟萌牙。

(3)恒牙萌出顺序异常的处理:恒牙萌出顺序异常,如第二磨牙先于前磨牙、尖牙萌出可用第一磨牙前的固定舌弓维持牙弓长度,以便后继尖牙、前磨牙替换后有足够的间隙自行调整、排齐。如上颌第二磨牙已向前移或形成远中关系,则需设计矫治器将上颌第二磨牙推向远中,以便保持磨牙中性关系。

4.系带附着异常的处理

对唇系带附着异常致上中切牙间间隙者,临床上需做唇系带修整术。常先用固定矫治器使左右侧切牙中切牙向中线靠拢关闭间隙,待将间隙关闭后,从牙槽嵴顶仔细地切除附着的异常唇系带及全部纤维组织,以保持间隙关闭后效果。通常不主张先行唇系带手术再关闭间隙,因为手术瘢痕会影响间隙的关闭。舌系带过短的患者常发生下牙弓过宽、前牙开𬌗,在矫治错𬌗的同时,做舌系带延长术,使舌恢复正常的功能活动。

二、错𬌗畸形早期阻断性矫治

阻断性矫治是对乳牙期及替牙期因遗传、先天或后天因素所导致的正在发生或已初步表现出的牙,牙列、咬合关系及骨发育异常等,采用简单的矫治方法进行治疗,或采用矫形的方法引导其正常生长,达到阻断畸形的发展.建立正常的牙颌面关系为目的的矫治。

(一)混合牙列期的暂时性错𬌗

混合牙列期由于恒牙的萌出和乳牙的替换,出现的暂时性错𬌗一般可在生长发育中自行调整,不需矫治。但必须仔细分析,跟踪观察,以便及时正确处理。常见的混合牙列期暂时性错𬌗有:上颌左右中切牙萌出初期,左右中切牙间常出现一间隙。上颌侧切牙初萌出时,牙冠向远中倾斜。中、侧切牙萌出初期,可能出现轻度拥挤。上下颌第一磨牙在建𬌗初期,为偏远中𬌗关系。混合牙列期常出现前牙深覆𬌗。

上颌左右中切牙萌出初期,左右中切牙间常出现一间隙。这是由于上颌侧切牙牙胚挤压中切牙根,使中切牙牙根向近中倾斜所致,当侧切牙萌出后间隙即逐渐消失。

上颌侧切牙初萌出时,牙冠向远中倾斜。是由于上颌尖牙牙胚压迫侧切牙牙根,使侧切牙牙根向近中倾斜所致。当尖牙萌出后,侧切牙即可恢复正常。

中侧切牙萌出初期,可能出现轻度拥挤。主要是因为恒牙比乳牙宽度大。当乳磨牙被较小的前磨牙替换时,其余留间隙可供前牙调整.加上颌骨前部的宽度增长,因此前牙的拥挤可自行调整而排列整齐。

上下颌第一磨牙在建𬌗初期,为偏远中关系。在乳磨牙被前磨牙替换时,可利用剩余间隙自行调整,但下颌第一磨牙向近中移动的距离比上颌第一磨牙为多,可能使上下第一磨牙调至中性𬌗关系。

混合牙列期常出现前牙深覆𬌗。主要是因切牙冠长度较大,同时后牙垂直生长不足所致。当第一磨牙高度生长及前磨牙冠全萌出后,深覆𬌗可能自行调整。

(二)不良习惯的矫治

口腔不良习惯在生长发育过程中破坏了正常的肌力、殆力的协调平衡,使口颌系统受到异常的压力,造成牙弓、牙槽骨及颌骨发育异常。口腔不良习惯持续的时间越长,错殆畸形发生的可能性和严重程度越大。因此,应尽早破除口腔不良习惯,阻断畸形的发展。

1.吮指习惯

婴儿时期可在吮吸的手指上涂抹小檗碱(黄连素)等苦味药水或将手指戴上指套以阻断其条件反射。有的可在拇指戴金属丝制的指套或金属指套。国外还采用在口中放入奶嘴形橡皮乳头的方法,这种方法造成的损害较吮指习惯小。儿童时期,可采用说服教育,鼓励儿童自行改正。绝不能责备和打骂,以免影响患儿的心理健康。必要时可戴唇挡,如由于吮拇指所引起的上颌前突、深覆盖、牙弓狭窄等,可戴前庭盾。由于吮指习惯引起前牙开始并伴有继发性吐舌习惯者,可戴具有腭刺、腭网或腭屏的舌习惯矫治器。

2.舌习惯

舌习惯主要有吐舌、舔牙和伸舌三种不良习惯。主要采用附有腭刺的舌习惯破除器矫正。此矫治器可防止舌前伸,不能吐出,久之即可矫正舌的不良习惯,而牙也能向治方萌出,矫正开始畸形。

3.唇习惯

唇习惯以咬下唇多见,易形成前牙深覆盖、深覆殆。幼年儿童可先用前庭盾,使唇与牙隔离,可防止吮咬。如前庭盾不能固位,可用胶布封闭嘴唇,前牙改观后,唇肌张力加强了,则前庭盾可自行在口内固位。纠正咬下唇习惯,也可用矫正舌习惯的矫治器,在矫治器上附加双曲唇弓焊唇挡丝,同时利用双曲唇弓矫治上前牙前突及牙间隙。

4.口呼吸习惯

对口呼吸的儿童,须首先检查和治疗鼻咽部的疾病,去除引起口呼吸的诱因。疾病治疗后如仍有口呼吸习惯,需随时提醒患者闭口用鼻腔呼吸,也可用前庭盾或夜间用不干胶封闭嘴唇矫正口呼吸。前庭盾可做唇肌锻炼以增强其肌力,使其能自然闭合。口呼吸导致的错殆畸形,在矫正口呼吸后可进行矫治器矫治。

5.偏侧咀嚼习惯

对具有偏侧咀嚼的儿童,首先必须去除病因,治疗龋齿,缺牙作缺隙保持器,必要时进行修复,错殆也应进行矫治。然后教患儿加强废用侧的咬肌锻炼,使用该侧咀嚼。全口进行调治,去除殆干扰。及早戒除偏侧咀嚼,可改善颜面偏斜畸形。

(三)牙齿数目异常的处理

1.牙数目过多

由于牙胚在发育过程中发生异常而形成一个或数个额外牙。牙弓中存在额外牙常使正常的恒牙迟萌或错位萌出。临床检查可见已萌出的额外牙大多形状异常,位于牙弓内或牙弓外,常伴恒牙错位,牙弓内数目较正常多。未萌额外牙常使恒牙分开,牙弓中出现间隙。临床检查发现额外牙,一般均应照 X 线牙片或全颌曲面体层 X 线片确诊。

矫治:尽早拔除额外牙。多数额外牙早期拔除后,错位恒牙可自行调整;如恒牙舌向错位,个别牙反殆,或恒牙间间隙较大,可用简单的矫治器矫治;阻生的额外牙和冠根倒置于牙槽骨中的额外牙,如果位置高不压迫恒牙牙根,不妨碍恒牙的移动,同时外科手术拔除困难时,可以定期观察暂时不予处理。

2.牙数目过少

乳牙列中先天性缺牙较少,多见于恒牙列中。外胚叶发育不全的患者有多数牙先天缺失,并伴有毛发稀少,皮脂腺与汗腺分泌减少,指甲发育不全等。牙齿缺失的原因包括:遗传因素与先天发育异常。外胚叶发育不全的患者常有明显的家族史。

矫治:先天性缺牙与恒牙早失的处理类似。在混合牙列期可以定期观察其自行调整,待恒牙列期问题明确后再根据错𬌗的情况酌情处理。原则上对个别牙缺失的患者,尽量选用后牙前移的替代疗法,而多数牙缺失的患者则只能用义齿修复的方法恢复牙列和咬合,以恢复其咀嚼功能。

(四)牙列拥挤的早期矫治

1.轻度牙列拥挤的矫治

对于轻度牙列拥挤可在替牙期、恒牙早期利用乳恒牙交替后的剩余间隙进行及时的早期矫治。尤其对于临床上可拔牙与可不拔牙的临界病例,在此时大多可采用不拔牙矫正,达到外形满意,咬合理想,事半功倍的作用。

(1)适应证:混合牙列末期,恒牙早期;轻度拥挤4mm以内;软组织侧貌无前突。

(2)方法:对于轻度拥挤又很难自行调整的错𬌗畸形.采用固定矫治器,主要利用前磨牙与乳磨牙替换后的剩余间隙或其他间隙矫正拥挤牙,同时也可利用口外弓推磨牙向后开拓间隙,因为此时第二磨牙尚未萌出。

2.中度牙列拥挤的矫治

混合牙列期中度牙列拥挤患者,一般不进行早期矫治,可以定期观察至恒牙列期再酌情按牙列拥挤矫治法矫治。

3.严重牙列拥挤的矫治

混合牙列期经间隙分析诊断为严重牙列拥挤的患者,矫治前应十分慎重。因为疗程长达3～4年,患者必须合作,应在有丰富临床经验的正畸医师监控下进行。如果医师经验不足,患者不能坚持定期复诊时,宁可观察,等待恒牙替换完,拥挤程度确定后再进行矫治。如果患者及家长要求矫治的心情十分迫切,可考虑用序列拔牙法,早期解除牙列拥挤。

由于序列拔牙需治疗数年,至少每半年应拍摄全颌曲面体层片,取牙模型一副,观察患儿的牙齿生长发育情况。由于序列拔牙法疗程太长.难以取得患者的合作,且对儿童全身与颌骨的发育常常估计不足,很多人不主张用此法来矫治牙列拥挤。目前用现代固定矫治器技术对牙列拥挤的矫治并不困难,宁可到恒牙列早期畸形明确后作一次性矫治。

(五)反𬌗的早期矫治

早期反𬌗的患儿多为牙性及肌性反𬌗,如果不进行治疗,上颌骨的生长长期受障碍,下颌骨不断往前生长.则可形成安氏Ⅲ类骨性反𬌗,同时随着时间的增长,牙颌畸形将越来越严重,治疗也越来越困难。因此,反𬌗患者应尽早矫治以阻断畸形的发展。

1.多数乳前牙反𬌗的矫治

多数乳前牙反𬌗是乳牙列期常见的错𬌗畸形。乳前牙反𬌗应尽早矫治,可以早到患儿合作的时候,一般在 4 岁左右即可进行矫治。如果矫治的时间太晚(6~7 岁),乳牙根已吸收则给治疗带来困难。

(1)调𬌗:乳前牙反𬌗,反覆𬌗浅者,可采用调磨法即调磨下切牙切缘的舌侧部分、上切牙切缘的唇侧部分,使上下前牙解除反始锁结关系。特别应注意调改未磨耗的乳尖牙,以便下颌闭合运动时无咬合干扰而回到正常的位置,同时应训练患儿克服前伸下颌的习惯。

(2)上颌𬌗垫式矫治器:乳前牙反𬌗,反覆𬌗中度者,可选用附双曲舌簧的上颌𬌗垫式活动矫治器推上前牙向唇侧并后退下颌,𬌗垫的高度以脱离前牙反𬌗的锁结关系为宜,注意双曲舌簧的弹簧平面应与上切牙长轴垂直,靠近牙颈部,使用轻微的矫治力。当反𬌗解除后应及时磨低𬌗垫以免𬌗垫压低后牙且有利于治疗效果的稳定。矫治器一般 7~10 天复诊加力一次,每次打开舌簧 1mm,嘱吃饭时必须戴用矫治器,反𬌗解除后应注意调改上下乳前牙的咬合早接触点,特别是过高的乳尖牙牙尖,一般在 3~6 个月内可完成矫治。

(3)下颌联冠式斜面导板:乳前牙反𬌗,反覆𬌗较深者,可以设计下颌联冠式斜面导板,一般在 6 个下前牙上做,下前牙联冠向后上延伸一斜面至反𬌗的上切牙舌侧,斜面与上切牙长轴成 45°以引导上切牙向唇侧,下颌后退至正常位置。斜面不能太平,否则会造成垂直压入分力过大,不仅压低了切牙,也无引导上切牙向唇侧的力;斜面的斜度也不能太大,斜度过陡时,上切牙受力过大,不利于上.切牙调整。特别注意有时个别反𬌗患儿戴用联冠斜面导板后,前伸下颌将斜面咬在上切牙的唇侧,加重了畸形并使下颌更向前伸。由于戴下切牙联冠斜面导板后,后牙咬合打开,后牙可以继续萌出,对改正前牙深覆𬌗有利。下颌联冠斜面导板一般是粘接在下前牙上,2~3 周内畸形可明显改善,有时可在反深覆𬌗改正之后,为方便患者进食改为𬌗垫式矫治器继续推上切牙向唇侧,使前牙反𬌗完全纠正。以上各矫治器必要时均可配合头帽、颏兜、特别对反覆盖大,反覆𬌗浅者。

2.混合牙列期个别切牙反𬌗的矫治

混合牙列期个别切牙反𬌗,多系乳牙迟脱而使个别上颌切牙舌向错位与下切牙呈反𬌗关系或下切牙唇向错位与上切牙呈反𬌗关系。

(1)咬撬法:适用于 1~2 个刚萌出且反𬌗的切牙,上切牙长轴垂直或内倾,下切牙可能轻度唇向错位,反覆盖小,正在建立反覆𬌗或反覆𬌗小,牙弓内有足够空间容纳错位牙。

在家长的监护下,教患儿手持一个略窄于反𬌗上切牙宽度、有一定弹性的木片或竹片,将其一端放置于反𬌗上颌牙的舌面,嘱患者闭嘴,则木片咬于下颌错位牙的切缘唇面。然后用手压木片的另一端,其力的大小以反𬌗牙唇面龈组织稍发白色、患儿感觉牙齿发胀为度。每次饭前若能坚持有节奏地重复此动作 20 次,1~2 周后,反𬌗上牙即向下牙的唇面逐渐萌出。如果无效,反覆𬌗加深,可改用其他矫治方法。

(2)上颌𬌗垫式矫治器:主要用上颌𬌗垫双曲舌簧活动矫治器,解除牙的锁结关系后,用双曲舌簧推反𬌗牙向唇侧移动。

3.骨性反𬌗的早期矫治

骨性反𬌗是上下颌骨大小不调所致的上下颌矢状向关系异常的错𬌗畸形,常为上颌骨发育不足,或下颌骨发育过度所致。使用面罩前牵引矫治器,口内矫治器可设计为上颌活动矫治器附后牙平面𬌗垫,增加卡环或邻间钩以增强固位,基托包绕上颌后结节,在尖牙远中放置牵引钩。采用橡皮圈以一侧 300～500g 的重力前牵引,牵引方向为向前、下与𬌗平面呈向下约 30°,可促进上颌骨周围骨缝的缝间生长,使上颌骨向前、下方生长;如果牵引方向与𬌗平面平行,上颌除向前移外还将产生旋转(前份上旋,后份下旋),同时随着面罩向后方的反作用力,可将下颌向后移并抑制下颌生长。

4.后牙反𬌗的早期矫治

乳牙和混合牙列时期,都可能出现单侧或双侧多数后牙反𬌗。

(1)调𬌗:仔细调改尖牙及乳磨牙咬合的早接触点,以便下颌尽早地回到正常的闭合道位置。

(2)治疗龋齿:及时治疗后牙区龋齿,改正单侧咀嚼习惯。

(3)单侧后牙反𬌗采用单侧𬌗垫式活动矫治器:在健侧做𬌗垫升高咬合,双曲舌簧移舌向错位的后牙向颊侧。

(4)双侧后牙反𬌗:乳牙列期双侧后牙反𬌗较少见,矫治方法为仔细调𬌗,去除𬌗干扰,使下颌恢复正常的功能运动,并观察牙弓的调整。如果第一恒磨牙萌出后仍为反𬌗时则应采用矫治器进行矫治,通常是扩大上牙弓以纠正后牙反𬌗,可选用以下矫治器。

1)活动式扩弓矫治器:附双侧上颌后牙平面𬌗垫,腭侧用分裂弹簧或扩大螺旋以扩大牙弓,改正后牙反𬌗。

2)固定式扩弓矫治器:可采用 W 形扩弓矫治器或四角圈形扩弓矫治器扩大上牙弓,纠正双侧后牙反𬌗。真性上颌发育不良的骨型反𬌗,则应使用矫形力分开腭中缝,以达到真正扩大上颌骨的目的。

三、小结

早期预防错𬌗畸形的发生,及时对已发生的畸形进行早期治疗,阻断其发展,或通过早期控制,引导牙颌面良性发育,不仅对儿童口颌系统的正常生长发育、儿童的心理健康十分重要,而且可简化治疗方法并缩短疗程。

(程传花　董作青)

第六节　牙拥挤

一、概述

牙拥挤是错𬌗中最为常见的一种类型,占错𬌗的 60%～70%。牙拥挤是牙量(牙的总宽度)与骨量(齿槽弓总长度)的不调,即为牙量大于骨量而引起,牙弓的实际长度不能容纳全部的牙齿,主要表现为牙的错位和拥挤。牙拥挤可分为单纯拥挤和复杂拥挤。单纯拥挤可表现为牙间隙不足而排列错乱,并因此影响到牙弓形态和咬合关系,单纯拥挤可视为牙性错𬌗,一般不伴有颌骨及牙弓间关系不调,也少有口颌系统功能异常,磨牙关系中性,面形基本正常。复杂拥挤时,除牙量不调造成的拥挤之外,还存在颌骨、牙弓之间关系不调,并影响到患者的面部形态,有时还伴有口颌系统功能异常。复杂拥挤时,拥挤本身只是一个症状,并不是错𬌗的主要表现。

(一)病因

1.遗传因素

牙拥挤具有明显的遗传特征。牙的数目、大小、形态受遗传的控制较强,颌骨的大小、位置、形态,在一定程度上也受遗传的影响,并可在亲代和子代之间有相同的表现。这种遗传特征是客观存在的,但遗传机制还不十分清楚。

2.替牙期障碍

乳恒牙的替换障碍是造成牙拥挤的常见病因。如乳牙早失,特别是第二乳磨牙早失,将造成邻牙向缺隙倾斜或移位,导致牙弓长度的减小,恒牙萌出时因间隙不足而发生错位或阻生。另外,乳牙滞留,造成后继恒牙萌出错位而呈现拥挤。

3.颌骨发育不足

颌骨发育不足导致骨量相对小,牙量相对大,牙量骨量不调,牙不能整齐地排列在牙槽骨内,而造成牙错位和牙拥挤。

4.牙量过大

由于牙的近远中径过大,导致牙量骨量不调,牙量大于骨量,造成牙的排列拥挤错位。多生牙的存在,也会因占据了牙弓间隙而造成正常恒牙拥挤错位。

5.不良习惯

某些口腔不良习惯,如儿童吮指、口呼吸等可造成牙弓狭窄或影响颌骨发育而致牙列拥挤。另外,长期咬下唇可造成下前牙舌倾,合并拥挤。

(二)临床表现

1.牙拥挤与错位

牙齿呈不同方向重叠排列,牙弓形态不规则。上前牙唇向错位可导致覆盖过大,舌向错位可使前牙呈反𬌗关系;高位或低位可导致覆𬌗过深或无咬合接触。后牙拥挤错位可造成后牙反𬌗等。

2.牙体、牙周组织变化

牙拥挤可导致上下牙弓咬合紊乱,影响正常口腔功能。因牙自洁作用差,容易诱发龋病、牙髓炎、根尖周炎;还可引起牙龈红肿、出血,牙结石;严重时可伴有咬合创伤,形成牙周袋、牙槽骨吸收、牙松动脱落等。

3.面部形态的改变

单纯性牙拥挤对患者的面部突度及高度均无明显的影响。但是,牙拥挤若与其他类型错𬌗同时存在或上颌尖牙严重唇向移位时,面部形态可有不同程度的改变。

(三)诊断

1.牙拥挤的分度

根据拥挤的严重程度或间隙不足的差距大小分为轻、中、重三度。

(1)轻度拥挤(Ⅰ度拥挤):拥挤程度轻,每个牙弓差 2～4mm 间隙。

(2)中度拥挤(Ⅱ度拥挤):拥挤程度较重,每个牙弓差 4～8mm 间隙。

(3)重度拥挤(Ⅲ度拥挤):拥挤程度严重,每个牙弓差 8mm 以上间隙。

2.牙拥挤度的确定

牙拥挤度的确定依赖模型的测量,直接由牙弓应有弧形长度与牙弓现有弧形长度之差,或可用间隙与必需间隙之差得出,即为牙弓的拥挤程度。

二、矫治方法

(一)替牙期牙拥挤

替牙期牙拥挤的治疗,常采用的是预防性矫治和阻断性矫治,治疗的重点是对乳恒牙的替换过程进行监控,促进牙列与𬌗的正常发育。主要包括如下。

1.乳牙龋病的预防和治疗。

2.口腔不良习惯的破除。

3.对暂时性拥挤的观察。

4.多生牙、埋伏牙、外伤牙的处理。

5.乳牙早失的间隙保持。

6.乳牙滞留的适时拔除。

7.第一恒磨牙前移时的间隙恢复。

8.严重拥挤时的序列拔牙。

9.影响颌骨发育之错𬌗(如前牙反𬌗)的早期矫正,防止拥挤的发生。

(二)恒牙期牙拥挤

恒牙期牙拥挤的治疗原则是以增大骨量或减小牙量来达到牙量与骨量的协调,从而为解除拥挤、排齐牙列创造条件,同时兼顾牙、颌、面的协调、稳定和美观。减小牙量的方法有:邻面去釉、拔牙、矫治扭转牙;增加骨量的方法有:扩大腭中缝以增加牙弓宽度和长度,采用口外力和功能性矫治器刺激颌骨和牙槽骨生长,应用牵张成骨术刺激牙槽骨生长。不管是通过增加骨量或是减小牙量,拥挤牙必须在获得足够间隙的基础上,才能开始受力矫治,这是取得矫治成功的重要条件。

1.轻度牙拥挤

轻度拥挤的矫治原则为扩大牙弓,增加骨量。若伴有颌骨或牙弓前突,则需考虑减数矫治。推磨牙向远中、宽度扩展和唇向移动切牙均能起到扩大牙弓的作用。

(1)牙弓长度扩展

1)推磨牙向远中:向远中移动上颌第一磨牙,一般每侧可以获得 2~4mm 的间隙;使下颌磨牙直立,每侧可获得 1mm 的间隙。推磨牙向远中的适应证:①由于第二乳磨牙早失,导致第一磨牙近中移位而造成的轻度牙拥挤。②磨牙远中关系。③第二恒磨牙未萌出或初萌尚未建𬌗。④无第三磨牙。

A.可摘矫治器:可摘矫治器由腭基托、改良箭头卡环和指簧构成。每次指簧加力 100~125g,磨牙向远中倾斜移动。为了减小磨牙移动阻力,可以在前牙腭侧增加一薄层平面导板,使后牙脱离咬合约 1mm,可获得 3mm 的间隙。

对于口内支抗不足或需要同时推 2 个磨牙,或包括前磨牙向远中的患者,可采用可摘矫治器口外牵引装置。这种装置是由口内矫治器、口外唇弓及头帽三部分组成。口内矫治器部分可在上颌两侧第一磨牙放置旋转改良箭头卡环,两侧第一前磨牙放置改良环卡,两侧第二磨牙放置旋转单臂一卡环,并在两侧第一磨牙箭头卡,上焊接内径为 1.2mm 的颊面圆管,用于口外唇弓的内弓插入。口外唇弓的内弓用直径 1.2mm 的不锈钢丝弯制,内弓的前部应离开切牙 2~3mm,外弓常用直径为 1.5mm 的不锈钢丝弯制,在切牙区与内弓平行重叠焊接,自侧切牙远中弯向口外,两末端弯曲呈钩,使用时将口外唇弓通过橡皮圈挂在头帽上。如单侧推磨牙或双侧推磨牙的距离不等时,将口外弓的位置加以改变即可。应用口外唇弓推上颌磨牙向远中期间,每日至少应戴用 12~14h,所用的牵引力每侧为 300~500g,并应根据患者的面部垂直发育情况调整牵引的方向:a.高角型病例应使用高位牵引。b.低角型病例应使用低位牵引。c.下颌平面角适中的病例应使用水平牵引。

B.固定矫治器:固定矫治器口外牵引装置与可摘矫治器基本相同。不同点是在后移磨牙上黏附有颊面管的带环,使用时将口外唇弓插入圆管内即可。推磨牙向远中的口内固定矫治器中,以"摆"式矫治器最有代表性,其后移磨牙的弹簧曲由 β 钛丝制成,并用腭基托增加支抗,不需使用口外唇弓。远中直立下颌磨牙有多种方法,如固定矫治器的磨牙后倾曲、螺旋弹簧、下唇唇挡等。以上这些方法常需配合使用Ⅲ类颌间牵引,以防止由此导致的下颌切牙唇侧倾斜。

2)唇向移动切牙:由于唇向移动切牙可导致切牙唇倾,牙弓的突度增加,覆𬌗变浅,故临床仅用于切牙舌倾、深覆𬌗的病例。使用固定矫治器时应在前牙段弯制数个垂直开大曲,利用垂直开大曲的作用使前牙唇移;或用高弹性弓丝末端欧米加曲,使弓丝的前段离开前牙唇面约 1mm 的距离,将弓丝结扎入托槽后,利用弓丝的弹性使前牙唇移;对于上前牙闭锁,可采用摇椅形弓丝,加大上颌补偿曲线,使内倾的上切牙轴直立,同时增加牙弓的长度;使用可摘矫治器时,在切牙舌侧放置双曲舌簧使切牙唇移,增加牙弓的长度。

(2)牙弓宽度扩展:宽度扩展适用于牙弓宽度不足而导致的牙拥挤,使用扩大基骨和牙弓的方法获得间隙,以排齐拥挤的牙。宽度扩展有 3 种类型:矫形扩展、正畸扩展、被动扩展。矫形扩展即为上颌腭中缝扩展。临床使用最多的是腭中缝扩展矫治器(Hass 和 Hyrax 矫正器)。矫形扩展的适应证主要为严重拥挤或严重宽度不调、后牙反𬌗等病例。上颌发育不足进行前方牵引的安氏Ⅲ类错𬌗可以合并腭中缝开展,8~14 岁的替牙晚期和恒牙早期的患者可使用此方法。年龄越小,骨缝扩开的作用越明显,牙周并发症的可能性越小。成年患者在使用此方法时,必须配合颊侧骨皮质切开术。

1)矫形扩展:上颌腭中缝扩展的速度有快速、慢速之分。快速腭中缝扩展法是矫治力的大小与施力的速度超过了机体的反应速度,其方法是每日将螺旋器开大 0.5~1mm(每日旋转 2~4次,每次 1/4 圈),连续进行 2~3 周;力的积累可达 2000~3000g,使腭中缝迅速打开,然后用原矫治器保持 3~4 个月,以使新生骨组织在扩大的腭中缝内沉积。慢速扩展其加力的方式更缓慢一些,力量也较小,每周将螺旋器打开 1mm(每周 4 次,每次旋转 1/4 圈),螺旋产生的力为 1000~2000g,在 2~3 个月内逐渐使腭中缝扩大;去除扩大器后要使用可摘矫治器保持一年以上,或者立即采用固定矫治器继续治疗。快速和慢速扩弓都可以获得相同的作用效果,但慢速扩弓更符合骨的生理反应。乳牙期和替牙期的腭中缝开展,多采用四角圈簧矫治器进行矫治。

2)正畸扩展:当腭中缝骨改建效应缺乏时,通过扩弓器释放的力作用于两侧后牙,使其向颊侧倾斜移动而扩大牙弓。此为正畸扩展,常用于恒牙期的青少年或成人,每侧可得到 1～2mm 间隙。上颌常用螺旋扩弓分裂基托矫治器,一般每 1～2 周加力 1 次,每次将分裂基托的裂缝加宽 1～1.5mm,3～4 个月则可达到扩大牙弓的目的。下颌多用金属支架式可摘矫治器。

3)被动扩展:使用功能调节器,由于颊屏去除了颊肌对牙弓的压力,在舌体的作用下牙弓的宽度得以开展,牙弓的宽度增加可达 4mm。此种治疗方法往往需要从替牙早期开始并持续到青春快速期。

2.中度牙拥挤

中度拥挤处于拔牙或不拔牙矫治的边缘病例,应结合颅面软组织形态,选择合适的手段,能不拔牙者尽可能不拔牙。在严格掌握适应证和遵循规范操作程序的前提下,也可以采用邻面去釉的方法,此法不同于传统的片切或减径的方法。

邻面去釉一般是针对第一恒磨牙之前的所有牙,而不是某一两颗牙。邻面去除釉质的厚度为 0.25mm,在两侧第一恒磨牙之间的各牙邻面去釉,总共可获得 5～6mm 的牙弓间隙。

(1)适应证

1)轻、中度牙弓间隙不足(间隙不足,每个牙弓差 4～6mm),特别是低角病例。

2)牙较宽大或上、下牙弓牙的比例大小失调。

3)口腔健康状况良好,少有龋坏。

4)成年患者。

(2)治疗程序:邻面去釉须遵循正确的程序并规范临床操作。

1)固定矫治器排齐牙列,使邻牙之间接触点关系正确。

2)根据拥挤的程度确定去釉的牙数,去釉的顺序从后向前。

3)使用粗分牙铜丝或开大型螺旋弹簧,使牙的接触点分开,便于去釉操作。

4)使用弯机头,用细钻去除邻面 0.2～0.3mm 釉质,再做外形修整,同时对两颗相邻牙的邻面去釉。操作时,在龈乳头上方颊舌向放置直径 0.51mm(0.020in)的钢丝,保护牙龈和颊、舌组织。去釉面涂氟。

5)在弓丝上移动螺旋弹簧,将近中的牙向已去釉获得的间隙移动。复诊时近中牙的近中接触点被分开,重复去釉操作。

6)随着去釉的进行,牙逐渐后移,并与支抗牙结扎为二体。整体过程中不再拆除弓丝,当获得足够间隙后前牙则可排齐。

7)整个治疗时间为 6～12 个月。

3.重度牙拥挤

矫治原则主要以减少牙量为主。一般采用减数方法配合可摘或固定矫治器进行治疗。

(1)拔牙矫治的原则:对正畸拔牙应采取慎重态度,确定是否拔牙要经过细致的模型和 X 线头影测量分析,必要时还可进行试验性治疗,决定是否减少牙数。同时还要尊重患儿及家长的要求。

对于必须拔牙矫治的病例应遵循下列原则。

1)拔牙前应在全口曲面断层 X 线片上对牙周、牙体全面进行评估,并确定是否存在埋伏牙、多生牙、先天缺失牙、短根等,如有病变应尽量拔除患牙。

2)拔牙时还应注意中线与对称性减牙的问题。上颌中线是对美观影响较大的因素,如上颌中线过于偏向一侧(偏移在一个中切牙冠宽度的 1/3 以上),将对面形美观有较明显的影响而表现出,上颌前牙左右不对称,一般情况下拔牙应遵循"等量对称"的原则;下颌 4 个切牙大小相近,又有上切牙覆盖,拔除一个切牙时一般不影响牙弓的对称性,对美观的影响也不明显。

3)关于补偿性拔牙的问题。大多数情况下,一个牙弓减数后,另一个牙弓也需要减牙,以便使上下牙弓的牙量保持一致,得到良好的咬合关系。

(2)拔牙部位的选择:在选择拔牙矫治时,除一些严重病变牙无法保留或牙冠及牙根严重畸形必须拔除外,临床一般以第一前磨牙作为减数对象。这是因为如下。

1)第一前磨牙位于牙弓的中段,可以为矫治就近提供间隙。

2)口腔内的咀嚼中心位于第一恒磨牙附近,拔除第一前磨牙对咀嚼功能的影响较小。

3)第一前磨牙位于口角线后面,对美观无明显影响。

4)第一前磨牙𬌗面沟窝相对较多,龋患率较高。

(3)常用拔牙模式:临床上常用的拔牙模式有下列 5 种形式。

1)拔除 4 个第一前磨牙:为临床上最常用的拔牙模式。可为前牙拥挤、前突提供最大限度的可利用间隙。

2)拔除 4 个第二前磨牙:常用于牙拥挤或牙弓前突较轻的安氏Ⅰ类边缘病例,特别是前牙开𬌗或有前牙开𬌗倾向时。

3)拔除上颌 2 个第一前磨牙:适用于安氏Ⅱ类第一分类及下前牙排列位置基本正常的患者。

4)拔除上颌 2 个第二前磨牙,下颌 2 个第一前磨牙:适用于安氏Ⅲ类错𬌗,患者上前牙拥挤不堪严重者。

5)拔除下切牙:适用于单纯性下前牙拥挤患者。

(4)矫治器与矫治方法:拔牙减数矫治可采用指压法、可摘矫治器、固定矫治器进行治疗。

1)指压法:对于生长发育期儿童,上颌尖牙唇向近中错位,若牙根方向正常,减数拔除上颌第一前磨牙后,间隙充足,可不必戴用矫治器而采用指压法排齐尖牙,患者可以用拇指抵住尖牙的近中面,向远中施加力量,解除与侧切牙的重叠后再向腭侧施力,挤压错位尖牙入牙列,每日挤压 3 次,每次 5~6min(或压 40~50 次)。

2)可摘矫治器:利用牙弓内所有的前牙和后牙作为抗基。加强固位装置,移动尖牙向远中,直至排齐。如在上颌两尖牙唇侧近中部位黏结牵引钩,改良箭头卡上焊接拉钩,用弹力橡皮圈牵引上颌 2 个尖牙向拔牙间隙移动。

3)固定矫治器:固定矫治器是拔牙减数矫治中最常采用的方法。减数后,首先应使牙向拔牙间隙移动,以解除拥挤,排齐错位牙。固定矫治器不仅能保证充足的支抗,而且能较好地控制矫治牙的移动方向,使其建立正常的磨牙关系及前牙的覆𬌗、覆盖关系。

(程传花　董作青)

第七节　前牙反𬌗

一、概述

前牙反𬌗是指在正中咬合时,前牙呈反覆𬌗、反覆盖关系,俗称"地包天",是我国儿童中较为常见的一种错𬌗。前牙反𬌗不仅造成口腔功能异常,而且对颜面的美观及心理健康也有严重影响。

前牙反𬌗的临床表现比较复杂:①根据牙列情况可分为乳牙反𬌗与恒牙反𬌗。②根据反𬌗牙数的多少可有个别前牙反𬌗和多数前牙反𬌗;个别前牙反𬌗常合并牙拥挤,多数前牙反𬌗指3个以上的前牙呈反𬌗关系。③根据发病机制可分为牙性、功能性及骨性反𬌗。

前牙反𬌗时,磨牙关系多数为近中关系,为安氏分类Ⅲ类错𬌗;少数情况下磨牙关系中性,为安氏Ⅰ类错𬌗。磨牙关系不同,前牙反𬌗的程度也有差别,但治疗原则大致相同。

(一)病因

1.遗传因素

安氏Ⅰ类错𬌗有明显的家族倾向。据有关资料统计,近50%的患者一至三代的血缘亲属中有类似错𬌗存在,同时也会受到环境因素的影响。因此,临床不能通过简单的询问家族史来区别反𬌗的类型并估计预后。

2.先天性疾病

先天性唇、腭裂是安氏Ⅲ类错𬌗的重要病因之一。由于唇、腭裂造成了上颌骨发育不足、下颌骨发育正常或过度发育,而导致前牙反𬌗或全牙列反𬌗。另外,其他一些先天性疾病也可能是安氏Ⅲ类错𬌗的病因,如先天性梅毒可引起颌骨发育不足,先天性巨舌症可造成下颌发育过大,上颌恒牙先天缺失也常伴有前牙反𬌗等。

3.后天原因

后天因素的影响,也是造成前牙反𬌗的因素之一。

(1)全身性疾病:脑垂体功能亢进所导致的肢端肥大症,可表现为肢端肥大、下颌明显突出、前牙或全牙列反𬌗。佝偻病、甲状腺功能亢进都能导致严重的前牙反𬌗。

(2)呼吸道疾病:慢性扁桃体炎、腺样体增生肿大所致的呼吸道不畅,导致舌体常向前伸并带动下颌向前,形成前牙反𬌗、下颌前突。

(3)乳牙及替牙期局部障碍:乳牙与替牙期局部障碍是前牙反𬌗形成的一个重要的后天原因。

1)乳磨牙的邻面龋:使牙冠的近远中径减小,牙的位置发生改变,形成早接触和𬌗干扰。而乳牙期𬌗关系不稳定,下颌关节形态未发育完成,变动范围大,神经肌肉反射易于改变,早接触和𬌗干扰极易诱发下颌关闭路径向前,或者向前侧方改变,形成前牙反𬌗或前牙与一侧后牙反𬌗。

2)上颌乳切牙早失:该部位的牙槽骨发育受到影响,恒切牙萌出时位置常偏舌侧与对颌牙产生早接触,诱发下颌关闭时向前移位,造成前牙反𬌗。

3)多数乳磨牙早失:导致咀嚼发生困难,患儿被迫使用前牙进行咀嚼,日久形成下颌前突、前牙反𬌗。

4)上颌乳切牙滞留:致使恒切牙腭侧萌出,与对颌牙形成了反𬌗关系。

5)乳尖牙磨耗不足:导致早接触,迫使下颌前伸,形成前牙反𬌗或前牙及一侧后牙反𬌗。

(4)口腔不良习惯:咬上唇习惯、下颌前伸习惯、吮指习惯及不正确的人工喂养都可以造成前牙反𬌗、下颌前突。

(二)临床表现

1.𬌗关系异常

前牙反𬌗多数情况下涉及6个上前牙或4个切牙,磨牙呈近中关系。反𬌗涉及一侧后牙时可表现为下颌偏斜。上颌前牙排列可呈腭向倾斜,并有不同程度的拥挤。下牙弓一般较上牙弓发育大,特别是在矢状方向,下前牙较少拥挤,程度也较轻。

2.颌骨发育与颅面关系异常

前牙反𬌗的锁骨与颅面关系异常可表现如下。

(1)下颌生长过度,尤其是下颌体长度的增加;下颌形状的发育异常,表现为下颌角开大,颏角减小,下颌整体位置前移。

(2)上颌向前发育不足,长度减小,位置后缩;上颌与颞颌关节的位置相对聚拢,面中部紧缩。

(3)上下颌关系异常,呈现安氏Ⅲ类骨面形。

(4)后颅底相对于前颅底向前向下倾斜,颅底位置异常促进了下颌前突。

(5)上中切牙唇向倾斜,下前牙舌向倾斜,以代偿前牙反𬌗关系。

3.面部软组织

前牙反𬌗时,面部软组织厚度的发育基本正常,并可见到唇部、颏部软组织的厚度改变以代偿相应部位的骨骼畸形。由于参与代偿的部位和代偿的量都有限,不能够掩盖异常的颌骨异常关系,侧面观软组织仍是明显的安氏Ⅲ类面形。

4.口颌系统功能

前牙反𬌗时,可出现咀嚼肌活动不协调,造成咀嚼节律紊乱,咀嚼效能减低,咀嚼次数和咀嚼时间明显增加。严重时可致颞颌关节的功能紊乱。

(三)诊断

按致病机制不同,可将前牙反𬌗分为牙源性、功能性及骨源性,其诊断要点如下。

1.牙源性(牙性)

由于牙的萌出或牙在替换过程中的局部障碍,而导致上下切牙的位置异常,此类为牙源性前牙反𬌗。此类错𬌗,磨牙关系多为中性,其颌骨的形态、大小及颜面的发育基本正常,矫治容易,预后良好。

2.功能性(肌性)

肌性指由后天因素,如咬合干扰和早接触、口腔不良习惯、不正确哺乳姿势、扁桃体肥大等原因致下颌向前移动形成前牙反𬌗,称为功能性安氏Ⅲ类错𬌗或假性安氏Ⅲ类错𬌗。功能性前牙反𬌗,磨牙关系多呈轻度近中𬌗,一般反覆盖较小,反覆𬌗较深,下颌骨大小、形态基本正常,但位置前移,显示出轻度的下颌前突和安氏Ⅲ类骨面形。下颌后退时可至上下前牙的对刃关系,下颌后退或处于姿势位时,ANB角明显增大,侧貌比正中殆明显改善。功能性前牙反殆的治疗反应较好,预后良好。

3.骨源性(骨性)

骨性的前牙反殆又称真性安氏Ⅲ类错殆或真性下颌前突。主要由遗传、疾病等因素的影响,引起上下颌骨生长不均衡,下颌发育过度,上颌发育不足,造成颌间关系异常。磨牙表现为近中关系,安氏Ⅲ类骨面形明显,下颌前突常常不能后退至前牙对刃关系。矫治困难。

二、矫治方法

由于前牙反殆有随生长逐渐加重的趋势,因此,其矫治原则是尽早去除致病因素。无论是哪种类型的前牙反殆,在矫治时首先要解除反殆牙的锁结关系,通过上下前牙的移动纠正前牙反殆,使颌面部向正常方向发育。

(一)乳牙期

临床上乳前牙反殆的病例中,以牙性和功能性反殆较常见,颌骨畸形一般不明显。

1.乳牙期的矫治原则

(1)恢复下颌正常咬合位置,改善骨面型。

(2)解除前牙反殆,促进上颌发育、抑制下颌过度生长。

2.乳牙反殆矫治的最佳时间

通常在3~5岁,疗程一般为3~5个月。少数骨性安氏Ⅲ类错殆比较明显的病例治疗比较复杂,需要配合使用口外力量,疗程较长。

3.乳牙反殆的矫治

常用的矫治方法有以下几种。

(1)调磨乳尖牙:乳牙反殆的患者,乳尖牙常常磨耗不足,分次磨改乳尖牙牙尖,可以纠正乳前牙的反殆,达到矫治目的。

(2)上颌殆垫式矫治器:为临床上常用的矫治器,可以单独使用,也可以与其他矫治装置(如固定矫治器、颏兜等)结合使用。

(3)下前牙塑料联冠式斜面导板矫治器:适用于乳牙期以功能因素为主的前牙反殆的病例,患者的反覆殆较深,反覆盖不大,不伴有拥挤。

(4)功能调节器Ⅲ型(FR-Ⅲ型):此矫治器属于功能性矫治器,适用于功能性反殆和伴有轻度上颌发育不足、下颌发育过度的病例。由于该矫治器不直接作用于牙,对于乳切牙即将替换的患者,其他类型矫治器又很难发挥作用时,功能调节器Ⅲ型,有其独特的作用。

(5)头帽颏兜:常作为一种矫治手段与其他矫治器合并使用,具有抑制下颌骨生长的作用,改变下颌的生长方向,改善患者的骨面形。

(6)上颌前方牵引矫治器:适用于乳牙期上颌发育不足为主的骨性前牙反殆。

(二)替牙期

替牙期的前牙反殆在整体上的表现为功能性和骨性的混合,因此要区别患者现有错殆类型并估计其发展趋势。

1.治疗原则

(1)对功能性反𬌗患者,原则上不拔牙,但有时为了舌向移动下前牙以解除反𬌗,需要对下颌乳尖牙进行减径或拔除。

(2)对有骨性反𬌗趋势,下颌生长超过上颌者,可在观察期中使用头帽颏兜,以抑制下颌向前生长;对于上颌发育明显不足的患者亦可采用前方牵引矫治,反𬌗的解除常需要最终拔除两侧下颌第一前磨牙。

(3)替牙期反𬌗并伴有拥挤或有拥挤趋势的患者,只要拥挤不影响反𬌗的矫正不要急于减数,特别是上颌的减数。如上颌牙弓拥挤明显,不拔牙不能解除拥挤的患者,尽管下颌牙弓并不拥挤,也必须拔除4个前磨牙。

2.矫治方法

与乳牙期反𬌗相同,上颌𬌗垫式矫治器,功能调节器Ⅲ型、头帽颏兜、上颌前方牵引矫治器也适用于替牙期前牙反𬌗的矫治。肌激动器:是一种能够改进颜面部肌功能的功能性装置。主要适用于替牙期,以功能因素为主的前牙反𬌗病例。

(三)恒牙期

恒牙早期颌骨与牙的发育已基本完成,即使起初是功能性反𬌗,此期也或多或少伴有骨畸形,很难通过改变生长来调整颌骨关系,移动颌骨的可能性也不大。因此,一般不常使用口外力,只能通过改变牙的位置建立适当的覆𬌗覆盖关系,以掩饰已存在的骨畸形。

1.减数的选择

恒牙期前牙反𬌗的矫治,临床常需要减数,减数的选择取决于2个因素。

(1)拥挤程度:上牙弓不拥挤,矫治前牙反𬌗而不考虑磨牙关系调整时,可拔除下颌2个前磨牙或者一个下切牙;如上颌牙弓明显拥挤,生长潜力较小,可以拔除4个前磨牙,在矫治前牙反𬌗的同时调整磨牙关系。

(2)牙弓突度:对双牙弓前突型的前牙反𬌗患者,即使牙弓内不存在拥挤也需要拔除4个前磨牙,在矫正前牙反𬌗的同时减小牙弓突度,调整磨牙关系。恒牙早期严重的骨性安氏Ⅲ类错𬌗患者,常需要在成年后配合正颌外科手术治疗。

2.矫治方法

恒牙期前牙反𬌗常用的矫治方法如下。

(1)上下牙弓平面𬌗垫式矫治器:适用于恒牙期上下牙弓排列整齐,功能性或轻度骨性前牙反𬌗及下颌前突畸形,下颌不能退至前牙对刃𬌗关系,前牙反覆盖不大的患者。

(2)肌激动器:适用于恒牙早期上颌切牙舌向倾斜、下颌切牙唇向倾斜的牙性反𬌗病例。

(3)固定矫治器:适用于恒牙早期需要拔除4个前磨牙矫治前牙反𬌗的病例。固定矫治器对于建立适当的前牙覆𬌗、覆盖关系,纠正前牙反𬌗,调整磨牙关系是一种较好的选择。治疗时可使用安氏Ⅲ类颌间牵引,但由于安氏Ⅲ类牵引有使上颌磨牙伸长的作用,故对高角型病例应慎重使用。

三、反𬌗的矫形治疗

(一)矫形颏兜治疗反𬌗

矫形颏兜多用于乳牙列期和混合牙列期的Ⅲ类错𬌗,是最古老的矫形治疗方法,反𬌗治疗效果比较明显。此装置以头颅部为支抗,通过颏兜的牵引使髁状突向后牵引,下颌骨向后移动,同时抑制下颌生长,从而达到矫正反𬌗的目的。它主要用矫形力来治疗,引起下颌向后方或后下方旋转,使上下切牙长轴发生变化,下颌骨的形态发生改变,如下颌角变小,下颌升支后缘、下颌体下缘及下颌外形线发生变化。同时下颌升支高度减小,髁状突受到向后牵引力会发生形态上的改变,同时下颌骨的形态、位置、功能都要发生改变以适应新的位置环境。

1.适应证

(1)乳牙列咬合已建立、8～12岁后牙替牙期的Ⅲ类反𬌗。

(2)乳牙列下颌前突。

(3)需要抑制下颌生长的下颌前突患者。

(4)可与其他矫治器联合应用,如与Ⅲ类颌间牵引应用效果更佳。

(5)用于保持性抑制下颌生长。

(6)可以用于预防下颌前伸。

2.分类

总的来说可以分成两类。

(1)枕部牵引式颏兜:适用于轻度和中度的下颌前突患者。对于那些在正中关系位时,上下切牙能达到接近于切缘相对位置的患者,这种治疗方法的成功率最高。由于这种治疗可以使前下面高有所增加,所以对于那些由于前下面高过短而接受治疗的患者特别有效。

(2)垂直牵引式颏兜:适用于下颌平面角过陡、下前面高较长的患者。

3.作用机制

(1)抑制髁突生长与下颌体伸长,使下颌骨生长缓慢。

(2)改变下颌生长方向,对于高角病例使下颌向上旋转,对于低角病例使下颌向前下旋转。

(3)促进上牙弓前移和上颌生长发育,使上下颌骨形态位置发生改变或代偿性移位。

4.牵引的3种形式

(1)垂直高位牵引主要牵引方向位于髁状突的前方,使下颌生长方向由前下改为前上,产生旋转(主要针对高角病例)。

(2)水平低位牵引主要牵引方向位于髁状突的后方,下颌向前下旋转(主要针对低角病例)。

(3)斜向牵引主要牵引方向通过髁状突的中心,主要作用是限制下颌生长。如果颏兜的牵引力指向髁突下方,其矫治力将使下颌骨向下后方转动。如果不需要增大下颌平面角,则应当使矫治力通过髁突中心,从而限制下颌骨的生长。如果不需要增加前下面高,可选用垂直牵引式颏兜。使用垂直牵引式颏兜可以减小下颌平面角和下颌角,并使后面高有所增加,这种类型的口外牵引适用于Ⅲ类错𬌗患者和那些不需要增加前部垂直距离的患者。

5.矫治方法

颏兜矫治方法可以单独应用,也可以联合固定矫治器矫治反𬌗,而后者在临床上十分常用。

(1)颏兜牵引方向:根据不同的矫治目的选用不同的方向。

(2)颏兜牵引的力值:垂直高位牵引一般为300～1000g/侧,水平方向牵引800g/侧,斜向牵引大于 500g/侧。牵引力值调节通过牵引皮筋的长短控制,定时更换皮筋。睡觉时使用8～10h。

6.颏兜矫治下颌过度生长

下颌生长过度型Ⅲ类错殆分两种亚型:第一种是下颌向前过度生长、低角或平均值角面型。治疗以内收下牙列,展开上牙列矫正前牙反殆;促进后牙齿槽骨生长,使下颌骨产生向下向后旋转,矫正下颌前突。第二种是下颌向前向下过度生长,高角型,前牙开殆,面下 1/3 较长。治疗应配合颏兜垂直高位牵引,并以抬垫压低磨牙,使下颌向前上旋转,拔牙病例较多见。对于这种错殆有时单纯正畸治疗是不能达到解除反殆的目的,而必须进行正颌手术。

(1)下颌生长过度型Ⅲ类错殆矫治的观点

1)恒牙殆初期的下颌前突型Ⅲ类错殆不应急于治疗,因其生长发育尚未停止,还有许多不稳定因素,应等到生长发育结束后全面评价牙殆颌面形态,如能单纯正畸治疗解决的则以拔牙治疗,即以牙齿移动掩饰颌骨间不调问题;若是颌骨畸形严重则采用正畸与外科联合治疗的方法。

2)在恒牙列初期后开始治疗,正畸治疗有利于颌骨的进一步发育。首先对于骨性下颌前突不严重且预计下颌进一步前突的可能性不大的患者,应积极进行综合治疗。其次对于处于掩饰性矫治与外科正畸之间的边缘病例,则应进行诊断性治疗,即不急于拔牙设计,视不拔牙矫治一段时间后的牙颌反应再做进一步的矫治方案,再则,对于严重骨性下颌前突的患者则应等到生长发育完全停止后,进行正畸与外科联合治疗。

(2)颏兜矫治下颌前突的评价:戴用颏兜后是否能延缓下颌骨的生长? 研究证明颏兜治疗过程中,下颌骨生长减慢。混合牙列期接受治疗的Ⅲ类错殆患者时,下颌骨长度减少 1/3。但是在青春期后接受治疗的Ⅲ类错殆患者其下颌骨长度无明显变化。

年轻Ⅲ类错殆患者下颌水平向生长占优势的患者在使用颏兜治疗后,其垂直方向高度有所调整,也就是说使用矫形颏兜有助于增加前下面高。

7.注意事项

(1)颏兜牵引有严格的适应证,只适用于轻中度的下颌前突错殆,且无明显的颞颌关节症状。

(2)枕部牵引式和垂直牵引式颏兜都会对颞下颌关节区域产生一定压力。留心观察使用颏兜(或使用面具)的患者有无不断进展的颞下颌关节紊乱综合征的症状和迹象,一旦发现,矫形治疗应立即停止,以免发生意外,另外应注意颈部有无不适。

(3)颏兜牵引最佳年龄为 7～9 岁,一般 6 岁的儿童使用头帽 3～6 个月即有效果,变化较大,3～6 个月后应考虑髁突的发育受到影响。

(4)颏兜对患者的合作要求较大,需要家长配合。

(5)对于年龄小的严重骨性前突也应等到成年后手术治疗。

(二)矫形面具前方牵引治疗骨性反殆

上颌骨发育不足一般可引起前牙反殆或前、后牙均反殆,往往采用前方牵引器治疗,使用口外的牵引方法使上颌骨、上牙弓向前生长发育,前牵上颌的同时抑制了下颌的生长发育,使上下颌的生长发育协调一致,这是一种积极的治疗方法。若患者有一定的生长潜力,则应使用前方牵引装置前移上颌骨或上牙列,若无生长潜力只能前移上牙列,内收下牙列来解除前牙反殆,掩饰上下颌骨的长度不调,若上颌后缩非常严重,则只能正颌手术治疗。前方牵引器最具有广泛的应用价值,它能在最短时间内产生最显著的疗效,因此在对大多数混合牙列早期和乳牙列晚期的骨性错𬌗治疗中,采用矫形面具已成为常规方法。

1.适应证

(1)适用于乳牙期或替牙期,有时亦用于恒牙早期病例。

(2)上颌发育差的反𬌗,其尚有生长潜力的病例。

(3)、下颌无前突或略前突。

(4)唇腭裂患者的上颌发育不足、前后牙均反𬌗者,需配合上颌扩弓治疗。

(5)成人骨性反𬌗多考虑外科治疗。

2.前方牵引器的构成

矫形面具由 3 个基本部分组成:面具、上颌活动或固定矫治器、弹力圈。矫形面具是一种口外装置,由额托、颏兜以及连接它们的一根或两根牢固的钢制支撑杆所组成,另有一个廾字弓(橡皮圈即附着其上,对上颌骨产生一个向前下方的弹性牵引力)与支撑杆相连,呈"廾"字形。额托和廾字弓的位置可通过螺丝钮调节。

3.上颌前方牵引的作用机制

利用口内活动或固定矫治器将上颌牙弓连为一体,使用橡皮筋与口外前方牵引器连接,通过上颌前方牵引刺激上颌骨及其周围骨缝发生改建,促进上颌骨的发育,由于骨缝的方向为前上至后下,引起上颌骨向前下增生,骨缝分开增宽,缝间新骨沉积。随着上颌骨牵引方向的改变,上颌骨可以旋转。如下颌平面角较小,反覆𬌗较深,可在上颌磨牙区牵引,使后牙槽突垂直生长,增加高度;反之,如下颌平面角较大,反覆𬌗较浅,可将牵引力点移至上颌尖牙的近中,使上颌前移,上颌平面向前下倾斜。也可前移上牙列,纠正磨牙关系。同时,由于上颌前方牵引以额部和颏部为支抗,下颌受巨作用力可向后向下顺时针旋转生长,使前下面高有所增加,下切牙舌向倾斜。面具能产生以下一种或多种疗效。

(1)矫治正中𬌗位和正中关系位的不一致,通常对于假性Ⅲ类错𬌗患者,𬌗关系能迅速得以调整。

(2)上颌骨前移:常常比原来前移 1～2mm。

(3)上颌牙列的前移。

(4)下切牙舌向倾斜,有前牙反𬌗的患者更是如此。

(5)促进下颌骨向下后方生长,使前下面高有所增加。

上颌恒中切牙萌出时所处的牙齿发育阶段是最适合进行面具治疗的时期,此时,下颌切牙已萌出。通过治疗使切牙在水平和垂直方向建立正确的咬合关系。对于轻度到中度的Ⅲ类错𬌗患者,在建立了 4～5mm 的正常覆盖关系后,才能停止使用面具。在治疗后的早期阶段,覆盖关系不太稳定,会有一些复发,因此,在整个保持阶段,我们将尽一切努力使这种正确的覆盖和覆𬌗关系得以维持稳定。对于开始治疗时即有前下面高不足的病例,这种变化常是有利的,而对于开始治疗时前下面高本就过大的患者,这种治疗效果就不理想。目前还没有临床研究显示长时期的使用面具治疗对下颌生长有抑制作用。

4.前方牵引器的使用方法

(1)前方牵引的时机:上颌前方牵引的最佳年龄是 6～8 岁,治疗时间应愈早愈好。一般男孩子 14 岁之前均有机会将上颌牵出,女孩在 13 岁之前也有机会将上颌牵出,超过此年限的多数是将上颌牙弓牵出,以此恢复前牙的覆𬌗、覆盖。

(2)前方牵引的方向:因为上颌矢状向生长方向为向前向下(与𬌗平面呈 37°),所以前方牵引的方向为向前、向下,与上颌生长方向一致。对于反覆盖较大的患者方向应与𬌗平面一致。但由于某些畸形特征不同,牵引的方向及着力点应适当改变,其目的是使作用力线与上颌阻力中心构成不同的位置关系,可使上颌骨向前移动或在向前移动的同时产生一定的顺时针或逆时针的旋转,以达到矫治目的。从尖牙斜向下与𬌗平面呈 37°,牵引线既经过上颌牙弓的阻力线也经过上颌复合体的阻力中线,沿此方向牵引上颌牙弓和上颌复合体将沿牵引线平动而无旋转,牵引线经过上颌复合体的阻力中线,位于上颌牙弓阻力中心的前方,牵引角度小于 37°,沿此方向牵引上颌牙弓和上颌复合体将沿牵引线平动并且向前方旋转,牵引线经过上颌复合体的阻力中线,位于上颌牙弓阻力中心的后方,牵引角度大于 37°,沿此方向牵引上颌牙弓和上颌复合体将沿牵引线平动并且向后方旋转,所以应根据矫治的目标调节牵引线和阻力中心的位置关系。

(3)前方牵引的力值单侧 300～1500g 不等,乳牙列一般为 300～500g,混合牙列为 500～1000g,恒牙早期为 1000～1500g。

(4)前方牵引的时间开始的 4～6 个月中几乎需要全天戴(每天约 20h),此后可以仅在晚间戴作为辅助治疗。一般来说,每天 12～16h。每日牵引的时间的长短直接影响牵引的效果。

(5)前方牵引的周期 3～6 个月。可配合扩弓如螺旋扩弓器、四眼簧扩弓器等,应用于方丝弓一般加舌弓以保持牙弓形态。

5.注意事项

(1)前方牵引解决颌骨异常,前牵结束后再行牙齿的矫正。有时也可以同时进行。

(2)下颌的反作用力对于低角病例和平均角病例比较有利,而对于高角病例则需使用高位头帽颏兜牵引,控制其旋转,以避免成为长面型。

(3)乳牙列注意前牵的方向以及着力点,并适当减小牵引力。

(4)面具持续地使用 9～12 个月以上是不妥当的。

(5)反覆𬌗较深的反𬌗要配合𬌗垫(多为非解剖式𬌗垫或半解剖𬌗垫)。

(6)替牙期若有乳牙松动则以第 1 磨牙和恒切牙固定牙弓,进行前方牵引。

(7)恒牙列固定矫治器的方丝应加上切牙的冠舌向转距,以控制切牙的唇倾。

(8)前牵结束后应继续戴前方牵引器保持一段时间,保持的方法有简易的保持器,FRⅢ型矫治器或颏兜。

(程传花　董作青)

第八节　前牙深覆盖

一、概述

前牙深覆盖是指上前牙切缘至下前牙唇面的水平距离超过 3mm 者。前牙深覆盖是一种常见的错牙合症状。前牙深覆盖时磨牙关系多为远中关系,并常伴有前牙深覆𬌗。前牙深覆盖、磨牙关系中性的情况较为少见。

(一)病因

造成前牙深覆盖的原因是上下颌(牙弓)矢状关系不调,上颌(牙弓)过大或位置向前,下颌(牙弓)过小或位置向后。上下颌骨(牙弓)关系不调,常受遗传与环境两方面因素的影响。

1.遗传因素

前牙深覆盖与其他错牙合类似,一般与遗传因素有关。牙的大小、数目、位置受遗传因素的控制较强。严重的骨骼畸形,如上颌发育过大,下颌发育过小也受遗传因素的明显影响。

2.环境因素

(1)局部因素:包括口腔不良习惯和替牙期障碍。

1)某些口腔不良习惯:如长期吮拇指、咬下唇及舔上前牙都可给上前牙长期施以唇向压力,导致上前牙唇向倾斜;同时使下前牙舌向倾斜、拥挤,从而造成前牙深覆盖。

2)下颌乳磨牙早失:可使下牙弓前段变小,导致前牙覆盖增大。

3)萌出顺序异常:如上颌第一恒磨牙早于下颌第一恒磨牙萌出,或上颌第二恒磨牙早于下颌第二恒磨牙萌出,或上颌第二恒磨牙早于上颌尖牙萌出,均可能造成远中𬌗,使前牙呈深覆盖。

4)下前牙先天缺失:可造成下颌牙弓前段变小,下颌牙弓后缩,前牙深覆盖。

5)上颌前牙区多生牙:可使牙弓变大或引起上颌切牙唇向错位,导致前牙深覆盖。

(2)全身因素:鼻咽部疾病造成上气道部分阻塞而形成口呼吸,口呼吸时头部前伸,下颌连同舌下垂、后退,久之形成下颌后缩畸形。口呼吸时,由于上前牙唇侧和上后牙腭侧失去了正常压力,两侧颊肌被拉长压迫牙弓,可形成上牙弓狭窄、前牙前突、腭盖高拱,最终表现出前牙深覆盖,磨牙呈远中关系。

全身性疾病:如佝偻病、钙磷代谢障碍等,可使肌张力和韧带张力减弱,引起上牙弓狭窄,上前牙前突,磨牙远中关系。

(二)临床表现

前牙深覆盖由于病因、机制不同,临床表现也有所不同。单纯性前牙深覆盖,上颌无前突,磨牙关系为中性。上颌前突不明显,下颌后缩,前牙深覆盖。上前牙唇向倾斜、突出,后牙为轻度远中𬌗关系,前牙深覆盖。上颌明显前突,后牙为完全远中𬌗关系,前牙深覆盖过大。前牙深覆盖常伴有前牙深覆𬌗。畸形较轻的患者表现为上牙弓前突,口唇闭拢困难;畸形较重的患者表现上唇翻卷、短缩并出现开唇露齿。

(三)诊断

1.前牙深覆盖的分度

前牙深覆盖根据其深覆盖量的多少可将其分为三度。

Ⅰ度深覆盖:上前牙切缘至下前牙唇面的水平距离在3~5mm。

Ⅱ度深覆盖:上前牙切缘至下前牙唇面的水平距离在5~8mm。

Ⅲ度深覆盖:上前牙切缘至下前牙唇面的水平距离大于8mm。

2.前牙深覆盖的分类

按其病因机制可分为 3 型。

(1)牙性:主要是由于上下前牙的位置或数目异常造成,如上前牙唇向、下前牙舌向错位,上颌前部多生牙或下切牙先天缺失等。常见于混合牙列及恒牙列,磨牙关系呈中性,上下颌骨之间以及颅面关系一般较为正常。本型治疗简单。

(2)功能性:由于神经肌肉反射引起的下颌功能性后缩,异常的神经肌肉反射可以因口腔不良习惯引起,也可为𬌗因素所致。如,当上牙弓尖牙和后牙冠宽度不足时,下颌在尖窝交错时被迫处于后缩位置,形成磨牙远中关系、前牙深覆盖。功能性下颌后缩,上颌一般发育正常,磨牙为远中𬌗关系。如下颌伸至中性磨牙关系时,上下牙弓矢状关系基本协调,面形明显改善。本型预后良好。

(3)骨性:主要是颌骨发育异常导致上下颌处于远中错𬌗关系。功能性和骨性前牙深覆盖,远比单纯牙性者多见,被称为安氏Ⅱ类第一分类错𬌗。根据家族史,个人史及患者的健康状况,分析错𬌗的病因机制,再根据牙、𬌗、颌面的检查及头影测定出的错𬌗的类型,将二者结合起来综合分析,做出正确的诊断。

二、矫治方法

(一)前牙深覆盖的矫治目标.

一前牙深覆盖的矫治目标如下。

1.解除牙拥挤,排齐牙列。

2.减小前牙深覆盖。

3.纠正前牙深覆𬌗。

4.矫正远中错𬌗关系。

(二)前牙深覆盖的矫治方法

前牙深覆盖的矫治方法包括早期矫治及综合性矫治。

1.早期矫治

对于因口腔不良习惯及替牙障碍、全身因素等引起的牙型及功能型前牙深覆盖应早期进行矫治。

(1)尽早去除病因:破除各种口腔不良习惯,及时治疗全身性疾病,如佝偻病、呼吸道疾病等。

(2)对牙性深覆盖的矫治:主要根据错𬌗的表现,采用不同方法进行矫治。

上前牙唇向错位引起的深覆盖:如上前牙无间隙,前突症状较轻者可采用扩弓,邻面去釉等方法获得间隙,然后内收上前牙减小覆盖;对于上前牙前突无间隙或中度以上拥挤,可采用减数治疗。若上前牙唇向错位有间隙,可用附有双曲唇弓的可摘矫治器内收前牙,关闭间隙。若需同时纠正不良习惯时,可在矫治器上附加唇挡丝、腭刺、腭屏等。若伴有前牙深覆𬌗,应先矫治深覆𬌗,然后再关闭间隙以减小覆盖。若上前牙过于唇向倾斜,可在双曲唇弓上焊接中切牙切端钩,防止双曲唇弓加力后向龈方移动或将双曲的近中弯制成相对的 2 个拉钩,在两拉钩之间使用橡皮圈牵引,橡皮圈通过切牙的切 1/3 处,每 2~3d 更换 1 次橡皮圈,以内收上前牙矫治深覆盖。

下前牙舌向错位所致的深覆盖:如上颌牙弓正常,下前牙舌向错位无间隙的患者,可采用可摘或固定矫治器矫治下前牙的位置,扩大下牙弓前段,与上前牙建立正常的覆盖关系。若下前牙拥挤程度较重可采用减数法矫治,排齐下前牙,恢复正常的覆盖关系。对于先天性下颌切牙缺失、牙弓小伴有散在间隙的患者,可采用可摘或固定矫治器扩大下颌牙弓,推下前牙向唇侧并将下颌散在的间隙集中在下牙弓的适当部位,然后进行修复治疗。

上下前牙唇向错位所致的深覆盖:若上下前牙均有间隙,应先缩小下颌牙弓,再矫治上颌牙弓;若上下前牙无间隙,前突畸形较轻的成年人,可利用邻面去釉的方法,邻面去釉的部位常在尖牙和第一前磨牙。若上下颌前牙均前突并伴有严重拥挤的患者,应采用减数矫治的方法,减数的部位为4个第一前磨牙,最好选用固定矫治器进行矫治。

(3)对骨性深覆盖的矫治:骨性往往存在上下颌骨关系不调,早期进行矫形治疗可以影响颌骨的生长。

促进下颌向前生长:从替牙期到恒牙早期,下颌要经历一个生长快速期。在这个阶段时,下颌骨总长度及下颌相对于颅底的高度均有较明显的增大。对于因下颌后缩导致的安氏Ⅱ类错𬌗的病例,应在此阶段进行早期治疗。临床可采用功能矫治器(如肌激动器、FR-Ⅱ型),矫正前牙深覆盖,恢复正常的𬌗关系。也可采用简单的功能矫治器,如上颌斜面导板矫治器、前庭盾进行治疗。

抑制上颌向前生长:对于上颌前突或有上颌前突倾向并伴有下颌后缩的安氏Ⅱ类错𬌗病例,在生长发育的早期进行矫治,可以限制上颌骨的向前生长,使下颌向前发育,最终建立上下颌正常的覆盖关系。临床上常采用口外弓来限制上颌的发育。口外弓仅能抑制上颌向前生长,但不能向远中移动上颌,矫治进程中由于下颌的向前发育,使得上下颌矢状关系的不调得到矫正。

控制后部牙槽骨的高度:安氏Ⅱ类错𬌗除颌骨矢状关系不调外,常伴有颌骨垂直关系不调。采用口外唇弓通过改变牵引力的方向,对后部牙、牙槽骨高度的控制能起到较好的作用。高角病例应使用高位牵引,低角病例应使用低位牵引,面高协调者使用水平牵引。对于功能性矫治器,如肌激动器,在使用过程中不仅能增加后部牙槽骨的高度,而且常会出现下颌平面角增大的情况,因此对以下颌后缩为主,下颌平面角较大的安氏Ⅱ类高角病例,应将高位牵引口外唇弓与肌激动器联合使用。

2.综合性矫治

上述矫治方法,虽能对上下颌的生长发育起到一定的影响,但其影响是有限度的,临床大多数有颌间关系不调的安氏Ⅱ类第一分类前牙深覆盖的病例,往往需要在恒牙早期进行二期综合性治疗。恒牙早期前牙深覆盖的病例,大多数为安氏Ⅱ类第一分类错𬌗,同时伴有不同程度的颌骨及颅面关系不调。

(1)综合矫治原则:轻度或中度颌骨关系不调时,正畸治疗常需减数拔牙。在关闭间隙的过程中,通过上下牙、前后牙的不同移动,代偿颌骨的发育异常。对于处于青春生长迸发期前或刚刚开始的部分患者,可掌握最佳治疗时间,进行矫形生长控制。严重的骨骼异常需要在成年后进行外科正畸治疗。

(2)矫治中的拔牙问题:对于需要减数的病例,拔牙主要有以下几个作用。

1)解除上下牙弓的拥挤。

2)在上牙弓,可为前牙后移提供间隙。

3)在下牙弓可为颌间牵引、矫正远中磨牙关系提供间隙;临床常拔除 4 个第一前磨牙,或者上颌左右第一前磨牙及下颌左右第二前磨牙,有时也可拔除下颌切牙。

(3)正畸治疗方法:恒牙期对于拔除 4 颗前磨牙的安氏Ⅱ类第一分类的病例多采用固定矫治器,如方丝弓矫治器、直丝弓矫治器、贝格矫治器等进行治疗。矫治的过程可分为 3 个阶段。

1)排齐和整平牙弓。

2)关闭拔牙间隙,同时矫正前牙深覆盖与远中磨牙关系。

3)𬌗关系的精细调整。3 个阶段治疗中以第 2 阶段最为重要,下面以方丝弓矫治器为例简单介绍。

颌间牵引远中移动上尖牙:使尖牙与第二前磨牙靠拢。如果要使上前牙最大限度内收,可配合使用口外唇弓,以增加上颌磨牙支抗。下颌尖牙一般不需要单独向远中移动。

内收上前牙、减小覆盖:为矫正前牙深覆盖的主要方法。如上前牙需要较多的后移,应当使用方丝弓,对上切牙进行转矩移动,在内收七前牙的同时进行根舌向、冠唇向控制。上前牙内收时,由于"钟摆效应",前牙的覆𬌗将会加深,使原本在第一阶段已经控制或矫正的深覆𬌗重新出现。因此,可在弓丝上的关闭曲前后弯制"人"字形曲,在内收的同时,继续压低下颌切牙。对于需要较多后移上切牙的病例,在内收上前牙的时候,应当进行支抗控制,可以使用安氏Ⅱ类牵引,必要时也可配合口外唇弓。

磨牙关系的矫正:安氏Ⅱ类第一分类错𬌗,磨牙常为远中关系,在矫治过程中,达到磨牙关系中性是正畸治疗的目标,但并非每一个患者均能达到,特别是年龄较大的患者。在矫治过程中,如果条件许可,应尽量争取达到后牙中性关系。条件有限时,可形成尖窝相对的远中关系。治疗后的磨牙尖对尖关系,对𬌗的功能和稳定均是不利的。若患者上颌骨体较大,能使上后牙有较多的远中移动,配合使用颌间牵引力或口外牵引力,可使磨牙达到中性𬌗关系。对于上下颌拔除 4 个第一前磨牙的患者,由于上颌的尖牙及切牙是分两阶段向远中移动,下颌尖牙及切牙则是同时向远中移动,使得下颌磨牙的近中移动将比上颌磨牙多,另外,口外唇弓及安氏Ⅱ类颌间牵引的使用将控制上颌磨牙的近中移动,而下颌磨牙向近中移动,最终由于下磨牙近中移动而形成中性关系。

对于下颌牙弓正常的远中尖对尖关系的安氏Ⅰ类第一分类错𬌗,治疗时,需拔除上颌 2 个第一前磨牙,采用颌间牵引的方法使上颌后牙近中移动,形成尖窝相对的远中𬌗关系。

对于上颌骨发育基本正常,下牙弓处于远中后缩的功能型前牙深覆盖,可使用功能矫治器矫正远中磨牙关系。

(三)支抗控制

1.最小支抗

适用于下颌磨牙近中移动,可占据拔牙间隙 1/2 以上者。Ⅱ类患者比Ⅰ类患者需要更强的支抗,所以上颌前牙需要口外弓配合内收。如果患者不能够每天佩戴口外弓 12～14h,就需要改变力量的使用,比如加强Ⅰ类颌间牵引。上颌使用口外弓内收上颌前牙,上颌磨牙的位置不需要特别保持,要达到磨牙Ⅰ类关系时,可通过下颌磨牙的近中移动获得。患者能配合治疗,口外弓使用较好,上颌前牙内收和下颌后牙近中移动较多,对支抗的要求较低。

2.中等支抗

适用于只允许下颌磨牙近中移动 1/4～1/2 的拔牙间隙。Ⅱ类患者需要中等强度的支抗时,一般均需要使用口外弓加强支抗。需要中等强度的支抗时,有必要先进行支抗的预备。在治疗的第 1 阶段,使用口外弓,加上Ⅱ类颌间牵引开始移动下颌前牙,根据支抗要求的程度,决定是否进行磨牙的远中倾斜。在第 2 阶段,使用口外弓和Ⅱ类颌间牵引移动上颌前牙远中移动,下颌磨牙近中移动。如果患者的下颌生长方向不好,潜力不足,即使使用口外弓也不一定能够达到治疗目标。

3.最大支抗

下颌磨牙只能近中移动 1/4 的拔牙间隙者需要最大支抗。口外弓常规使用较长时间,内收上颌前牙,改善磨牙远中关系。治疗的效果取决于患者佩戴口外弓的程度及下颌是否具有较好的前方生长趋势。

一般使用口外弓长期抑制上颌的生长发育,依靠下颌的近中向的生长来纠正Ⅱ类颌间关系。骨性Ⅰ类关系较明显时,或者拔牙间隙关闭后Ⅱ类关系没有完全纠正时,就需要远中移动上颌磨牙。这时可以考虑在以下情况下使用口外弓。

(1)拔除上颌第 3 磨牙后,远中移动上颌第 2 磨牙。

(2)拔除上颌第 2 磨牙后,远中移动第 1 磨牙。

(3)上颌第 1 磨牙拔除后,远中移动上颌牙列。Ⅱ类患者需要最大支抗时,治疗的第 1 阶段需要在使用口外弓的同时,使用Ⅱ类颌间牵引远中倾斜下颌磨牙,移动下颌切牙。第 2 阶段需要口外弓加Ⅱ类牵引。

4.低角和高角病例的支抗控制

对于低角和高角病例,考虑支抗和力的使用时也有很大的区别如下。

(1)低角患者下颌平面角与 FH 平面或者 SN 平面之间的角度较小,下颌磨牙的近中移动和伸长均较困难,多使用最小或者中等强度的支抗,不一定要使用口外弓。这类患者如果下颌向前生长的潜力较大,牙列间拥挤度不大时,多使用非拔牙矫治。

(2)高角患者下颌平面角较大,与低角患者相反,支抗磨牙近中移动和伸长的趋势较大,磨牙容易近中移动和伸长,导致下颌向后下方的旋转,加大下颌平面角,因此应该避免使用颌间牵引力,防止磨牙的伸长。对于Ⅱ类高角患者,应该慎重选择使用矫治力,大部分均使用高位口外弓,不使用颌内支抗。使用口外弓时,也应当特别注意力的方向,使用高位牵引以避免磨牙的伸长和下颌的向后下方向的旋转。

在治疗中,除了力量的使用外,还应该考虑患者生长的趋势,患者的配合情况,牙齿对力的反应等等,治疗过程中也应该进行再评价和及时修正矫治力。加强支抗的手段除了上述方法外,还可以使用上颌磨牙两侧之间的 Nance 弓、腭杆,下颌磨牙之间的舌弓、唇挡、口外弓等等。

(程传花　董作青)

第九节　后牙反𬌗

一、概述

后牙反𬌗是指下颌后牙突出于上颌后牙的颊侧,呈反覆盖现象。后牙反𬌗可以发生在各个牙列期;可以是个别后牙反𬌗,也可以是多数后牙反𬌗;可发生在单侧,也可发生在双侧。

(一)病因

1.乳磨牙早失或滞留

由于乳磨牙早失或滞留,可引起上颌后牙舌向的错位或下颌后牙的颊向错位,而导致个别牙反𬌗。

2.一侧乳磨牙或恒牙的龋病

一侧乳磨牙或恒牙的深龋,迫使患者只能用另一侧进行咀嚼,长期的偏侧咀嚼方式可导致一侧多数后牙反𬌗。

3.一侧下颌受到不正常的压力

如单侧托腮习惯,可以使下颌逐渐偏向对侧,引起对侧多数后牙反𬌗。

4.口呼吸

长期口呼吸的患者两颊压力增大,上牙弓逐渐变窄,可以导致双侧多数后牙反𬌗。

5.腭裂患者

由于腭裂致使上颌牙弓宽度发育不足或手术后瘢痕影响,常伴有双侧后牙反𬌗。

(二)临床表现

1.个别后牙反𬌗

可表现为个别上后牙舌向或个别下后牙颊舌错位。个别后牙反𬌗对咀嚼功能及颅骨的发育影响较小,但对颞下颌关节可有不良影响。

2.单侧多数后牙反𬌗

常常合并前牙反𬌗,其下中切牙中线、颏部及下颌多偏向反𬌗侧,导致颜面左右不对称。

3.双侧多数后牙反𬌗

上颌骨的宽度发育不足,上颌牙弓狭窄,面部狭长,左右对称。双侧多数后牙反𬌗合并前牙反𬌗的患者,其上颌骨前部明显发育不足,颜面的侧面观呈现凹面形。

后牙反𬌗的牙数愈多,程度愈严重,对咬合的锁结作用和对咀嚼功能的影响也就愈大,对颌骨的发育及颞下颌关节的影响也愈大。

(三)诊断

后牙反𬌗,根据反𬌗牙的数目和部位不同可分为如下。

1.个别后牙反𬌗。

2.一侧后牙反𬌗。

3.双侧后牙反𬌗。

二、矫治方法

1.个别后牙反𬌗

个别上颌后牙舌向错位所致的后牙反𬌗,可用可摘矫治器上附有的双曲舌簧,将错位牙向颊侧移动;个别下后牙颊向错位所致的后牙反殆,可在可摘矫治器上焊接指簧将其向舌侧压入;对于个别上后牙舌向和下后牙颊向错位导致的后牙反殆,可采用交互支抗牵引矫治纠正。

2.一侧多数后牙反殆

可采用上颌单侧后牙殆垫式矫治器,即在正常的一侧牙上做殆垫升高咬合,使反殆侧解除锁结关系,在反殆侧后牙的腭侧放置双曲舌簧,治疗过程中,调整双曲舌簧使反殆侧的上后牙向颊侧移动。当反殆关系解除后,应及时分次磨减殆垫,必要时需配合调精,调磨上后牙的舌尖及下后牙的颊尖,建立良好的咬合关系。

3.双侧多数后牙反殆

这类患者的上牙弓明显狭窄,可采用以下措施。

(1)上颌分裂簧分裂基托附双侧殆垫矫治器。

(2)上颌螺旋簧分裂基托附双侧殆垫矫治器。

(3)双曲舌簧扩大牙弓矫治器。利用分裂簧、螺旋簧及双曲舌簧,均可达到扩大上颌牙弓宽度的目的。反殆解除后应分次磨减殆垫,同时在矫治过程中配合牙尖的调磨,以建立稳定的咬合。反殆矫正后,可配合嚼肌、颞肌的功能训练,以巩固矫治效果及建立咬合平衡。

(程传花　董作青)

第十节　后牙锁殆

一、概述

锁殆是后牙的一种错殆,有个别后牙锁矜及多数后牙锁聆。锁殆可发生在牙弓的一侧或两侧,一侧者多见,两侧者较少见;恒牙列多见而乳牙列较少见。锁殆分为正锁殆及反锁殆。正锁殆是指上后牙舌尖的舌斜面位于下后牙颊尖的颊斜面颊侧,殆面无咬合接触。反锁殆是指上后牙颊尖的颊斜面位于下后牙舌尖的舌斜面舌侧,殆面无咬合接触。个别牙及单侧多数后牙正锁殆较为多见,反锁殆在临床较少见。

(一)病因

1.个别牙正锁殆

个别乳磨牙早失、滞留或恒牙牙胚位置异常,导致恒牙错位萌出而造成锁殆。上下颌第二恒牙磨牙的正锁殆在临床较为多见。

2.单侧多数后牙正锁殆

因一侧多数乳磨牙龋坏或早失,而用对侧后牙咀嚼,日久废用侧恒牙萌出时易造成深覆盖,由深覆盖再进一步发展为多数后牙正锁殆。

(二)锁殆的危害

1.咀嚼功能降低

由于正锁殆的锁结关系,影响下颌的侧向运动,只能用非锁殆侧的后牙进行偏侧咀嚼,咀嚼功能减弱,咀嚼效率降低。

2.颜面部不对称

后牙锁𬌗导致下颌有关肌肉的异常动力平衡,下颌及下牙弓多偏向对侧,颜面部可出现明显的不对称畸形。

3.颞下颌关节的影响

锁𬌗牙在咀嚼过程中易发生创伤,日久可引起颞下颌关节的症状,如关节疼痛或关节弹响。

二、矫治方法

锁𬌗矫治的原则为升高咬合,解除锁结关系。由于锁𬌗对咀嚼功能、颌面发育及咀嚼器官的影响较大,故应尽早进行矫治。

1.个别牙正锁𬌗

以上后牙颊向错位者多见。可采用单侧𬌗垫可摘矫治器,即在健侧的上牙弓或下牙弓上放置单侧𬌗垫,使锁精牙脱离锁结关系,在上下锁𬌗牙上各做一个带环,并在上颌牙带环的颊面及下颌牙带环舌面各焊一个牵引钩,牵引钩之间挂橡皮圈,利用上下牙的交互支抗进行矫治。锁𬌗解除后,分次调磨𬌗垫,并同时调磨无生理性磨耗的锁𬌗牙的牙尖。在调磨牙尖时,配合脱敏治疗。

2.一侧上下第二恒磨牙正锁𬌗

一侧上下第二恒磨牙正锁𬌗为临床较为多见的一种锁𬌗畸形,而且上颌第二恒磨牙颊向错位的程度通常比下颌第二恒磨牙舌向错位严重。如同侧上颌第三磨牙未萌出或将萌出,可将上颌第二恒磨牙拔除,以便上颌第三磨牙自行调位于已拔除的第二恒磨牙位置,与下颌第二恒磨牙建立正常的𬌗关系。

3.一侧多数后牙正锁𬌗

常常由于下颌牙弓狭窄所致。表现为锁𬌗侧的下后牙舌侧错位较为严重,但上后牙颊侧错位不明显。可采用下颌单侧𬌗垫矫治器附双曲舌簧,即在健侧下颌后牙上制作𬌗垫,使锁𬌗牙脱离牙尖锁结关系,在矫治器的锁𬌗侧下后牙的舌侧放置双曲舌簧,使锁𬌗侧的下后牙向颊侧移动。由于在健侧使用了𬌗垫,从而加大了颊肌的张力,有助于锁𬌗侧的上后牙向舌侧移动,故有利于锁𬌗的矫正。锁𬌗关系解除后,及时对𬌗垫进行调磨,同时调磨锁𬌗侧的过高牙尖。

(程传花　董作青)

第十一节　深覆𬌗

一、概述

深覆𬌗是临床常见的错𬌗。覆𬌗是指上前牙覆盖下前牙的垂直距离。上前牙切缘咬在下前牙牙冠切1/3以内,或下前牙切缘咬合于上前牙舌侧切1/3以内者为正常覆𬌗,超过1/3称为深覆𬌗。深覆𬌗是上下牙弓及颌骨垂直关系发育异常,主要表现为牙弓与颌骨高度发育不调,前牙区牙及牙槽高度发育过度,后牙及后牙槽高度发育不足。临床多见于安氏Ⅰ类和安氏

Ⅱ类2分类的深覆𬌗患者,安氏Ⅱ类第一分类的患者在矫治长度不调时,也应矫治深覆𬌗。

(一)病因

1.遗传因素

遗传因素为显性遗传因子作用,使上颌发育过大,下颌形态发育异常。下颌支发育过长,下颌下缘平面较平,下颌呈反时针方向旋转生长型。

2.全身因素

儿童时期,全身慢性疾病导致颌骨发育不良,磨牙萌出不足,后牙牙槽高度发育不足导致下颌向前、向上旋转,而前牙继续萌出,前牙槽高度发育过度。

3.咀嚼肌张力过大

患者有紧咬牙习惯,牙尖交错位咬合时,嚼肌、翼内肌张力过大,抑制了后牙槽的生长。

4.多数乳磨牙或第一恒磨牙早失

由于磨牙的过早缺失,使得颌间垂直高度降低,缺少了咀嚼力的刺激,影响了颌骨及牙槽的正常发育。

5.个别下颌切牙先天缺失或乳尖牙早失

个别下颌切牙先天缺失或乳尖牙过早缺失,使下颌牙弓前段缩短,发育受到限制,下切牙向远中移动,造成下切牙与上切牙无正常𬌗接触;导致下切牙过度伸长。

6.双侧后牙高度不足

双侧多数磨牙颊、舌向严重错位,后牙过度磨耗,后牙牙槽骨垂直高度降低,前部牙槽发育过度导致深覆𬌗。

7.口腔不良习惯

儿童口腔不良习惯是造成错𬌗的原因之一,与深覆𬌗有关的不良习惯有咬下唇以及闭唇习惯。咬下唇时,上前牙受到向唇侧的力量,而下前牙则受到了向舌侧的力量,由此产生了推上前牙向唇侧及下前牙向舌侧的作用,使下前牙及下颌骨向前的发育受到限制,下前牙出现拥挤。闭唇习惯时,上下唇肌对上下颌切牙产生向腭舌侧的压力,导致上前牙内倾生长,下前牙舌侧倾斜,上下前牙呈闭锁𬌗。

(二)临床表现

1.牙

上切牙长轴垂直或内倾。临床多见为上颌中切牙内倾,上颌侧切牙唇倾,上前牙拥挤,下切牙内倾或伴有拥挤。

2.牙弓

由于切牙的内倾造成牙弓长度变短,上下牙弓呈方形;下颌牙弓矢状曲线曲度增大,上牙弓因切牙内倾,纵𬌗曲线常呈现反向曲线。

3.咬合及口腔软组织

前牙呈深覆𬌗时,由于上颌前牙内倾使得覆盖常小于3mm,有时覆盖可为0~1mm,上切牙的舌面与下切牙的唇面接触,呈严重的闭锁𬌗。咀嚼时可咬伤上前牙腭侧黏膜或下前牙唇侧的牙龈组织,引起创伤性牙龈炎,急性或慢性牙周炎,严重时可造成牙槽骨吸收及牙松动。

4.磨牙关系

由于下颌发育受限,使下颌被迫处于远中位,磨牙关系常呈远中殆关系;如仅为牙弓前段不调的患者,磨牙关系亦可呈中性殆关系。

5.颌骨

上下颌骨一般发育较好。前牙闭锁合时,下颌处于功能性远中殆位,下颌前伸及侧向运动受限,仅能做开闭口铰链式运动,下颌角小。

6.面形

面部颌骨外形发育良好,由于深覆殆使得面下 1/3 高度变短,面形一般呈短方面形,下颌角小,嚼肌发育好,下颌角区丰满。

7.肌功能

唇肌张力过大,颏唇沟加深,下唇有时外翻,下唇常覆盖在上切牙牙冠唇面1/2以上。咬肌粗壮。

8.颞下颌关节

下颌运动长期受限的一些患者,可出现嚼肌、颞肌、翼内肌压痛,下颌髁突后移位,关节后间隙减小,张口受限等颞下颌关节功能紊乱症状。

(三)诊断

1.深覆殆的分度

根据覆殆程度的大小,将深覆殆分为三度。

Ⅰ度:上前牙切缘覆盖在下前牙冠唇面1/3以上至1/2处,或下前牙咬合在上前牙舌侧切1/3以上到1/2处。

Ⅱ度:上前牙切缘覆盖在下前牙冠唇面1/2以上至2/3处,或下前牙咬合在上前牙舌侧切1/2以上到2/3处。

Ⅲ度:上前牙切缘覆盖在下前牙冠唇面的2/3以上,或咬在下前牙唇侧龈组织处,或下前牙咬合在上前牙腭侧龈组织或硬腭黏膜上。

2.深覆殆的分类

根据深覆殆形成的机制不同,将深覆殆分为牙型和骨型2类。

(1)牙型:主要为牙或牙槽垂直向发育异常。上、下颌前牙及前牙槽发育过长,后牙及后牙槽高度发育不足;上前牙长轴垂直或内倾,下前牙有先天性缺牙或下牙弓前段牙拥挤所致的下颌前段牙弓变短;磨牙关系可为中性、轻度远中或远中殆关系,面下1/3变低,头影测量片显示主要为牙长轴及牙槽的问题。颌骨的形态、大小基本正常,面部畸形不明显。

(2)骨型:不仅有上下前牙内倾、前牙及前牙槽发育过度、后牙及后牙槽高度发育不足的问题,同时伴有颌骨与面部的畸形。头影测量显示上齿槽座点一鼻根点一下齿槽座点角(ANB角)大,后、前面高的比例超过65%,下颌平面角小于正常,下颌支过长,下前面高短,下颌呈逆时针方向旋转生长型。切牙内倾的深覆殆患者常伴有,上、下颌牙拥挤。

二、矫治方法

深覆殆矫治的原则为通过调整前后牙及牙槽的高度打开咬合,纠正前牙轴倾度,协调上下颌骨间的矢状关系,矫正深覆𬌗和深覆盖。

口腔不良习惯是造成深覆𬌗的病因之一,因此,深覆𬌗的矫治,首先要破除口腔不良习惯,常用的矫治器有腭刺、口腔前庭盾等。

(一)生长期儿童

患儿应在替牙期或恒牙早期进行治疗。

1.牙型深覆𬌗治疗原则

治疗原则是纠正切牙长轴,抑制上下切牙的生长,促进后牙及后牙槽的生长。常用上颌平面导板式可摘矫治器。对于上前牙牙长轴内倾的患者,可在内倾的上前牙舌侧设计双曲舌簧,舌簧上附平面导板。在矫正上切牙内倾的同时,去除闭锁𬌗,让下颌及下切牙向唇侧调整,待上切牙长轴内倾及深覆𬌗改正后,再根据下颌的情况采取可摘或固定矫治器的治疗,以排齐下前牙,改正下切牙内倾和曲度过大的矢状曲线。对于先天缺失下切牙的患者,根据下切牙长轴矫正后间隙的情况酌情处理,必要时可做义齿修复以保持上下切牙正常的覆𬌗、覆盖关系。

2.骨性深覆𬌗

(1)治疗原则:矫正内倾的上前牙,解除闭锁𬌗,刺激后牙及后牙槽的生长,抑制前牙及前牙槽的生长,使颌面部正常发育。

(2)治疗方法:可利用附舌簧的前牙平面导板可摘矫治器或固定矫治器进行矫治。如利用固定矫治器应先黏结上颌托槽以矫正内倾的上切牙长轴,解除闭锁𬌗,如覆𬌗较深,可同时在上切牙舌侧做一小平面导板,使后牙伸长,下颌自行向前调整。待上切牙的长轴矫正后,再黏结下颌托槽,以排齐下前牙并矫正矢状曲线曲度。如磨牙为远中𬌗关系时,可进行Ⅱ类颌间牵引;如后牙萌出高度不足;临床常用上颌平面导板可摘矫治器,在正中咬合时,平面导板只与下前牙接触,后牙分离无接触,(上下后牙离开5~6mm),可使后牙继续萌出,必要时可在双侧后牙做垂直方向牵引以刺激后牙及牙槽的生长。

(二)生长后期及成年人

对于生长发育后期或已成年的患者,其发育已基本结束,治疗时只能矫正牙及牙槽的异常,但使用的矫治力应更轻、更柔和,以利于牙周组织的改建。

1.牙型深覆𬌗

可利用固定矫治器,先矫正内倾的上颌切牙解除闭锁𬌗,同时上颌戴小平面导板矫治器。小平面导板应以后牙打开咬合2~3mm为宜。待上前牙的内倾纠正后,再做下颌矫治,使上下前牙建立正常的覆𬌗、覆盖关系。

2.骨型深覆𬌗

轻度骨性畸形的患者可利用正畸进行治疗。一般采用固定矫治器,先做上颌以矫正内倾的切牙长轴,并附上颌舌侧小平面导板,使后牙伸长改正𬌗曲线。对于上前牙过度萌出,后牙萌出不足的病例,必要时可采用"J"形钩高位牵引以压低上切牙,后牙垂直牵引以刺激后牙牙槽的生长。

对于成年人骨型深覆𬌗的矫治,特别是后、前面高比例过大、下颌支过长、下颌平面角小的患者,治疗十分困难。

严重的骨型深覆𬌗患者打开咬合、改正深覆𬌗的难度很大,必要时可采用外科正畸治疗,即先用正畸治疗的方法改正上下切牙的长轴,排齐上下牙列,再根据情况采用外科手术行前牙区根尖截骨术,压入前段牙及牙槽以矫正过长的上或下前牙及牙槽,恢复正常的覆𬌗、覆盖关系。

对一些年龄较大、后牙磨耗过多、垂直高度不足的患者,上下牙排齐后如覆𬌗仍较深,无法用正畸方法矫正时,可采用修复的方法,进行咬合重建,在后牙区做金属𬌗面以升高后牙,使上下切牙获得正常的覆𬌗、覆盖关系,并恢复面下 1/3 的高度。

(程传花　董作青)

第十二节　开𬌗

一、概述

开𬌗是指在正中颌位时,上下颌部分牙在垂直方向无𬌗接触的现象。开始可发生在乳牙期、替牙期和恒牙期。临床以恒牙列期最为常见,主要机制是上下牙弓及颌骨垂直向发育异常所致。

(一)病因

1.口腔不良习惯

口腔不良习惯所致的开𬌗约占发病率的 68.7%。吐舌习惯最为常见,由吐舌习惯引起的开𬌗,其前牙区开𬌗间隙呈梭形,与舌体的形态基本一致。伸舌吞咽、吮指、咬唇均可以在前牙区形成开始;咬物习惯(如咬铅笔等)可在咬物的位置形成局部小开𬌗。

2.下颌第三磨牙前倾或水平阻生

错位萌出的下颌第三磨牙可以推挤下颌第二磨牙,使其移位或向𬌗方伸长,牙尖高出𬌗平面使余牙分开无咬合接触。若伴有舌习惯等因素,常常形成全口多数牙无𬌗接触。

3.佝偻病

严重的佝偻病是产生开𬌗畸形的重要原因之一。由于骨质疏松,提下颌肌群与降下颌肌群的作用使下颌骨发育异常,下颌支短、下颌角大、下颌角前切迹深,下颌体向下、后呈顺时针方向旋转,形成开𬌗。其特征为前大后小的楔形,而且为范围较大的开𬌗畸形。

4.遗传因素

关于开𬌗是否与遗传有关,对于这一问题目前尚有不同看法,存在争论,需进一步研究。有的患者在生长发育过程中,上颌骨前部呈向前上旋转,下颌骨呈向后下旋转的生长型,可能与遗传有关。

(二)临床表现

开𬌗的表现有轻有重,有的仅为前牙开始,有的只是后牙局部开始,严重的开𬌗只有最后一对磨牙有咬合接触。

1.牙及牙槽

后牙萌出过高,使后牙槽过度发育,而前牙萌出较低,前牙槽发育不足。

2.牙弓

上下牙弓的大小、形态、位置可能不协调,上颌矢状曲线曲度增大,下颌矢状曲线曲度较平或呈反曲线。

3.磨牙关系

磨牙关系可呈中性、远中或近中𬌯关系。

4.颌骨发育

上颌骨位置及发育正常或宽度发育不足,腭盖高拱,其位置向前上旋转;下颌骨发育不足,下颌支短、下颌角大、角前切迹深,下颌体向前、下倾斜度增大,下颌骨向后下旋转。

5.颜面部

严重开𬌯的患者,面下 1/3 的距离增高,上下唇常不能闭合。

6.功能影响

随着开𬌯程度及范围的增大,严重者可影响患者口颌系统的功能,特别是咀嚼功能及语言功能将受到严重损害,表现为发音不清,前牙开𬌯无法切断食物,后牙开𬌯咀嚼效率降低。

(三)诊断

1.开𬌯的分度按上下颌牙之间分开的垂直距离大小。将开和分为三度。

Ⅰ度:上下牙垂直分开 3mm 以内。

Ⅱ度:上下牙垂直分开 3～5mm。

Ⅲ度:上下牙垂直分开 5mm 以上。

2.开𬌯的范围

开𬌯的范围可涉及前牙、前磨牙、磨牙,即前牙区开𬌯,前牙及前磨牙区开始,前牙、前磨牙、磨牙区均开𬌯。有的患者仅表现为局部前牙或后牙区开𬌯,严重患者只有最后一对磨牙有咬合接触。

3.开𬌯的分类

根据开𬌯形成的病因和机制,可将其分为 2 型。

(1)牙型:主要为牙及牙槽的高度异常,即前牙萌出不足、前牙槽发育不够或后牙萌出过高、后牙槽发育过度,面部无明显畸形,颌骨发育基本正常。

(2)骨型:骨型开𬌯除了牙及牙槽的问题外,主要表现为下颌骨发育异常,下颌支短、下颌角大、下颌平面陡,下颌平面角大,下颌呈顺时针方向旋转生长型,面下 1/3 过高,严重者呈长面综合征表现,可伴有上下牙及牙槽骨的代偿性增长。

二、矫治方法

(一)生长期儿童

首先要去除病因,根据开𬌯形成的机制,选择正确的矫治方法。

1.牙型

多由不良习惯引起。混合牙列期可用可摘矫治器加腭屏、舌刺纠正不良习惯,如后牙萌出过度时可在后牙区加𬌯垫以压低后牙;年幼儿童一般在破除不良习惯后,上下切牙可自行调整;年龄较大的患者,切牙不能自行调整时,可在开始的上下牙上粘托槽进行颌间垂直牵引。恒牙列如伴有牙拥挤时,可用固定矫治器在矫治拥挤的同时改正开𬌯,必要时也可同时戴用后牙𬌯垫及破除舌习惯的装置。

2.骨型

分析错𬌗的病因与全身因素的关系,如系缺钙所致的佝偻病应配合补钙及全身治疗。生长早期除可选用前述矫治器外,应配合颏兜进行口外垂直牵引,口内后牙区的𬌗垫应做得稍高些,以便刺激下颌骨髁突的生长和下颌支的增长,引导下颌骨正常发育。

(二)生长后期及成年人

对于生长后期及成年人的开𬌗,应根据不同类型进行矫治。

1.牙型

一般应选用固定矫治器矫治,必要时配合后牙𬌗垫以压低后牙。牙型开𬌗,牙排列尚整齐的患者,可采用方丝弓矫治器在尖牙与侧切牙之间设计水平曲,在水平曲上挂橡皮圈做颌间垂直牵引,升高前牙,纠正开𬌗。后牙部位的开𬌗也可以用相同的方法予以矫治。如伴有前牙前突或严重拥挤的患者,可采取减数矫治的方法,既可纠正开𬌗,又可同时矫正其他错𬌗。减数拔牙应根据患者口内的情况而决定,常用减数矫治的方式如下。

(1)如上下颌前牙均需较多内收时,应拔除上下颌4个第一前磨牙。

(2)如上颌内收较下颌多时,可拔除上颌左右第一前磨牙及下颌左右第二前磨牙。

(3)如下颌内收较上颌多时,应拔除上颌左右第二前磨牙及下颌左右第一前磨牙。拔牙后,由于后牙前移、前牙后移使颌间距离降低,下颌可向上、向前旋转,同时上前牙向后、下移动可减少前牙的开始。由下颌第三磨牙阻生所引起的全口多数牙开𬌗时,应及时拔除阻生的下颌第三磨牙,并压入第二磨牙使之回到正常位置,同时配合咀嚼肌的功能训练以矫治开𬌗。

2.骨型

骨型开始时,因生长发育已基本完成,不能采用引导生长的方法进行矫治。

(1)轻度骨型:开𬌗除采用前述减数方法矫治外,还可采取增加牙代偿的掩饰矫治法,即将开𬌗的上下颌牙适当地代偿性伸长,尽可能改善面部的形态。

(2)严重骨型:开𬌗则应进行外科、正畸联合治疗,应用外科手术的方法矫治骨型开𬌗。

(三)多曲方丝弓技术矫治开𬌗畸形

MEAW 技术,对矫治开𬌗畸形的确具有奇妙的效果。

1.MEAW 技术的作用原理和特点

(1)使用 MEAW 技术弓丝的患者,其牙齿各自同时进行移动,互不干扰,因为除上下中切牙、侧切牙之外,在各个牙齿间都弯有"L"形曲,这大大增加了托槽间弓丝的长度,减少了弓丝的形变率。不仅使矫治力更加柔和、持续,而且使每个牙齿上产生的矫治力互不影响,极大地缩短了治疗的时间。

(2)有利于牙齿的直立:MEAW 技术的原理是将近中倾斜的后牙竖直,从而使矫正完成后后牙的长轴与𬌗平面之间保持垂直关系,不易复发;另外,后牙竖直的过程中可以为牙弓提供较多的间隙。

(3)重新形成𬌗平面:对于开𬌗患者,两侧𬌗平面不一致的下颌偏斜等情形,借助 MEAW 技术,利用其对牙齿三维方向的控制,重新形成新的𬌗平面,与其他的矫治弓丝相比,该方法容易得多。

(4)有利于咬合关系的粗细调整:由于 MEAW 技术可以分别在每个牙齿上施加不同的矫

治力,对于每个牙转矩的控制也比较容易,当对殆关系进行粗细调整阶段,MEAW很容易达到矫治目标。

2.MEAW技术应用前的准备

(1)牙列的准备:排齐所有牙齿,矫正扭转牙,拥挤等各种情况,关闭所有牙间隙。

(2)托槽方面:要达到每一个牙齿上的托槽位置准确无误。

(3)X线片的拍摄:根据不同错殆畸形的实际需要,拍摄颞颌定位侧位片及全颌曲面断层片,依照上颌切牙与上唇的位置关系,确立上切牙的最佳位置,矫治完成后的殆平面以及每个牙位的情况。

(4)制取研究模型:在模型上弯制MEAW。

3.MEAW技术治疗开始时的注意事项

(1)对于安氏Ⅰ类患者,上、下牙列均需安装MEAW,并且在前牙区上、下颌第一个"L"形曲,上使用橡皮圈进行垂直牵引,除刷牙、进食等情况外,需要全天挂用,否则弓丝产生的矫治力不仅不能使后牙竖直,反而造成前牙开殆更加严重。

(2)对于安氏Ⅱ类开殆患者,上颌牙列安装MEAW,除前牙区的垂直牵引外,还要实施Ⅱ类颌间牵引。

(3)对于安氏Ⅲ类开殆的患者,在下颌牙列安装MEAW,前牙区实施垂直牵引的同时,进行Ⅲ类颌间牵引。

(程传花　董作青)

第十三节　双颌前突

双颌前突是指上颌和下颌的牙齿和牙槽骨均向前突出的错殆畸形。

一、病因及症状

病因不清楚,多数人认为与遗传有关系。另外与饮食习惯也有些联系,如长期吮吸海产贝壳类及其吮吸某些有核小水果如桂圆,荔枝,杨梅等。南方沿海地区发病较高。

临床表现为开唇露齿,上下嘴唇短缩,上下颌牙齿长轴倾斜度大,闭唇费力且不自然,犹如口内饱含食物样。面部中1/3和面下1/3向前凸出,严重的双颌前突常伴有口呼吸不良习惯,口腔易干燥,长期口呼吸,且能加重前突的程度。此类患者求治心切,在容貌外观方面常有心理的自卑感。

二、诊断和矫治原则

侧面外形一目了然。头影测量结果SNA与SNB均大于正常。治疗的目的就是想方设法内收上下颌的前牙及牙槽突,改善美观,为了达到预期的效果,一般矫治的方法有扩大牙弓或扩大牙弓配合减径内收前牙,也有远中移动上下颌的后牙,利用间隙内收上下前牙;还有拔除4个第一前磨牙,利用拔牙空隙,内收上下前牙向腭侧;遇有极严重的双颌前突的患者,并为成年者,也可用外科手术的办法,先去除4个第一前磨牙及其牙周骨组织,前方牙齿行根尖下截骨,内收并排齐之。上述方法如何选择或实施详见下列内容。

三、扩大上下牙弓

(一)适应证

轻度双颌前突;牙弓列狭窄者;预计通过扩弓或配合减径能达到预期效果者。

(二)实施办法

关键的步骤是在扩弓后期可利用口外弓,唇挡等装置推尖牙向远中,闭合后牙间出现的小间隙,也可以减径加大间隙,然后利用加强支抗如口外弓或唇挡,内收上下切牙。一般可借口外弓技术,弓丝上设计闭隙曲,利用向后结扎曲(Tie-back)方式内收前牙。

四、推磨牙向远中

(一)适应证

轻度或中度双颌前突患者;第二磨牙未萌,且无第三磨牙者;不愿拔牙者。

(二)实施办法

(1)上颌可用口外弓,移动第一磨牙向远小方向;下颌可应用唇挡,推下颌第一磨牙向远中。注意一对牙一对牙的向远中,注意支抗必须要加强,患者配合一定要好,坚持戴口外弓的时间每天不应少于14小时。此法容易复发应慎用。

(2)在第一磨牙前放置螺旋弹簧,螺旋弹簧近中应焊阻止挡或使用矫正曲的形式。利用除第一磨牙之外的整个牙列作为支抗。推向远中方向。注意支抗必须稳固,整排牙齿需连续牢固结扎。推磨牙向远中寸也可合并使用口外弓,或用口外弓维持远移的效果,再一对牙一对牙向远中移动。

五、利用拔牙间隙内收前牙

此法是首选的方法之一,无论轻度、中度或重度的双颌前突,均可采用,具体使用固定矫治技术,其效果也比较可靠和令人满意。

(一)适应证

1.轻度、中度和重度双颌前突者。

2.迫切要求改善面部前突形象者。

3.牙弓不太狭窄的患者。

4.舌体形态、体积尚能适应术后牙弓形态者。

(二)实施的办法

1.加强支抗

本法成功的关键取决于支抗是否牢靠稳固。一般均应使用最大支抗。实现最大支抗的办法有以下几种。

(1)使用支抗磨牙舌侧装置,包括腭弓,舌弓,腭托等。

(2)合并使用第二磨牙带环。

(3)使用口外弓。

(4)弓丝上应用停止(Stop)曲和后倾曲。

以上可单独使用或合并应用。

2.牵引尖牙向远中

(1)利用链状皮圈(power-chain)。

（2）利用螺旋弹簧（coil spring）。

（3）利用片段弓上的闭隙曲。

（4）利用方丝的张力曲簧（Bull）弹簧。

（5）放置推簧在侧切牙与尖牙之间。

以上5种方法可任选一种即可。

3.内收上下颌切牙

（1）主弓丝上设计侧切牙与尖牙之间的闭隙曲，弓丝通过颊面管，弓丝拉紧后反折（退火后效果好）。

（2）在主弓丝的磨牙近中设计向后结扎曲（Tie-backloop），依靠双股结扎丝结扎主弓丝，收紧前牙向舌侧移动并内收。

（3）在主弓丝的侧切牙与尖牙之间弯泪滴状曲，或垂直张力曲（Bulloop）（用方形弓丝），在磨牙颊面管之前主弓丝上焊铜丝拉钩，向后结扎加力内收。

（4）在主弓丝侧切牙与尖牙之间弯拉钩，连接 J 形钩内收上前牙。以上无论何种方法，任选一种均可收到好的疗效。

六、正颌手术

（一）适应证

年龄较大成年患者；双颌前突严重，正畸效果不理想者；对要求明显改善面型者。

（二）实施方法

上颌去除牙齿及牙周组织，并沿上颌硬腭去除宽 8mm 左右的骨块，行根尖下截骨术，使整块骨组织后退；下颌仅去除牙齿及牙骨块，根尖下截骨利用去除骨块的位置后移牙体牙周组织块，然后牢固结扎。后移上下前牙骨块后对多余的上下颌骨组织应适当去除，以保证容貌的改善和切口的愈合。

（程传花　董作青）

第十四节　成人正畸

随着社会的发展进步，健康成为人们关心的话题，越来越多的成人希望自己有良好的形象和感觉，更加充满自信，伴随着这些新的思维，对于牙齿健康及美观的要求也日益增加。因此越来越多的成人患者要求进行正畸治疗，成人正畸已成为当代正畸治疗的热点之一。

成人正畸的历史可以追溯到 1880 年，Kingsley 医生成功地为一位 40 岁前牙反𬌗患者做修复前的正畸治疗后指出，牙齿不能移动的限制因素不是年龄，但在 17～19 岁以后年龄越大，生长越慢，正畸越困难。

在 20 世纪初，对于成人正畸的论述仍然多持否定态度。最近 20 年来，正畸研究方向转向了成人正畸，在临床实践中成人患者也得到了逐步的重视。主要是由于随着经济文化水平的提高，生活方式的改变和患者意识的增强，成人正畸需求增加，而矫治器装置的改变，关节、牙周、修复及正颌外科等多学科联合口腔疗法已能处理成人正畸涉及的复杂问题，从而大大提高了疗效。Lindegard 等提出成人正畸的标准如下。

(1)有疾病或异常表现。

(2)治疗需要是明确的并且决定于临床表现的严重程度,正畸治疗的可靠途径,成功的预后以及正畸治疗的优先顺序。

(3)患者强烈的治疗愿望。Reidel 和 Dougherty 预测了当今成人正畸的现状。Reidel 对成人正畸持赞成态度。Dongherty 认为正畸学是一个完整的学科,它涉及的对象不受年龄的限制。

一、矫治特点

成人正畸治疗与青少年正畸治疗在许多方面都有不同之处,主要体现在以下五个方面。

(1)治疗目标的明确性及个体性,对每个问题作具体的研究和治疗。

(2)采用问题针对性的诊断方法。

(3)系统而仔细的分析,选择治疗计划。

(4)需要成人患者了解并完全同意所建议的治疗。

(5)识别病例的类型,采用成人分类系统使正畸医生注意患者的治疗需要。成人正畸的主要特点表现在以下几个方面。

(一)口腔条件

随着年龄的增加,牙周病及龋病的发病率也逐渐增加,包括继发龋,根面龋和牙髓病变等,对牙周骨质吸收有高度敏感性,同时口内牙列缺损的部位不断产生,易引起恰关系紊乱。这样成人患者存在的口腔问题已不是单纯的正畸治疗就能解决,往往需要与牙体科、牙周科、修复科、颌面外科的医生一起协作治疗。

(二)骨骼

成年人生长发育已停止,骨代谢和牙槽骨改建比较缓慢,因此对颌骨进行矫形治疗收效甚微。轻、中度的骨骼畸形可以通过牙齿移动进行掩饰性矫治;中、重度的骨骼畸形必须配合正颌外科治疗。

(三)颞下颌关节

青少年的颞下颌关节适应能力强,在治疗过程中不易产生症状,而成人颞下颌关节的适应能力范围小,易产生临床症状。

(四)神经肌肉系统

成人缺乏神经肌肉系统的适应能力,力学体系的选择受限,在正畸过程中有产生医源性殆创伤的倾向。而青少年的神经肌肉系统的适应性强,能耐受如Ⅱ类牵引,Ⅲ类牵引一类的治疗方法。

(五)社会心理因素

正畸患者的求治动机会直接影响矫治的效果,青少年患者就诊多数出自家长的愿望,而成年患者由于职业和社会活动影响常主动寻求正畸治疗。正畸医生应考虑求治的隐蔽动机,解除心理困扰,以达到良好的患者满意的矫治效果。

二、矫治方法

成人患者存在的问题较多,要求较高,因此在临床上要注重全面收集资料,将问题转化为口腔正畸记录的形式,这样有助于获得最理想的治疗方法。

(一)综合性矫治

指对成人错𬌗畸形进行全面的正畸矫治,矫治全部牙齿错位,建立最佳的牙齿排列与咬合关系,在治疗过程中,几乎全部牙齿均需要移动。

1.牙齿移动特点

成人的骨质较为致密,像青少年一样的整体移动牙齿比较困难,而且转矩的控制也较困难,牙齿的倾斜移动更容易。但是牙齿的压低、升高、纠正扭转及牙弓整平同患者的年龄没有太大的关系。青少年牙齿移动较迅速,成年人起动较慢,但牙齿开始移动后速度较快。对于拔牙矫治来说,拔牙间隙关闭后的保持较困难,而且牙弓中存在间隙(无牙齿缺失),往往间隙关闭后也易于复发。在陈旧缺牙隙处,牙槽嵴往往过窄,移动牙齿几乎不可能。矫治力量要柔和,防止力量过大而加速牙槽骨吸收。

2.综合分析

治疗时应从三维方向上进行全面考虑。

(1)前后向:主要采用选择性地拔牙和颌间牵引的方法。对于安氏Ⅱ类磨牙关系的成人患者可拔除上颌第一前磨牙,而使成人正畸矫治牙同时后移至拔牙间隙,纠正前牙深覆盖,而下颌多不拔牙,以保持后牙完全Ⅱ类关系和尖牙Ⅰ类关系。这样可以改善侧貌,但无骨骼方面的改变。

安氏Ⅲ类患者,对于轻中度的骨性下颌前突或上颌后缩可减数拔牙,唇向移动上前牙,舌向移动下前牙,通过牙齿的代偿移动而达到补偿骨骼畸形的目的。对于中、重度骨性Ⅲ类反𬌗,下颌前突,上颌后缩,或二者兼有,前牙反𬌗甚至全牙列反𬌗,只能配合正颌外科进行治疗。

(2)垂直向:根据深覆𬌗产生的机制可以分别选择压低前牙,唇倾上下前牙,伸长后牙和正颌外科手术的方法。开𬌗可分别选择上下前牙垂直牵引,压低后牙,拔除上下前磨牙,或磨牙选择性的拔除,MEAW技术及正颌外科手术的方法。

(3)横向:可使用快速扩弓并配合外科手术的方法,也可以通过弹力牵引扩大一颌的牙弓而缩小另一颌的牙弓来矫治。

3.支抗的选择

成年人主要采用口内支抗,使用颌外,颌间支抗较少,避免使用头帽,因为成年人受多种因素的影响,不可能长时间戴用头帽,近年来出现的骨融性种植体可提供支抗。

4.拔牙与非拔牙

青少年患者常采用拔除4个前磨牙的方法来矫治,而成人患者拔除4个前磨牙有许多不良后果,这种拔牙模式将增加牙齿移动的距离,增加患者的不适感,延长矫治时间,导致发生潜行性牙根吸收和牙周病的可能性增大。对于成人患者很可能拔除上颌第一前磨牙而维持磨牙的完全Ⅱ类关系,而下颌前磨牙的拔除应谨慎,尤其是患者牙弓存在较大的Spee曲线时。因为前磨牙位于Spee曲线顶点,关闭间隙时,邻近的牙齿趋于向拔牙间隙倾斜移动而加深Spee曲线。所以对成人患者下颌轻度拥挤时可选择釉质片切,有限度地扩大牙弓,前移切牙,成人患者也多采用不对称拔牙法,在缺失牙的对侧拔牙,纠正中线偏斜。

5.矫治器的选择

通常选择固定矫治器,常使用片段弓技术,对矫治的美观要求高,不如青少年那样容易适应。

(二)辅助性矫治

这是为其他的口腔治疗提供便利而采取的必要的牙齿移动,它只是作为一种辅助手段。包括如下。

1.在缺牙修复前关闭间隙或集中间隙,竖直牙齿,排齐牙齿。

2.牙周病患者中,因牙齿错位引起的创伤𬌗,前牙深覆𬌗,咬伤牙龈组织,上颌前牙唇向倾斜,伸长,扇形漂移等进行正畸治疗。

(程传花　董作青)

第十五节　矫治后的保持

错𬌗畸形经过矫治后,牙齿或颌骨的位置发生了改变,但它们有退回到原有状态的趋势,即复发。为了让其周围骨质及邻近组织适应性改建,使牙齿、颌骨稳定于该特定位置,需要进行保持。因此,保持已获得的矫治效果应为矫治计划中不可或缺的一部分,在一定程度上决定着正畸治疗的成败。

一、保持的必要性

(一)新的动力平衡尚未建立

在错𬌗畸形形成过程中,唇、颊、舌肌及口周肌肉形成了与畸形相适应的肌动力平衡。错𬌗畸形的矫治,是用矫治器破坏畸形的动力平衡,恢复正常功能。由于畸形形态学的改变往往先于功能和肌动力的改建。这样,在畸形形态矫治完成后,新的形态还可能受到旧的动力平衡的影响而被破坏,导致畸形的复发。所以必须保持矫治后的新位置与新形态,等待肌系统改建完成,以建立新的动力平衡。

(二)牙周膜纤维张力尚未恢复平衡

错𬌗畸形矫治过程中,被矫治牙齿的牙周纤维束扭曲变形。在牙龈结缔组织纤维及牙周膜纤维的张力建立起新的平衡前,牙齿不能稳定于新的位置,尤其是扭转牙矫治后更易复发,因此必须进行保持,使牙周组织得到彻底而稳定的改建。

(三)𬌗关系的平衡尚未建立

在矫治过程中,由于改变了上下颌牙、牙弓或颌骨的位置,建立了新的𬌗关系。在上下颌牙齿的牙尖斜面关系未经咬合调整达到平衡前,这种新建立的𬌗关系是不稳定的,使错𬌗畸形有复发的趋势。因此,在矫治之后,必须通过功能磨耗或人工调𬌗建立新的平衡,这个过程需要借助较长时间的保持来完成。

(四)口腔不良习惯未破除

由口腔不良习惯导致的错𬌗畸形,在矫治的同时要注意不良习惯的彻底戒除,否则矫治效果就不会稳定。去除因各种口腔不良习惯造成的肌动力不平衡因素,对最终保持矫治疗效、防止复发有重要作用。

(五)生长发育

生长发育有助于许多错𬌗畸形的治疗,但是也可引起错𬌗畸形矫治后的复发。颌骨的生长是长、宽、高三维方向立体发展的,宽度的发育最早完成。正畸矫治通常在恒牙早期进行,颌骨长度和高度的发育会持续到矫治结束后几年的时间。因此,在制订保持计划时,必须充分考虑到生长发育可能对矫治效果产生的不良影响,有针对性地设计保持方法和保持时间。

(六)第三恒磨牙的萌出

上下颌第三磨牙,尤其是前倾和水平阻生的第三磨牙在萌出过程中,对牙弓有向前挤压的力量,这个力量可能与一些错𬌗畸形如上颌前突、下颌前突、前牙拥挤等的复发相关。虽然目前在此问题上还存在一定争议,但我们在制订矫治和保持计划时,应该考虑到第三磨牙的因素,并密切注意第三磨牙的萌出,必要时应及时拔除,以免第三磨牙的萌出对矫治疗效产生不利的影响。

二、影响保持的因素

(一)牙齿的大小、形态和数目

牙齿大小不调或是形态数目异常,可造成上下牙齿宽度比例失调,影响矫治效果,应配合减数或义齿修复,以稳固矫治效果。

(二)牙齿邻接关系

矫正后如果某个牙齿邻接关系不良,可危及到牙弓的稳定,引起新的错𬌗畸形。建立良好的牙齿邻接关系,能抵抗来自咬合及各个方向肌肉所施加的压力,有利于保持。

(三)𬌗关系的平衡

广泛的牙尖交错关系最稳定,而尖对尖的𬌗关系不利于矫治后的保持。另外,在矫治过程中要注意调整𬌗关系,消除早接触点,建立𬌗关系的平衡,避免功能性错𬌗的发生。

(四)牙弓的大小与基骨的关系

牙弓的大小应与基骨相适合,牙齿只有位于基骨之内才能保持稳定。矫治结束后,如牙弓大于颌弓,牙齿位于基骨之外,则容易复发。

(五)牙周软、硬组织的健康状况

健康的牙周组织是矫治效果稳定的先决条件。如果牙齿受力过大,牙周膜内的代谢紊乱,则不利于牙齿移动后的保持。牙槽骨发生病变,就难以承受正常的咀嚼压力,也就不利于矫治后牙齿的稳定。

(六)髁突的位置

正畸治疗过程中,如果下颌位置发生了改变,而髁突和关节窝的改建不足以适应新的下颌位置,一旦髁突回到正常位置,就会导致错𬌗畸形的复发。

(七)肌功能状态

恢复咀嚼肌、颜面肌和舌肌的正常功能,使其内外压力协调,有利于保持牙齿位置和咬合关系的稳定,从而达到防止错𬌗畸形复发的目的。

(八)超限矫治

机体组织器官的可塑性是有一定生理限度的,超过这个限度,治疗就会失败。临床矫治时如果超限矫治,采用任何方法进行保持也不会收到稳定的效果,因此在制订治疗计划时就应考虑到其生理限度。

三、保持的方法

为了使牙和颌骨稳定于矫治后的特定位置,保持良好的临床矫治效果,一般需要戴用保持器进行保持以防止复发。

(一)保持器应具备的条件

1.尽可能不妨碍各个牙齿的正常生理活动。

2.对于处在生长期的牙列,不能影响牙颌的正常生长发育。

3.不妨碍咀嚼、发声等口腔功能,不影响美观。

4.便于清洁,不易引起牙齿龋蚀或牙周组织的炎症。

5.结构简单,容易调整,摘戴方便,不易损坏。

(二)保持器的种类及应用

1.活动保持器

(1)Hawley 保持器标准型:适用于唇侧或舌侧错位牙齿矫治后的保持,以及防止扭转牙的复发,是临床最常用,历史最悠久的活动保持器。为 Hawley 于 1920 年设计,由双曲唇弓、一对磨牙卡环及树脂基托组成。双曲唇弓应与前牙轻轻接触而无压力,卡环应具有良好的固位作用,基托可以覆盖全部硬腭,也可作成马蹄形。这种保持器允许牙齿有生理范围内的调整,唇弓控制切牙位置,曾用于关闭多带环固定矫治器所致的牙间隙。由于直接粘接技术的广泛应用,一般不再需要用它来关闭间隙,偶有需用带环的患者在保持时可考虑选用。

制作 Hawley 保持器时固位卡环的位置非常重要,卡环放置位置不当,会影响牙殆关系,破坏正畸治疗结果。在下颌制作 Hawley 保持器时要注意,如果制作时没有去除倒凹,其将很难戴入且摘戴时很易折断。

(2)改良 Hawley 保持器 I 型:由双曲唇弓、一对磨牙箭头卡环及树脂基托组成。在第一前磨牙拔除的病例中,由于 Hawley 保持器标准型是将双曲唇弓横过拔牙间隙,不能保持已关闭的拔牙间隙,甚至适得其反。因此,对 Hawley 保持器标准型进行改良,将唇弓焊接在磨牙箭头卡环的颊侧桥体上,有利于保持关闭后的拔牙间隙。

(3)改良 Hawley 保持器 II 型:其结构简单,由上下颌树脂基托及一个包埋于牙弓两侧最后磨牙远中面基托内的长唇弓组成。唇弓在牙弓的两侧各弯制一个垂直曲,调节双曲可以关闭牙弓内的少量间隙,而且该双曲唇弓无越过咬合面的部分,所以不会影响咬合。

(4)改良 Hawley 保持器 III 型:该保持器适用于初诊时尖牙唇侧错位的患者,由唇弓、固位卡环和基托组成。它的特点是唇弓通过侧切牙和尖牙之间由唇侧进入舌侧,并由尖牙卡环来控制尖牙的位置,同时又可提供良好的固位作用。

(5)Hawley 保持器的其他改良型:在 Hawley 保持器基托上前牙的舌侧基托设计平面导板,使下切牙轻微接触平面导板,有利于深覆殆矫治后的保持;在 Hawley 保持器基托上前牙的舌侧基托设计斜面导板,使下切牙轻微接触斜面导板,有利于 Angle II 类错殆矫治后的保持。

(6)牙齿正位器:牙齿正位器目前多使用预成品,有多种规格,也可自行设计制作。它是用软橡胶或弹性树脂制成的一种具有可微量调整牙齿位置的保持器,其上下颌连成一体,覆盖所有牙冠,有利于咬合关系及牙位的稳定,适合于有一定生长潜力的患者矫治后的保持。

(7)负压压膜保持器:由弹性塑料制作,覆盖所有牙列的牙冠,用于矫治后的保持,有利于咬合关系及牙位的稳定,效果良好。压膜保持器外形美观,体积较小,目前应用较为广泛。

(8)功能性保持器:对于生长发育期已经进行了功能矫形治疗的患者,为了充分保持已取得的骨性和功能性矫形的效果并使肌功能平衡完全建立,又或者为了防止随着生长发育的进行而导致错殆的复发时,均可以选用唇挡、生物调节器、前庭盾等进行功能性矫形治疗的矫治器,来作为功能性保持器。当治疗结束后,可将原功能矫治器做适当的改动作为保持器继续使用,直到生长发育期基本结束为止。在保持时,还应配合其他的一些方法,如肌功能训练、调殆等,以便加快肌肉、牙齿对新环境的适应。

2.固定保持器

设计和应用各种固定装置直接粘接于牙冠表面来进行保持,其不受患者合作因素的影响,且保持效果稳定、可靠,适用于需长期或终生保持的患者。

(1)固定舌弓或唇弓:根据保持的需要,在两侧第一磨牙带环,上焊接与牙齿舌面或唇面接触的舌弓或唇弓,用于牙弓长度或宽度经矫治改变后的保持;也可在两侧尖牙上制作带环,然后焊接唇弓或舌弓。临床上下颌尖牙之间的固定舌弓最常用,当下前牙拥挤经不拔牙矫治排齐后,尖牙之间的固定舌弓常需使用到第三磨牙萌出或拔除后。

(2)粘固式前牙固定舌侧保持器:可以用麻花丝较容易地制作尖牙间粘固式保持器。青少年后期下切牙常常发生拥挤或加重拥挤的程度,特别是下前牙经过唇向开展矫治后的病例,主要原因是生长中唇肌的压迫。此时可用舌弓,将其在舌侧靠近舌隆突的位置与前牙粘接在一起,以便保持前牙的位置。

(3)牙间隙矫治后的固定保持丝:主要用于中切牙间隙矫治后的长期保持。取一段长短合适的麻花丝,将其弯制成一段弧形,与中切牙舌侧贴合,将其粘接在两中切牙舌隆突以上不影响咬合处,既允许中切牙有一定的生理动度,又能保持中切牙的位置。

(三)保持期限

由于正畸治疗完成后复发趋势可能始终存在,所以一般情况下正畸治疗完成后要求进行至少 2 年的保持,保持的时限受患者的年龄、健康状况、错殆的病因.类型及程度、矫治方法和矫治持续的时间等多种因素的不同而有较大的差别。不同的学者对此提出了从不保持到永久保持的各种建议。

一般情况,要求患者在最初的 6～12 个月内,白天晚上都戴用保持器;此后 6 个月内,只每天晚上戴用;再后 6 个月,隔日晚上戴用。如此逐渐减少保持器的戴用时间,直至牙齿稳定,不需再戴保持器为止。个别情况,如患者年龄小、矫治时间短、错殆程度轻等可适当缩短保持期限;而成年患者、遗传性错殆、扭转牙等的保持则应适当延长期限。

四、复发的预防

保持器去除后,患者几乎都有复发的倾向,针对不同的错殆畸形可采取以下预防复发的方法。

（一）牙齿过度矫治

对某些患者常可预防矫治后的复发,如深覆𬌗或开𬌗,应矫正到超过正常覆𬌗的程度,扭转牙也有必要进行过度矫治。

（二）早期治疗

在颌骨生长发育的快速期进行矫治.能获得比较稳定的效果。

（三）牙颈部周围纤维切断

扭转牙矫治后,靠通常的保持方法往往不能得到稳定的效果,可对该牙进行牙颈部周围纤维切断,可减少保持时间并防止复发。

（四）永久性保持

有的病例延长戴保持器的时间也不能防止复发,可采取固定或可摘修复体作为永久性保持器进行永久保持,如畸形钉状侧切牙、上中切牙间隙、严重扭转牙及恒牙缺失等。

（五）外科正畸

有些错𬌗畸形仅仅依靠机械矫治治疗难以得到全面改善,往往须配合正颌外科手术治疗,如下颌前突畸形及开𬌗畸形等。

（六）口腔不良习惯戒除

咬唇、吐舌等口腔不良习惯,在保持器去除前必须完全戒除,才能防止复发。

五、小结

保持是正畸治疗中的不可或缺的一个重要环节,对保持问题的关注应该贯穿整个正畸治疗的始终。任何正畸治疗计划都应该包括主动治疗完成之后的保持计划与设计,同时也是评价矫治成败的指标之一。牙齿、颌骨的移动与周围软硬组织的改建过程密切相关,很多原因都可能引起复发,必须对这些原因有深入的了解,才能帮助我们制订合理、有效的保持方法。

保持器有多种类型,临床中可根据患者错𬌗情况进行选择,既要有利于牙齿和骨骼的稳定,又要简单、方便,易于清洗。医师也要充分考虑到患者的配合程度,定期复诊观察,指导其顺利完成保持阶段。

（程传花　董作青）

第十五章　口腔正畸临床操作技术

第一节　正畸扩大牙弓技术

扩大牙弓是矫治牙列拥挤的主要方法之一。通过矫治器将牙弓的宽度或长度扩大,在牙弓上获得一定间隙,从而使拥挤错位的牙齿排列整齐。扩大上牙弓前段长度。可解除前牙反𬌗,扩大上牙弓后段宽度,可使下牙弓向前调整,使磨牙远中𬌗矫正,而呈中性𬌗,也可纠正反锁合;下牙弓的长、宽扩大可矫治前牙深覆盖、深覆𬌗和后牙正锁𬌗。此外扩大牙弓后可调整上下牙弓长度或宽度的颌间关系不调。儿童处于生长发育阶段的恒牙早期或替牙期,扩大牙弓可获良好的效果。扩弓矫治器有活动和固定两类装置,活动扩弓矫治器有单颌扩弓和带翼扩弓两种。顾名思义,前者仅单独用于上牙弓或下牙弓,后者可同时同步扩大上下牙弓。

扩大牙弓是指用各种有效装置使上下牙弓横向增宽。使腭中缝开辟或牙齿颊向移动或和两者共同起作用,达到扩大牙弓的目的,是增加骨量,开拓间隙的重要手段。临床扩大牙弓的适应证包括如下。

(1)面部尚协调者。

(2)拥挤度小于 4.0mm。

(3)牙弓狭窄者,第一磨牙宽度小于 33mm。

(4)牙槽基骨丰满者。

(5)小于 16 岁的儿童和青少年。其常用固定矫治扩弓的方法如下。

一、单颌扩弓活动矫治器

(一)种类

有扩大上颌牙弓和扩大下颌牙弓两种矫治器。

(二)单颌扩弓适应证

1.扩大上颌牙弓的适应证

(1)上牙弓宽度狭窄,前牙轻度拥挤或唇向位,后牙反𬌗或对𬌗。

(2)上牙弓长度缩短,前牙舌向错位或轻度拥挤,宜扩大牙弓长度。

(3)基骨发育正常、丰满。如基骨发育不足,牙弓扩大牙齿移动超过基骨范围者将使矫治失败。

(4)乳牙根未吸收或根尖少量吸收。恒牙根已形成 2/3 以上者。

2.扩大下颌牙弓的适应证

(1)下颌前牙轻度拥挤,下牙弓缩窄,后牙覆盖大,将牙弓宽度扩大。

(2)下前牙舌向位或伴有轻度拥挤,先天缺个别下前牙致牙弓前段长度缩短者,需扩大下牙弓的长度。

(三)单颌扩大牙弓活动矫治器的组成

与一般矫治器基本相同,有固位部分,加力部分和连接部分;连接部分就是基托或舌弓,固位部分就是卡环或唇弓;加力部分主要是扩弓簧、扩弓螺旋器、双曲簧、再曲簧等。

1.扩弓簧

有单菱形、双菱形、椭圆形、倒"W"形,一般用直径 1.0～1.2mm(上颌)或 0.7～0.8mm(用于下颌)弹性硬质不锈钢丝弯制而成,根据扩大牙弓的不同需要,可采用不同形状、大小、和数目的扩弓簧,放置在舌侧塑料基托的一定位置上。

(1)菱形扩弓簧:可用直径 1.0mm 的不锈钢丝弯制,由口、体、底三部分组成,类似菱形,其两锐角相当于簧的口和底,口张开 2mm 朝向前牙区,簧长 10～12mm,两钝角均弯成弧形钝角,左右两钝角间径宽约 6～8mm,簧的两末端形成连接体,分别固定于分裂的两部分基托内。在上颌,菱形的大小可因腭部宽度而改变,在下颌菱形簧的位置、大小与上颌不同,一般只能放在下切牙舌侧正对中线处,且要避开舌系带。

(2)倒"W"多曲簧:用直径 1.0 不锈钢丝,放置于腭弓后部相当于 76～67 之间的中央,与椭圆形或单菱形扩大簧配合使用。

(3)椭圆形扩弓簧:外形较长,中部较宽而圆,口和底部都较窄似一椭圆形。如只用一个簧时,用直径 1.0～1.2mm 弹性不锈钢丝弯制。此簧的弹性及扩大范围不如菱形扩弓簧大。

2.正畸扩弓螺旋器

种类很多,为成品。临床慢速扩弓每周一次转动 45～90°;快速扩弓,每次 45～90°每日转动 2 次。

3.副簧

有双曲簧、别针簧、再曲簧等,不锈钢丝在前牙用直径 0.5～0.6mm、后牙可用 0.6～0.7mm。

二、直钛镍丝结扎扩弓法

(一)扩弓原理

经 Typodont 模具上扩弓模拟及临床扩弓疗效分析,直钛镍丝结扎入托槽后,主要的力量使后牙弓段颊向移动,同时伴有轻度向前的分力。扩弓作用即利用钛镍丝的回弹性以及其"记忆功能"。

(二)适应证

此法适用于轻度拥挤的病例(拥挤量<3mm);牙弓轻度狭窄的病例或要整圆牙弓者;部分牙弓(前牙弓段)需要扩大者。

(三)扩弓方法

根据牙弓的长度,取两段直径为 0.014in 的钛镍丝分别结扎至上下颌牙弓的托槽内即可。为防止弓丝在牙弓内窜动,可在磨牙颊侧管前加制动装置,如焊锡球,或套一段空心管夹紧或在 1-1 正中位置弯 V 形曲。当上颌牙弓需要扩大更多些时,可在上颌牙弓托槽内同时扎两根 0.014in 的钛镍丝。下颌结扎一根。当仅要扩大前段牙弓时,钛镍丝可不进入颊侧管,但末端需退火弯成小圈。

如牙弓需扩弓较多时,使用两根 0.014in 的钛镍丝并用;扩弓较少时,可选用 0.016in 的单根直钛镍丝；当上下颌不需同步，如上颌需扩大多些，下颌扩弓少些，可利用双股和单股丝组合来实施扩弓；当需要前牙段扩弓时，直钛镍丝可不进入颊侧管，但末端需退火回弯形成小圈以免刺伤软组织；遇牙性前凸，为了防止扩弓分力导致前牙再向前移动，弓丝末端需退火回弯。经临床应用以来，一般扩弓 3 个月，后牙均可向颊侧移动 2～3.5mm。

三、主弓丝配合辅弓扩弓法

(一)扩弓原理

主要靠辅弓发挥作用。主弓丝本身无扩弓作用，它结扎入托槽，靠牢固的结扎，为辅弓扩弓提供支持。弯制辅弓大于牙弓 3mm 左右。勾挂于主弓丝上。仅有后牙的颊侧移动和伴少量的腭中缝分离作用。

(二)适应证

为牙弓狭窄的病例；需要从扩弓获得较多的间隙者(如拥挤达 3～4mm)；上下颌均需扩大牙弓者。

主弓配合辅弓扩弓作用明显，加力调整 1 个月 1 次；扩弓不可过快，否则易引起后牙的倾斜移动，效果容易复发；加力太大时后牙区辅弓勾挂困难，可先勾挂一侧，再勾挂另一侧；改良的辅弓在尖牙处弯制一个环圈，一方面可与尖牙托槽结扎，以保证辅弓稳定，也可借助调节辅弓来加力；扩弓达到预期目的后，暂不急于拆去辅弓，可维持 3 个月再拆除辅弓，转入下一步矫治。如果过早拆去辅弓，舌侧应增加维持牙弓的横腭杆装置。

(三)扩弓方法

用直径 0.46mm 或 0.5mm 的不锈钢丝或澳丝，根据牙弓形态制作平直弓丝，结扎于牙弓形成主弓丝。辅弓弯制方法：取一段直径 0.9～1.0mm 的不锈钢丝，在中切牙之间钢丝对折形成竖突插入主弓丝之下，向远中延伸至尖牙的近中处各弯一环圈，辅弓进一步向远中延伸，当达到第一磨牙近中时，钢丝打直弯向下(下颌是向上)，勾挂于主弓丝上。尖牙处的环圈借结扎丝固定于尖牙的托槽上，使辅弓更稳固，也便于调整加力。如上颌磨牙颊侧管附带口外弓圆管者，辅弓的末端也可直接插入其内进行扩弓。

四、多 LOOD 弓丝牙弓扩弓法

(一)扩弓原理

当前牙仅需少量向前扩展时，也可以仅设计磨牙近中的 Stop 曲。加上前牙区 5 个连续 Loop。扩弓原理是利用多个 Loop 的作用，使弓丝的张力增加，同时弓丝的长度大于实际牙弓的长度，使全牙弓向唇侧和颊侧扩展。支抗通过弓丝的 Stop 曲抵住第一磨牙，以利前牙的 Loop 发挥作用。

(二)适应证

适合于前牙拥挤重叠且患者侧面外形允许前牙进一步唇展的患者；外科手术前的正畸去代偿治疗；前牙拥挤伴反𬌗的患者；深覆盖下切牙拥挤重叠且牙齿呈过高位者；前后牙呈反𬌗全上颌牙弓需扩大者。

(三)扩弓方法

用 0.41mm 或 0.46mm 的不锈钢丝或澳丝，在支抗磨牙的近中弯制 Stop 曲；在所有牙间连续弯制 9 个 Loop。

弯制 Loop 时上中切牙间的 Loop 稍低些,以免损伤唇系带;9 个 Loop 既不能压迫软组织,也不能过于突向唇侧,影响唇颊的活动;前牙覆𬌗较浅时,弓丝末端设计前倾曲,覆𬌗深时可设计后倾曲;遇有牙齿扭转时,调节相邻的两个 Loop 可加力扭正。

五、四眼簧扩弓器

(一)扩弓原理

扩弓两侧后牙互为支抗,扩弓效果来自腭中缝的劈裂和后牙的颊侧移动。加力时取出扩弓器,调节四个环圈使扩弓弓丝大于牙弓宽度为 4~5mm,然后再插入固位扁管而起作用。

(二)适应证

牙弓狭窄的病例;上颌后牙为反𬌗者,拥挤较为严重而采用非拔牙矫治者。

(三)扩弓方法

6—6 带环的舌侧焊扁管,以利固定弓丝。用直径 1.0mm 的不锈钢丝弯成有四个环圈的扩弓弓丝,固定靠弓丝双折后插入扁管,弓丝两侧的游离端弯成与前磨牙舌侧一致并靠紧。腭侧扩弓弓丝离开软组织 3.0mm 为宜。也可应用改良法,经改良之后,扩弓弓丝更加稳定,更有利于扩弓作用的发挥。

制作腭侧的扩弓器时应离开腭侧黏膜 2~3mm,以免变形压伤软组织;调整加力时,应注意其对称性,否则扩弓器易变形或就位困难;达到扩弓效果后不急于去除,维持 3~6 个月。维持期间可进行下一阶段的矫治。此矫治器既能用于上颌扩弓也能用于下颌扩弓,下颌也可采用舌弓技术或其他扩弓方式,以防磨牙咬合关系错乱。

六、快速扩弓螺旋器扩弓法

(一)扩弓原理

以上颌腭中缝的开辟为主,同时伴少量的后牙颊侧移动。

(二)适应证

主要用于牙弓极狭窄者和后牙反𬌗者。

(三)扩弓方法

在 64—46 各牙上做带环,带环的舌侧与支架焊接,此支架的另一端与扩弓螺旋器焊接。焊接支架时包埋保护螺旋器,以免软化或变形。扩弓达到预期效果后舌侧增加固位舌弓,然后进行下一步矫治。除了支架式的之外,还有基托式快速扩弓矫治器,作用相同,唯疗效略差。

加力由患者或家属自行进行,每天旋转 1/4 圈或 1/2 圈,上下午各加力旋转 1 次,每周复诊 1 次,观察扩弓效果,检查扩弓装置。扩大牙弓后扩弓器可留置一段时间。为节约时间一般换用 Nance 舌弓维持牙弓形态,唇颊侧贴托槽转入下一步矫治。

曾有报道,牙弓增宽 1mm,颊侧组织增加压力 $0.69/cm^2$,扩弓过大后常导致复发,为防止复发,人们大多采用矫枉过正的办法,一般多扩大 15%~20% 可减少复发。

七、其他扩弓技术

(一)用预成的略大于牙弓的弓丝扩弓

1.扩弓原理

利用弓丝的形状和弹性使牙齿轻度向唇颊侧移动,牙弓可缓慢扩大。

2.适应证

主要用于牙齿轻度拥挤患者;牙弓形态需轻微改变者。

3.扩弓方法

选用大于患者牙弓宽度 2～3mm 的预成弓丝(可用钛镍丝,也可用不锈钢丝或方的弓丝),然后逐一结扎入牙弓。选用的钢丝应有一定的刚度和韧性。有条件时,用钢丝电加热器使不锈钢丝加热至茶褐色,扩弓效果更好。

临床应用时,弓丝的牙弓形态应大于实际牙弓形态;加力时弓丝需由细到粗,循序渐进,后期由方弓丝取代圆弓丝;用弓丝电加热器,使不锈钢丝加热至茶褐色,钢丝不易变形,可达到较好的扩弓效果。

(二)上下颌后牙交互牵引扩大牙弓

扩弓方法:上颌常规制作方丝弓矫治器,舌侧应做 Nance 舌弓。交互牵引侧的弓丝在牙间弯成竖突状,以供勾挂橡皮圈;下颌欲移动的牙上做带环,并在舌侧焊拉钩,加力时上下颌后牙成对的用橡皮圈交互牵引。

(1)扩弓原理利用对颌牙作支抗,通过橡皮圈上下颌后牙交互牵引达到扩大部分牙弓的目的。扩大牙弓依靠后牙向颊侧移动获得。适用于一侧多数后牙的反𬌗和跨𬌗(包括正跨𬌗和反跨𬌗)。

(2)单侧上颌牙弓需扩大的做法:原理与下颌牙弓扩大完全相同,实际的做法正好与前者相反即可。

注意当下颌后牙作支抗,交互牵引欲移动上颌后牙向颊侧移动时,下颌后牙宜连续结扎,下颌并制作舌弓以加强支抗,下颌后牙分次交替加力;当上颌后牙作支抗移动下颌后牙向颊侧时,上颌磨牙做 Nance 舌弓以增强支抗;选用直径适宜的橡皮圈,最好每天更换。

(三)布萨扩弓辅弓

主弓丝与常规方丝弓技术相同。另外所不同的是辅弓的弯制。扩弓辅弓用 0～41mm 的不锈钢丝弯制,共弯制 5 个 Loop 放在前牙 3-3 的牙间,另外弯 6 个竖突,分别插入 6 个前牙的垂直孔内,双侧末端弯成钩状,勾挂于两侧尖牙远中的主弓丝上。加力时,取出辅弓,扩大每个 Loop 后再插入主弓丝,即可起到扩大牙弓作用。

(四)用口外弓扩弓

应用特殊的口外弓,可使支抗磨牙向颊侧移动,从而起到扩大牙弓的作用。

(五)新式弹簧螺丝扩弓装置

此装置较前述快速扩弓装置更加简捷,患者也比较舒适,加力更加精确。分为缓慢扩弓和快速扩弓两种形式。

(六)下颌唇挡(lip-bumper)的扩弓作用

利用下颌唇挡可使牙弓长度增加,同时也能使牙弓宽度增加。临床资料显示,正确应用唇挡,使后牙向远中和向颊侧移动。下切牙向唇侧倾斜和少许唇侧移动。唇挡尤其适合于替牙期为牙弓列开拓间隙。有时也作为加强支抗的一种方法。

(七)单侧后牙反𬌗的扩弓

有些患者一侧后牙关系正常,一侧后牙呈反𬌗关系。应用上述常规的扩弓方式效果不满意。常因扩弓造成正常侧的咬合紊乱。我们试用分裂簧扩弓矫治器,反𬌗侧没有带翼,正常侧有带翼,增加了支抗作用,少量的移动发生在上下颌同时进行,不会引起正常侧咬合紊乱。待反𬌗纠正之后,再应用固定矫治器完成全部矫治。

八、扩弓注意事项

一般而言,轻度扩弓作用,用直钛镍丝结扎的方法,或用较宽的弓丝结扎,即可达到解除拥挤,使牙弓形态由尖变圆。有些患者仅需前部牙弓向唇侧扩展,或正颌手术之前的去代偿作用,这时可用弓丝弯多个 Loop 的方式达到矫治效果。通常是尖牙至尖牙间共弯 5 个 Loop。在牙齿唇展的过程中,还可借双 Loop 使其间的牙齿进一步的扭正排齐。但对上颌发育不良,双侧后牙为反𬌗者,牙弓狭窄需要扩大牙弓较多时,用扩弓螺旋器或四眼簧扩弓器是其适应证。在扩弓治疗上还应注意如下。

1.主弓丝配合扩弓辅弓的适应范围较广,既可用于上颌也可应用于下颌。尤其适合于下颌扩大牙弓的患者,疗效更佳。

2.扩弓之后,疗效的复发是显而易见的,一般来说,或多或少的复发是不可避免的。为此专家们建议:在扩弓矫治过程中,矫枉过正,即适当的扩宽一些(一般多为 1~3mm),除去复发因素之外,使效果更加稳定和可靠。

3.凡扩弓的患者,保持的时间应相对长一些,对疗效的维持有益处。

4.扩弓应有严格的适应证,年龄因素也应充分考虑。一般认为,青少年(16 岁)的腭中缝逐渐骨性融合,而给扩弓带来困难。扩弓应尽早进行。

5.扩弓阶段结束之后,在进行下一个阶段治疗时,应注意先放入口内的扩弓维持装置,再开始下一阶段治疗。

6.扩弓有快速、慢速之分,一般而言,扩的快,复发快,损伤多;扩弓缓慢,疗程长,复发少,损伤轻。故在临床上应仔细选择应用。

7.扩弓疗法,上颌容易,下颌较难,这与其结构的差异有关,舌体也妨碍了下颌扩弓。故应特别注意下颌的扩弓。

8.咬合关系应随时检查。扩弓应上、下颌同步进行,否则将引起咬合关系紊乱,降低咀嚼功能。

9.应注意牙齿的轴倾斜度,应尽量避免牙齿颊向倾斜导致复发。

(全　鹤)

第二节　打开咬合的方法

用固定矫治技术治疗Ⅱ类 1 分类和Ⅱ类 2 分类错𬌗畸形的过程中,经常要遇到的是纠正深覆𬌗,即打开咬合的问题。其目的是要改正下颌过度 Spee 曲线和上颌的反补偿曲线,最终达到上下颌牙列的补偿曲线和 Spee 曲线正常,前牙覆𬌗覆盖关系协调。

有关打开咬合的问题常因疗程长,难度大而困扰着临床工作者,致使有些患者疗程很长而效果欠佳,甚至导致矫治失败。现就临床比较常用的打开咬合的方法分别介绍如下。

一、Begg 细丝弓打开咬合

单从打开咬合的效果考虑,一般认为 Begg 矫治技术优于方丝弓矫治技术。现就 Begg 细丝弓技术有关打开咬合的方法介绍如下:弓丝用 0.016in 澳大利亚细丝,弓丝于上下牙弓的第一恒磨牙与第二前磨牙交接部位(相当于颊面管前 3.0mm)弯制 40°～45°的后倾弯(Tip-back-bend)使上下牙弓丝的前端接触上下颌前庭沟底,即从托槽沟底至前庭沟底约 14mm。当上下牙弓丝前端栓扎在托槽的槽沟内时,0.016in 细弓丝立即产生将前牙向牙槽骨内压入的力量,使上前牙在牙槽骨内向上移动。直到后倾弯产生的垂直压力消失为止。值得强调的是 0.016in 的澳丝的后端是斜插在内径为 0.036in(0.9mm)的磨牙颊面管内。因磨牙牙根的根周面积大于前牙,因此磨牙不会因支抗不够而导致向后倾斜。深覆𬌗可以有效而迅速的得到纠正。

在使用后倾弯打开咬合的同时,常同时使用Ⅱ类颌间牵引(使用 3/8in 的橡皮圈)。具体是橡皮圈钩挂在尖牙前的尖牙小圈上,另一端钩挂在下颌磨牙带环的拉钩上,其拉力大约为 60g。Ⅱ类颌间牵引的作用力一方面可使上颌前牙向后移动,同时借反作用力移动下颌后牙向近中移动,可以改正Ⅱ类远中𬌗关系至中性𬌗关系,也可以使下颌后牙伸长。值得注意的是颌间牵引对打开咬合的垂直力是不利的,因此,使用轻度的颌间牵引就显得非常重要。

二、大平缓弧度曲打开咬合

为使上下牙弓整平,尤其是用于过陡的 Spee 曲线和反补偿曲线患者,开始时用较细的弓丝(0.30mm),每月更换 1 次弓丝,且弓丝逐渐加粗。其顺序为 0.30mm→0.35mm→0.40mm→0.45mm→0.50mm。既可使用不锈钢丝,也可使用澳丝或钛镍丝,但钛镍丝无法做环圈(相当困难)。通常在颊面管之前弯制环圈,此有利于结扎控制牙弓。若不结扎环圈,在打开咬合的过程中,有使前牙向前力量,增加了覆盖关系。根据我们的经验,在上颌应设计环圈,以利上颌牙弓的控制,但在下颌推下前牙向前的力量,有促进下颌生长发育,移动下前牙向前,并有减小覆𬌗覆盖的作用。

三、上下颌不锈钢丝弯制 T 形曲或水平曲

上下颌用澳丝或仿澳丝直径 0.016in。在上下颌侧切牙与尖牙之间弯制 T 形曲。也可用 0.016in×0.022in 方丝弯制,有压低上下前牙和升高后牙的效果。值得注意的是:上下颌磨牙前端 Q 曲,是设计还是不设计?经验提示:如果上颌前牙有散在间隙者,可利用Ⅱ类颌间牵引的力量关闭间隙,不必设计 Q 曲,如上前牙无间隙,并有轻度拥挤,此时最好设计 Q 曲,利用双股结扎丝结扎,有使前牙向根尖方向移动,有利于打开咬合,也有利于控制牙弓。

四、固定矫治器配合微型平导板打开咬合

有些患者,用弓丝打开咬合疗效不满意,可考虑在上颌做小基板,设计平面导板,不设计卡环。平面导板的高度使后牙抬高 3～4mm 为宜。尤其重要的是要让患者全天 24h 戴用,包括吃饭在内。尽管开始时不习惯,逐渐会习惯的。待咬合打开后,上下颌的弓丝应设计后倾弯,或大平缓弧度曲,以保持压低的效果。

五、钛镍丝预制的"摇椅弓"

上下颌均使用摇椅弓。具体做法是:用预成的 0.014in 钛镍丝,根据牙弓的长度,一般在第一磨牙的近中焊锡球,以防止弓丝从颊面管中脱出来。用拇指成型法,逐渐弯制弓丝为很陡

的弧形呈摇椅状,弓丝弯制完成后,从侧面观,双侧对称并重叠。如不符合要求,作适当调整。也可用弯丝钳缓慢成型,注意不要有钳痕,防止折断。

使用的顺序是:0.014in 戴 1 个月,0.016in 戴 2 个月;0.018in 戴 2 个月,每月更替新的钛镍丝。

上颌弓丝的放置是弓丝的弧形与补偿曲线的弧度一致以增加补偿曲线。而在下颌,则弓丝的弧形与 Spee 曲线的方向相反。结扎丝结扎时,应注意从后面开始向前结扎,使前牙受力更大些。在上下颌使用摇椅弓时,弓丝的分力可使上下前牙向唇侧移动的作用,如果为Ⅱ类一分类的患者,上前牙则更向前凸出,为此,可采用在后部借助锡球与牵引钩牢固结扎,可避免上述不良后果。用钛镍丝弯制的摇椅弓打开咬合,到后期一般应换上不锈钢丝,以维持牙弓形状和维护打开咬会的效果。

六、长臂弓打开咬合

本技术特征模拟 Begg 细丝弓打开咬合的设计原理,利用弓丝的后倾弯(Tip-back-bend),直接作用于前牙,而使前牙咬合打开。为了使作用力不至于分散和消耗,可暂不贴前磨牙上的托槽,使弓丝形成长臂。利用此段长臂柔和而持续的弹力,打开前牙的咬合。值得注意的是,根据咬合打开的要求选择应用粗细不等的弓丝以及后倾曲设计的角度。在使用上述长臂弓打开咬合时,可考虑同时作Ⅱ类颌间牵引,以防止前牙在打开咬合时发生上前牙的唇倾。对需要加强磨牙支抗的病例,应注意设计相应的支抗装置,如腭杠、腭托或第二磨牙并用等。

七、多用弓技术

下颌弓丝的颊面管的前方弯直角向前庭区延伸,形成桥状,绕过侧方达尖牙与侧切牙之间打直角上伸,使前段弓丝直接进入侧切牙和中切牙的托槽,然后结扎。尖牙处可用弹力线结扎,以使矫正力能同时打开尖牙咬合。弓丝的磨牙后倾弯一般设计为 20°～40°,每月加力1 次。加力时,可取下弓丝也可不取下弓丝,直接用日月钳加力调整即可。如用方弓丝,为了防止切牙的唇倾,有必要给予弓丝 3°～5°牙冠舌侧转矩力(Torque)。

同时,将磨牙段方丝作内倾弯 30°,并将牙根向颊侧转矩 30°,以抵抗磨牙冠近中舌旋转。磨牙区后倾弯作 30°的弯曲,赋予其打开咬合的力量约为 75g 力。此时,有必要考虑加大支抗的设计,如制作腭弓、腭托等。在临床实践中,应用圆丝及方丝均能收到良好的效果,但方丝效果更佳。

八、阶梯状曲或水平曲打开前牙咬合

对上颌反补偿曲线或下颌 Spee 曲线过大的病例,为使 Spee 曲线整平,达到打开咬合的目的,可在尖牙的近中或远中(尖牙同时需要压低时),设计水平曲(又称靴状曲),常用弓丝为 0.4mm 或 0.45mm 不锈钢丝,如用澳丝弯制效果更佳。为使弓丝预成后就有力量,在弓丝前牙段与后牙段的弓丝比较,前牙段稍低 2～3mm。以后复诊加力时,可不拆卸弓丝,仅缩小水平曲就达到了加力的效果。对于已打开咬合,在后期尚需保持疗效,或进一步需要打开咬合的患者,可在硬不锈钢丝上设计阶梯状弯曲。阶梯不宜过大,1～2mm 为宜。此法也适宜于个别后牙垂直向位置的调整。

九、Burstone 片段弓和其改良形式

此法将牙弓上的弓丝分为两部分,前牙段和后牙段。具体的弯制方法是弓丝从颊面管出

来后折向前庭区拐弯,弓丝通过第二、第一前磨牙后向前延伸,在相当于尖牙和侧切牙之间转弯结扎于中切牙和侧切牙托槽。另外一侧弯制方法相同。另取一段不锈钢丝弯成节段弓丝结扎于尖牙和第一、二前磨牙的托槽内。从而起到压低前牙,而利用辅弓的反作用力伸长前磨牙。改变 spee 曲线,纠正深覆𬌗。近年来还有人在此方法上进行了改进,一是在弓丝的弯制形式,上有所不同。另外,利用上下前磨牙上粘带拉钩的托槽,增加了上下垂直型盒式牵引。

十、口外弓打开咬合

此法尤其适用于口内支抗不足时。上颌一般是头帽加 J 钩,下颌常用颈带加 J 钩使用。在主弓丝的尖牙与侧切牙之间弯制一个钩曲,或小的水平曲,再制作一个 J 钩,J 钩一侧用橡皮圈连结在头帽上,另一侧则钩挂在弓丝的勾曲上。本方法主要用于夜间戴用。如能昼夜使用,则效果更好。如果白天用弓丝设计如上述打开咬合的方法,晚上再辅加头帽口外力,打开咬合会更有效。

十一、其他打开咬合的方法

(一)用多个 T 形曲升高前磨牙

连续弯 4 个 T 形曲应用于后牙区,可升高后牙压低前牙,从而打开咬合。

(二)主弓+辅弓打开咬合

用 1.2mm 不锈钢丝弯粗唇弓。在 21—12 上用 0.411mm 不锈钢丝弯辅弓,将辅弓勾挂至粗唇弓上,使上前牙逐渐压低。

(三)用固定腭侧导板压低前牙并升高后牙

对于不配合的患者,可在上颌第一磨牙的舌侧焊腭侧的平导板。下前牙咬至平导板之上,后牙咬合离开 3～4mm。由于 24h 均戴用(包括进食),效果较快。如在戴用期间再将上下前磨牙拉长,用皮圈做垂直牵引,则疗效更佳。

十二、注意事项

(一)打开咬合必须具备可靠的支抗

打开咬合必须具备可靠的支抗,否则不仅打开咬合困难,而且会引起支抗牙的移位、倾斜、旋转等不良后果导致后牙咬合关系紊乱甚至矫治失败。常见的增加后牙支抗的办法有以下几种。

1.一般情况下,应合并使用第二磨牙,这时第一磨牙的颊面管应使用特殊类型。以免影响弓丝的插入。

2.在腭侧使用腭弓。也可使用腭托以增强磨牙的稳固。

3.控制压低力量的大小,注意后倾弯的角度和钢丝的尺寸,一般下切牙每个牙受力控制在 20～30g,4 个切牙的受力应在 80～120g。

4.口内支抗不好的,也可以借助口外力,如用 J 钩协助打开咬合。

(二)根据病因机制选择打开咬合的方法

深覆𬌗发生的机制一般分为三种类型,即前部牙槽凸过度生长,后部牙槽凸相对正常;后部牙槽凸发育不良,前部牙槽凸相对正常;前部牙槽凸过度生长,同时合并有上颌后部牙槽凸的生长不足,为混合型。在决定打开咬合应用何种方法的时候,应对患者的情况依据上述三种情况归类,然后选择适宜的办法。如为替牙期的患者,一般选用多用弓,长臂弓或平导板的方法打开咬合。遇有轻度的深覆𬌗、深覆盖,用大平缓弧度曲,或附 T 形曲的弓丝就能解决;对严重的深覆𬌗、深覆盖者,可选择 Begg 细丝弓,方丝弓的摇椅弓,也可用后倾弯加辅弓的办法。从机制上看,如为前部牙槽过长者,多选择水平曲,T 形曲,桥式多用弓,口外弓等。如为后部牙槽生长不足的患者,多使用摇椅弓,固定导板,典型多用弓技术;如为混合型者,可用摇椅弓,T 形曲,多用弓等。

(三)打开咬合的几条原则

1.打开咬合的时机应在上下前牙基本排齐的情况下进行,不要一开始就打咬合。

2.年龄方面,一般青少年较易成功,年龄小于 16 岁时,效果更佳。

3.弓丝应用的顺序应从细到粗,先圆丝后方丝,循序增加,且每次复诊最好更换新的弓丝为好。

4.对较严重的 II 类分类的患者,在打开咬合的同时,需进行 II 类颌间牵引,力量控制在60～70g。

5.打开咬合取得效果后,一般应矫枉过正,以防复发。且后期仍需制作一定的弓形,例如后倾弯,T 形曲等以维持压低的效果。

6.即使矫正完成,制作的保持器应附加平导板,以维持压低的疗效并防止复发。

7.打开咬合的过程,是一个相对长的治疗过程,一种方法不理想时,应定期检查,必要时更换其他方法。

8.打开咬合效果不好时,不可急于转入下一步治疗过程,以免后期难办。

(全 鹤)

第三节 口外矫治装置及临床应用

一、口外矫治装置

口外矫治装置是指一类在临床上广泛应用,而又借助头、枕、颈、额、颏部等口外结构作为支抗源,来促进或抑制颌骨的生长发育,将颌骨向远中、近中方向移动。或利用其他连接部件与口内的矫治装置相连接.控制牙齿在近远中方向、垂直方向和水平方向三维空间的移动,从而达到矫治面部畸形和牙齿错位的目的。

19 世纪末期。Angle、Case 等人首次提出使用口外力移动上颌前牙向远中方向,并设计了各种类型的口外装置,但因患者不合作,加上缺乏经验、病例选择不当等原因,疗效不肯定、也未被重视。到本世纪 30 年代口外装置再度广泛应用,并出现许多改良的设计。60 年代之后,大量的实验研究和临床应用研究,使口外装置从形式上、作用机制上、矫治疗效上和应用范围上都取得了很大进展。临床效果得到了一致的肯定。因此,口外矫治装置,成为正畸矫治的重要内容而日益受到重视和完善。

任何作用力都伴随着有一个等值的反作用力。在牙齿矫治过程中,提供对抗矫治力的支抗源,可以在口内,但反作用力有时是不利于矫治的,当口内的支抗源不足时,就需要将反作用力释放和转移至口外,可用口外的头、颈、面部等部位作为强大、稳固的支抗。另外,头面部的解剖结构也为行使口外力提供了基础。上颌骨是一个不活动的骨,与周围的颧骨、额骨、颞骨、蝶骨以骨缝相连而成为一个整体。上颌骨的生长主要靠表面增生、缝间生长、窦腔扩大以及牙齿的萌出而使上颌骨的体积增大。由于存在颧额缝、颧颞缝、额上颌缝等缝隙,使口外矫形力向远中方向或近中方向移动颌骨成为可能。在生长发育阶段,可根据生长发育的状态和趋势,选择性的抑制某些部位的生长,如Ⅲ类错𬌗中早期的反𬌗患者,就可利用颏兜进行控制,防止下颌骨的过度发育。上颌前突的早期,同样可利用口外弓与口内的活动矫治器或固定矫治器连接,移动上颌骨向远小,起码可以防止其继续向前发育。如反𬌗长期得不到有效的矫治,可限制上颌骨的发育而形成上颌的发育不良,这时也可借助上颌的前方牵引促进上颌的生长发育,这对生长发育期的患者有相当好的效果,但必须实施矫形力(orthopedic force)。

　　除了移动颌骨之外,口外矫治装置如口外弓能有效的控制牙齿在近远中方向、垂直方向和水平方向(横向)的移动。实现上述牙齿移动取决于口外弓的方向和它的状态,也与力值大小有关。移动牙齿使用的是正畸力(orthodontic force)。当正畸力通过阻抗中心时,牙齿发生向远中方向的整体移动;当口外力的方向位于阻抗中心的上方(如高位牵引),牙齿除了近远中方向移动之外,还有向根尖的分力,牙齿可以压低;口外力的方向位于阻抗中心的下方,牙齿除远中移动之外,还有分力使牙齿伸长。同样的道理,需要牙齿横向移动(颊、舌方向)时,可调整内弓的宽度来实现,如加宽口内弓可使牙齿向颊侧移动,缩小内弓,能使牙齿向舌侧方向移动。

二、口外矫治装置的组成

(一)口外牵引器

1.颈带

　　颈带是一种单一的颈支抗部件,仅为一条宽2.5～3.0cm的软质带子绕过颈后部,两端分别终止于两侧耳垂的前下方。末端的外面附有挂钩或钮扣等。制做颈带的材料可选用多层布带、皮带或软质塑料等,国外常有成品颈带出售。颈带虽然结构简单、制做方便、戴用舒适,但仅能用作低位口外牵引,并且有不够稳定、难于使口外装置产生稳定作用等缺点。

2.头帽

　　头帽有简单头帽与复合头帽之分。简单头帽由两条带子分别绕过头顶部和枕部,于两侧耳郭前上方连接而成。虽然制作方便、戴用舒适,但只能用做高位口外牵引,且稳定性欠佳。

　　复合头帽是一种顶、枕、颈三位联合支抗部件,是在颈带和简单头帽的基础上。将顶带顺耳前向下延长与颈带联合而成。为了增加头帽的稳定性,顺着头后方的中线,用同样的带子将顶、枕、颈三条带子的中点连在一起。位于耳前方及下方的带子上附有挂钩或钮扣。

　　复合头帽具有良好的稳定性,在使用较大的口外牵引力或者使用不对称牵引力时,多选用这种尖帽。目前已有预成可调式复合头帽出售,使用时根据头颅大小不同稍做调整,用钉书针固定即可方便使用。耳前下方的两块塑料板设置有不同高度的槽沟,根据口外牵引所需要的方向,可以将橡皮圈挂在所要求的槽沟内。

3.颏兜

　　颏兜是一种较为常用的口外支抗部件。用于后方牵引寸,颏兜作为抗力部件产生矫形力,例如在头帽颏兜牵引装置中即是如此,而用于前方牵引时,颏兜则为支抗部件。如面具式前方牵引装置。

根据不同需要,可以选用软质材料或硬质材料制做颏兜。临床上常用两层蜡片烤软后贴于患者颏部,制做颏部个别托盘,然后用弹性印模材料取颏部印模,灌注石膏模型,在石膏模型上用铅笔标出颏兜的边缘范围,涂分离剂后即可用自凝塑料涂塑形成颏兜,要求塑料的厚度为2~2.5mm。待树脂凝固后,将颏兜取下,在其上钻一些散在的透气孔,并打磨光滑。

长期以来,利用颏兜做向后方牵引被认为是纠正反𬌗、改善下颌生长方向及生长量的一种良好方法。但一些回顾性研究揭示,如果颏兜使用不当,牵引力太大,牵引时间过长、牵引方向错误,不但可以引起下颌前牙唇侧牙龈损伤,而且更为严重的是可导致颞下颌关节功能紊乱、下颌偏斜等。

4.额垫(额兜)

额垫是用于口外前方牵引的一种额部支抗部件,可山硬质材料制成,其制做过程同硬质颏兜,然后用粗钢丝(不细于1.5mm)按照面部侧面轮廓弯制牵引支架,与颏兜连接为一体作为前方牵引装置,如面罩式前方牵引装置。额垫也可使用厚的软质材料(如硬布带)制做。使用时,对面具中的两条连接钢丝的方形曲稍做调整,即可使其适合不同个体,极为方便。

(二)口外弓

在大多数口外力牵引装置中,作用力需通过特定结构传入口内或口外特定部位,这种结构也起着与口内部件连接的作用。故称为连接部件。常用的连接部件如下。

1.对称面弓

面弓的基本结构包括内弓与外弓两个部分。

(1)内弓:内弓是和牙弓形态相一致的粗唇弓,常用0.9~1.2mm的硬不锈钢丝弯制。根据不同的需要,内弓可以有多种形式。常用者为推磨牙向远中或作用于全牙列的内弓。这类内弓插入磨牙颊面管内,并在颊面管近中处形成阻挡曲等。面弓如只用于加强支抗或推磨牙向远中,则在作用状态时内弓不应与前牙有接触,若用于控制牙弓向前生长,则内弓可与前牙有接触。目前已有预成对称面弓出售,根据内弓大小不同可分为7个型号。

(2)外弓:外弓是由口内伸向口外的一种连接臂;由直径1.5mm以上的硬不锈钢丝弯制(常用自行车车条代替)。弯制时,先于钢丝的中心段弯成与内弓的前牙段弧形一致的形态,在两侧侧切牙远中部将钢丝垂直弯向前方,在距前一个弯曲1cm处再将钢丝弯向两侧,形成与口角及面颊部形态相一致的弧形臂。两臂的末端各弯制成与面颊平行或垂直的圈环。将外弓中部的弧形段与内弓相应的部位焊接在一起即可形成完整的面弓,焊接时应将内外弓的重合部位完全焊合,以增加面弓的刚性。临床上根据不同的作用目的,可以选择不同长短的外弓,即长外弓、中外弓和短外弓,其末端分别终止于第一~恒磨牙的远中、第一恒磨牙区及第一恒磨牙的近中。也可以在外弓的出口角的位置,将外弓弯向上或弯向下,使之与内弓形成向上或向下的夹角,但面弓两侧需保持对称。不同长度或不同倾斜位置的外弓、或不同的牵引方向可以使磨牙产生不同方式的移动。

2.不对称面弓

对称面弓只适用于传递双侧对称的作用力,若要传递两侧不对称的作用力。可使用不对称面弓。不对称面弓的基本组成与对称面弓相似,主要是外弓形状发生了变化。常见的有长短臂不对称面弓、不对称焊接面弓等。当两侧施加相等的牵引力量,前者可在长臂侧的内弓上产生大于对侧的远中向的作用力,后者则可在焊接侧获得较大的作用力。此外,外弓发生一定的变化也可以使内弓产生扩弓或缩弓的作用力。

3.复合体面弓

普通面弓合并其他正畸附件时称为复合体面弓,常用者为合并前牙𬌗板或上颌前方牵引器等,复合体面弓的优点是除起到普通面弓的作用之外,尚可产生其他正畸或矫形作用。

4.J形钩

J形钩是常用的一种口外装置的连接部件,可用直径1.2mm以上的不锈钢丝弯制成英文大写字母J状,在口内端形成钩状,口外端弯成与面颊平行的环圈,其长度根据具体情况而定。J形钩成材使用,用途广泛,与固定矫治器连接可产生多种牙齿移动。如前牙压低、舌向移动、尖牙远中移动、后牙远中移动等,也是用口外力增加支抗的重要部件。目前国外已有成品出售,标准长度为85mm,较长者为115mm,使用时稍做调整即可。

三、常用各种口外支抗矫治器及其作用原理

(一)后方牵引装置

是指用向后的力使牙远中移动或抑制牙槽、颌骨向前生长的口外支抗矫治装置。主要包括口外弓、J形钩等矫治器,用来矫治骨性或牙性安氏Ⅱ类错𬌗。

1.口外弓牵引矫治器

口外弓牵引矫治器是指以颈带或头帽作为支抗部件、口外弓作为连接部件,后牙带环及颊管作为主要口内部件的后方牵引装置。根据牵引方向,可分为下列几种类型。

(1)低位牵引(cervical headgear):由颈带、橡皮圈、口外弓、口内固定或活动矫治器等组成,牵引力方向向下向后。

1)作用原理:向下向后牵引力作用于上颌颌骨及磨牙时,其水平分力可抑制上颌向前生长、促使磨牙向后移动;其垂直分力则促进上颌向下生长、促使磨牙伸长(molarelongation)。低位牵引力作用于下颌时,可使下颌磨牙向后移动及压低移动。低位牵引对下颌骨生长型改变非常有限,但它通过对上下颌磨牙的伸长或压低,使下颌发生旋转,因而间接改变下颌生长方向。

2)适应证:由于低位牵引能伸长上颌磨牙及压低下颌磨牙,所以应用范围应严格控制在下颌平面角较小的安氏Ⅱ类错𬌗或下颌平面角较大的安氏Ⅲ类错𬌗。在低角型安氏Ⅱ类错𬌗,低位牵引一方面可抑制生长发育期患者的上颌向前生长,从而协调上下颌骨间关系,另一方面作用于后牙使磨牙向后移动调整磨牙关系或增加拔牙病例的磨牙支抗,使上后牙伸长改善下颌平面角。在高角型安氏Ⅲ错𬌗,则可以推下磨牙向远中调整磨牙关系或加强磨牙支抗。

3)应用要点:在抑制上颌向前生长时,牵引状态下内弓前部必须同上前牙接触,此时内弓可自由通过磨牙带环颊管,以抑制上颌前部向前生长;或在内弓近磨牙颊管近中处设置阻止装置,牵引力在抑制上颌前部的同时,也可带动上颌后部移动,从而实现上颌整体的向后移动;在推磨牙向后或增强磨牙支抗时,牵引状态下内弓与上前牙不接触,此时内弓在磨牙带环颊管近中处弯制U曲或焊制阻止点。另外,通过调控外弓臂长或外弓向,上向下的角度,可以控制磨牙向后移动是以牙冠为主还是以牙根为主。

(2)高位牵引(high-pull headgear):是由简单头帽、橡皮圈、口外弓及口内矫治器组成,牵

引方向向上向后。

1)作用原理:向上向后牵引力的水平向分力可抑制上颌骨向前生长,或推上颌磨牙向远中移动。垂直向分力可抑制上颌骨后部向上生长,或使上磨牙压低(molar in-trusion)。通过调节作用力方向与后牙阻抗中心之间的关系,可以取得磨牙牙冠后移或牙根后移不同的效果。

2)适应证:由于向后向上牵引力能压低上后牙,故这类牵引较适合于下颌平面角正常或较大的安氏Ⅱ类错殆。在生长发育期患者,可以用来抑制上颌骨向前生长,调整上颌平面的倾斜度以协调上下颌骨间关系。作用于后牙时,可以推磨牙向后调整磨牙关系,或加强拔牙病例的磨牙支抗,其上后牙压入机制还可以促进下颌逆时针向旋转(mandibular counterclockwise ro-tation),改善高角形患者的下颌平面角度。

3)应用要点:当抑制上颌向前生长时,口内部件可选择固定或活动矫治装置。选用口内固定装置时,口外弓在牵引力作用下应与上前牙有均匀接触,此时内弓近磨牙颊管近中处可弯制阻挡曲、焊制阻止点,或在内弓末端插入开大型螺旋弹簧,从而使向后牵引力分布作用于整个上颌,抑制其向前生长。选用口内活动装置时,常与肌激动器联合使用口外弓高位牵引(head-gear activator),以抑制上颌向前向下生长,同时刺激下颌骨向前生长。

当推磨牙向后或增强磨牙支抗时,内弓前部在牵引力状态下应离开上前牙,此时内弓在磨牙颊管近中处做阻止装置或放置螺旋弹簧,以使向后向上牵引力全部作用于上后牙。在向后向上总体方向下,通过对牵引力方向、外弓上下角度等的细微调整,可以控制磨牙移动的性质。当牵引力方向通过磨牙阻抗中心时,磨牙以整体向后移动为主,其压入移动趋势较大;当牵引力方向处在磨牙阻抗中心之上时,磨牙远移以牙根为主,其压入趋势也较明显;当牵引力处在阻抗中心以下时,磨牙远移以牙冠为主,其压入趋势较小。

(3)水平牵引(combination headgear):由复合头帽、橡皮圈、口外弓及口内矫治器所组成,牵引力方向基本水平。

1)作用特点:基本水平的牵引力不产生垂直向分力,所以对上颌骨只抑制其向前生长而不伴有垂直向的抑制或刺激生长作用;对后牙只促进其向后移动而不伴有伸长或压低作用。

2)适应证:由于牵引力无垂直向分力,故适用于下颌平面角较正常或不存在下颌平面旋转生长的安氏Ⅱ类错殆。可作用于上颌骨抑制其向前生长,或作用于后牙促使其向后移动、加强磨牙支抗。

3)应用要点:水平牵引抑制上颌生长或推磨牙向后的临床要点与低、高位牵引基本相同,由于其力的方向单一,在临床上更容易控制。值得注意的是在总体水平方向上,通过对外弓上下位置的改变,水平牵引力可被调控穿过磨牙阻抗中心的不同位置,从而取得磨牙牙冠或牙根的向后移动。不对称口外弓也较适用于水平向后方牵引,如需要单侧移动磨牙向远中,可加长该侧外弓,或将外弓不对称地焊在移动侧的侧切牙区或尖牙区,该侧磨牙可受到更大的力量。

2.J形钩牵引矫治器

J形钩牵引矫治器是指以颈带或头帽作为支抗部件、J形钩作为连接部件的后方牵引装置。

(1)作用机制:J形钩牵引装置的施力点主要在牙弓的前部,用来远中移动尖牙、前磨牙或内收切牙。通过阻挡曲或螺旋弹簧的传递,牵引力也可作用于磨牙,用以加强磨牙支抗。根据支抗部件的不同,J形钩牵引力的方向也可有几种选择:当用颈带时,牵引力方向向后向下;当用简单头帽时,牵引力方向向后向上;当用复合头帽时,牵引力方向基本水平向后。要注意在用颈带或简单头帽作为支抗部件时,J形钩牵引力有垂直向分力存在,因而可使切牙区或个别牵引牙内收或远中移动的同时,产生伸长或压低的效应。

2)适应证:在切牙内收、压低或尖牙、前磨牙远中移动时,磨牙支抗需要得到最大程度保护的各类错𬌗。但根据牵引力方向,J形钩牵引也有其特定的使用范围。低位J形钩牵引适用于覆𬌗较浅或有开𬌗倾向的错𬌗;高位J形钩牵引适用于上颌平面顺时针旋转(maxillary clockwise rotation)或深覆𬌗病例;水平J形钩牵引则适用于下颌平面角较正常的错𬌗。

3)应用要点:在远中移动尖牙或前磨牙时,将J形钩直接挂于移动牙近中的主弓丝上或托槽的牵引钩上;在内收切牙时,J形钩挂于侧切牙远中的主弓丝牵引钩上,此时主弓丝在磨牙带环颊管近中端不加阻挡装置,以便弓丝向远中滑动而带动切牙内收;在加强磨牙支抗时,J形钩挂于主弓丝牵引钩上,此时弓丝在磨牙颊管近中处制作阻挡装置或插入螺旋弹簧,以向磨牙施加向后的力量。

(二)前方牵引装置(reverse headgear)

前方牵引装置是以额垫、颏兜作为复合支抗部件、面具牵引支架作为连接部件、活动或固定矫治器作为口内部件的口外支抗矫治装置,其牵引力向前微向下,用于刺激上颌骨生长。

1.作用原理

上颌骨生长主要靠骨缝的骨沉积和表面骨的生长两种方式。

进行上颌骨前方牵引,使其4个骨缝得以扩展,从而有新骨沉积,同时对上颌骨尤其前部的骨膜牵张,也促进了上颌骨的向前生长。口外上颌前方牵引矫治器是以额和颏两处为抗基部位,因此在促进上颌及上牙弓向前生长的同时,也可使下颌骨向下、向后呈顺时针方向旋转(mandibular clockwise rotation),还有抑制下颌向前生长的作用,这对上颌发育不足伴有下颌发育过度的低角型安氏亚类错𬌗是有利的。100多年前该矫治器已应用于临床,其后许多正畸学者通过临床实践和动物实验认为前方牵引能促进上颌骨生长而使其向前移位,因而该方法得到正畸界的充分重视和广泛应用,甚至生长发育快速期已过的患者也在应用。它不仅可促进上颌的发育而且在年龄较大的患者,可协助固定矫治器前移上牙弓。

2.适应证

此装置可应用于各种原因所致的面中部后缩,包括上颌向前发育不足或下颌发育过度的安氏Ⅲ类骨性错𬌗,以及唇腭裂术后上颌发育不足等。由于上颌前方牵引的作用目标是上颌骨生长型及生长量的改良,所以必须在生长发育期使用。一般认为,前方牵引促进上颌骨生长的较佳年龄在8～11岁左右。对于恒牙早期病例,该装置作用较有限。

对于恒牙期病例,该牵引装置对上颌骨几乎没有矫形作用。

3.应用要点

在临床具体应用时,应注意下列几个方面。

(1)支架调节:面具支架与额垫、颏兜及其他部件均以螺旋关节连接,应作适当调节以适合患者面形。

(2)施力点与牵引方向:对下颌平面角较小、反覆𬌗较深的安氏Ⅲ类错𬌗,施力点放在上颌磨牙部,向前向下方向牵引,可在刺激上颌向前生长的同时刺激上颌后部垂直高度的增加,从而使下颌向后向下旋转,有利于解除反𬌗;对于下颌平面角较大且反覆𬌗较浅的Ⅲ类错𬌗,施力点宜放置在上颌牙弓前部,在向前向下牵引力作用下,上颌骨前部向前向下生长得到促进,从而在纠正Ⅲ类关系的同时在垂直向改善覆𬌗关系。对于下颌平面角正常的Ⅲ类错𬌗,施力点放置于上颌前部,牵引力方向较为水平为宜。

(三)垂直牵引装置(extraoral vertical pull)

垂直牵引装置是指应用垂直向牵引力来抑制牙、牙槽及颌骨垂直向生长方向及生长量的口外支抗类矫治装置。根据作用力点与装置结构,分为下列两种。

1.口外弓垂直牵引装置

由头帽、口外弓、口内矫治器和橡皮圈组成。其头帽是由一环绕额、枕部的带子,用正十字的头顶带连接而成。口外弓与口内的连结可以通过磨牙带环或上颌𬌗垫式活动矫治器。

(1)作用原理:垂直向上的牵引力通过压低上后牙从而抑制上颌骨后段垂直向生长,并间接促进下颌向前向上的旋转生长。

(2)适应证:适用于处于生长发育期的下颌平面角较大并有前牙开𬌗或开𬌗倾向的安氏Ⅱ类错𬌗。对于低角型深覆𬌗病例,由于垂直向牵引力会加剧下颌向上向前旋转生长,故不能应用此装置。

(3)应用要点:该矫治器主要是控制上颌的垂直向生长,压低上后牙,促进下颌向,上向前旋转。要求口外弓有足够的刚性,内外弓焊接好,与口内活动矫治器相连接时将内弓末端埋入基托或插入卡环上的圆管内;与带环颊面管相连时则要求带环强度好;必须使口外弓和口内矫治器稳定、牢固。内外弓臂的长度根据压低的牙位而定;如同时压低前磨牙和磨牙时,外弓臂应终止于后牙段的中点偏远中的位置;如果单独压低上颌磨牙则内弓插于磨牙颊面管内,外弓臂止于面颊部相当口内的磨牙处。

2.额帽垂直牵引装置

可由头顶帽和颏兜用垂直弹力带连接而成;也可用绕过头顶和颏下的环形弹力带直接形成。

(1)作用原理:由于向上的垂直牵引力以头顶部作为抗基,直接作用于下颌颏部,从而抑制下颌骨垂直向的生长,控制下颌向下向后旋转的生长型。另外,垂直向上的牵引力经𬌗接触传递到上颌,在一定程度上抑制上颌的垂直向生长及压低上颌牙。

(2)适应证:适用于下颌平面角较大或有开𬌗倾向的安氏Ⅱ类错𬌗。对于下颌垂直向生长大于水平向生长的长面型病例尤为适合。由于该装置也是对颌骨生长型进行改良,故需在生长发育期进行矫治。

(3)应用要点:为使颏部所受到的垂直向上牵引力分布范围更大,可增加环形弹力带和颏兜的面积。由于颏部所受的力可直接传递到颞下颌关节,所以应选择合适的力值,以免对关节造成损伤。为了使牵引力更有效地传递到上颌牙及上颌骨,可利用𬌗垫式上颌活动矫治器来增加颌间距离,达到最大垂直牵引力的目的。

(四)头帽颏兜牵引矫治器(chin-cup appliances)

头帽颏兜牵引矫治器是由头帽、颏兜和弹力带组成的作用于下颌的纯口外力矫治装置,牵引力方向向后向上。头帽可以是简单或复合头帽,临床上常用后者。

1.作用原理

头帽颏兜的作用机制有两个方面。一是迫使下颌位置改变(mandibular displacement):由于下颌是一个以颞下颌关节为转动轴的骨性运动器官,向后向上的牵引力迫使下颌长期向后向上退缩,这种新的下颌位置通过较长期的固定可以被保持下来,这种位置改变特别适合于功能性下颌前伸的矫治。二是抑制下颌生长(inhibition of mandibular growth):有研究发现当向上向后牵引力传递到颞下颌关节后,其髁状突由于受到压力而产生软骨吸收性改建,从而抑制下颌向下向前生长。这种机制适合于下颌骨发育过度引起的骨性反𬌗的矫治。但是,头帽颏兜对下颌骨的生长抑制学说在正畸界仍是一个有争议的课题。有的学者认为此种口外力仅作用于髁突而并未对升支和体部产生直接作用,因此使用与否,对下颌长度的改变并无明显效果。另有学者从动物实验研究中证实颏兜能抑制下颌生长,至于在临床上作用不明显是由后牙的𬌗接触而消耗了作用于髁突的力。但众多学者的观点认为,颏兜仅能改变下颌的生长方向,对面高度短的低角形Ⅲ类病例,通过头帽颏兜使下颌向后、向下旋转,而使下颌生长型变得有利;但下颌骨的生长量是很难改变的。尽管如此,它仍是抑制下颌生长的一种常用手段。

2.适应证

适用于生长发育期的骨性或功能性Ⅲ类错𬌗,具体如下。

(1)安氏Ⅲ类错𬌗伴有下颌轻度发育过度患者,且下颌可后退至前牙对刃𬌗或接近对刃,前下面高度短的低角短面型,无明显颞下颌关节症状,下前牙位置正常或唇向的患者。

(2)作为对下颌发育过度的前牙反𬌗纠正后的保持手段。

(3)成人骨性下颌前突患者,在外科正畸后也可用此矫治器保持。该矫治器禁忌用于下颌前突反𬌗伴有下切牙过度舌倾及下前牙过度拥挤的患者;而且对那些严重的下颌发育过度者,即使年龄较小,也应等待成年后作正颌外科手术,因为头帽颏兜并不能起多大作用。

3.应用要点

头帽颏兜的总体牵引方向是向后向上。在临床实际应用时,还须根据反𬌗的具体情况作牵引力方向的调整。对于下颌平面较大或伴有开𬌗倾向的Ⅲ类骨性反𬌗,牵引力方向应通过颞下颌关节前上方,以促进下颌的逆时针方向旋转。此时可选用简单头帽做支抗部件,并用单根弹力带连于头帽与颏兜之间;对于下颌平面角较小,或下颌为水平向生长型的Ⅲ类骨性错𬌗,牵引力方向应通过颞下颌关节或在关节下方,以使下颌发生顺时针方向旋转;对于有较深反覆𬌗,下颌骨明显向前向上旋转的Ⅲ类骨性错𬌗,牵引力方向可再下移至下颌升支的下 1/3 处,以使下颌有更大程度的顺时针旋转生长刺激。对于后面两种情况,都应选用复合头帽作为支抗部件。为了能有效控制牵引方向,可用两根弹力带从颏兜分别连向头帽的不同位置,以取得所需要的合力方向。

五、口外矫治装置的适应证和禁忌证

由于口外牵引装置种类复杂,所产生的矫治效果有很大差别,加上口外力既可用于颌骨的矫形作用又能对牙齿产生移动效果。故选择适当的口外力或者正确的口外弓的形式是非常重要的,否则将产生不利的作用。

口外装置的应用,多倾向于在早期生长发育阶段进行,特别是对处于生长高峰期者更具有良好的疗效。在选择适应证时,取决于对下颌水平生长量的预测,此生长的预测与患者的年龄及 SN-MP 角(前颅底平面—下颌平面)有关。如果病例 SN-MP≤25°(低角型患者),可选择颈带牵引;SN-MP 为 37°～41°时则采用联合牵引;当 SN-MP＞42°时(高角患者),下颌平面角较大,采用高位牵引进行治疗。替牙期及恒牙早期的上颌发育不良,可应用正中前方牵引器进行矫形治疗。由于是矫形力,每侧的力值应在 800～1000g。

相反,如果上颌生长发育过度.轻度上颌前突。亿替牙朗或恒牙早期,可应用口外弓技术,与门门山的固定矫治器连接,固定矫治器应将口内所有的牙齿连接成为一整体;此外还可以做入基板。包盖全上颌的牙齿,在第一磨牙上设计箭头卡,在箭头卡环上焊颊面管,与口外弓相连接,同时另一端用颈带相连接。

在下颌的口外装置中,头帽颏兜最为常用,替牙期的Ⅲ类咬合、或下颌前突的患者,可用头帽颏把牵引下颌向远中方向。此可以单独使用,也可以与其他矫治方法合用,作为辅助的装置应用,由于使用的目的不同,头帽颏兜有两种不同类型的形式:Ⅰ型用于下颌发育过度的前牙反𬌗,起抑制下颌生长的作用。牵引的方向通过髁突,牵引力为每侧 800g 左右,使用的时间也较长,多在半年以上、Ⅱ型用于向下向后旋转下颌,使下颌的生长方向变得更为有利,多用于功能性前牙反𬌗的病例。此型牵引使用的牵引力为每侧 400g 左右,牵引力的方向在髁状突的下方。

口外力除了用于矫形颌骨的畸形外,另外一个重要的适应派是移动磨牙,改变上下牙列的咬𬌗关系,通常用于由于上颌牙弓前移造成的Ⅱ类咬合关系(下颌位置基本正常);再者用于牙列拥挤但又不乐意拔牙;通过磨牙远中移动后能开辟空隙供前牙排齐者。除了上述平移磨牙向远中方向外,还可以根据患者的牙列、基骨关系,将第一磨牙压低或伸长,这就要适当调整口外弓的方向来实现。此外当牙弓需要扩大时。最好用扩弓面弓;需要牙弓缩窄时,用缩弓面弓。若患者的磨牙关系为Ⅱ类亚类,一侧为中性,一侧为远中,如欲移动Ⅱ类咬合侧磨牙,则一般有几种方式来实现。移动侧的口外弓可以适当延长;另外也可焊偏置口外弓;此外也可以在移动侧的内弓上放置螺旋弹簧,非移动侧不放。

六、口外力的力值

口外力的类型包括口外正畸力与口外矫形力两大类。

一般将口外正畸力定义为专门向远中移动上颌第一磨牙的力;而口外矫形力不是移动个别牙齿,而是移动整个牙弓,甚至是上或下颌骨。一般Ⅱ类牵引力能抑制上颌向前生长而允许下颌发挥其向前生长的潜力,使其持续生长;Ⅱ类牵引力呈相反作用,具有抑制下颌向前向下的生长而促进上颌向前发育的作用。

Baldini,Goodman 等认为:作为矫形力而言,患者一般可接受上颌每侧 800g～1100g 的力值,而下颌每侧可接受 1200g～1700g 的力值。

矫形力常用于如下。

1.上颌颈牵引或高位牵引治疗Ⅱ类生长型患者。

2.水平和高位联合牵引、须兜用于Ⅱ类生长型患者;6 有生长潜力的Ⅱ类骨性开𬌗,使用高位牵引或垂直牵引及颏兜。一般口外正畸力的力值范围为 340g～450g,用于移动个别牙向远中方向。开始先用轻力进行,逐渐增加力值直至达到 400g 左右。

(全 鹤)

第四节 正畸种植体支抗技术

一、发展历史

正确设计和合理使用正畸支抗是决定矫治成功的关键因素之一。传统的支抗设计如腭杆、舌弓、头帽口外弓等,因存在不易控制、舒适性较差或依赖患者合作等不足,不能提供绝对的支抗,一定程度上影响了矫治效果,延长了治疗的时间。长期以来,国内外学者一直在寻求一种稳定可靠、美观舒适的支抗控制方式。有学者在颌骨上植入种植体作为抗基,改变原来以牙齿作为抗基的情况,让矫治力的反作用力施于颌骨:上,完全避免牙齿移位的想法,即"种植体支抗"。

早在 1945 年,Gainsforth 和 Higley 就用动物实验率先探索,以活合金(钴铬钼合金)螺钉种植体作为支抗进行正畸治疗,开创了种植体支抗的先河。1964 年,Branemark 等认识到金属钛钉可以和骨组织直接结合,而不引起排斥反应。经过长达 5 年的研究,进一步证实了钛种植体用于骨性正畸支抗的可行性。Linkow 于 1969 年最早报道钛合金修复种植体用于正畸临床并获得了成功。此后,Roberts 等于 1989 年成功地将牙种植体作为绝对支抗用于正畸临床治疗。临床应用型种植体支抗的真正发展是在 1990 年以后,纵观上述历史,种植体支抗有以下发展趋势。

(一)正畸种植体支抗已由牙种植体支抗逐渐向微型正畸专用系统过渡

大量的基础与临床研究表明,微型种植支抗系统可以为大多数正畸患者提供足够的支抗保证,植入和取出手术简单,植入部位灵活。

(二)由"助攻型"种植体支抗向"自攻型"种植体支抗发展

随着临床应用日益广泛,以往的种植体难以同时满足微型化、程序简单化的临床要求。钛合金材料学的发展促进了自攻型微型种植体支抗系统的产生,即在植入种植体前不需要预先使用种植机来预成植入孔。这极大地简化了临床手术,使正畸医师可以独立完成操作,正畸治疗摆脱了对昂贵、复杂的手术系统的依赖,同时更有效地避免了手术对牙周膜、牙体及神经的损伤。自攻型微型种植体支抗系统因其突出的经济性、实用性及安全性,成为国内目前最常用的一类支抗种植体,以韩国的 MIA(microimplant anchorag)和 OSAS(osseodyne skeletal anchorage system)系统为代表。其直径多为 1.12~2.10mm,长度为 4.10~14.10mm 不等,多呈锥形,植入骨内的部分带有自攻螺纹。

二、分类及特点

(一)根据种植体的材料

1.生物相容性材料

不被生物机体排斥,在种植体周围有机体产生的纤维组织层包绕。属于此类材料的有钴铬合金、活合金(钴铬钼合金)等金属。

2.生物惰性材料

允许骨在其表面沉积,两者形成接触性整合。属于此类的有生物活性碳种植体、生物玻璃种植体、钛与钛合金。

3.生物活性材料

不但可与骨形成紧密接触,还可与骨组织进行分子交换嵌合成化学性的结合。Glatzmaier 开发了一种可生物降解的正畸支抗种植体系(BIOS)。

(二)根据植入区域

根据植入区域不同,种植体支抗可分为腭侧种植体、颊侧种植体、磨牙后区种植体、牙-牙槽间隔种植体。

(三)根据种植体的形状及其与骨的位置关系

1.板块状支抗种植体

其代表为 Block 和 Hoffman1995 年设计的 Onplant 种植体。Sugawara 等 1998 设计和开发出"骨性支抗系统"(Skeletal Anchorage System,SAS),又称为"微型支抗钛板"(Super mini anchor plate,SMAP),也属于板块状支抗种植体。

2.钉状支抗种植体

尺寸较大,直径多在 3~4mm 的普通钉状支抗种植体和尺寸较小,直径在 1.2~2.7mm 不等的微螺钉支抗种植体。

(四)根据植入后开始加载的时间

1.二期负载种植体

传统的修复种植学理论认为,在良好的初始稳定性的基础上,种植体必须要有一定时间的"无负载愈合期",以期达到骨整合。关于骨整合所需要的无负载愈合期的时间,人类需要 4~6 个月,上颌骨组织多为松质骨,一般需要 6 个月;下颌骨组织较为致密,一般为 3 个月。经过"无负载愈合"后,种植体方可负载。在这个理论指导下,正畸学界早期使用的支抗种植体多为二期负载支抗种植体,包括 Onplant、普通钉状支抗种植体以及 Orthoanchor 微螺钉等,都要求骨结合。

2.即刻负载

这一观点的基础是 Brunski 的"微动度"理论。微动度是指界面上种植体相对于骨的微小移动。当微动度在 $100\mu m$ 以内时种植体仍然能够与骨组织发生整合;只有当微动度$>100\mu m$时,才会使充当骨生长框架的结缔组织网络受到破坏,阻碍骨组织的长人导致种植体的纤维愈合。根据这个理论,正畸微螺钉支抗种植体大多可以即刻加载。

(五)根据植入方式

1."助攻型"微螺钉支抗种植体

植入前需要先钻开骨皮质(indentation),然后用骨钻形成通道以引导植入(pilot drilling),最后将螺钉自身顺通道拧入(self-tapping)。普通钉状支抗种植体都采用此种植入方式。早期的微螺钉支抗种植体,植入时多需要骨钻引导,也属于此种"助攻型"。

2."自攻型"微螺钉支抗种植体

由于材料、制作工艺的发展和临床需要,新近发展的微钛钉种植体自身可以直接攻入皮质骨,不需要骨钻引导,甚至不需要钻开骨皮质,称为"自攻型"或"自钻型"(self-driling)。此种植入方式,微钛钉种植体植入后不需要骨性结合,其支抗能力来自种植体与骨的机械铆合,可以即刻加载,具有明显优势。

三、临床应用

(一)适应证和禁忌证

1.主要适应证

(1)需要最大支抗甚至是绝对支抗的临床病例。

(2)严重的牙槽高度失调。

(3)严重的中线偏斜。

(4)正颌外科术前辅助治疗。

(5)骨性畸形矫形辅助治疗。

(6)露龈笑需要绝对压低上前牙时。

(7)因牙周病、牙缺失、牙齿位置不适缺少足够数量支抗牙。

2.相对禁忌证

(1)存在未萌恒牙者,手术有可能损伤恒牙胚。

(2)全身性或颌骨局部骨代谢疾病。

(3)手术部位局部炎症。

(4)女性妊娠期、哺乳期。

(二)微型种植体常见的失败原因分析

1.感染

感染的发生一般与手术的无菌条件、患者自身局部或全身炎症的控制、口腔卫生的保持有关。

2.手术操作不当导致种植体植入孔预备不良

由于术者经验或者术前准备不足,助攻型植入孔与种植钉型号不匹配,导致种植体与骨组织间的机械结合不够紧密;此外,植入孔预备时产热过多,致界面组织损伤也是一个重要因素。而自攻型种植体往往由于术者过于频繁地改变植入方向,导致种植体与骨组织间的机械结合不紧密。

3.手术位置选择

有报道显示,相对于接近黏膜转折部,附着龈更适于种植体植入,成功率更高。

(三)关于支抗种植体的稳定性

早期报道微螺钉植入后松动,失败率为12.5%～25%。随着植入技术的改进与提高,近年微螺钉的植入失败率降至7%～11%。一般来说,与其稳定性相关的因素有以下几点。

1.种植体的设计

螺纹状种植体由于与骨的接触面积最大,机械稳定性最好;刃状螺纹比矩状螺纹的应力值小,更适合做种植体用。改变螺纹间距、螺钉的顶角,界面的应力分布可发生变化。螺钉的直径,特别是颈部的直径对种植体周围的应力分布影响最大,一般认为,随螺钉(颈部)的直径增大,骨界面的应力降低、抗剪切力增加,因而较粗的螺钉稳定性较好。此外,螺钉植入骨内部分的长度、穿出黏膜外部分的设计等,对种植体的稳定性也都产生影响。

2.患者骨骼的生理条件与植入部位

不同个体的颌骨密度、骨量不一样,低角病例颌骨骨质密度比高角病例大,骨量也较多;同一个体颌骨不同部位骨密度、骨量、血供也不一样;种植钉周围的软组织厚度与活动度也会对种植体的稳定性产生影响,角化的附着龈比非角化的游离龈有利于种植体的稳定。

3.植入手术与医师的操作技术

无论二期加载还是即刻加载,种植体的初始稳定性都是至关重要的。种植体的初始稳定性取决于手术操作,而手术操作中最常见的两个错误是术中种植体移动和骨接触面过热。从这两点来看,自攻型微螺钉以手动方式植入,对维护种植体的初始稳定性可以起到良好作用。

4.患者口腔卫生状况

国内相关口腔医院的研究显示,加力期发生松动的种植钉周围组织大多存在中度和重度炎症。一般术后 1～2 周要每日含漱 0.12% 氯己定制剂,并要指导患者进行正确的口腔卫生维护。

5.合适的牵引力

微螺钉支抗种植体所承受的牵引力在 100～200g 为宜。

(全　鹤)

第五节　印模制取和模型灌注

牙𬌗模型是正畸咬合评价和诊断分析的重要工具,是对口腔内部形态的精确复制。高质量的正畸模型要求包括牙齿、牙槽、基骨、系带、前庭和腭盖等结构,以及上下牙弓𬌗关系。正畸模型分为寄存模型和工作模型两大类。寄存模型记录了治疗前、治疗后以及治疗中特定阶段的牙𬌗状况,用于治疗前的诊断分析,治疗后的疗效对比。因此,寄存模型除了结构完整,包含大部分口腔内部结构形态,还要求准确、清晰。

一、托盘选择

正畸模型不仅要清晰反映牙齿和牙弓形态,而且要重现基骨、牙槽、系带和腭盖等结构,因此要求托盘边缘伸展要充分,这样才能包括口腔前庭结构。托盘长度包括牙弓内的全部牙齿。所以,要选择正畸专用托盘。根据牙弓大小,选择合适型号的托盘与之匹配。合适大小的托盘不会引起局部压痛。

二、调制印模材

正畸印模常用藻酸盐印模材,如果要求更高也可以使用精确度更好的硅橡胶印模材。按照比例将水加入印模材中进行调拌,达到均匀、细腻、无气泡、稀稠适当的要求。

三、制取印模

将调制好的印模材用调拌刀转移至适当大小的托盘。患者通常取坐位,旋转托盘进入口腔,托盘前部中线与牙弓中线对齐,对托盘加压就位,保持托盘位置稳定直至印模材凝固,旋转取出托盘和印模,检查印模是否完整地包括牙列、牙槽、基骨、系带、前庭沟和腭盖等结构,各重要结构是否清晰、准确。

四、模型灌注

藻酸盐印模材失水或吸水后会发生收缩或膨胀，因此印模采集完成后应立即灌注模型，不超过 15min。若不能随即灌注模型，应暂时保存于 100％湿度环境中。

(一)材料要求

对正畸模型用石膏在色泽、精细度、强度和形变率方面都有很高的要求，还可以使用硬质石膏甚至超硬石膏。

(二)避免气泡

尽量借助抽气式调拌器进行石膏调拌，并在振荡器上灌注石膏模型。

五、𬌗关系记录

制取患者在最大牙尖交错𬌗的蜡或者硅橡胶记录，并且检查确保这个位置与后退位之间的差异不大，二者之间的距离不超过 2mm。灌模后，借助𬌗蜡进行模型修整，确保模型修整过程中咬合关系不会发生改变。

六、模型修整

正畸模型通常需要修整，以便使基托对称。经过模型修整，能够获得以腭中缝为中轴的对称基托，便于分析牙弓形态以及发现牙弓不对称。还可用于向患者解释矫治方案以及病例展示。

（全　鹤）

第六节　带环选择

固定矫治器一般要求在支抗磨牙上黏结带环。带环由不锈钢薄钢带制成。合适的带环要求与牙齿表面贴合，对咬合无妨碍。对牙龈无刺激。根据磨牙大小，带环预制成 30～32 个不同大小型号供临床选择使用。

目前，临床上带环的使用逐渐减少，但是一些情况下使用带环仍然是必需的。

1.牙齿临床冠较短，直接黏结托槽等附件困难或者不能达到正确位置。将托槽等焊接于带环表面，带环可以达到龈缘或者龈下，使得牙龈轻度移位。从而使托槽等附件达到正确位置并获得足够黏结强度。

2.牙齿表面不适合黏结托槽等附件。金属或烤瓷修复治疗过的牙齿表面很难直接黏结托槽等附件，氟斑牙的黏结强度也较正常情况降低。因此在正畸治疗开始就可以选择使用带环替代直接黏结。

3.牙齿承受较重的矫治力或者矫形力。如使用口外弓作用于磨牙时，磨牙带环能够更好地抵抗放置和取出口外弓时的扭转力和剪切力。

根据磨牙大小选择合适火小的带环，放置于已经分牙成功的磨牙，以带环就位器分别施压于带环近中边缘和远中边缘使带环就位。带环选择的标准要求带环与牙面紧密贴合，具有良好的固定作用。检查确认带环对咬合无妨碍，对牙龈无刺激，否则需要调磨带环𬌗向边缘或者龈向边缘。

（全　鹤）

第七节　分牙

一般情况下,紧密接触的牙齿邻面间很难放置带环,即使可以勉强放入,也很难达到正确位置。所以,通常需要采取一些措施在需要黏结带环的牙齿近远中邻面创造或得到一些间隙,这个将牙齿与邻牙分开从而获得间隙的过程称为分牙。

尽管分牙装置有多种,但是原理都是一样的,主要是将分牙装置放置于相邻牙齿之间,使其围绕邻面接触点,一段时间后由于牙齿发生移动彼此轻度分开而产生少量间隙,使得带环能够正确就位。由于使用带环需要提前分牙,与直接黏结方法相比这是不利之处。

临床常用的分牙方法主要有三种。

一、铜丝

将铜丝从颊侧穿过牙齿邻面接触点的龈外展隙到达牙齿舌侧,再从接触点殆方到达颊侧,使铜丝围绕牙齿接触点并将铜丝两端拧紧。放置3～5天。

二、分牙簧

现在市场上可以买到成品分牙簧。以持针器挟持分牙簧的曲部使其两个臂分开,直臂置于邻面接触点的龈方,带有弯曲的臂位于接触点恰方,放置时间大约为1周。

三、分牙圈

分牙圈的使用相对简单,用分牙钳撑开分牙圈,使分牙圈靠近殆方的一侧通过邻面接触点到达其下方,分牙圈的另一边留于接触点殆方,放置时间一般为1周左右。

分牙装置放置后的若干天内患者通常会产生牙齿嵌塞感、疼痛感,牙齿酸痛、胀痛,甚至咀嚼痛。若干天后相邻牙齿间产生少量间隙,因此,为保证分牙装置留置不脱出,整个分牙期间,特别是分牙后期,要避免食入过黏过硬食物。

从患者的角度而言,患者比较容易接受分牙簧和分牙圈,因为操作简便,痛苦小,容易放入和取出。分牙簧和分牙圈放置一段时间产生分牙效果后可能松动,甚至脱落。因此,分牙圈和分牙簧只能放置几天,不能时间太长。相对而言,分牙铜丝放入和取出的难度较大,操作时患者痛苦也较大。但是,因为分牙铜丝能紧紧包绕牙齿邻面接触点,因此放置的时间可以稍长而不易脱出。铜丝和分牙簧X线阻射,而分牙圈X线可以透射。如果因为操作不慎或者放置时间过长分牙圈滑入软组织内将很难发现,直至局部软组织出现红肿等炎症时才被察一览。

(全　鹤)

第八节　带环黏结

正畸带环常用黏结剂有两种,磷酸锌水门汀和玻璃离子水门汀。

一、磷酸锌水门汀

磷酸锌水门汀室温下工作时间为3～6min,固化时间为5～14min。在冷的玻璃板上调和水门汀可以延长工作时间,同时改善水门汀的强度和耐溶解性。未完全固化的水门汀若过早与水接触将发生溶解和表面成分析出。已同化的水门汀长期浸泡于水中亦会发生侵蚀和可溶性物质析出。在口腔内,水、食物残渣和磨损都可以加速其分解。磷酸锌水门汀与牙齿之间的黏结主要是机械嵌合作用。固化初期磷酸锌水门汀为酸性,使牙釉质表面脱矿,表面粗糙,水门汀与牙齿之间借机械嵌合力结合,使带环黏固于牙齿表面。临床上,按照一定比例取粉剂和液剂置于冷玻璃板上,使用窄的不锈钢调刀在宽、厚的玻璃板上大面积调和。调和时将粉剂分为三份,逐份加入液剂中。开始先将一少部分粉剂加入液剂中调和,这样反应速度容易控制。调和中期可以加入大量粉剂,最后再加入剩余的少量粉剂,以获得理想的黏稠度。调和时间为60～90s。

二、玻璃离子水门汀

玻璃离子水门汀室温下固化时间为 6～9min。在唾液中有轻微溶解,在酸性环境中表面分解,溶解性增加。在固化初期,易吸水溶解。玻璃离子水门汀与釉质之间的黏结主要是化学结合,与带环等金属附件的结合主要是机械嵌合。

临床中,按照一定比例取粉剂和液剂置于冷玻璃板上,使用硬质调刀先将粉剂加入液剂中调和,再加入另一部分粉剂,调和时间为 30～60s。由于同化期间的水门汀对水敏感,因此操作过程中应注意隔湿。

最近的研究标明,与磷酸锌水门汀相比,使用玻璃离子水门汀黏结带环的效果更好。玻璃离子水门汀在体内具有长期释放氟离子的能力,可以减小牙齿脱矿的可能性,具有防龋或阻止龋坏进一步发展的作用。由于氟离子不是基质形成元素,因此水门汀强度不会因为氟离子的释放而减弱。氟离子释放随时间延长而降低,但玻璃离子水门汀还可以从含氟环境中再摄取氟离子。目前,玻璃离子水门汀已经基本取代了磷酸锌水门汀成为黏结正畸带环的首选黏结剂。

带环黏结前,用吸唾器和棉卷进行局部隔湿,用不含油的空气干燥牙齿表面,将调好的黏合剂从龈向涂布于带环的内表面。随着带环的就位,带环内表面的牙合方也附有水门汀,多余的水门汀从带环输向溢出。去除多余溢出的黏合剂,调整带环至理想位置,保持局部干燥直至水门汀完全凝固。

(全　鹤)

第九节　黏结基础

釉质黏结技术出现之前,各种矫治装置都要焊接在带环表面,再将带环黏结于牙齿表面。因为每颗牙齿都要制作并黏结带环,所以,那时候的固定矫治器又称为"多带环矫治器"。20世纪70年代后,直接黏结技术使得矫治装置直接黏结于牙齿表面成为可能,并成为常规的临床操作。带环使用率大大降低,仅仅局限于支抗磨牙等特殊情况。除此之外,因为带环对牙龈的刺激性和妨碍局部清洁,而且去除后短时间内存在牙间隙,磨牙带环的使用也逐渐减少,取而代之的是直接黏结颊面管。

一、黏结基础

釉质黏结通过黏结剂分别与不光滑的釉质表面、正畸附件底面之间形成机械锁结而达到将正畸附件固定于牙齿表面的目的。

与多带环技术相比,正畸附件黏结具有许多优点。

1.美观。

2.舒适(不需要分牙和放置带环)。

3.位置更加精确(去除了带环位置对托槽等附件位置的影响)。

4.比较容易清洁,对牙周组织刺激小。

5.操作简便快捷。

6.治疗末期不需要关闭带环造成的间隙。

然而,黏结技术也有明显的不足之处,最主要的是黏结强度低于带环,托槽的脱落率要高于带环,因此在施加矫形力时还是倾向于选择带环而不是直接黏结。

釉质黏结机制主要是使经酸蚀处理后的牙齿表面形成理想的脱矿,具有一定流动性的黏结剂进入釉质表面形成的"蜂窝"状孔隙层并固化于其中,形成一个由树脂突与剩余釉质相互交叉存在的树脂化釉质层,从而达到机械锁合。

二、黏结步骤

从釉质黏结的机制可以看出,完善的黏结要遵守以下步骤和程序:清洁牙面,釉质处理,涂布封闭剂,黏结。

(一)清洁牙面

使用抛光杯和抛光膏清洁牙齿,去除牙齿表面的菌斑和釉质薄膜。操作时要小心避免损伤牙龈引起出血。患者可以漱口(这是黏结完成前最后一次漱口),或者用吸唾器去除残留的抛光膏。

(二)釉质处理

清洁牙面后,隔离唾液并保持操作区域干燥,可以同时使用开口器、吸唾器和棉球、棉卷。操作区隔离后,干燥牙齿表面,在要黏结的区域用小毛刷涂布 37%磷酸凝胶或者溶液,为避免损伤脆弱的釉柱,小心不要在牙齿表面摩擦液体。

酸蚀剂在牙齿表面放置 15～60s(依据不同酸蚀剂而定,参考酸蚀剂使用说明,恒牙釉质的酸蚀时间不必超过 30s,乳牙、新生恒牙和氟斑牙适当延长酸蚀时间),用大量水冲洗牙齿表面,配合使用高速吸唾器吸除溶解的无机物残渣和残余酸蚀剂,酸蚀后的牙面避免接触唾液。以不含油的空气彻底干燥牙面,酸蚀成功的牙面局部呈不透明的白垩斑,没有显示白垩斑的牙面需要重新酸蚀。牙齿颈部釉质由于形态学的差异,看起来常与酸蚀充分的牙齿中心区域有些不同,不必为使整个釉质表面外观一致而重新酸蚀。

(三)涂布封闭剂

当牙齿表面完全干燥并呈白垩色后,在酸蚀后的牙齿表面涂布一薄层封闭剂,封闭剂要完全覆盖白垩色牙面,不可遗漏。涂剂层要薄,过多的封闭剂会引起托槽在黏结时位置移动。牙齿表面涂布封闭剂后立即开始放置正畸附件,此时封闭剂还未聚合,它将同黏合剂一同聚合固化。

（四）黏结附件

牙齿表面涂布封闭剂后,应当立即开始黏结正畸附件。按照使用说明,将少量黏合剂涂于托槽底板,然后将正畸附件放置于牙面调整至正确位置。向牙齿表面施压,多余黏结剂会从附件底板四周溢出。仔细去除溢出的多余黏结剂,重新检查并确定附件位置是正确。

三、常用黏结剂

（一）非混合型黏结剂

这类黏结剂是一种糊剂,与酸蚀后釉质表面和托槽底板下的引发剂或者牙齿表面的另一种糊剂在轻微挤压接触后固化。因此,黏结剂的一种成分放置下处理干燥后的牙齿表面,另一种成分置于托槽底部。非混合型黏结剂临床黏结程序简单易行,但是固化时间较短,对医生临床操作的要求较高。

（二）光聚合性黏结剂

这类黏结剂通过可见光引发黏结剂固化,可见光固化黏结剂比紫外线光固化黏结剂固化深度更大。近年来,可以释放氟的改良光固化黏结剂已经开发出来并投入临床使用。这类黏结剂由于需要可见光引发固化,因此临床操作时间可长可短,医生可以自由控制。

四、注意事项

（一）控制酸蚀面积

关于黏结前釉质酸蚀面积大小还有争议,但是,通常建议酸蚀面积不要过大,仅稍大于托槽底板即可。

（二）干净空气干燥

如果综合治疗台使用的油泵年限较长,三用枪所喷出的空气中可能会含有油脂,使用含油脂的空气干燥酸蚀后的牙齿表面会降低黏结强度,因此应当避免。

（三）避免唾液接触

酸蚀处理后的牙齿表面釉质脱矿形成蜂窝状结构,唾液中大分子蛋白质可以进入这些孔隙,妨碍黏结树脂进入并有效形成树脂突,进而影响黏结效果和强度,因此酸蚀后的牙面避免接触唾液。

（四）黏结剂厚度不宜过大

黏结本身的强度很大,黏结的薄弱之处在于黏结剂-托槽底板界面和黏结剂牙釉质界面。因此黏结剂过多,厚度增加并不能增加黏结强度,相反,还会影响托槽底板与牙面的贴合,影响托槽槽沟数据的准确表达。

（五）去除多余黏结剂

正畸附件底板溢出的多余黏结剂表面粗糙,利于菌斑堆积,增加了局部清洁的难度和釉质脱矿的风险。多余的黏结剂暴露于口腔中还会着色,影响美观,甚至对牙龈造成直接刺激。因此,黏结过程中要务必仔细去除附件底板溢出的多余黏结剂。

五、黏结后的注意事项

口腔矫治器要贯穿整个矫治过程,使用时间长达2～3年。因此,为保持矫治器完好无损和口腔内软硬组织健康,需要发挥患者的主观能动性,患者积极配合才能使矫治顺利完成。主要包括两个方面,第一是维护矫治器完整,避免损坏脱落;第二是加强口腔卫生管理,维护软硬组织健康。

(一)治疗初期

初戴矫治器或者每次复诊加力后的最初 2～4 天里,牙齿通常会出现酸胀、酸痛感,咀嚼无力。一般会影响正常饮食。此阶段以软食为主,避免进食过硬食物引起不适。

(二)治疗中期

每次复诊后的不适感消失后,仍应避免进食过硬食物以免对矫治器造成损坏。苹果等较硬水果宜切片后食用,禁食坚果等过硬食物。

(三)口腔卫生

培养良好的口腔卫生习惯,进食后及时清洁口腔,定期进行牙周检查,维护牙体以及牙周组织健康。

六、黏结程序

根据托槽等附件黏结的程序,分为以下两种方法。

(一)直接黏结

直接黏结是临床最常用的黏结方法。医生通过眼睛直视定位托槽,将未经处理的托槽直接黏结于牙齿表面。与间接黏结相比,直接黏结方法简便,容易掌握,因为不需要实验室操作而使成本降低。由于口内视野的限制以及错输牙齿位置的影响,直接黏结的主要困难是医生必须能够准确确定托槽等附件的位置,并且快速准确地将附件放到正确的位置。正是基于这个原因,一般认为直接黏结附件的准确性要低于间接黏结。

(二)间接黏结

间接黏结是在实验室将托槽等附件黏结于模型牙齿表面,然后制作托盘将附件转移黏结到牙齿表面。与直接黏结相比,间接黏结可以不受视线和错位牙齿的影响,托槽的位置更加准确,因此主要用于口腔内视线较差的时候。间接黏结的不足之处在于需要实验室步骤,整体操作相对复杂,因而成本较高。目前,大多数医生只有在特殊情况下或者舌侧正畸时才使用间接黏结。

(全　鹤)

参考文献

[1]杜礼安,宋双荣.口腔正畸学[M].武汉:华中科学技术大学出版社.2021.

[2]杨东东.临床口腔科疾病诊疗[M].上海:上海交通大学出版社.2020.

[3]郭传瑸.口腔颌面部肿瘤就医指南[M].北京:人民卫生出版社.2020.

[4]张秀琴.口腔科常见病与多发病[M].西安:世界图书出版西安有限公司.2020.

[5]李睿敏.现代实用口腔科疾病诊断与治疗[M].青岛:中国海洋大学出版社.2020.

[6]刘连英,杜凤芝.口腔内科学[M].武汉:华中科学技术大学出版社.2020.

[7]陈彩云等.口腔科疾病预防与诊断治疗[M].长春:吉林科学技术出版社.2019.

[8]刘丽军.现代口腔疾病治疗精要[M].长春:吉林科学技术出版社.2019.

[9]王兆林,赵新春,刘军华.口腔疾病治疗理论与实践[M].长春:吉林科学技术出版社.2019.

[10]徐国权等.口腔临床技术与临床实践[M].长春:吉林科学技术出版社.2019.

[11]秦昌娟.口腔临床实用技术[M].中国纺织出版社.2019.

[12]刘健等.精编临床口腔医学[M].上海:上海交通大学出版社.2018.

[13]张磊,刘莉娜,吴江.临床口腔疾病检查技术与治疗实践[M].南昌:江西科学技术出版社.2018.

[14]徐平等.临床口腔医学疾病诊断与治疗[M].长春:吉林科学技术出版社.2018.

[15]李洁.口腔疾病临床策略与技巧[M].北京:科学技术文献出版社.2018.

[16]李晔,陈玮檠,蒋斯.口腔科实用诊疗技术[M].北京:科学技术文献出版社.2018.

[17]于兆兰.临床口腔思维实践[M].天津:天津科学技术出版社.2017.

[18]刘祎华.实用口腔科学[M].哈尔滨:黑龙江科学技术出版社.2016.